国家卫生和计划生育委员会"十二五"规划教材
全国高等医药教材建设研究会"十二五"规划教材
全国高等学校教材
供卫生信息管理专业及相关专业用

U0276296

卫生信息系统

第 2 版

主　编　金新政

副主编　易法令　张　晓　全　宇

编　委（以姓氏笔画为序）

叶明全　皖南医学院　　　　　　　　张　晓　河北北方学院

全　宇　中国医科大学　　　　　　　张利江　新乡医学院

刘　伟　中国医科大学　　　　　　　易法令　广东药学院

刘智勇　华中科技大学同济医学院　　金新政　华中科技大学同济医学院

闫晓静　新乡医学院　　　　　　　　胡　磊　重庆医科大学

孙　焱　山西医科大学　　　　　　　蔡永铭　广东药学院

李　彬　华中科技大学同济医学院

人民卫生出版社

图书在版编目（CIP）数据

卫生信息系统/金新政主编.—2版.—北京:人民卫生出版社,2014

ISBN 978-7-117-19331-3

Ⅰ.①卫…　Ⅱ.①金…　Ⅲ.①卫生管理-管理信息系统-中国-高等学校-教材　Ⅳ.①R199.2-39

中国版本图书馆 CIP 数据核字（2014）第 132573 号

人卫社官网　**www. pmph. com**	出版物查询，在线购书	
人卫医学网　**www. ipmph. com**	医学考试辅导，医学数据库服务，医学教育资源，大众健康资讯	

版权所有，侵权必究！

卫生信息系统
第 2 版

主　　编：金新政
出版发行：人民卫生出版社（中继线 010-59780011）
地　　址：北京市朝阳区潘家园南里 19 号
邮　　编：100021
E - mail：pmph @ pmph. com
购书热线：010-59787592　010-59787584　010-65264830
印　　刷：中国农业出版社印刷厂
经　　销：新华书店
开　　本：787×1092　1/16　　印张：22
字　　数：535 千字
版　　次：2009 年 1 月第 1 版　　2014 年 8 月第 2 版
　　　　　2014 年 8 月第 2 版第 1 次印刷（总第 2 次印刷）
标准书号：ISBN 978-7-117-19331-3/R·19332
定　　价：35.00 元
打击盗版举报电话：**010-59787491　E-mail：WQ @ pmph. com**
　　（凡属印装质量问题请与本社市场营销中心联系退换）

全国高等学校卫生信息管理专业规划教材

第二轮修订编写出版说明

　　为推动我国卫生计生事业信息化快速发展,加快培养卫生信息管理专业人才,同时促进全国高等院校卫生信息专业学科建设和发展,全国高等医药教材建设研究会、人民卫生出版社决定组织第二轮国家级规划教材修订编写工作。

　　在对全国各高校广泛、深入调研的基础上,我们于2013年成立了全国高等学校卫生信息管理专业国家卫生计生委规划教材专家评审委员会,在北京召开了规划教材专家论证会,结合全国各高等学校所反馈的意见和建议,确定了卫生信息管理专业新的培养目标、课程体系,并最终在2013年8月张家口召开的主编人会议上进一步得到落实。

　　本套教材共12种,主要供全国高等学校本科卫生信息管理专业用。该套教材的编写,遵循全国高等学校卫生信息管理专业的培养目标,即:本专业培养具备现代管理学理论基础、医药卫生知识、计算机科学技术知识及应用能力,掌握信息管理、信息系统分析与设计方法及信息分析与利用等方面的知识与能力,能在国家各级医药卫生管理部门及其相关领域的企事业单位从事信息管理,信息系统分析、设计、实施管理和评价,及信息学研究等方面工作的复合型高级专门人才。本套教材编写坚持"三基"、"五性"、"三特定"的原则,在充分体现科学性、权威性的基础上,更考虑其代表性和实用性。我们希望该套教材随着我国高等教育的改革和发展,尤其是卫生信息管理专业的建设和变化,能进一步得到完善和提高,为我国卫生信息管理人才的培养发挥其应有的作用。

卫生信息管理专业第二轮

规划教材目录

教材名称	主编
卫生信息学概论,第 2 版	李后卿,雷健波
卫生组织与信息管理	贺培凤
卫生信息系统,第 2 版	金新政
医院信息系统	郭启勇
卫生信息分析,第 2 版	李道苹
信息计量学及其医学应用,第 2 版	王伟
卫生信息与决策支持,第 2 版	周怡
卫生信息项目管理	赵玉虹
卫生信息资源规划	孟群
卫生信息检索与利用,第 2 版	杨克虎
病案信息学,第 2 版	刘爱民
卫生信息化案例设计与研究	孟群

全国高等学校卫生信息管理专业规划教材

第二届评审委员会

顾　　问:陈贤义　王　辰　石鹏建

主 任 委 员:孟　群

副主任委员:

赵玉虹　金新政　王　伟

罗爱静　黄　勇　杜　贤

委 员 姓 名 (拼音排序)

董建成　杜　贤　方庆伟　郭继军　胡西厚　黄　勇

金新政　雷建波　李后卿　李岳峰　连　萱　刘爱民

罗爱静　马　路　马家奇　孟　群　全　宇　任光圆

任淑敏　邵　尉　宋余庆　汤学军　王　伟　王秀平

肖兴政　杨　晋　杨克虎　叶明全　谢　维　俞　剑

詹秀菊　张　帆　张　晓　张昌林　赵　臻　赵玉虹

钟晓妮　周　敏　周　怡　周金海　朱　霖　宗文红

秘　　书

辛　英　王孝宁　蔡向阳

5

前　言

卫生信息系统是卫生监管部门对各医疗卫生机构进行管理、为辖区内居民提供各类卫生信息服务的信息系统，它能大幅度提高政府机构的管理水平、工作效能和社会服务能力。它也是各类医疗卫生机构根据自身的工作目标和特点，利用各种信息技术，对各自管理和服务的对象进行综合管理，以提高管理效率和服务水平的一套应用系统。

为了适应中国信息化进程，掌握能为信息化建设服务的有力工具，推动卫生行业信息化的发展，我们为医学院校开设的"卫生信息系统"课程编写了这本教科书，旨在培养学生综合运用卫生信息技术设计开发卫生信息系统的能力。

本书清晰、系统地阐述了卫生信息系统的构建技术、开发方法、规划、分析、设计、实施及评价的基础理论和方法步骤，并详细说明了电子健康档案系统、社区卫生与区域卫生信息系统、疾病预防控制信息系统、卫生监督信息系统与电子政务系统、医院信息系统等管理系统的功能、结构及其发展现状。

本书的作者均长期从事卫生信息系统的教学和科研工作，具有丰富的教学和实践经验。为了辅助信息管理教学、丰富信息管理理论、指导信息管理实践，作者集成各自的理论、整理有效的方法、总结过去的经验，并吸纳目前国内外很多宝贵的参考资料之精华，力求使本书具有综合性、理论性、针对性和实用性。本书由金新政教授进行统稿并对部分文稿进行了修改。

卫生信息系统目前还处于迅速发展中，由于编者水平和时间的限制，书中难免会有错漏之处，恳请广大师生和读者给予批评指正。

金新政

2014 年 4 月

目　录

第一章

卫生信息系统概论

第一节 信息社会与卫生信息管理

一、信息社会及其基本特征

（一）信息社会的提出

人类社会的文明历程是从农业社会到工业社会,再到信息社会。在农业社会和工业社会中,物质和能源是主要资源,所从事的是大规模的物质生产。而在信息社会中,信息成为比物质和能源更重要的资源,以开发和利用信息资源为目的,信息经济活动迅速扩大,逐渐取代工业生产活动而成为国民经济活动的主要内容。

信息社会的概念是 20 世纪中后期提出的,又称为信息化社会、超工业化社会或后工业化社会。但至今中外学者都未能对此提出一个较为清晰、完整并为大众所公认的概念。著名的代表人物有美国社会学家丹尼尔·贝尔、美国未来学家阿尔温·托夫勒、美国预测学家约翰·奈斯比特和中国学者查汝强、熊澄宇、符福恒。

1. 国外学者的论述 美国社会学家丹尼尔·贝尔最先提出了"信息社会"的概念。这一概念是由他提出的"后工业社会"演变来的。他在《后工业社会的来临——对社会预测的一项探索》一书中,系统地论述了他对未来社会的看法,并认为"后工业社会"就是"信息社会"。在贝尔的基础上,比较系统地论述了"信息社会"的是美国未来学家阿尔温·托夫勒。他认为现在正在出现的第三次浪潮将产生一种新文明,即"超工业社会",其实质就是"信息社会"。在这个社会里,由于微电子工业、宇宙工业、海洋工程和生物工程等这些低能耗工业的发展,将消除征服自然的对抗状态,实现人和自然的协调发展。与此同时,美国预测学家约翰·奈斯比特于 1982 年出版了名著《大趋势》。在书中,他开宗明义地阐述了工业社会如何向信息社会过渡,并描述了信息社会来临的标志及其基本特征。他把工业社会结束、信息社会开始的标志归结为两个具有世界历史意义的事件:一是 1956 年美国"白领"的数字第一次超过了"蓝领工人";二是 1957 年前苏联发射第一颗人造地球卫星,开辟了全球卫星通信的时代。奈斯比特认为,这一事件对信息社会的重要性,远远超过了对空间探索的重要性。此外,他还描述了信息社会的主要特征。

2. 国内学者的论述 20 世纪 80 年代以后,我国学者开始关注和研究信息社会理论。中国社会科学院的查汝强教授认为,信息社会必须具有下列基本标志:①高度发展的信息技术;②全面高度的自动化;③建立了全社会的高度信息网络系统;④信息的重要性大于材料和能源;⑤社会产品的总价值量中,信息价值超过有形价值;⑥在产业结构中,信息产业即第四产业占主要地位;⑦社会的主要产业组织形式已不是制造有形的工厂,而是信息站、信息中心。

中国舰船研究院情报所的符福恒研究员在《信息社会学》一书中提出了信息社会的基本标志:"将以信息作为社会发展的基本动力,信息资源十分丰富,网络将把整个世界连成一个村庄,信息资源将得到普遍地、充分地开发应用。"他还描述了信息社会的特征:①信息、知识和智能是社会发展的决定力量;②信息技术、信息产业、信息经济成为科技、经济、社会发展的主导因素;③信息劳动者、知识阶层将发挥更大的作用;④社会生活方式产生了重大变化。

清华大学的熊澄宇教授在其《信息社会4.0》一书中正式提出了中国信息社会发展的四个阶段:①信息社会1.0阶段是信息社会的萌芽期,以基础建设为主,其突出特征是大量的硬件投入和基础建设,是信息技术的应用阶段;②信息社会2.0阶段是信息社会的起始期,它的突出特征是发展有自主知识产权的软硬件技术,形成了信息技术产业,是信息产业的发展阶段;③信息社会3.0阶段开始了信息技术在社会经济领域的广泛应用,其突出特征表现为信息技术和传统产业的结合,是信息社会的经济推进阶段;④信息社会4.0阶段是信息社会发展的高级阶段,其表现形式是以电子政务为起点,计算机信息处理技术向生产关系和上层建筑领域拓展,是信息社会的建构阶段。

综上所述,可以认为,信息社会是以知识型劳动者为主体,以高度发达的信息技术为基础,提供知识和信息产品的一种继原始社会、农业社会、工业社会之后的社会新形态。

信息社会一经提出,就引起国际社会的广泛关注,许多发达国家凭借其经济和信息技术方面的优势抢先构建信息社会。1993年,美国克林顿政府推出的国家信息基础设施行动计划,即信息高速公路计划,更推动和加快了各国信息社会化的进程。2006年3月27日,联合国大会通过决定,确定每年的5月17日为"世界信息社会日"。因此,国际电信联盟在2006年5月17日同时举办了第38个世界电信日与首个世界信息社会日的宣传活动。同年11月,国际电信联盟召开全权代表大会,决定把每年的"世界电信日"和"世界信息社会日"合并为"世界电信和信息社会日",以此强调信息技术和信息经济在社会中的作用。

(二)信息社会的特征

在信息社会中,信息经济在国民经济中占据主导地位,并构成社会信息化的物质基础。以计算机、微电子和通信技术为主的信息技术革命是社会信息化的动力源泉,信息技术在生产、科研教育、医疗保健、企业和政府管理以及家庭中的广泛应用对经济和社会发展产生了巨大而深刻的影响,从根本上改变了人们的生活方式、行为方式和价值观念。

20世纪80年代,关于"信息社会"较为流行的说法是"3C"社会(通信化、计算机化和自动控制化)、"3A"社会(工厂自动化、办公室自动化、家庭自动化)和"4A"社会("3A"加农业自动化)。到了20世纪90年代,关于信息社会的说法又加上多媒体技术和信息高速公路网络的普遍采用等条件。作为信息高速公路雏形的Internet近十几年来获得了超高速的发展,已经广泛渗透到社会的各个领域。可以预计,到2020年,世界发达国家、新兴工业化国家基本完成"信息高速公路"建设时,它们的社会信息化程度将大大提高,整个世界几乎都维系在信息网络上,世界面貌将深刻地改变,出现一系列新的事物和问题。国内外有关信息社会特征的论述也比较多,具体而言,可归结为以下三个方面的特征。

1. 经济领域的特征

（1）劳力结构出现根本性的变化,从事信息职业的人数与其他部门职业的人数相比已占绝对优势。

（2）在国民经济总产值中,信息经济所创产值与其他经济部门所创产值相比已占绝对优势。

（3）能源消耗少,污染得以控制。

（4）知识成为社会发展的巨大资源。

（5）经济全球化。

2. 社会、文化、生活方面的特征

（1）社会生活的计算机化、自动化。

（2）拥有覆盖面极广的远程快速通信网络系统,以及各类远程存取快捷、方便的数据中心。

（3）生活模式、文化模式的多样化、个性化的加强。

（4）可供个人自由支配的时间和活动的空间都有较大幅度的增加。

（5）知识和信息的爆炸式增长并逐渐成为信息社会生产的支柱和主要产品,同时也存在"信息爆炸"与"信息过剩"。

3. 社会观念上的特征

（1）尊重知识的价值观念成为社会之风尚。

（2）社会中人具有更积极地创造未来的意识倾向。

（3）信息社会给人类带来挑战。

（三）信息社会相关概念

1. 信息化 信息化的概念,首先是由一位日本学者在 20 世纪 60 年代提出来的,而后被译成英文传播到西方,西方社会普遍使用"信息社会"和"信息化"的概念是在 20 世纪 70 年代后期才开始的。关于信息化的表述,在我国学术界和政府内部作过较长时间的研讨。1997 年召开的首届全国信息化工作会议,对信息化和国家信息化定义为:"信息化是指培育、发展以智能化工具为代表的新的生产力并使之造福于社会的历史过程。国家信息化就是在国家统一规划和组织下,在农业、工业、科学技术、国防及社会生活各个方面应用现代信息技术,深入开发广泛利用信息资源,加速实现国家现代化进程。"实现信息化就要构筑和完善六个要素(开发利用信息资源、建设国家信息网络、推进信息技术应用、发展信息技术和产业、培育信息化人才、制定和完善信息化政策)的国家信息化体系。

从信息经济方面定义,信息化是指社会经济的发展,从以物质与能源为经济结构的重心,向以信息为经济结构的重心转变的过程。

我国政府在 2008 年的"大部制改革"中,为适应信息社会的发展,整合国务院内部机构的职能,成立了工业和信息化部,"信息化"越来越被社会所关注,人们的信息化意识也将大幅提高。

2. 信息产业 信息产业产生于 20 世纪的后半期。美国信息产业协会(American Information Industry Association, AIIA)对信息产业的定义是,依靠新的信息技术和信息处理的创新手段,制造和提供信息产品和信息服务的生产活动组合。欧洲信息提供者协会(European Rural and Isolated Practitioners Association, EURIPA)认为信息产业是提供信息产品和信息服务的电子信息工业。我国学者刘昭东概括信息产业时指出,信息产业是从事信息技术的研究、开发、应用,信息设备与器件的制造,以及为经济发展和公共社会的需求提供信息服务的综合性生产活动和基础结构。我国数量经济学家和信息经济学家乌家培教授认为信息产业是为产业服务的产业,是从事信息产品和服务的生产、信息系统的建设、信息技术装备的制造等活动的企事业单位和有关内部机构的总称。因此,可以将信息产业归结为从事信息资源的研究、开发、应用,利用信息技术进行产品生产、提供信息服务的行业,是一个行业多、领域宽、涉及面广的不断发展壮大的现代产业群的总称。

3. 信息经济　最早提出"信息经济"概念的是美国学者马克卢普教授。作为信息革命在经济领域的伟大成果的信息经济,是通过产业信息化和信息产业化两个相互联系和彼此促进的途径不断发展起来的。所谓信息经济,是以现代信息技术等高科技为物质基础,信息产业起主导作用的,基于信息、知识、智力的一种新型经济。信息经济既具有与其他经济一样的特征,也具有一系列特有的结构特征。随着信息技术的进一步发展,尤其是微电子技术的迅速发展和广泛应用,近年来世界信息经济的结构正在发生引人注目的变化,信息经济的结构特征越来越明显,主要体现在以下方面:①信息经济的企业结构是知识和技术密集型的;②信息经济的劳动力结构是智力劳动型的;③信息经济的产业结构是低耗高效型的;④信息经济的体制结构是小型化和分散化的;⑤信息经济的消费结构将是多样化的;⑥信息经济的能源结构是再生型的。

4. 知识经济　知识经济最早是由联合国研究机构在 1990 年提出来的。1996 年,经济合作与发展组织在国际组织文件中首次正式使用了"以知识为基础的经济"这个概念,其内涵为:知识经济是以现代科学技术为基础,建立在知识和信息的生产、存储、使用和消费之上的经济。知识经济之所以在西方国家提出,是基于创新成为经济发展最短缺的因素,而其他经济要素相对而言是充分的。

美国等发达国家在信息经济的发展过程中已进入"知识管理"阶段,从过去以信息为基础转向现在更强调知识创新,不仅重视信息使用者对信息集合的反应和运用,而且更重视把信息转化为知识。

知识经济是一种基于最新科技和人类知识精华的经济形态。它是在工业经济和信息经济基础上发展起来的,是以知识的生产、传播、转让和使用为其主要活动。在知识经济时代,一个最典型和最基本的特征是知识作为生产要素的地位空前提高,知识广泛地渗透到社会一切经济部门中去,而且知识本身也成为一种更加市场化的产品。

5. 信息素养　信息素养(information literacy)的本质是全球信息化需要人们具备的一种基本能力。简单的定义来自 1989 年美国图书馆学会(American Literacy Association, ALA),它包括:能够判断什么时候需要信息,并且懂得如何去获取信息,如何去评价和有效利用所需的信息。信息素养是一种对信息社会的适应能力,涉及各方面的知识,它包含人文的、技术的、经济的、法律的诸多因素,和许多学科有着紧密的联系。信息素养主要表现为以下八个方面的能力。

(1)运用信息工具:能熟练使用各种信息工具,特别是网络传播工具。

(2)获取信息:能根据自己的学习目标有效地收集各种学习资料与信息,能熟练地运用阅读、访问、讨论、参观、实验、检索等获取信息的方法。

(3)处理信息:能对收集的信息进行归纳、分类、存储记忆、鉴别、遴选、分析综合、抽象概括和表达等。

（4）生成信息：在信息收集的基础上，能准确地概述、综合、履行和表达所需要的信息，使之简洁明了，通俗流畅并且富有个性特色。

（5）创造信息：在多种收集信息的交互作用的基础上，迸发创造思维的火花，产生新信息的生长点，从而创造新信息，达到收集信息的终极目的。

（6）发挥信息的效益：善于运用获取的信息解决问题，让信息发挥最大的社会和经济效益。

（7）信息协作：使信息和信息工具作为跨越时空的、"零距离"的交往和合作中介，使之成为延伸自己的高效手段，同外界建立多种和谐的合作关系。

（8）信息免疫：浩瀚的信息资源往往良莠不齐，需要有正确的人生观、价值观、甄别能力以及自控、自律和自我调节能力，能自觉抵御和消除垃圾信息及有害信息的干扰和侵蚀，并且完善合乎时代的信息伦理素养。

二、信息时代的卫生信息管理

随着科学技术特别是信息工程、计算机技术等高科技技术的飞速发展和普及，当今世界已进入信息时代。2004年4月26日，美国总统布什公布了一项旨在改善美国医疗保健体系的卫生信息技术计划，提出了在未来10年内争取实现大多数美国人拥有电子健康记录的目标。我国在2003年以后也高度意识到卫生信息管理的作用，决心改变卫生信息管理工作落后于其他国家、其他行业的局面。

（一）技术基础

以计算机技术为中心的信息技术得到快速发展，并在卫生领域运用推广，使卫生信息管理具备了现代化的技术条件。技术的作用首先体现为半自动化和全自动化，处理数据的效率和准确性远远高于人工操作，大大减轻了人的劳动，节省了时间和花费。技术的利用促使组织工作、业务和管理流程朝着更加合理化的方向发展。

（二）需要基础

卫生信息管理的必要性可以用"4C"加以说明。

1. 沟通（communication）的增强　随着全球气候的逐渐变暖，以及共同面对生命健康问题的挑战越来越多，迫切需要国际卫生组织之间加强合作和对话，交流经验、技术以共同防御和减低风险。国家各级医疗卫生机构在此环境下，也亟需开展各个方面、各个层次的沟通与协调。

2. 挑战（challenge）的增多　21世纪以来，人类遭受了多起突发公共卫生事件，如严重急性呼吸综合征（severe acute respiratory syndrome，SARS）、禽流感的暴发，地震、飓风等特大自然灾害、次生灾害频频发生给医疗卫生工作带来了严峻的挑战。落后的工作模式已经无法应对各种挑战。

3. 顾客（customer）的转变　这里的顾客泛指医疗卫生服务的对象，显然随着经济条件的改善或提高，人们对健康和生活质量的要求也明显提高，人们要求随时随地掌握个人健康信息和社会卫生信息的呼声也越来越高。特别在医疗服务领域，顾客（外部顾客指医疗机构以外的人群，内部顾客指医疗机构内部工作人员）对医疗机构的服务质量和服务水平有更高要求，这无形中对医疗机构是个巨大的挑战，吸引顾客、留住顾客成了医疗机构的目标。

4. 变革（change）的需要　变革是为了求生存、求发展，以适应新的环境。从宏观角度来说，卫生改革是为了优化配置卫生资源，最大限度地发挥资源作用的效力，以满足人们最基本的和个性化医疗卫生服务,并能应对各种突发卫生事件,从而提高社会公众对医疗卫生事业工作的满意度。从微观角度来说,变革有组织精简、内部调整和规模扩大等。但不论何种情况,都必须收集必需的信息并加以分析才能确定行动的方向,否则变革就成了盲目行动,对于组织发展毫无意义,甚至导致组织的失败。

(三)思想基础

各种思想的大融合、互相借鉴形成卫生信息管理的指导思想。首先,各种管理思想本身也产生非常大的变化,各种理论应运而生,特别融入计算机、运筹学等思想和方法,将定量思维带入定性思维中来,两相结合使管理和决策更加合理化。其次,系统工程思想、系统观的引入给全面审视管理组织提供总体思维。

第二节 卫生信息系统的概念

一、信息与卫生信息

(一)信息

1. 信息的定义 信息(information)是现代社会人们广泛使用的一个概念。"信息"一词来源于拉丁文"information",原意为解释、陈述。"信息"一词应用的领域很多,适用范围非常广泛,既有数学上的、技术上的定义,也有人文社会科学方面的解释。随着信息地位和作用的不断增强,以及人们对信息认识的不断加深,信息的含义也在不断发展。美国数学家、控制论创始人维纳(Wiener),在其代表作《控制论和社会》一书中首次给出了信息的科学定义,即"信息是人们在适应外部世界,并使这种适应反作用于外部世界的过程中,同外部世界进行互相交换的内容和名称"。信息论的创始人香农(Shannon)在其《通信的数学理论》一文中则认为"信息是人们对事物了解的不确定性的减少或消除"。信息还被定义为"对人有用、能够影响人们行为的数据"(ISO)或者"人们根据表示数据所用协定而赋予数据的意义"(GB2571)。而在管理信息系统领域,一种被普遍接受的观点认为,"信息是经过加工过的数据,它对接收者有用,对决策或行为有现实或潜在的价值"。这里,我们可以注意到:香农的定义强调了信息的客观机制与效果,维纳的定义强调了信息与物质和能量概念的区别,ISO的定义注重于信息的功能特征,GB的定义注重于信息的来源与载体,而最后一种定义则突出信息在决策和行为中的价值,反映信息作为一种战略性资源的内在含义。

2. 信息的主要特征 信息的基本特征可以从以下几个方面分析。

(1)从基本属性角度分析,信息具有客观性、普遍性、主观性和价值性。

1)客观性:信息是事物变化和运动状态的反映,反映以客观存在为前提,其实质内容具有客观性。信息的客观性特征是由信息源的客观性决定的。信息一旦形成,其本身就具有客观实用性。

2)普遍性:世界是物质的,物质是运动的,物质及其运动的普遍性决定了信息的普遍性。由于信息是事物运动的状态和方式,而宇宙万物又都在不停地运动着,因此信息无处不在、无时不有。

3)主观性:信息是人们认识的来源,又是认识的结果,认识的过程实质上又是信息分析与处理的过程。如果只强调信息的客观性,面对汹涌的信息浪潮就会茫然而不知所措。信息可以从不同角度、不同方面进行分析探讨。在现实中人们根据自己的使用目的来确定信息的范围、信息的评价、信息的处理等问题。

4）价值性：信息与其他物质商品一样，是商品，是价值和使用价值的统一。信息的使用价值是指信息对人们的有用性，即特定的信息能够满足人类特定的需要的属性；信息的价值是指凝结在信息产品中的人类劳动，这是信息商品的社会属性，体现出信息生产者和信息需求者之间的联系，也就是他们之间交换劳动的关系。

（2）从系统论角度分析，信息具有整体性、层次性、不完全性。

1）信息的整体性：又称为系统性。作为客观事物的属性，信息是多方面的、相互补充的。信息只有在作为表达客观系统的完整描述中的一个环节时，才有意义。零碎的、片段的信息不仅没有价值，而且会造成误导，无益而有害。以系统的观点来考察信息、收集信息、整合信息，当那些零碎的、片段的、零散的信息集成后，形成对客观事物的完整概念时，它们的作用才真正得以发挥，而且会产生倍增的效果。

2）信息的层次性：是系统层次性的反映。系统、决策、管理、控制等都涉及层次问题。比如，组织机构的管理层次可分为：战略管理层——组织确定战略计划和目标；策略管理层——负责设计实现战略计划的方式或策略；操作管理层——处理日常活动的操作。相应地，各层次的管理有各自的信息需求：战略信息、策略信息和操作规范信息。它们就像一个金字塔（图 1-1），自下而上，信息的价值越来越大。实践中，只有合理地确定了信息的层次，才能正确地确定信息需求的范围、信息的处理方法，建立既相互区别，又相互联系，具有不同结构与功能的信息系统来有效地完成相应的工作。

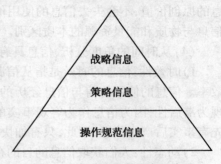

图 1-1 组织的信息需求层次图

从认识论角度，信息的层次性还体现在语法、语义和语用三个方面。语法信息是认识过程的第一个层次，只是事物形式上的单纯描述，只表述事物的现象而不深入揭示事物发展的内涵和意义，涉及符号、数据、编码系统，是信息通信中所关心的问题。语义信息是认识过程的第二个层次，是认知主体所感知或所表述的事物存在方式和运动状态的逻辑含义，揭示了事物发展的内涵及其意义，是信息检索要考虑的问题。语用信息是认识过程中的最高层次，是认知主体所感知或所表述的事物存在方式和运动状态相对于某种目的所具有的效果和作用，是信息管理所关注的信息层次。

3）不完全性：是指由于客观事物的复杂性和动态性决定了信息的无限性，在信息处理工作中，信息的完整性是相对的，信息的不完全性是绝对的。我们不仅应该认识到这一点，不断地改进自己的工作，而且要能够学会在信息不完全的条件下，通过各种科学的方法，提供有效的信息服务与支持。

（3）从其存在与运动状态分析，信息具有依存性、可传递性、可存储性、可扩散性和可共享性。

1）依存性：由于信息是看不见、摸不着的，因此它必须依附于一定的载体而存在，并且这种载体可以变换。其载体有文字、图像、声波、光波等。人类通过视、听、嗅等感官感知、识别、利用信息。可以说，没有载体，信息就不会被人们感知，信息也就不存在，因此信息离不开载体。

2)可传递性:任何信息,从信源发出,经过传送、加工,被信宿接收和利用。不能传输的信息是无用的,无法存在的。为了充分发挥信息的作用,必须将传输作为一项重要任务,通过传输有效地发挥其作用,实现信息的使用价值。由此可见,信息的可传递性是由信息功能引发出来的。信息传输方式影响着传输的速率、传输的质量,这对信息的效用和价值是很重要的。

3)可存储性:信息的客观性和可传递性决定了信息具有可存储性,信息的依存性使信息可以通过各种载体存储。信息的可存储性使信息可以积累,信息经过记忆、记录等存储起来,以便今后使用,因而信息可以被继承。

4)可扩散性:所谓扩散,是指信息在空间上的传递。信息富有渗透性,它总是力求冲破自然的约束(如保密措施等),通过各种渠道和传输手段迅速扩散,扩大其影响。正是这种可扩散性,使信息成为全人类共同的财富。

5)可共享性:信息传递和使用过程中,允许多次和多方共享使用,原拥有者只会失去信息的原创价值,不会失去信息的使用价值和潜在价值。因此信息不会因为共享而消失,这是信息与物质和能量资源的本质区别。

(4)从时间的角度分析,信息具有时效性、动态性。

1)时效性:信息的时效是指从信源发送信息,经过采集、加工、传递和使用的时间间隔和效率。信息的使用价值与信息经历的时间间隔成反比。从某种意义上说,信息的时效性表现为滞后性,因为信息作为客观事实的反映,是对事物的运动状态和变化的历史记录,总是先有事实后产生信息,因此,只有加快传输,才能减少滞留时间。

2)动态性:人们获取信息的目的在于利用信息服务于管理与支持决策,但信息的内容及效用会随时间的推移而改变,这是信息的动态性特征,它表现为信息在信源-信道(媒介)-信宿之间的输入输出的循环过程。客观事物本身在不断运动变化,信息也在不断发展更新。及时把握有效的信息将获得信息的最佳价值。事前的预测、及时的反馈对主体的决策能产生直接的影响,而使用滞后的信息就会降低效率甚至对工作造成危害。

(5)从资源的角度分析,信息具有可加工性和可增值性。

1)可加工性:信息可以通过各种手段和方法加工处理,被选择和提炼,排除无用的信息,使其具有更大的价值。信息是大量的、多种多样的、分散的,信息的可加工性使得信息资源能够被人们合理有效地利用。

2)可增值性:信息具有确定性的价值,但是对不同的人、不同的时间、不同的地点,其意义也不同,并且这种意义还可引申、推导、衍生出更多的意义,从而使其增值。

3. 信息的分类　是按一定的分类原则和方法对信息进行分类,分类的目的是便于研究,一般有以下分类形式。

(1)按信息的性质分为语法信息、语义信息和语用信息。

(2)按观察过程分为实在信息、先验信息和实得信息。

(3)按信息的地位分为客观信息(初始信息、加工信息)和主观信息(决策信息、指令信息、推测信息、目的信息)。

(4)按信息的作用可分为有用信息、辅助信息、无用信息和有害信息。

(5)按信息的逻辑意义分为真实信息、虚假信息和不定信息。

（6）按信息的传递方向可分为前馈信息和反馈信息。

（7）按信息的生成领域分为宇宙信息、自然信息、社会信息和思维信息。

（8）按信息的应用部门分为工业信息、农业信息、政治信息、经济信息、文化信息、科技信息、军事信息、市场信息和管理信息。

（9）按信息的表达形式分为语言信息、图像信息、文字信息、数值信息和图形信息。

（10）按信息的载体分为电子信息、光学信息和生物信息。

（11）按重要性分为战略信息、战术信息和作业信息等。

（12）按加工顺序分为原始信息、一次信息、二次信息和三次信息等。

（二）卫生信息

1. 卫生信息的内涵　广义的卫生信息是指与卫生工作直接相关联的各种社会经济信息、科学技术信息、文化教育信息以及人群健康状况信息等。狭义的卫生信息是反映卫生机构及有关领域的各种活动发生、发展、变化情况及其影响因素的量化及抽象的数据、情报等，是卫生事业发展不可缺少的资源。具体来说包括健康与疾病信息，影响健康的各种因素，卫生服务活动信息，疾病诊断、治疗和处置信息，卫生资源配置和利用信息等。可见，卫生信息是由国内外卫生系统内部（各级卫生行政管理部门和各医疗、疾病预防控制、卫生监督、科研、血站、妇幼保健和社区卫生服务等机构）和卫生系统外部（政府其他部门、定题调查等）的业务工作、科研成果和科学管理的真实记录和反映。

2. 卫生信息的分类　从卫生信息的定义可知，卫生信息的内容广泛，可从不同的角度，对卫生信息进行如下分类。

（1）根据时态可将卫生信息分为历史性卫生信息、现代卫生信息、预测性卫生信息。

（2）根据卫生信息的形式，可将卫生信息分为原始卫生信息、经过加工的卫生信息。其中原始卫生信息是指基层卫生单位的原始记录。

（3）根据卫生信息的来源可将卫生信息分为系统内部的信息、系统外部的信息。系统内部的信息反映的是卫生事业内部运行情况；系统外部的信息反映的是卫生事业外部环境的变化。

（4）根据卫生信息的获取方式可将卫生信息分为常规性卫生信息、偶然性卫生信息。常规性卫生信息是指按一定程序连续不断收集而获得的卫生信息；偶然性卫生信息是指按特殊需求偶然地进行收集而获得的卫生信息。

（5）按卫生信息的获取渠道可将卫生信息分为正式卫生信息、非正式卫生信息。正式卫生信息是指按照制度和规定的渠道传递，如通过各种报表、报告、文件所传递的信息；非正式卫生信息是指为扩大信息来源，利用各种调查方式而获得的卫生信息。

（6）根据卫生信息的作用可将卫生信息分为宏观卫生信息、微观卫生信息。宏观卫生信息是指从全局角度来描述卫生活动的变化和特征的卫生信息。一般来说，宏观卫生信息的综合性强、概括性强、反映面大，是专门为宏观决策服务的。微观卫生信息是指从微观角度反映卫生活动各个具体情况的变化特征的卫生信息。一般来说，微观卫生信息的数量大、时效性强，它主要是为基层卫生单位决策服务的。

此外，还可将卫生信息分为固定性卫生信息与流动性卫生信息、定性卫生信息与定量卫生信息等。不同的分类标准可得到不同的结果。

3. 卫生信息的特点　卫生信息除具有信息的基本特征以外，由于专业领域的特殊性，还具有以下特点。

（1）复杂性：微观上，医疗机构中的临床信息呈现出多维性，如何描述、表示、实现是一个复杂的过程。宏观上，国家宏观决策需要的各种支持信息来源广泛，内容重叠，信息量大，相互关系错综复杂。卫生信息的复杂性也表现为信息层次的复杂性。

（2）多学科性：卫生信息之所以具有多学科性是因为医疗卫生具有整体性和协作性的特点，是不同学科领域和背景的研究者、服务者、管理者协作活动的记录和客观反映。

（3）多面性：卫生信息既有应用性，也具有基础理论性。卫生信息一方面可以为各种决策服务，是向社会大众提供各类信息服务的基础；同时，它又是生命科学研究的基础。

二、系统与信息系统

（一）系统

1. 系统的含义　系统一词来源于拉丁语"systema"，意为"部分组成的整体"。系统论的创立者、著名的美籍奥地利生物学家贝塔朗菲（Bertalanffy）把系统定义为"相互作用的诸要素的复合体"，认为"系统的定义可以确定为处于一定的相互关系中并与环境发生关系的各种组成部分（要素）的总体（集）"。一般说来，系统是由相互联系、相互作用的多个元素（部件）有机集合而成的，能够执行特定功能的综合体。

2. 系统的一般结构　结构是指系统各要素之间的相互联系、相互作用的方式，即各要素在时空上排列和组合的具体形式。系统的一般结构模型包括系统的输入、加工、输出及反馈与控制（图1-2）。

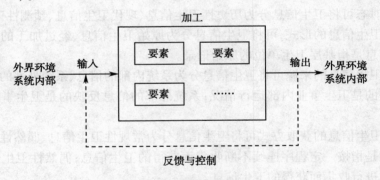

图1-2　系统的一般结构

3. 系统的特性

（1）目的性：任何一个系统都是为了完成某一特定目的而构建的。医院系统是为实现救死扶伤的目的而构建的。目的性是系统的首要特性，不能实现或有利于目标实现的系统是没有意义的。

（2）整体性：系统是由相互联系的若干要素组成，各要素以一定的组合方式构成一个综合的、具有单个要素所没有的功能的整体。构建系统时，在考虑各要素整体功能的基础上，应注意要素的组合方式与协调，提高系统的有序性和整体的运行效果。

（3）层次性：系统由若干要素组成，每个要素可看成一个子系统，子系统也由更小的要素组成，以此类推，系统逐层分解成小系统，系统也可以逐层构成更高级的系统。系统的层次性常常按各要素所起到的不同作用，确定其不同的系统层次。同样由于系统的层次性，在实施卫生信息系统的过程中,可以采用系统分解的方法,先将系统分解成若干个功能相对独立的子系统,然后分别实施。

(4)相关性:系统是由内部各个互相依存的组成部分按照某种规则组合在一起的。因此,各个组成部分尽管功能上相对独立,但彼此之间是有联系的,即具有相关性。这种相关性往往表现为系统与环境、子系统与子系统、模块与模块之间的接口。对于卫生信息管理系统的业务调研来讲,重点之一是必须了解构成系统的元素之间的相互关系,并从整体上和宏观上予以把握。

(5)开放性:任何一个系统都不是孤立存在于社会环境之中的,它与社会环境有着千丝万缕的联系,这就要求系统具有开放性,既能做到系统自身不断地升级和优化,也能为其他系统提供接口,从而能与更多的系统互联。根据梅特卡夫法则,网络的价值与节点数的平方成正比。互联的系统数越多,系统的价值也越大,系统的用户越能享受到更大的价值。因而,开发卫生信息系统,必须注意开放性。封闭的系统或不留接口的系统最后只能是被人们所抛弃。

(6)稳定性:系统的稳定性是指在外界作用下的开放系统具有一定的自我稳定能力,能够在一定范围内自我调节,从而使系统具有一定的抗干扰能力和抗冲击能力。

(7)相似性:系统的相似性是指系统具有同构和同态的性质,体现在系统结构、存在方式和演化过程具有共同性。正是因为系统具有相似性,才讲究在系统开发过程中程序、函数、模块等的共享,以减少重复开发;才鼓励信息系统开发人员多做研究并模仿别人的系统,以取得开发经验;才有许多的辅助开发工具推出,以加快开发进度,提高开发质量。

4. 系统的分类

(1)从系统的物质构成来看,可分为无机系统、生物系统和社会系统三种。

(2)从形成的方式来看,可分为自然系统、人造系统与复合系统。

(3)从系统与环境联系的方式及密切程度来看,可分为封闭系统、开放系统和相对封闭系统。

(4)从系统的状态与时间的关系来看,可分为静态系统和动态系统。

(5)从系统对环境变化的响应来看,可分为自适应系统与非自适应系统。

(6)从具体研究或者服务的对象来看,可以产生各种各样的对象系统,如教育系统、医疗系统、军事系统等。

(7)从有无控制要素来看,可以分为开环系统与闭环系统。

(8)从系统的抽象程度来看,可分为实在系统、概念系统和逻辑系统。

5. 系统方法在卫生信息系统开发中的作用　由系统的含义和特性分析可知,在卫生信息系统建设过程中,系统方法(即系统的观点)是进行卫生信息系统开发的基础,它揭示出系统的开发必须首先明确系统的目标,划分小系统的边界,然后由上到下、由粗到细、由表及里地分析系统的每一个组成部分所应完成的功能,弄清各个组成部分的信息交换关系,从整体上对开发进行统一规划、统一管理,在此基础上进行系统的详细设计和实现。另外,还要充分预料未来可能发生的情况,为将来系统的发展留出接口。

(二)信息系统

当今社会处于"信息爆炸"时代,信息产生量远远超出人们的接收范围,信息的时效性又迫使人们及时地对大量的信息进行加工处理,并将其利用到实际需要中去,仅仅依靠人力处理大量的信息不仅耗时,而且容易使重要的信息流失或失效,更是不太现实。因此,现代信息处理需要信息技术的支持。信息和信息技术的结合构成信息系统的基础。信息系统的主要特征是以处理信息为主,对大量复杂的信息进行高效、自动化处理,并为组织管理服务。

信息系统指利用计算机、通信、网络、数据库等现代信息技术,对组织中的数据和信息进行输入、处理与输出,并具有反馈与控制功能,为组织活动服务的综合性人工系统。可以看出,信息系统由组织、管理和信息技术组成,如图1-3所示。

信息系统属于系统范畴,因此具有一般系统的特点,它主要包括输入、处理、输出与环境的关系,数据和信息的各种活动贯穿于整个系统过程。从信息系统的定义可以得出信息系统的一般结构,如图1-4所示。

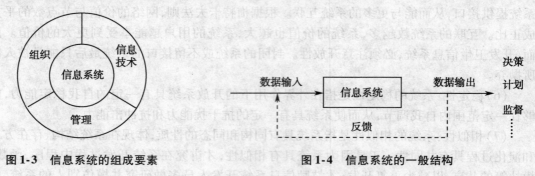

图1-3 信息系统的组成要素　　　　　图1-4 信息系统的一般结构

三、卫生信息管理与卫生信息系统

(一)卫生信息管理

1. 卫生信息管理的含义　信息管理(information management,IM)是人类为了有效地开发和利用信息资源,以现代信息技术为手段,对信息资源进行计划、组织、领导和控制的社会活动。信息管理是指在整个管理过程中,人们收集、加工和输入、输出的信息的总称。信息管理的过程包括信息收集、信息传输、信息加工和信息储存。

由信息管理的内涵不难得出,卫生信息管理(health information management)就是对卫生信息资源和相关信息活动的管理。

2. 卫生信息管理的特征与分类

(1)卫生信息管理的特征:卫生信息管理是卫生管理活动的重要内容,所以卫生信息管理具有管理的一般特征,同时又具有鲜明的时代特征。

1)管理类型特征:卫生信息管理是管理的一种,除具有管理的一般性特征外,作为一个专门的管理类型和专门的行业应用领域,又有自己的独有特征,主要表现在:①管理的对象不是人、财、物,而是卫生信息资源及相关的信息活动;②卫生信息管理贯穿于整个卫生管理过程之中。

2)时代特征:主要表现在:①信息量猛增。②信息处理和传播速度更快。③信息处理的方法日趋复杂。随着管理工作要求的提高,信息处理的方法也就越来越复杂。早期的信息加工多为一种经验性加工或简单的计算;现在的加工处理方法不仅需要一般的数学方法,还要运用数理统计方法、运筹学方法等。④信息管理所涉及的领域不断扩大。从知识范畴上看,信息管理涉及管理学、社会科学、行为科学、经济学、心理学、计算机科学等;从技术上看,信息管理涉及计算机技术、通信技术、办公自动化技术、测试技术、缩微技术等。

（2）卫生信息管理的分类：卫生信息管理从不同的角度有不同的分类。

1）按其管理层次分类，包括宏观信息管理、中观信息管理和微观信息管理。

2）按其管理手段分类，包括手工信息管理、信息技术管理和信息资源管理等。

3）按其信息内容分类，包括经济信息管理、科技信息管理和教育信息管理等。

4）按其应用领域分类，包括医院信息管理、公共卫生信息管理和生物信息管理等。

（二）卫生信息系统

1. 卫生信息系统的含义　信息系统指利用计算机、通信、网络、数据库等现代信息技术，对组织中的数据和信息进行输入、处理与输出，并具有反馈与控制功能，为组织活动服务的综合性人工系统。宏观上，卫生信息系统是政府卫生管理部门对各医疗卫生机构进行管理，为辖区内居民提供各类卫生信息服务的信息系统。从微观角度看，卫生信息管理系统就是各类医疗卫生机构根据自身的工作目标和特点，利用各种信息技术，对各自管理和服务的对象进行综合管理，以提高管理和服务的效率与水平的一套应用系统。

2. 卫生信息管理制度　没有完善的信息管理制度，任何先进的方法和手段都不能充分发挥作用。为了保障卫生信息系统的有效运转，必须建立一整套信息管理制度，主要包括以下几个方面。

（1）建立原始信息收集制度：一切与组织活动相关的信息，都应准确且毫无遗漏地收集。在组织信息管理中，要对工作成绩突出的单位和个人给予必要的奖励，对那些不负责任造成信息延迟或失真，或者出于某种目的胡编乱造、提供假数据的人，要给予适当的处罚。

（2）规定信息渠道：在信息管理中，要明确规定上下级之间纵向的信息通道，同时也要明确规定同级之间横向的信息通道。建立必要的制度，明确各单位、各部门在对外提供信息方面的职责和义务，在组织内部进行合理地分工，避免重复采集。

（3）提高信息的利用率：信息的利用率，一般指有效的信息占全部原始信息的百分率。这个百分率越高，说明信息工作的成效越大。要提高信息处理机构和信息工作人员的业务水平，健全信息管理体系，通过专门的训练，使信息工作人员具有信息识别和数据挖掘的能力，使信息充分发挥作用。

（4）建立灵敏的信息反馈系统：信息反馈是指及时发现计划和决策执行中的偏差，并对组织进行有效的控制和调节，如果对执行中出现的偏差反应迟钝，在造成较大失误之后才发现，这样就会给工作带来损失。因此，组织必须把管理中的追踪检查、监督和反馈摆在重要地位，严格规定监督反馈制度，定期对各种数据、信息进行深入的分析，通过多种渠道，建立快速而灵敏的信息反馈系统。

第三节　卫生信息系统的类型与结构

一、卫生信息系统的类型

卫生信息系统作为一种领域信息系统，主要包含医疗服务和公共卫生服务两大部门，其类型可以根据不同的分类标准进行划分。

1. 按照行政级别划分　可以分为国家卫生信息系统、省市级卫生信息系统、县区卫生信息系统等。比如已经规划实施中的新型农村合作医疗系统就分为国家和省级二级平台。国家卫生信息系统是由各区域卫生信息系统综合而成,一般不会独立开发国家卫生信息系统,但可以针对某一特定领域研制和实施国家级系统,比如 SARS 暴发后实施的公共卫生应急指挥系统、传染病直报系统等。

2. 按照卫生机构的类型划分　可以分为医院信息系统、卫生监督信息系统、妇幼保健信息系统、社区卫生信息系统、卫生电子政务信息系统、公共卫生信息系统、医疗保险信息系统等。

3. 按照处理事务或承担职能划分　可以分为人事信息系统、财务信息系统、科研信息系统、物流信息系统、设备信息管理系统等。

实际上,随着信息技术、通信技术、现代管理理论和技术的发展和人们对医疗卫生服务水平要求的提高,卫生信息系统的内涵会发生与时俱进的变化,不同发展阶段和规模的地区以及部门在实施卫生信息化时,一般都需要各种类型的信息系统的支持。

二、卫生信息系统的结构

卫生信息系统的结构是指系统内部各组成部分所构成的框架,就像人体一样,从消化、神经、呼吸、循环、运动等八大系统可以得出不同的内在结构形式,我们也可以从不同的角度来观察卫生信息系统的结构形式。卫生信息管理系统最重要的几种结构是:概念结构、层次结构、功能结构、软件结构和硬件结构。

(一) 卫生信息系统的概念结构

信息系统从概念上来看是由信息源、信息处理器、信息用户和信息管理者等四大部分组成,它们之间的关系如图 1-5 所示。

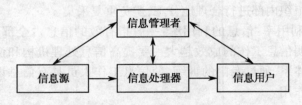

图 1-5　卫生信息系统的概念结构

信息源是信息的产生地,包括组织内部和外界环境中的信息,这些信息通过信息处理器的传输、加工、存储,为各类管理人员和信息用户提供信息服务,而整个信息处理活动由信息管理者进行管理和控制,信息管理者与信息用户一起依据管理决策的需求收集信息,并负责进行数据的组织与管理、信息的加工、传输等一系列信息系统的分析、设计与实现。同时在卫生信息系统的正式运行过程中负责系统的运行与协调。由此可见,一方面信息用户是目标用户,系统的一切设计和实现都要围绕信息用户的需求而做;另一方面,信息管理者由于深谙信息系统的开发规律又往往掌握一定的业务知识,所以成为一个明确或引导需求、协调资源和分配资源的角色。现在国内医疗卫生机构基本上都设立信息管理部门,并配备了信息主管人员,反映了医疗卫生机构对信息资源、信息系统的开发规律和运行规律的重视。

(二) 卫生信息系统的层次结构

人们习惯将组织的层次分为战略决策层、管理控制层和业务处理层。不同组织层次需要解决的问题不同,对信息的需求也不同。越是高层,面对的多是一些非结构性的、非常规的问题,需要那种涵盖面广、概括性强的信息。而靠近低层,问题多为结构性的、有章可循的,一些日常的信息即可满足要求。卫生信息系统也依据组织层次分为战略决策信息子系统、管理控制信息子系统和业务处理信息子系统。卫生信息系统的层次结构如图1-6所示。

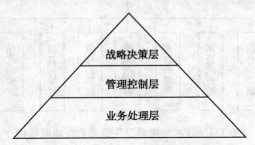

图1-6 卫生信息系统的层次结构

1. 业务处理信息子系统 业务处理层是面向当前的具体业务,主要是解决结构化的问题,保证业务按照确定的流程顺利运行。此层的信息系统通常称为事务处理系统,其功能是及时准确地处理大量的作业信息,控制作业的正常运行,并为管理控制层及有关各方面提供信息服务。事物处理系统的基本过程也就是信息的基本过程,它包括数据输入、处理、维护、查询、利用等信息活动。

2. 管理控制信息子系统 在组织中,管理控制层是连接决策层和执行层的桥梁,承担着双重责任,它既执行决策层下达的任务,又指导和监督执行层的日常活动。管理控制层通常要解决很多半结构化和结构化的问题,前者多为执行决策层的各种活动,根据组织的整体目标和长期规划制订中、短期活动计划及发展项目;后者主要是指导、监督执行层的各种活动,使它们按既定方向活动或修正执行中出现的问题。

3. 战略决策信息子系统 战略层要总揽全局,把握形势,确定组织发展的目标并为组织发展作出各种战略决策,卫生信息系统的作用就是向决策者提供全面的内外环境的信息和方法,协助他们完成管理决策活动。现实中,支持管理决策的信息系统有决策支持系统和专家系统。

(三) 卫生信息系统的功能结构

从信息技术的角度来看,卫生信息系统无非是信息的输入、处理和输出等功能。因此,信息系统的功能结构从技术上看可以表示为图1-7的形式。所以,在开发信息系统时必须考虑这些具体功能的实现,有时还必须考虑细节,如信息的检索有精确检索和模糊检索;信息的统计有时要考虑按常规时间段,如月、季统计,有时还要考虑按非常规时间段统计,如上月8号到本月8号的统计等。信息的存储既要考虑实时存储,又要考虑定期转存;信息的增加有时还要考虑让系统自动记录增加的时间点,以便对系统的操作进行追踪。

从信息用户的角度看,特定的卫生信息系统应该支持特定的卫生机构在不同层次上的各种功能。各种功能之间又有各种信息联系,构成一个有机的整体及系统的业务功能结构,如图1-8所示。

社区卫生信息系统是应用计算机技术、网络技术和现代通信技术,根据社区卫生服务的特点,对相关信息进行收集、处理、反馈和应用。

15

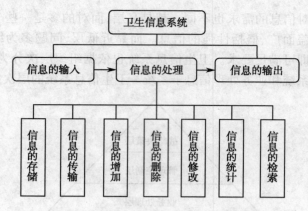

图1-7 技术角度看卫生信息系统功能结构

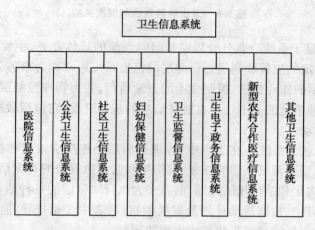

图1-8 业务角度看卫生信息系统功能结构

又如图1-9所示的医院信息系统的结构,它划分为八个子系统,除了完成各自的特定功能外,这八个子系统又有着大量的信息交换关系。其子系统之间的主要数据交换关系构成子系统之间的信息流,使得医院中的各类信息得到充分的共享,从而为医院的临床业务活动和管理、决策活动提供支持。同样,由医疗和公共卫生等分系统组成的卫生信息系统,其内部也有各种信息交换、传输、查阅等联系,从而为人们提供优质高效的医疗和公共卫生服务。

通过从技术角度和业务角度分析卫生信息系统的功能结构,我们应该知道,卫生信息系统的实现不是一朝一夕的事情,必须经过长期的努力才能得以实现。因此,在卫生信息系统的建设过程中必须首先进行总体规划,划分出子系统,分清各自的边界,规划出各子系统的功能及其相互之间的联系,然后再逐步予以实现。其中特别要重视子系统之间的联系,只有这样才能实现信息的共享,发挥信息资源的重要作用。

(四)卫生信息系统的软件结构

卫生信息管理系统是通过计算机、网络设备和软件等软硬件协同作用完成一定目标的系统。软件在卫生信息系统中的组织或联系称为卫生信息系统的软件结构。信息系统开发与应用中使用到的软件有操作系统、数据库管理系统、程序设计语言、网络软件、项目管理软件、应用软件以及其他工具软件等。对于图1-8提到的卫生信息系统,相应的有图1-10的

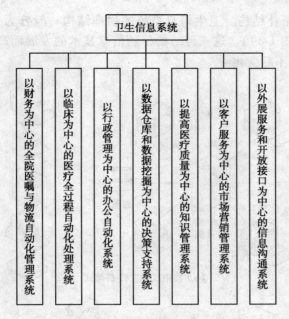

图 1-9　业务角度看医院信息系统的功能结构

软件结构。

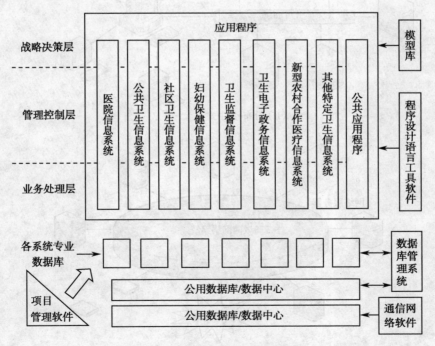

图 1-10　卫生信息系统的软件结构

（五）卫生信息系统的硬件结构

卫生信息系统的硬件结构,有的书本又称为物理结构或空间结构,是指系统的硬件、软件、数据等资源在空间的分布情况,或者说避开系统各部分的实际工作和软件结构,只抽象

17

地考察其硬件系统的拓扑结构。卫生信息系统的物理结构一般分为三种类型:集中式、分布-集中式和分布式(图 1-11)。这三种结构是随信息技术的发展而产生的,随着信息技术的发展,它们至今还在不断变化。

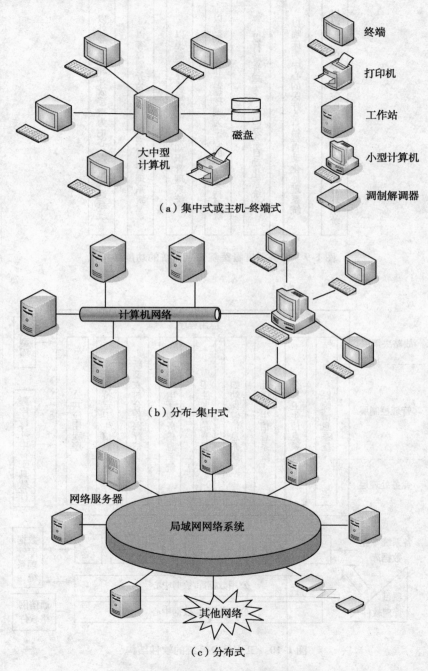

(a) 集中式或主机-终端式

终端
打印机
工作站
小型计算机
调制解调器

磁盘
大中型计算机

计算机网络

(b) 分布-集中式

网络服务器

局域网网络系统

其他网络

(c) 分布式

图 1-11 信息系统的三种典型物理结构

集中式系统是资源在空间上集中配置的系统。单机系统是典型的集中式系统,将软件、数据和主要外部设备集中在一套计算机系统之中。分布式系统通过网络把不同地点的计算机硬件、软件、数据等资源联系在一起,服务于一个共同的目标,实现不同地点的资源共享。

第四节 卫生信息系统的发展状况与趋势

卫生信息系统建设即卫生信息化建设,是社会信息化发展的重要组成。2003年的SARS危机暴露了我国卫生领域"信息不通、指挥不灵、缺乏应急机制、公共卫生建设薄弱"等一系列问题。国务院要求用三年时间基本建立突发公共卫生事件应急反应机制。公共卫生信息系统建设作为重要组成部分提上议事日程。中共中央第十六届三中全会通过的《中共中央关于完善社会主义市场经济体制若干问题的决定》明确提出,"加强公共卫生设施建设,充分利用、整合现有资源,建立健全疾病信息网络体系、疾病预防控制体系和医疗救治体系,提高公共卫生服务水平和突发性公共卫生事件应急能力"。在党的重要文件中对公共卫生和信息系统建设提出如此详细的要求,在历史上尚属首次。卫生部强调要按照"统筹规划、分步实施、突出重点、疫报先行"指导原则,结合卫生改革发展需要,同步推进公共卫生、医疗服务、卫生监督、社区卫生、新型农村合作医疗、电子政务等应用系统建设,尤其是卫生信息标准化、规范化建设。近十年来,我国陆续开展一系列的卫生信息化基础研究项目,并对卫生资源进行了重新配置,制定《全国卫生信息化发展规划纲要(2003—2010)》、《"十二五"期间深化医药卫生体制改革规划暨实施方案》指导各地的卫生信息化建设。但同时,我国卫生信息化建设起步晚、基础差、机制缺乏、协调整合难度大,满足不了深化卫生改革和发展的需要。

本节重点阐述2003年后我国卫生信息系统建设的发展状况和趋势。

一、卫生信息系统的发展状况

(一) 网络基础设施建设进展

网络基础设施建设不是重复投资建立各种独立的通信网络,而是坚持以应用为目的,以经济效益为原则,依托国家公共数据网络和利用现有系统,实现数据传输和信息共享。我国的卫生网络基础设施建设目标是"纵向到底:五级网络、三级平台;横向到边:区域卫生信息网络"。截止到2013年中期,我国五级网络已经基本建成:除了极少数偏远地区,几乎所有乡镇卫生院都配备有计算机,所有卫生监督机构、县级及以上医疗机构、各级(县、地市、省)卫生行政部门都已完成计算机装备,三级平台建设已成雏形。

(二) 公共卫生信息系统的发展现状及存在的问题

1. 近年来公共卫生信息系统建设与发展 我国的公共卫生信息系统框架主要是疾病监测系统、医疗救治系统和卫生监督系统。具体包含了五大系统,分别是:①完善SARS疫情专报和分析预警系统;②疫情和突发公共卫生事件监测系统;③医疗救治信息系统;④卫生监督执法信息系统;⑤突发公共卫生事件应急指挥与决策系统。目前国家公共卫生信息分类及基本数据集标准研究已基本完成。

(1)疫情和突发公共卫生事件监测系统:我国法定传染病监测与突发公共卫生事件监测报告信息系统于2004年1月开通。根据国家卫生计生委主任李斌报道,截止到2013年8月,全国100%的县级以上疾病预防控制机构、98%的县级以上医疗机构、94%的基层医疗卫生机构实现了法定传染病实时网络直报,医疗卫生机构发现、诊断后逐级报告的平均时间由直报前的 5 天缩短为 4 小时。全国设立了 3486 个国家级监测点,重点监控霍乱、流感等 28 种传染病和蚊、蝇、鼠、蟑 4 种媒介生物;加强医疗机构症状监测和中小学学生因病缺勤报告;在 285 个对外开放口岸和 168 个国际旅行卫生保健中心开展了出入境传染病监测;动物疫病监测覆盖所有县(市、区)。网络直报的实现,大大缩短了疾病报告的周期,提高了疾病监测系统的敏感度。在加强基层数据的报告质量和网络直报数据的分析利用工作基础上,更好地为疾病预防控制和各级领导的指挥决策提供服务。

(2)医疗救治信息系统:我国医疗救治信息系统建设的目标是通过建设中央、省、市三级医疗救治数据中心和应用系统,实现医疗救治体系之间的信息连接,初步形成覆盖全行业的医疗救治信息网络,逐步掌握医疗救治资源信息与有关病情信息,发挥医疗救治体系整体应急功能,提高应对突发公共卫生事件的快速反应能力和资源利用效率。根据医疗救治规模和灾害影响程度,可以把医疗救治分为三个级别:一是一般情况下的医疗救治活动,实际上就是日常的急救服务,其组织管理主体是 120 紧急救援中心;二是重大灾害医疗救治活动,组织管理主体是当地的卫生行政部门,范围一般在省一级就可以处理;三是特大灾害医疗救治活动,需要政府出面组织救治,比如 SARS 疫情就是由国务院直接指挥的,地震也要采取这样的模式进行运作。医疗救治信息系统建设的策略有:建立医疗救治信息系统功能规范和标准;完成系统建设方案;建立三级医疗救治信息平台,建立全国统一的医疗救治机构、专家等医疗资源数据库,开发和运用医疗救治管理信息系统软件。

(3)突发公共卫生事件应急指挥与决策系统:我国已经完成了指挥中心与决策系统网络平台的建设以及国家和省级指挥中心与决策系统软件的开发,并建立了与相关部门的信息交换机制和协调机制,按照"平战结合"原则,建立和规范指挥中心业务流程、知识库和模型库。

2. 当前公共卫生信息系统建设的困难与问题　近年来,我国公共卫生信息系统建设工作实现了快速发展。公共卫生工作中,信息收集、处理和分析研究是其最主要的业务内容之一。但是,长期以来由于在信息技术方面的投入严重不足,信息化建设经验欠缺,管理和技术能力低等方面的原因,信息化建设成效仍需总结和提高。

(1)经费投入不足,结构失衡:我国的卫生事业费用投入占财政支出的比重不足,投入的结构也存在着不合理性,有限的经费大都投向大型医疗机构和医疗设备,对公共卫生事业投入严重短缺,而信息系统建设作为公共卫生事业中的一个部分,自然是设备落伍、能力不足、人员素质偏低。

(2)系统投资渠道分散,信息管理系统整体效益难以发挥:我国公共卫生信息系统投资来源分散。纵向系统建设投入分为中央经费和地方经费,地方经费又进一步分为省、市、县级投入。对于全国性公共卫生信息建设项目,由于筹资渠道复杂,系统建设实施进度很难控制。信息系统建设从理想的角度看,应该是统筹规划,信息共享,要求整体性强。但是,我国大多数信息管理系统建设是作为其他业务系统建设的辅助项目投入,建设目标具有局限性。特别是当前公共卫生管理信息系统的建设经费和运行经费来自于不同的渠道和层次,因此经常出现由于缺乏运行经费,导致系统运行和应用效率低下的局面。

(3)公共卫生信息资源开发和利用存在障碍:公共卫生信息资源开发和利用上具有两个方面的特点,一是公共性质,二是共享性质。我国公共卫生资源收集上往往是多渠道,多部门,多领域的。这种分散投入、管理的方式,必然导致重复收集,造成浪费,同时存在信息资源利用率低下问题。

（4）公共卫生执法监督信息工作存在差距：我国卫生监督执法不严、监督能力不强的问题仍比较普遍。多头执法、重复执法、以罚代管的问题并没有完全解决，不能及时有效地打击各种医疗卫生违法行为。同时卫生部门自身的监督执法工作也还不到位，SARS 疫情暴露出的疾病控制和医疗救护单位存在疫情报告不及时，疫情瞒报漏报等问题，充分说明了需要利用信息化手段提升卫生部门自身的监督执法能力。

（5）公共卫生信息技术队伍匮乏：信息技术队伍和人才匮乏是信息化发展的严重障碍。与其他单位和部门相比，公共卫生单位的问题尤为严重，目前公共卫生单位的信息技术硕士研究生在全国屈指可数，即使是本科生也为数不多。

（6）管理与组织协调上的困难：我国卫生部门采用分级管理、条块结合的管理模式，由于区域经济文化发展不平衡以及卫生系统财政预算条块分割，在建立行业信息系统方面存在着特殊的困难。

（三）医疗信息系统的发展现状及存在的问题

医疗卫生信息化工作是针对个体的医疗服务信息化，主要是指医院信息化，还包括社区卫生服务工作中部分内容，它是卫生信息化发展的主要领域，也是近几年信息化建设发展最为迅速的领域。我国医疗卫生服务信息化，基本是采用市场机制方式，由医院自主建设。尽管医院信息化的成就是显著的，但仍然存在很多问题。

1. 医疗卫生信息化现状　目前，我国大部分医院的信息系统都已经由以财务和管理为主转化为以临床信息系统（clinical information system，CIS）为中心。医院信息化工作目标转化为以提高医疗质量和服务水平为中心。电子病历是医院信息系统（hospital information system，HIS）应用的核心，应用领域包括医学影像存储与传输系统（picture archiving and communication systems，PACS）、放射科信息系统（radiology information system，RIS）、实验室信息系统（laboratory information system，LIS）、医生工作站、护士工作站等。此外，国内已经有区域医疗信息系统的建设，但还处于探索和试验阶段。

2. 医院信息化建设中存在的问题

（1）医院信息系统建设方向偏差：尽管医院信息系统建设应用多年，但是医院信息系统建设目的定位仍存在问题，一方面是信息系统厂商的技术驱动型导向，另一方面是医院信息系统决策人的认知程度。

（2）医院信息系统建设方式认识的误区：纵观近十几年来我国医院信息化的历程，基本采用的是鼓励市场竞争的方针，这种发展方式导致 HIS 系统应用快速增长，出现了百花齐放、百家争鸣的局面。由于缺少集中规划和协调统一，出现了市场混乱、信息交换困难方面的问题。市场是靠利益驱动的，卫生信息化的推动有些方面可以依赖于市场的竞争。但是在很多方面，市场是会失灵的。当前，我们更应该深刻认识到行业主管在标准问题、规范问题、统一问题、合法性问题上应该负起的责任。市场机制与集中统一是卫生信息系统腾飞的两个翅膀，缺一不可。

（3）医院信息系统建设目标定位不准：不同地区、不同水平的机构，需要根据自身特点和需求情况确定自己信息化项目建设目标。不能盲目复制不适合的医院信息系统，那样只会适得其反。

（4）医院信息系统的整体性认识不全：从系统论的观点看，信息系统要发挥好作用，还包括运行支持、管理制度和应用技术人力资源等因素。医院信息系统建设效果不明显甚至失败,其中存在"重建设"、"轻管理","重技术"、"轻应用","重项目"、"轻人才"等对信息系统工作认识上的偏差。

(5)医院管理和业务流程不规范。

(6)标准化和规范化仍是医院信息化建设的主要瓶颈。

(7)人才和设备分布不平衡:一些中西部地区尤其是人口密度较低的西部地区,基层医疗卫生机构的普及程度较低,加上服务半径大,服务成本高,服务力量薄弱。绝大部分基本医疗服务是由乡镇(社区)和村级医务人员提供,城乡之间由于基层医务人员素质相差明显,农村乡镇卫生院和村卫生室人才缺乏,现有人员素质较低,对某些医疗服务心有余而力不足,服务质量跟不上,存在明显差距。基层卫生服务机构基本设备装备不足,地区之间差距较大。如建立健康档案,东部有些地区已经实现电子化,实现区域联网、信息共享。而在大多数中西部地区,健康档案大多是纸质的,即使在乡镇卫生院和村卫生室配备了计算机,很多人还不会使用,计算机只是摆设。

(四)社区卫生信息系统的发展状况与存在的问题

社区卫生信息系统主要是指应用于社区卫生服务中的信息技术应用。社区卫生服务内容概括为预防、保健、医疗、康复、健康教育和计划生育指导的"六位一体"业务,因而也是实现建立居民"电子健康档案"的起点。虽然我国社区卫生信息系统的产生和发展较晚但其发展速度很快。从目前全国城市开展的社区卫生服务工作来看,城市社区卫生服务内容主要包括社区预防、社区医疗、社区护理、社区健康教育、社区保健、社区康复等与人的健康相关的各个领域。与此同时,我国社区卫生信息系统建设也还存在着诸多问题:①基础设施配置不合理,大型医疗单位过度利用,基层医疗单位利用高度不足;②信息人才匮乏,在社区卫生服务中心这类基层医疗单位,专业的信息人才基本没有;③病人自由选择医院,致使社区卫生服务网形同虚设;④目前,政府在城市社区卫生信息系统建设中起到的作用主要是宏观指导,虽然已经完成了《中国社区卫生信息技术标准研究》、《标准健康档案应用基础与标准研究》,但是社区卫生信息系统标准化与规范化总体研究进展缓慢。

二、卫生信息系统的发展趋势

无论是现实需要,还是遵循信息系统发展的整体趋势,我国的卫生信息系统建设在走过基础研究不足、信息标准缺乏、流程管理落后、"信息孤岛"现象突出、组织协调工作薄弱的历史以后,必然要走集成化、网络化、智能化、区域化、国际化的道路。只有这样才能最大限度地发挥卫生资源的作用,为人们提供便捷、价廉、优质和高效的医疗卫生和保健服务。

■■■ 思 考 题 ■■■

1. 谈谈信息时代的卫生信息管理工作需要掌握哪些知识和技能。
2. 阐述系统的观点和系统方法论在卫生信息系统开发中的作用。
3. 卫生信息系统的结构划分依据是什么?具体有哪些典型结构?
4. 查阅资料了解当前我国卫生信息管统的发展现状及存在的问题,谈谈自己的观点。

第二章

卫生信息系统平台构建技术

卫生信息化的建设与应用是一个国家公共卫生工作状况和医疗卫生服务水平的综合反映,也是以计算机技术和网络通信技术为主的信息技术(information technology,IT)在卫生领域综合应用能力的反映。近十年来,我国卫生信息化建设取得明显进展,但相比其他领域的信息化建设以及卫生事业本身信息化的实际需求来说,还处于初级阶段。

卫生部在《全国卫生信息化发展规划纲要(2003—2010)》中明确提出"在2010年前,将通过进一步重点加强公共卫生信息系统建设,加速推进信息技术在医疗服务、预防保健、卫生监督、科研教育等卫生领域的广泛应用,建立适应卫生改革和发展要求,高效便捷,服务于政府、社会和居民的卫生信息化体系。"目前,卫生信息化建设与应用的目标是通过信息技术开发比较完善的卫生信息系统,整合卫生信息资源,构建高效的卫生信息平台,实现卫生信息公开和共享,从而进一步推动我国卫生领域信息化建设向更深、更广、更高的方向发展。

第一节　卫生信息技术与卫生信息平台

2003年上半年的SARS重大疫情灾害暴露了我国应急机制的脆弱,尤其是应急机制中的公共卫生信息化建设方面的滞后。面对随时可能出现的突发公共卫生事件,世界各国政府和卫生部门都采取了积极的防范措施。其中,采用先进的信息技术和现代管理手段,开发公共卫生信息系统,构建国家公共卫生信息化平台是行之有效的手段。

一、卫生信息技术

在信息社会里,人们掌握和处理的信息越来越多,然而要想充分地开发和利用这些信息资源,就必须对大量的信息进行识别、存储、处理与传递。信息技术是以计算机技术和通信技术为主,研究信息的获取、传输和处理的一门综合性技术。目前,信息技术已经在我国医疗卫生领域中得到了广泛的应用,促进了我国卫生信息化的建设。

(一)计算机网络技术

计算机网络技术是密切结合计算机技术和通信技术的一门综合性技术,它推动了各行各业的信息化建设。计算机网络是按照网络协议,将地理位置上分散的、独立的计算机相互连接的集合,它具有共享硬件、软件和数据资源的功能。一个国家计算机网络建设的规模和水平是衡量一个国家综合国力、科技水平和社会信息化的重要标志。

卫生信息化网络基础设施的建设是我国卫生信息化建设中不可缺少的基础支撑。目前,计算机网络技术已经在我国医疗卫生信息化建设中得到了广泛的应用,例如,卫生政务信息网络、公共卫生信息网络、医疗服务信息网络、卫生监督信息网络、远程医疗服务网络等。

(二)数据库技术

数据库技术是作为数据处理中的一门新技术而发展起来的,它是计算机科学技术中发展最快的领域之一,也是应用最广的技术之一,已成为计算机信息系统与应用系统的核心技术和重要基础。

目前,信息资源已成为各级医疗卫生机构的重要财富和资源。数据库的建设规模、数据库信息量的大小和使用频度已成为衡量我国医疗卫生信息化程度的重要标志。而且,数据库技术是开发和应用卫生信息系统的核心与基础。

我国正在着重建设一批卫生信息资源数据库群,包括卫生技术标准类数据库群、医疗类数据库群、医学教育类数据库群、医学科技类数据库群、疾病监测防疫类数据库群、妇女儿童类数据库群、食品卫生类数据库群、卫生统计信息类数据库群、卫生政策管理类数据库群、卫生经济类数据库群、卫生机构类数据库群、卫生人员类(含专家库)数据库群等。

数据库技术与计算机网络技术的结合又使人们对医疗卫生信息的利用突破了时间和空间的限制,使其成为医疗卫生信息平台的重要支撑,从而在卫生信息领域得到蓬勃的发展和迅速地推广应用。

(三)软件工程技术

软件工程是研究计算机软件开发和软件管理的一门工程学科,是计算机科学技术领域中的一个重要分支。卫生信息系统作为一种综合集成的、复杂的数据库应用系统软件,涉及面广,工作量大,其开发质量的好坏和开发效率的高低直接影响到各机构卫生信息化工作的顺利进行。

为了保证卫生信息系统的开发质量和开发效率,减少软件运行、维护和管理的困难,必须用科学正确的软件工程技术和方法来对整个软件生存周期(包括软件定义、开发、维护与管理等)进行指导,这在卫生信息平台开发实践中有着非常重要的作用。

(四)数据仓库技术

数据仓库技术是近十年来兴起的一种新的数据库应用技术,也是信息技术应用领域最前沿的技术,已成为信息技术领域研究和应用的热点。

近几年来,数据仓库技术日益成熟,各大数据库厂商纷纷宣布支持数据仓库,提出一整套用于建立和使用数据仓库的产品,并广泛应用于企业决策支持系统的开发。实践证明,数据仓库在提高决策支持水平、信息质量和应变能力等方面具有重要意义。

数据仓库是在操作型数据库的基础上对数据的进一步集成和分析提出了更明确的目标和解决方案,这对于信息技术领域发展中的全面而长远的规划尤其重要,能够加快信息技术实施速度并少走弯路,避免时间、人力和资源的浪费及重复建设,给用户带来巨大的竞争优势。

数据仓库技术应用于卫生信息系统,可以集成所有医疗机构不同结构且丰富的业务数据,从而构成中央式的卫生信息平台,并实现对卫生决策分析的支持,为卫生战略决策提供科学依据。

(五) 医疗信息整合技术

医疗信息整合(integrated healthcare enterprise,IHE)又称医疗企业整合或医疗信息集成,是为实现医疗信息全面集成而制定的一种信息交换和共享的框架,以促进现有的健康第七层(health level seven,HL7)、医学数字影像与通信(digital imaging and communications in medicine,DICOM)等医疗信息标准在临床护理治疗中的协同使用。

HL7 标准是医疗卫生领域不同应用之间电子数据传输的协议。HL7 采用计算机网络的 OSI 参考模型中的第七层(应用层)协议,用于规范各医疗机构之间,医疗机构与病人、医疗事业行政单位、保险单位以及其他单位之间各种不同信息系统之间进行医疗数据传递的标准,降低卫生信息系统互联的成本,提高卫生信息系统之间数据信息共享的程度。

例如,医院信息系统(HIS)与放射科信息系统(RIS)之间使用 HL7 进行信息传输和交换。HL7 标准于 1987 年产生,目前正式发布的版本是 HL7 v2.4 版本。

DICOM 标准是由美国放射学会(American College of Radiology,ACR)和国家电器制造商协会(National Electrical Manufactorers Association,NEMA)为主制定的用于数字化医学影像显示、传输与存储的标准。DICOM 标准以计算机网络的 OSI 参考模型为基础,详细定义了影像及其相关信息的组成格式和交换方法。它能够帮助用户在影像设备上建立一个接口,从而完成医学影像设备之间传输、交换数字影像。这些设备包括 CT、CR/DR、MR、核医学、超声检查、胶片数字化系统、视频采集系统和放射科信息系统等。

DICOM 标准于 1985 年产生,目前版本为 2006 年发布的 DICOM 2006 版本。

目前,世界医学影像设备的主要供应商都宣布支持 DICOM 标准。

二、卫生信息平台

卫生信息化是指以信息技术应用为主导,信息资源为核心,信息网络为基础,信息人才为依托,有关信息法规、政策、标准和管理制度为保障,不断采用现代化的信息技术应用于医疗卫生的各个领域,全面提高卫生医疗质量、卫生服务能力和卫生管理水平的过程。目前,卫生信息平台建设是国家公共卫生建设的重要组成部分。

(一) 卫生信息平台概述

卫生信息平台涉及公共卫生和医疗服务两个领域。

1. 公共卫生信息平台　是以整体人群信息为中心的信息系统,涉及人群健康状态变化、健康相关行为、健康影响因素以及措施干预效果等有关信息。其主要工作是对公共卫生信息进行管理,完善疾病监测网络体系、疾病预防控制体系和医疗救治体系,提升公共卫生信息处理能力,尤其是对突发公共卫生事件的应急处理能力。

2. 医疗服务信息平台　是以病人信息为中心的信息系统,涉及病人症状、医学图像、生化指标、生理指标、诊断结果、治疗计划以及病历记录等有关信息。其主要工作是对病人的医疗卫生信息进行管理,改造和规范医疗卫生服务流程,降低医疗成本,增加管理效率,提高医疗效果,提升医疗卫生服务水平。

随着卫生信息工作的发展,公共卫生和医疗服务二者之间的联系越来越紧密。例如,疾病监测工作需要从医院信息系统中自动获取数据;临床医生也需要掌握整体人群信息,利用流行病学开展临床治疗业务的研究。

公共卫生和医疗服务信息相结合产生了电子健康记录。电子健康记录收集了人生全过程的健康数据,包括出生登记、计划免疫、儿童保健、健康体检、病历资料、健康状态、行为习惯和死亡记录,甚至人的基因和遗传信息等。

更广义的卫生信息化还包括医疗保险、食品药品、检验检疫、环境与安全以及人口计划生育等。

卫生信息平台的建设和开发是一项复杂的系统工程,它依托国家公众多媒体宽带网和卫星通信技术,建设覆盖全国的卫生信息系统,实现卫生信息资源的高度共享,从而提高国家卫生服务和卫生决策的综合水平。

(二) 国家公共卫生信息平台组成

卫生部于2003年颁布的《国家公共卫生信息系统建设方案》中指出,我国公共卫生信息系统存在着五大问题,即疫情报告和疾病检测时效性差、卫生信息网络覆盖面小、医疗救治系统信息不灵、卫生执法监督信息系统建设滞后,以及缺乏国家统一的公共卫生信息平台与信息整合能力差等。因此,建立健全国家公共卫生信息系统已成为我国急需解决的战略任务。

国家公共卫生信息平台主要是对全国范围内的各种公共卫生信息(包括医疗服务信息)进行管理的平台。该平台建设的总体目标包括以下三个方面:

(1)综合运用计算机技术、网络技术和通信技术,构建覆盖各级卫生行政部门、疾病预防控制中心(Center for Disease Control and Prevention,CDC)、卫生监督中心、各级各类医疗卫生机构的高效、快速、通畅的信息网络系统,网络触角延伸到城市社区和农村卫生室。

(2)加强法制建设,规范和完善公共卫生信息的收集、整理、分析,提高信息质量。

(3)建立中央、省、地(市)三级突发公共卫生事件预警和应急指挥系统平台,提高医疗救治、公共卫生管理、科学决策以及突发公共卫生事件的应急指挥能力。

国家公共卫生信息平台是由公共卫生信息系统、纵向网络和横向网络组成的一体化信息网络体系,如图2-1所示。

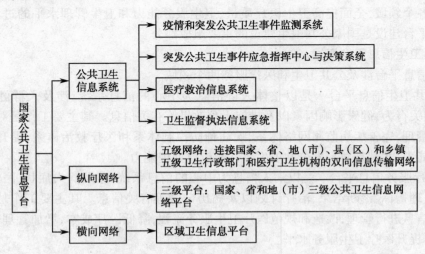

图2-1 国家公共卫生信息平台组成

公共卫生信息系统包括疫情和突发公共卫生事件监测系统、突发公共卫生事件应急指挥中心与决策系统、医疗救治信息系统以及卫生监督执法信息系统。

国家公共卫生信息平台的纵向网络是由五级网络和三级平台构成。

五级网络是指依托国家公用数据网,综合运用计算机技术、网络技术和通信技术,建立连接国家、省、地(市)、县(区)和乡镇五级卫生行政部门和医疗卫生机构的双向信息传输网络,形成国家公共卫生信息虚拟专网。

三级平台是指在国家、省和地(市)建立的三级公共卫生信息网络平台,实现纵向到底。

区域卫生信息平台是国家公共卫生信息平台横向网络建设的重要组成部分。区域卫生信息平台是指按照区域卫生规划要求和属地管理原则,在地(市)建立区域公共卫生信息网络平台的基础上,形成区域内各级卫生行政部门和各级各类医疗卫生机构有效的网络连接,达到横向到边。

(三)公共卫生信息系统组成

国家公共卫生信息系统是在省级、地(市)级、县(区)级和乡镇级公共卫生信息系统基础上开发的一体化国家公共卫生信息平台。

国家公共卫生信息系统是由一个网络平台和三大数据库构成的信息系统,如图2-2所示。

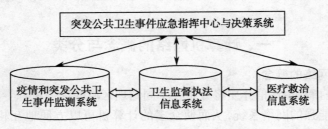

图2-2　国家公共卫生信息系统组成

一个网络平台是指卫生部建立的国家综合公共卫生信息网络平台,作为国家突发公共卫生应急指挥中心与决策系统的重要组成部分。三大数据库是指中国疾病预防控制中心建立的全国疫情与突发公共卫生事件报告与监测数据库,监督中心建立全国卫生监督执法数据库,以及统计信息中心建立的全国卫生资源和医疗救治信息数据库。

(四)区域卫生信息平台组成

区域卫生信息系统包括电子政务、医保互通(医院与医疗保险机构)、社区服务、网络转诊、居民健康档案、远程医疗、网络健康教育与咨询,以及农村合作医疗等,实现预防保健、医疗服务和卫生管理一体化的信息化应用系统。

区域卫生信息平台是以区域卫生信息网络为基础构建的区域卫生信息系统,如图2-3所示。

区域卫生信息化建设目标是围绕国家卫生信息化建设目标,开展以地(市)范围为单元的区域卫生信息化建设试点和研究工作,建立区域卫生信息化示范区。

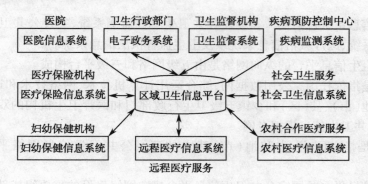

图 2-3 区域卫生信息平台组成

第二节 计算机网络技术

计算机网络源于计算机技术与通信技术的结合,始于 20 世纪 50 年代。经过 50 多年的发展,计算机网络技术已经进入了一个崭新的时代,特别是在当今的信息社会,计算机网络已经日益成为人们日常生活、工作中不可缺少的工具。随着 Internet 在世界范围的普及,计算机网络已逐渐成为人们获取和发布卫生信息的重要途径。因此,计算机网络是卫生信息系统运行的基础。

一、计算机网络的概念与分类

(一)计算机网络的概念

计算机网络是指利用通信介质将分布在不同地理区域的计算机和专门的外部设备互联成一个规模大、功能强的网络系统,从而使众多的计算机可以方便地互相传递信息,共享硬件、软件和数据信息等资源。通俗来说,网络就是通过电缆、电话线、或无线通信等互联的计算机的集合。

计算机网络是现代通信技术与计算机技术相结合的产物。计算机网络的功能主要体现在信息交换、资源共享和分布式处理三个方面。

(1)信息交换:信息交换是计算机网络最基本的功能,主要完成计算机网络中各个节点之间的系统通信。例如,用户可以在网上传送电子邮件、发布医保政策消息、远程医疗教育、视频会议等。

(2)资源共享:网络资源是指构成系统的所有要素,包括硬件、软件和数据。如计算处理能力、大容量磁盘、高速打印机、通信线路、数据库、文件和其他计算机上的有关信息等。由于受经济和其他因素的制约,这些资源并非(也不可能)所有用户都能独立拥有。因此,网络上的计算机不仅可以使用自身的资源,也可以共享网络上的资源,从而增强了网络上计算机的处理能力,提高了计算机软硬件的利用率。

(3)分布式处理:一项复杂的任务可以划分成许多子任务,由网络内计算机协同工作完成有关部分,使整个系统的性能大为增强。例如,利用计算机网络,用户可在获得数据和需要进行数据处理的地方安装计算机,把数据处理的功能分散到各个计算机,实现分布处理和建立性能优良、可靠性高的分布式数据库。

（二）计算机网络的分类

计算机网络的分类方式有很多种,可以按地理范围、拓扑结构、传输速率和传输介质等分类。

1. **按地理范围分类**　可以分成局域网、城域网和广域网三大类。

（1）局域网(local area network,LAN):局域网是指在一个较小地理范围内的各种计算机网络设备互联在一起的通信网络,可以包含一个或多个子网,通常局限在10km的范围内。如在一个房间、一座大楼,或是在一个校园内的网络就称为局域网。局域网的组建简单、灵活,使用方便。

（2）城域网(metropolitan area network,MAN):城域网地理范围可从几十公里到上百公里,可覆盖一个城市或地区,是一种中等形式的网络,其目的是为了让分布较远的各局域网互联。

（3）广域网(wide area network,WAN):广域网地理范围一般在几千公里左右,属于大范围联网,可覆盖几个城市、一个或几个国家,是网络系统中最大型的网络。Internet就是最大、最典型的广域网,能实现国际范围的资源共享。

2. **按传输带宽分类**　可以分成窄带网和宽带网两大类。带宽是指传输信道的宽度,带宽的单位是赫兹(Hz)。网络的传输速率有快有慢,网络的传输速率与网络的带宽有直接关系。通常,将KHz～MHz带宽的网称为窄带网,将MHz～GHz的网称为宽带网。

3. **按传输介质分类**　可以分成有线网和无线网两大类。传输介质是指数据传输系统中发送装置和接收装置间的物理媒体,按其物理形态可以划分为有线和无线两大类。其中,常用的有线传输介质有双绞线、同轴电缆和光缆;无线传输介质主要是采用微波通信、红外线通信和激光通信技术,且以大气为介质。采用有线介质连接的网络称为有线网,而采用无线介质连接的网络称为无线网。

4. **按拓扑结构分类**　可以分成总线型网络、星型网络和环型网络三大类,如图2-4所示。在这三种类型的网络结构基础上,可以组合出树型网、簇星型网和网状网等其他类型拓扑结构的网络。网络的拓扑结构是计算机网络的物理连接形式。计算机网络中的计算机、大容量的外存、高速打印机等设备均可看作是网络上的一个节点,也称为工作站。

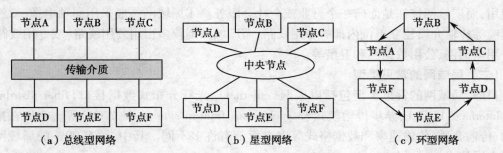

图2-4　网络按拓扑结构分类示意图

计算机网络的拓扑结构主要包括总线型结构、星型结构、环型结构。

（1）总线型结构:总线型结构是一种共享通路的物理结构。这种结构中总线具有信息的双向传输功能,普遍用于局域网的连接。总线一般采用同轴电缆或双绞线。

总线型结构的优点:①安装、扩充或删除一个节点很容易,不需要停止网络的正常工作,节点的故障不会殃及整个系统;②信道的利用率高,各个节点共用一个总线作为数据通路。其缺点:①由于信道共享,连接的节点不宜过多;②总线自身的故障可以导致整个系统的崩溃。

(2)星型结构:星型结构是一种以中央节点为中心,把若干外围节点连接起来的辐射式互联结构。中央节点的正常运行对网络系统来说是至关重要的。这种结构适用于局域网,特别是近年来连接的局域网大都采用这种连接方式。这种连接方式以双绞线或同轴电缆作连接线路。

星型结构的优点:安装容易,结构简单,费用低,通常以集线器作为中央节点,便于维护和管理。其缺点:属于集中控制,对中心节点依赖性大。

(3)环型结构:环型结构是将网络节点连接成封闭的结构,信号顺着一个方向从一台设备传到另一台设备,每一台设备都配有一个收发器,信息在每台设备上的延时时间是固定的。这种结构特别适用于实时控制的局域网系统。

环型结构的优点:安装容易,费用较低,电缆故障容易查找和排除。其弱点:当节点发生故障时,整个网络就不能正常工作。

除了上述简单的网络结构外,还有树型结构、网状结构等。

二、局域网技术

局域网研究始于 20 世纪 70 年代,它是将小区域内的各种通信设备互联在一起的通信网络。局域网的典型代表是以太网。目前,局域网在医疗机构内部信息化建设中得到了广泛的应用,如医院、社区等。

局域网的主要技术包括:用以传输数据的传输介质、用以连接各种设备的拓扑结构和用以共享资源的介质访问控制方法。这三种技术在很大程度上决定了传输数据的类型、网络的响应时间、吞吐率、利用率以及网络应用等网络特性。

(一)局域网的特点

与广域网相比,局域网具有以下特点:①较小的地域范围,仅用于办公室、医院、学校、机关和企业等单位内部联网。相比之下,广域网的分布是一个地区、一个国家甚至全球范围。②高传输率和低误码率。③局域网一般为一个单位所建,由单位或部门内部进行控制管理和使用,而广域网往往是面向一个行业或全社会服务。④局域网一般采用同轴电缆、双绞线和光缆等传输介质建立单位内部的专用线路,而广域网则较多租用公用线路(或专用线路),如公用电话网、公用数据网和卫星等。

(二)局域网的常见类型

目前,局域网的常见类型包括以太网(ethernet)、光纤分布式数据接口(fiber distributed data interface,FDDI)、异步传输模式(asynchronous fransmission mode,ATM)等。它们在拓扑结构、传输介质、传输速率和数据格式等多方面都有许多不同。其中,约有 90% 的局域网采用以太网技术。

1. 以太网 以太网的核心思想是使用共享的公共传输信道传输信息。早期局域网技术的关键是如何解决连接在同一总线上的多个网络节点有秩序的共享一个信道的问题。以太网利用载波监听多路访问/碰撞检测(carrier sense multiple access/collision detection,CS-MA/CD)的技术成功地提高了局域网络共享信道的传输利用率,从而得以发展和流行。交换式快速以太网、千兆以太网是近几年发展起来的先进的网络技术,使以太网络成为当今局域网应用较为广泛的主流技术之一。

根据不同的传输介质,以太网可分为 10BASE-2、10BASE-5、10BASE-T 和 10BASE-FL 等。10BASE-2 是采用相对最便宜的细同轴电缆组网,现已逐渐退出局域网领域;10BASE-5 是采用粗同轴电缆且最早实现的以太网,现已逐渐退出局域网领域;10BASE-T 是采用双绞线,其特点是易于维护、容错能力好,适用于建筑物;10BASE-FL 是采用光纤连接,最适于在楼间使用。

根据不同的传输速率,以太网可分为传统以太网、快速以太网和千兆以太网等。传统以太网是指按照 10Mbps 速率以太网协议标准 IEEE802.3 建立的局域网。快速以太网是按照 100Mbps 速率以太网协议标准 IEEE802.3u 建立的局域网。快速以太网定义了一种自动协商机制,使设备在启动时能够在 10Mbps 和 100Mbps 之间选择合适的运行速度,实现以太网从 10Mbps 向 100Mbps 迁移,从而与传统以太网兼容。目前,快速以太网取代传统以太网,成为局域网市场的主流,并促进各种快速以太网网络设备得到大规模的应用。

快速以太网的普及对网络流量和带宽提出更高需求。另外,计算机性能的不断提高、网络视频之类需要实时传输高质量彩色图像等对带宽提出更高要求。20 世纪 90 年代末,以 1000Mbps 速率以太网协议标准 IEEE802.3z 和 IEEE802.3ab 建立的千兆位以太网产生。2002 年,以 1000Mbps 速率以太网协议标准 IEEE802.3ae 建立的万兆位以太网产生。

2. 光纤分布数据接口(FDDI) FDDI 是一种使用光纤作为传输介质、传输速率为 100Mbps 并采用令牌传递的方式解决共享信道冲突问题的环形主干网,具有网络覆盖范围大、可靠性好等优点。目前,由于 FDDI 存在建设成本高和组网技术停滞不前两个突出问题,影响了这一技术的进一步推广。

3. 异步传输模式(ATM) ATM 是目前网络发展的最新技术,它采用基于信元的异步传输模式和虚电路结构,通常提供 155Mbps 的带宽,最高可达 622Mbps,信元可携带任何信息进行传送,适用于集话音、图像和数据为一体的多媒体通信需求。ATM 既汲取了话务通信中电路交换的有连接服务和服务质量保证,又保持了以太网、FDDI 等网络中带宽可变、适于突发性传输的灵活性。ATM 是现今唯一可同时应用于局域网、广域网两种网络应用领域的网络技术,它将局域网与广域网技术统一,适应信息高速公路和宽带综合业务数字网建设的需要,从而成为迄今为止适用范围最广、技术最先进、传输效果最理想的网络互联手段。但其缺点是价格昂贵、至今没有统一标准,在局域网应用中受到以太网挑战。

(三)局域网的传输介质

局域网常用的传输介质有同轴电缆、双绞线和光缆,以及在无线局域网情况下使用的微波通信、红外线通信和激光通信三种无线型介质。

1. 同轴电缆 同轴电缆可分为粗缆和细缆两类。这种电缆在实际应用中很广,比如有线电视网,就是使用同轴电缆。不论是粗缆还是细缆,其中央都是一根铜线,外面包有绝缘层。同轴电缆由内部导体环绕绝缘层以及绝缘层外的金属屏蔽网和最外层的护套组成。这种结构的金属屏蔽网可防止中心导体向外辐射电磁场,也可用来防止外界电磁场干扰中心导体的信号。目前,由于双绞线的大量使用,同轴电缆已淘汰出局域网应用领域。

2. 双绞线 双绞线(twisted pairwire,TP)是由相互按一定扭矩绞合在一起的类似于电话线的传输媒体,每根线加绝缘层并有色标来标记。成对线的扭绞旨在使电磁辐射和外部电磁干扰减到最小。目前,双绞线可分为非屏蔽双绞线(unshielded twisted pair,UTP)和屏蔽双绞线(shielded twisted pair,STP)。双绞线的典型用途是用于建筑物内的布线系统,包括电话等模拟系统、局域网等数字系统。

3. 光缆　光缆又称光纤,是由许多细如发丝的塑胶或玻璃纤维外加绝缘护套组成,光束在玻璃纤维内传输,防磁防电,传输稳定,质量高,适于高速网络和中远距离数据传输的网络系统。光缆与电导体构成的传输介质最基本的差别是,光纤的传输信息是光束,而非电气信号。因此,光缆传输的信号不受电磁的干扰。利用光缆连接网络,每端必须连接光/电转换器,另外还需要一些其他辅助设备。目前,由于光纤分布数据接口 FDDI 网络和千兆以太网的应用,采用光纤介质的局域网在不断地增长。但建立光纤局域网费用相当高,只适合骨干网连接。

4. 无线介质　上述三种传输介质都需要一根线缆连接电脑,这在很多场合下是不方便的。地球的大气和外层空间是提供电磁信号传授的无线型介质。无线介质有微波通信、红外线通信和激光通信三种主要类型。其中,微波通信用途最广。目前的卫星网就是一种特殊形式的微波通信,它利用地球同步卫星作中继站来转发微波信号,一个同步卫星可以覆盖地球的三分之一以上表面,三个同步卫星就可以覆盖地球上全部通信区。由于目前无线网络的技术指标与有线网络相比还有相当的差距,无线介质主要应用于难以布线的场合或远程通信。

（四）局域网的网络设备

一个计算机网络是由各种各样的网络设备相互连接的。使用这些设备后,就可以建立更大规模的网络,既覆盖更大的范围、支持更多的计算机、提供更多的带宽。最初的局域网仅是用同轴电缆把多台计算机连接起来,当需要把网络扩展到更大的范围时,就需要使用中继器网络设备;当网络传输介质从同轴电缆改成非屏蔽双绞线时,又需要使用集线器网络设备。随着网络规模和应用的不断发展,网桥、交换机和路由器等网络设备应运而生。一台网络设备被用于实现某个具体功能,但某个功能也能用不同的网络设备实现,只是实现的网络特性有些细微的差别。

1. 网络接口卡（network interface card,NIC）　网络接口卡简称网卡,又称网络适配器,是插在计算机主板插槽内或某个外部接口上的扩展卡,它与网络程序配合工作,负责将要传递的数据转换为网络上其他设备能够识别的格式,通过网络传输介质发送,或从网络介质接受信息,转换为网络程序能够识别的格式,提交给网络操作系统。网卡必须具备网卡驱动程序和 I/O 技术两大技术。驱动程序使网卡和网络操作系统兼容,实现 PC 机与网络的通信。I/O 技术可以通过数据总线实现 PC 机和网卡之间的通信。

网卡是计算机网络中最基本的元素。在局域网中,每一台需要联网的计算机都必须配置一块（或多块）网卡。目前,大多数计算机主板上已经集成了网卡。以太网网卡有 10M、100M、10M/100M 及千兆网卡。10M/100M 自适应是指网卡可以与远端网络设备（集线器或交换机）自动协商,确定当前的可用速率是 10M 还是 100M。对于大数据量网络来说,服务器应该采用千兆以太网网卡,这种网卡多用于服务器与交换机之间的连接,以提高整体系统的响应速率。而 10M 网卡适用于通常的文件共享传输,100M 网卡适用于语音和视频实时应用的传输。因而,用户计算机可选用 10M/100M 网卡。

2. 中继器（repeater）　是连接网络线路的一种装置,常用于两个网络节点之间物理信号的双向转发工作。由于传输介质存在电阻、电容和电感,当信号在电缆上传输时,信号的强度会逐渐减弱,信号的波形也会逐渐畸变。因此,电缆的长度必须受到限制。中继器网络设备可对信号放大、整形,从而使信号能够传输得更远。中继器主要用于连接同轴电缆,而在双绞线介质和光纤介质的网络上,中继器已被内置于集线器或交换机中。

3. 集线器(hub) 集线器是对网络进行集中管理的最小单元,是各分支节点的汇集点。用集线器构成的网络是一个星型拓扑结构的网络,集线器是网络的中心节点,实质上是一个多端口的中继器,其功能也是实现对接收到的信号放大整形,以扩大网络的传输距离。但集线器不具备自动寻址能力,即不具备交换作用,容易形成数据堵塞。集线器主要用于共享网络的组建,是解决从服务器直接到工作站的最佳、最经济的方案。在交换式网络中,集线器直接与交换机相连,将交换机端口的数据送到 PC 机。

对于仅使用网络传输介质和集线器连接起来的共享介质型以太网来说,整个网络是一个冲突域。为解决这个问题,除了直接采取增加网络带宽外,还可考虑减少共享介质网络中站点数量,即网络分段来解决。实现网络分段可利用交换机、网桥或路由器。

4. 交换机(switch) 交换机能经济地将网络分成小的冲突网域,为每个工作站提供更高的带宽。交换技术允许共享型和专用型的局域网段进行带宽调整,以减轻局域网之间信息流通出现的瓶颈问题。另外,交换机可使用现有的电缆、中继器、集线器和工作站的网卡,不必作高层的硬件升级。在现代网络中,利用交换机进行网络分段是使用最为广泛的局域网组网方法。

5. 网桥(gate bridge) 也称为桥接器,工作在 OSI 模型的数据链路层,是将两个 LAN 连起来并根据 MAC 地址来转发帧的设备,可以看作是一个"低层的路由器"。它具有在不同网段之间再生信号的功能,可以有效地连接两个局域网,使本地通信限制在本网段内,并转发相应的信号至另一网段。网桥通常用于连接数量不多的、同一类型的网段。

6. 网关(gateway) 网关是工作在网络层以上的高层协议,它是网络层以上的互联设备的总称,通常由运行一台计算机上的专用软件来实现。网关常见的有两种:协议网关和安全网关。协议网关通常用于实现不同体系结构网络之间的互联或在两个使用不同协议的网络间协议转换,又称网间连接器或协议转换器。安全网关则主要用于网络的安全防护,通常又称为防火墙。例如,目前国内数字化医院的典型网络结构是由一主干网和若干段子网组成。主干网和子网之间通常选用路由器或第三层交换机进行连接;医院和其他外网,一般采用网关进行互联。

7. 路由器(router) 路由器工作在 OSI 模型的网络层(或 TCP/IP 模型的 Internet 层),是能够利用一种或几种网络协议,将本地或远程的一些独立的网络连接起来的一种网络设备,是不同网络之间互相连接的枢纽。每个网络都有自己的逻辑标识,路由器通过逻辑标识将指定类型的封包从一个逻辑网络中的某个节点,进行路由选择,传输到另一个网络上某个节点上。在 Internet 中,路由器是其主干网络的重要组成部分。

三、网络互联技术

局域网为网络环境下的卫生信息系统在各级卫生机构普及应用提供了技术上的可行性。但随着信息技术在卫生领域的广泛应用,各级卫生机构之间往往需要更为广泛的信息联系,这些应用超过了局域网的应用范围。因而,把各级卫生机构的局域网通过主干网络互联起来,既能满足信息技术日益发展的需要,又可以共享更多的资源,发挥更大的经济效益和社会效益。

网络互联是指通过主干网络把不同标准、不同结构甚至不同协议的局域网在一定的网络协议下进行连接,形成一个整体,从而实现更大范围的资源共享。网络互联技术已经成为网络技术发展的重要方向。

（一）OSI 参考模型

由于不同的局域网有不同的网络协议,不同的传输介质也各有其电气性能,为了使不同的网络能够互联,必须建立统一的网络互联协议。为此,国际标准化组织（International Organization for Standardization,ISO）提出了网络互联协议的基本框架,称为开放式系统互联（open system interconnection,OSI）参考模型。在 OSI 参考模型中,计算机之间传送信息的问题分为七个较小且更容易管理和解决的小问题。每一个小问题都由模型中的一层来解决。OSI 将这七层从低到高叫做物理层、数据链路层、网络层、传输层、会话层、表示层和应用层。按照 OSI 参考模型,网络中各节点都有相同的层次,不同节点的同等层次具有相同的功能,同一节点内相邻层之间通过接口通信;每一层可以使用下层提供的服务,并向其上层提供服务;不同节点的同等层按照协议实现对等层之间的通信（虚拟通信）（图 2-5）。

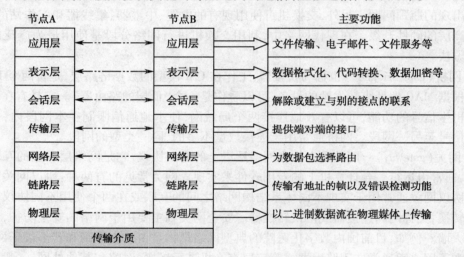

图 2-5　OSI 参考模型与主要功能

1. **物理层（physical layer）**　物理层规定了激活、维持、关闭通信端点之间的机械特性、电气特性、功能特性以及过程特性。该层为上层协议提供了一个传输数据的物理媒体。该层数据单位称为比特（bit）。

2. **数据链路层（data link layer）**　数据链路层负责两个相邻结点之间,无差错的传送以帧为单位的数据,保证在不可靠的物理介质上提供可靠的传输。该层的作用包括物理地址寻址、数据的成帧、流量控制、数据的检错和重发等。该层数据单位称为帧（frame）。

3. **网络层（network layer）**　网络层负责为处在不同网络系统中子网间的数据包进行路由选择。网络层还可以实现拥塞控制、网际互联等功能。网络层将数据链路层提供的帧组成数据包,包中封装有网络层包头,其中含有逻辑地址信息（源站点和目的站点地址的网络地址）。该层数据单位称为数据包（packet）。

4. **传输层（transport layer）**　传输层负责向用户提供可靠的端到端服务,透明地传送报文。它向高层屏蔽了下层数据通信的细节,因而是计算机通信体系结构中最关键的一层。

传输层还要处理端到端的差错控制和流量控制问题。该层数据单位称为报文。

5. 会话层(session layer)　会话层管理主机之间的会话进程，即负责建立、管理、终止进程之间的会话。会话层还利用在数据中插入校验点来实现数据的同步。

6. 表示层(presentation Layer)　表示层对上层数据或信息进行变换以保证一个主机应用层信息可以被另一个主机的应用程序理解。表示层的数据转换包括数据的加密、压缩、格式转换等。

7. 应用层(application layer)　应用层是 OSI 参考模型中最靠近用户的一层，它直接提供文件传输、电子邮件、网页浏览等服务给用户。例如，Internet Explorer、Netscape、Outlook Express 等。

(二) 网络互联的方式

根据网络类型，网络互联可以是局域网间互联、局域网与广域网间互联、广域网与广域网间互联。

1. 局域网间互联　局域网间互联通常在物理层或数据链路层上实现，网络规模较小时使用中继器、集线器、网桥或交换机，规模较大时可能使用路由器。

2. 局域网与广域网的互联　局域网与广域网的互联通常只能在网络层或更高层上实现，使用的互联设备只能是路由器或网关。不同地方(可能相隔很远)的局域网要借助于广域网互联。这时每个独立工作的局域网都能编入范围更大的一体化网络体系中。

3. 广域网与广域网间互联　广域网的协议层次常处于 OSI 七层模型的低层，不涉及高层协议。这种互联相对以上两种互联要容易些。

四、因特网技术

(一) 因特网的体系结构

Internet 是在传输控制/网际协议(transfer controln protocol/internet protocol，TCP/IP 协议)下实现的由许多小的网络构成的全球性互联网络，又称为因特网。TCP/IP 协议又叫网络通信协议，是 Internet 国际互联网络的基础。TCP/IP 参考模型将网络分为四层，将 OSI 参考模型中的第一层和第二层合并成为网络接入层；对应 OSI 参考模型中的第三层(网络层)，称为 Internet 层；对应 OSI 参考模型中的第四层不变，仍为传输层；将 OSI 参考模型中的第五层、第六层和第七层合并成为应用层。

TCP/IP 协议是网络中使用的基本的通信协议，其中传输控制协议(TCP)和网际协议(IP)是保证数据完整传输的两个基本的重要协议。另外，它还包括上百个各种功能的协议，例如，远程登录、文件传输和电子邮件等。表 2-1 显示了各层部分协议。

表 2-1　TCP/IP 各层协议

TCP/IP 模型	TCP/IP 协议族
应用层	HTTP,SNMP,FTP,SMTP,DNS,Telnet
传输层	TCP,UDP
Internet 层	IP,ICMP,RIP,OSPF,BGP,IGMP
网络接入层	LAN,WAN,Internet

（二）因特网接入技术

Internet 接入技术是指研究将远程的计算机或计算机网络以合适的性能价格比接入因特网的技术。由于网络接入通常需要借助于某些广域网完成，因此在接入之前，必须认真考虑接入效率、接入费用等诸多问题。

1. 选择接入方式时主要考虑的因素　①用户对网络接入速度的要求；②接入计算机或计算机网络与 Internet 之间的距离；③接入后网间的通信量；④用户希望运行的应用类型；⑤用户所能承受的接入费用和代价。

2. 因特网接入方式　主要包括数字数据网（DDN）、异步传输模式网（ATM）、帧中继网（FR）、公用电话网（PSTN）、综合业务数字网（ISDN）、非对称数字线路（ADSL）和混合光纤/同轴电缆网（HFC）等。

（三）因特网地址

因特网地址能唯一地确定 Internet 上每台计算机、每个用户的位置。因特网地址可用 IP 地址或域名形式表示。另外，统一资源定位器（uniform resource locator，URL）也是专为标识 Internet 网上资源位置而设的一种编址方式。

1. IP 地址　TCP/IP 协议规定分配给每台主机一个 32 位二进制数作为该主机 IP 地址。从概念上来说，每个 IP 地址由网络标识（netid）和主机标识（hostid）两个部分组成。其中，网络标识确定了该台主机所在的物理网络，必须由全球网络信息中心机构给申请新网点单位进行统一分配；主机标识确定了该网络上的一台主机，可由申请单位自己分配和管理。

通常 IP 地址用 4 组十进制数字组成，每组数字介于 0 ~ 255 之间，用小数点分隔。例如，某台主机的 IP 地址可为 202.206.65.115，但不能为 202.206.259.3。

2. 域名地址　由于 IP 地址是数字的，用户记忆主机的 IP 地址十分不方便。Internet 对每台计算机的命名方案称为域名系统。每台计算机的域名由一系列字母和数字组成。域名和 IP 地址是一一对应的，易于记忆，因而使用普遍。域名地址的信息存放在域名服务器（domain name server，DNS）上，DNS 是提供 IP 地址和域名之间的转换服务的服务器。

一般域名地址可表示为：主机机器名.单位名.网络名.顶层域名。例如，www.tsinghua.edu.cn，其中 www 是清华大学 Web 服务器的机器名，tsinghua 代表清华大学，edu 代表中国教育科研网，是二级域名，cn 代表中国。顶层域一般是网络机构或所在国家地区的名称缩写。

3. 统一资源定位器　统一资源定位器（URL）就是人们平时所说的网页地址（网址）。URL 格式是：传输协议://主机 IP 地址或域名地址/资源所在路径和文件名。

例如，中国 CDC 的 URL 为 http://www.chinacdc.net.cn/n272442/n272530/index.html。其中，http 指超文本传输协议，www.chinacdc.net.cn 指 Web 服务器域名地址，n272442/n272530 指网页资源所在路径，index.html 指相应的网页文件。

Internet 网上资源位置标识有三种方式：IP 地址、域名地址和 URL。

（四）因特网服务

在计算机网络中，特别是 Internet 中，Web 服务、文件传输（FTP）服务、电子邮件（E-mail）服务、远程登录（Telnet）、新闻论坛（Usenet）、新闻组（News Group）、电子布告栏（BBS）等是最广泛的网络服务。为此，网络中要相应设有一系列的网络服务器，如 Web 服务器、FTP 服务器、E-mail 服务器、新闻服务器等。

配置一台服务器，除了安装网络操作系统外，还需要配置相应的服务器软件。例如，在

Windows 2000 Server 中,微软公司提供了 Internet 信息服务(IIS),它包含了多个不同的服务组件,可以使用户很方便地创建自己的 Web 服务器、FTP 服务器等。

五、Web 服务

环球网(world wide web,WWW)服务也称 Web 服务、万维网服务,是一个大型的分布式超媒体信息数据库,它极大地推动了 Internet 的发展,已经成为 Internet 中最流行、最主要的信息服务方式。它能够把各种类型的信息资源,如静态图像、文本、数据、视频和音频有机地结合起来,使用户能够在 Internet 上浏览、查询和共享建立在 WWW 服务器所有站点上的超媒体信息。

目前国内各级医疗卫生机构建立了网站,利用 Web 技术在网上发布信息,并把它作为各种服务的界面。例如,远程医疗就是在 Internet 网络环境下开展的异地远程医疗活动。全球每个可以通过 Internet 能够及时获得其信息和功能,享受医疗服务。

WWW 网是基于浏览器/服务器方式的信息技术和超文本技术的结合。WWW 服务是通过客户机上的 Web 浏览器和 Web 站点的 Web 服务器之间的通信来实现的。

1. WWW 服务器　WWW 服务器可以分布在 Internet 的任意位置,每个 WWW 服务器保存着可以被浏览器共享的信息。WWW 服务器上的信息通常以 Web 页面的方式进行组织,Web 页面文件由超文本标记语言(hypertext markup language,HTML)描述,HTML 利用 URL 表示超媒体链接,并在文本内指向 Internet 的任一服务器网络资源。WWW 服务器实现 HTTP 功能,接收和处理浏览器的请求。

2. WWW 浏览器　WWW 浏览器即 WWW 客户程序,负责浏览 WWW 服务器中的 Web 页面,接收用户的请求,利用 HTTP 协议将用户的请求传送给 WWW 服务器,接收服务器送回的 Web 页面,并将其解释和显示。常用的浏览器软件有 Microsoft 公司的 Internet Explore 和 Netscape 公司的 Navigator 等。

3. Web 页面　Web 页面通常是由一个或多个超文本组成。用户进入网站的第一个 Web 页面称为主页或首页。超文本(hypertext)是一种信息管理技术,它能够根据需要把可能在地理上分散存储的电子文档信息相互链接,这样用户可以通过一个文档中超链指定打开另一个相关文档。

4. HTML 文件　HTML 表示超文本标记语言(hypertext markup language)。HTML 文件是一个包含标记的文本文件,这些标记保存浏览器怎样显示这个页面。HTML 文件可以用一个简单的文本编辑器创建,其扩展名为 htm 或者 html。

5. 超文本传输协议(hypertext transfer protocol,HTTP)　HTTP 是因特网上应用最为广泛的一种网络传输协议,它是用于 WWW 客户机与 WWW 服务器之间的传输协议。

第三节　数据库技术

数据库技术最早出现在 20 世纪 60 年代,经历过作为简单的数据存储工具的数据库到数据库管理系统的历史过程;经历过从单一的数据库管理系统演变为与管理信息系统开发工具(如 Borland Delphi、Visual Basic、Visual C++、PowerBuilder 等程序设计语言)相结合的发展过程,用户可以通过这样的开发平台设计与开发所需要的管理信息系统;经历过从单机版的管理信息系统开发平台到网络化(或分布式)的管理信息系统开发平台(如 Asp、Java、Dreamweaver)的发展过程;经历过从层次数据库系统、网状数据库系统到关系数据库系统的发展过程。

一、数据库系统与数据库应用系统

(一)数据库系统

1. 数据库(database,DB)　DB 是指长期存储在计算机内,有组织的、统一管理的相关数据的集合。DB 能为多种应用服务,为各种用户共享,具有最少的数据冗余、数据间联系紧密、数据与程序具有较高的独立性。

2. 数据库管理系统(database management system,DBMS)　DBMS 是管理数据库的软件工具,是帮助用户创建、维护和使用数据库的软件系统。它是建立在操作系统的基础之上,实现对数据库的统一管理和操作,满足用户对数据库进行访问的各种需要。

目前,广泛运用的 DBMS 有 Oracle 公司的 Oracle、Microsoft 公司的 SQL Sever 和 Access 等。

3. 数据库技术　数据库技术研究数据库的结构、存储、设计、管理与使用的一门软件学科。数据库技术是在操作系统的文件系统的基础上发展起来的,而且 DBMS 本身要在操作系统支持下才能工作。数据库与数据结构之间的联系也很密切,数据库技术不仅要用到数据结构中链表、树与图等知识,而且还丰富了数据结构的内容。集合论和数理逻辑是关系数据库的理论基础。因此,数据库技术是一门综合性较强的学科。

4. 数据库系统(database system,DBS)　DBS 泛指引入数据库技术后的计算机系统,狭义地讲是由 DB 和 DBMS 构成;广义而言,是由计算机系统、DBMS、数据库、数据库管理员和用户组成。计算机系统是指计算机的硬件系统和软件系统二大部分,它构成了数据库系统的运行环境。数据库管理员(database administrator,DBA)主要负责设计、创建、管理和维护数据库,协调各用户对数据库的要求和访问等,他们熟悉计算机系统,了解各应用部门的所有业务工作。DBA 不一定只是一个人,它往往是一个工作组。用户是 DBS 的服务对象,一般包括应用程序员和终端用户。

(二)数据库应用系统

由于各个企业部门使用的信息往往是复杂的,不同单位、部门的信息结构和类型往往存在很大的不同,仅仅用 DBMS 对数据进行处理是不能满足用户对信息控制和利用的要求。因此,需要开发满足用户各种需求的专用数据库应用系统对数据进行管理,即管理信息系统(management information system,MIS)。在管理信息系统中,多数是基于数据库的应用系统,因此可以将管理信息系统或基于数据库开发的应用系统统称为数据库应用系统。数据库、数据库管理系统、应用系统开发平台和数据库应用系统四者的关系可以用图 2-6 来描述。

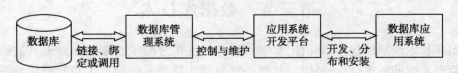

图 2-6　DB、DBMS、开发平台与数据库应用系统关系

从作用范围角度来看,数据库应用系统可以分为基于单机的数据库应用系统、基于局域网的客户机服务器(Client/Server,C/S)数据库,以及应用系统和基于 Internet 的浏览器/服务器(Browser/Server,B/S)的数据库应用系统。

二、数据库设计

信息是人们对客观世界各种事物特征的反映,数据则是表示信息的一种符号。从客观事物、信息到数据,即从现实世界、观念世界到数据世界,是人们对现实世界的认识和描述过程,也是抽象和映射的过程。关系数据库已成为目前主流的数据存储工具。用户为某单位或部门开发数据库应用系统之前,首先必须进行数据库设计。数据库的设计也要经历类似的过程,数据库设计的步骤包括数据需求分析、概念结构设计、逻辑结构设计和物理结构设计四个阶段。

(一)数据需求分析

数据需求分析是整个数据库应用系统的设计基础,它的主要任务是通过对用户数据需求进行调查和分析,以确定对即将建立的数据库应用系统的信息要求和处理要求,并产生一系列系统需求分析报告。其中与数据库设计关系最大的文档是业务流程图、数据流图和数据词典等。显然,数据需求分析的目的是为了设计数据库和整个数据库应用系统。

(二)概念结构设计

数据库概念结构设计是根据数据需求和处理需求设计数据库的概念模型,它是独立于任何计算机系统的信息结构模型。概念模型可借助实体联系模型(ER 模型)表示,涉及实体、实体集、属性、实体标识符和联系等术语。

1. 实体(entity)　实体是指客观存在、可以相互区别的事物。实体可以是具体的对象,例如一个医生,一个病人等。也可以是抽象的对象,例如一次治疗,一个部门等。

2. 实体集(entity set)　实体集是指性质相同的同类实体的集合。例如所有医生,所有治疗等。

3. 属性(attribute)　属性是指实体所具有的某种特性。属性可来描述一个实例。例如医生实体可由工号、姓名、职称、科室等属性来刻画。

4. 实体标识符(identifier)　实体标识符是指能唯一标识实体的属性或属性集,有时也称为关键码(或简称为键)。例如医生的工号可以作为医生实体的标识符,而科室却不可以。

5. 联系(relationship)　联系是指实体之间的相互关系。两个实体集 E1 和 E2 之间的联系可以分为一对一联系、一对多联系和多对多联系三类。

(1)一对一联系:如果 E1 中每个实体至多和 E2 中的一个实体有联系,且 E2 中每个实体至多和 E1 中的一个实体有联系,那么 E1 和 E2 之间的联系称为一对一联系,记为 1:1。

(2)一对多联系:如果 E1 中每个实体可以和 E2 中任意个(零个或多个)实体有联系,而 E2 中每个实体至多和 E1 中的一个实体有联系,那么 E1 和 E2 之间的联系称为一对多联系,记为 1:N。

(3)多对多联系:如果 E1 中每个实体可以和 E2 中任意个(零个或多个)实体有联系,且 E2 中每个实体可以和 E1 中任意个(零个或多个)实体有联系,那么 E1 和 E2 之间的联系称为多对多联系,记为 M:N。

例如,医院每个病区有一名科室主任,每名主任只能在一个病区任职,则科室主任与病区之间为 1:1 联系;每个病区有若干个医生,病区与医生之间为 1:N 联系;每个医生可以诊治若干个病人,每个病人有若干个医生治疗,病人和医生之间是 M:N 联系。

概念模型最常用的表示方法是实体联系模型(entity relationship model,ER 模型)。ER 模型直接从现实世界中抽象出实体类型及实体间联系,然后用实体联系图(ER 图)表示概念模型。

ER 图由矩形框、菱形框、椭圆形框和连线四个基本成分组成,矩形框表示实体类型(问题的对象);菱形框表示联系类型(实体间联系);椭圆形框表示实体类型或联系类型的属性,对于键属性,在属性名下画一条横线;连线是用于实体与属性之间、联系与属性之间以及实体与联系之间的连接直线,实体与联系之间连线上标注联系的类型。

设计 ER 模型前,首先根据分析阶段收集到的材料,利用分类、聚集、概括等方法抽象出实体,并一一命名,再根据实体的属性描述其间的各种联系。图 2-7 是某医院体检业务管理的 ER 模型。

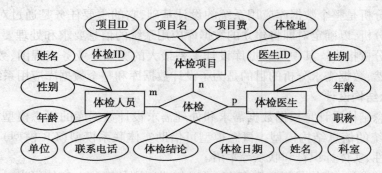

图 2-7 医院体检业务管理 ER 模型

这里,医院体检业务管理涉及的实体包括:

(1)体检项目:属性包括项目 ID、项目名称、项目费用、体检地点等。

(2)体检人员:属性包括体检 ID、姓名、性别、年龄、单位、联系电话等。

(3)体检医生:属性包括医生 ID、姓名、性别、年龄、职称、科室等。

这些实体之间的联系就一个,即体检。这是一个数量超过两个不同类型实体之间的联系。体检人员可能参加多个体检项目,分别由多个体检医生负责主检;反之,一个体检项目可能涉及多个体检人员和多名体检医生。因此,在图 2-7 中用 m:n:p 来表示。体检联系的属性包括体检 ID、项目 ID、医生 ID、体检日期、体检结论、体检建议、体检总费用等。

ER 图所表示的概念模型提供对数据环境简明描述,且独立于软件和硬件。概念模型不依赖于实现该模型的 DBMS 软件,同时也不依赖于实现该模型的硬件设备。因而,概念模型是抽象和描述现实世界的有力工具。

(三)逻辑结构设计

数据库逻辑结构设计是将概念模型转换成相应的数据模型。数据模型是对客观事物及其联系的数据化描述,是一种逻辑模型。用户依据数据模型来认识数据库、操作数据库和维护数据库。可以说,数据模型在数据库系统设计中是用来提供信息表示和操作手段的形式框架,是数据库系统实现的基础。

目前,主要的数据模型是关系数据模型。关系模型由关系数据结构、关系操作集合和关系完整性约束组成。

1. 关系数据结构 关系模型的数据结构非常单一。在关系模型中,现实世界的实体以及实体间的各种联系均用关系来表示。在用户看来,关系模型中数据的逻辑结构是一张二维表,它由行和列组成。下面以体检项目数据表为例(表2-2),介绍关系模型中的一些术语。

表2-2 关系模型中"体检项目"关系

项目 ID	项目名称	项目费用	体检地点
101001	内科	80.0	门诊七楼701
101002	外科	120.0	门诊七楼705
101003	五官科	50.0	门诊六楼603

(1)关系:每一张表称为一个关系,二维表的名字称为关系名。

(2)元组:表中的一行即为一个元组。

(3)属性:表中的一列即为一个属性,每个列的名字称为属性名,每个属性的取值范围称为域。

(4)主码:表中某个属性组的值能唯一地确定一个元组,称该属性组为主码或主关键字。

(5)分量:元组中的一个属性值。

(6)关系模式:对关系的描述。关系模式就是表中表头所在那一行,一般表示为:关系名(属性1,属性2,……,属性n),其中主码属性(组)要加下划线。

例如,表2-2中的体检项目关系,它的关系模式为体检项目(项目ID、项目名称、项目费用、体检地点),而体检项目关系则是指由具体的数值组成的一张二维表。对于实体与实体之间的联系也以关系表示。图2-7中体检联系的关系模式为体检表(包括体检ID、项目ID、医生ID、体检日期、体检结论、体检建议、体检总费用)。

一个关系模式可以对应多个关系,但是一个关系只能对应一个关系模式。

2. 关系模式的规范化 关系模式要求关系必须是规范化的,一般来说要求关系模式至少满足第三范式(3NF)。

(1)第一范式(1NF):第一范式指关系模式中的所有属性都是不可再分的数据项。1NF是所有关系模式必须满足的约束条件。不满足1NF的模式就不是关系模式。

(2)第二范式(2NF):第二范式是指关系模式满足1NF,而且所有非主属性完全依赖于其主码。所谓完全依赖是指不能存在仅依赖主码一部分的属性。

(3)第三范式(3NF):第三范式是指关系模式满足2NF,而且任何一个非主属性都不传递依赖于主码。所谓传递依赖是指如果存在 A→B→C 的决定关系,则 C 传递依赖于 A。

若关系模式满足3NF,则会消除数据冗余、更新异常、插入异常和删除异常等问题。

3. 关系操作 关系模型给出了关系操作的能力,但不给出关系型 DBMS 语言具体的语法要求。关系模型的数据操作包括关系的属性指定、关系的元组选择、两个关系的合并、关系中元组的插入、关系中元组的删除和关系中属性值修改,其操作结果仍是关系。

关系数据模型应用关系代数和关系演算等数学理论来处理数据库系统中的数据关系。关系代数是一组施于关系上的高级运算,每个运算都以一个或多个关系作为它的运算对象,并生成另外一个关系作为运算结果。关系代数的基本运算包括传统的集合运算(并、交、差和乘积)和专门的关系运算(选择、投影和连接、自然连接和商)。关系演算包括元组关系演算和域关系运算两大类。关系代数表达式与关系演算表达式是等价的,可以相互转换。

4. 关系完整性约束　关系模型允许定义三类完整性约束:实体完整性、参照完整性和用户定义的完整性。其中,实体完整性和参照完整性是关系模型必须满足的完整性约束条件,应该由关系数据库系统自动支持。用户定义的完整性是应用领域需要遵循的约束条件。

(四) 物理结构设计

数据库物理结构设计是将数据库逻辑设计产生的数据模型转换成相应的物理模型,又称数据库的物理实现。物理模型描述数据在存储介质上的存储结构和存取方法,它完全依赖于给定的计算机系统。物理设计首先根据设计的数据库的逻辑结构、数据库的数据量,以及数据库查询、更新的频率等情况决定选用哪个数据库管理系统;然后根据具体的数据库管理系统来完成数据库的物理实现。关系数据库的物理结构设计简单,可由 DBMS 自动进行。这是关系数据库系统广泛应用的重要原因之一。

三、网络数据库系统

随着传统的数据库技术日趋成熟,计算机网络技术的飞速发展和应用范围的扩充,数据库应用已普遍建立于计算机网络之上。传统的集中式数据库系统已不满足分布式信息处理的实际需求。客户机/服务器(Client/Server,C/S)计算模式应运而生。进入 20 世纪 90 年代后,由于信息技术的发展和信息量的急剧膨胀,信息的全球化打破了地域的界限,Internet 技术以惊人的速度发展,促使客户机/服务器计算模式向广域的范围延伸,向 Internet 迁移,产生了浏览器/服务器(Browser/Server,B/S)工作模式。

网络数据库系统是指在计算机网络环境下运行的数据库系统,它的数据库分散配置在网络节点上,能够对网络用户提供远程数据访问服务。网络数据库系统可以按照 C/S 模式或 B/S 模式建立,数据库驻留在后台服务器上,通过网络通信,为前端用户提供数据库服务。

(一) 基于客户机/服务器模式的数据库系统

1. C/S 模式　C/S 模式是以计算机网络环境为基础,将数据库应用有机地分布在多台计算机中的体系结构,其中的一个或多个计算机提供服务,称为服务器(后台);其他的计算机则接受服务,称为客户机(前台)。客户机运行用户的应用程序,通过网络向数据库服务器发送查询和统计服务请求,数据库服务器根据客户机服务请求自动完成查询与统计任务,然后将查询和统计结果发送客户机。客户机和数据库服务器之间只需传送服务请求命令与命令执行结果。C/S 模式增加了数据库系统数据共享能力,服务器上存放大量的数据,用户只需在客户机上用标准的 SQL 语言访问数据库中的数据,便可方便地得到所需的各种数据及信息。

2. C/S 模式的体系结构　从用户的角度来看,C/S 模式的基础结构是由客户机、服务器和中间件三部分组成。服务器最典型的任务是提供数据服务,需要安装支持 C/S 系统的 DBMS 软件,如 SQL Server、Oracle、Sybase 等。客户机主要完成应用界面和交互式功能,需要安装数据库应用系统开发的工具软件,如 Visual Basic、PowerBuilder、Delphi 等。中间件泛指客户机和服务器之间软件,也称 C/S 接口软件,如开放数据库互联(open database connectivity,ODBC),它是一种基于 SQL 访问组织规范的数据库连接的应用程序编程接口(application

programming interface，API），该接口可以在应用程序与一个或多个数据库之间进行通信。

3. 三层 C/S 结构　C/S 系统最初被设计成两层结构，所有客户机都必须安装应用软件和开发工具，服务器则成为数据库服务器，仅仅负责全局数据的存取、处理和维护，响应用户请求，形成肥客户机/瘦服务器。这种结构使得数据库应用系统性能、可伸缩性和可扩展性差。三层 C/S 结构由客户机、应用服务器和数据库服务器组成，如图 2-8 所示。其中，客户机功能简单，接受用户输入，显示应用输出的数据，其大部分应用被移植到应用服务器上；应用服务器完成具体业务的实现，一般和数据库服务器有密切的数据交往；数据库服务器负责对数据的存取操作。与二层 C/S 结构相比，三层 C/S 结构具有伸缩性好、程序可维护性高、严密的安全管理等特点。

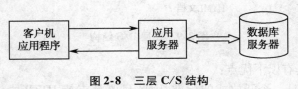

图 2-8　三层 C/S 结构

4. C/S 客户机应用系统　在 C/S 数据库应用系统中的客户机应用系统的开发与一般的应用软件系统的开发基本相同，所不同的是在系统设计中要考虑客户机与服务器之间的工作量分配问题，在实现方面要考虑如何建立和取消与服务器的连接，如何访问数据库中的数据问题。数据库应用系统可为用户提供一种数据存取和显示界面，可以是菜单、表格、图形或报表等各种对话方式，便于各类用户使用。客户机应用系统界面中的数据控件通过数据库引擎等与后台数据库进行连接。

传统的 C/S 模式一般工作在局域网上。随着 Internet 技术的发展，以及企业对信息系统的总体拥有成本的考虑，这种模式也逐渐暴露出许多问题，主要体现为以下几点。

（1）C/S 结构对客户端软硬件要求较高，尤其是软件的不断升级，对硬件要求不断提高，增加了整个系统的开发成本。

（2）不同开发工具开发的应用程序，一般来说互不兼容，不能搬到其他平台上运行，造成移植困难。

（3）不同客户机安装不同子系统软件，用户界面风格不一，使用繁杂，不利于推广使用。

（4）由于每一个客户机都要安装相应的应用程序，所以维护复杂，升级麻烦。

（二）基于浏览器/服务器模式的数据库系统

随着 Internet 席卷全球，以 Web 技术为基础的 B/S 模式正日益显现其先进性，当今很多基于大型数据库的信息系统正在采用这种全新的技术模式。早期两层结构 B/S 模式仅有浏览器和 Web 服务器组成。Web 服务器只是简单地接受 Web 浏览器软件（如 Internet Explore 或 Navigator）通过超文本传输协议（HTTP）提交的请求，进行所需的处理，并以 HTML 文档作为响应。浏览器上看到的是静态 HTML 页面。随着 B/S 模式的广泛应用和相关技术的发展，两层结构的 B/S 模式自然延伸为三层浏览器/Web 服务器/数据库服务器模式（简称三层 B/S 模式）或多层的结构模式。

三层 B/S 结构是典型的三层 B/S 结构，如图 2-9 所示。其具体工作过程是：当用户通过 Web 浏览器向 Web 服务器提出 HTTP 请求时，Web 服务器根据请求调出相应的 HTML（或 XML）文档，根据文档的类型，Web 服务器决定是否执行文档中的脚本程序；服务器端脚本程序主要负责通过数据访问接口(如 ODBC、CGI、API 等)与数据库服务器建立联系,并完成必要的查询、插入、删除和更新等数据库操作,然后利用获得的数据产生一个新的动态数据的HTML(或 XML)文档,并将其发送回 Web 浏览器;最后由 Web 浏览器解释文档,在浏览器窗口中显示给用户。三层 B/S 结构的核心部分是 Web 服务器,Web 服务器端脚本程序开发工具有 ASP、JSP、Java、C++。

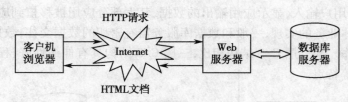

图 2-9　三层 B/S 结构

三层 B/S 结构具有以下优点:

由于 HTTP 协议是一个开放式的标准,因此只要是支持 HTTP 协议的浏览器都可以运行,再结合目前的 XML 技术,可以方便地实现跨平台的分布式应用。

(1)使用简单、易于维护:B/S 模式具有瘦客户端的优点,无须安装客户端程序,使用方便;所有的业务逻辑和数据库存储都放在服务端,提高系统的可维护性。

(2)保护企业投资:B/S 模式采用标准的 TCP/IP、HTTP 协议,它可以与企业的现有网络很好地结合。

(3)信息资源共享程度高:HTML 是数据格式的一个开放标准,同时采用 MIME 技术,使Browser 可访问多种格式文件。

(4)扩展性好:TCP/IP、HTTP 的标准性使得 B/S 模式可直接连入 Internet,无平台限制,具有良好的扩展性。

(三)基于 C/S 与 B/S 混合模式的数据库系统

将 C/S 和 B/S 模式的优势结合起来,形成 C/S 与 B/S 的混合模式,如图 2-10 所示。

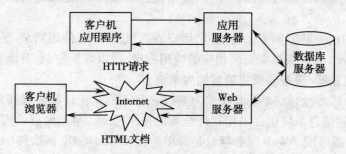

图 2-10　C/S 与 B/S 混合模式体系结构

C/S 与 B/S 混合模式能根据数据库应用系统的需要,充分发挥两个模式各自的特长,开发出安全可靠、灵活方便、效率很高的信息系统。对于面向大量用户应用的模块,采用三层B/S 结构,在客户机计算机上安装运行浏览器软件,基础数据集中存放在较高性能的数据库服务器上,中间建立一个 Web 服务器作为数据库服务器与客户机浏览器交换的连接通道;对于系统模块安全性要求高、交互性强、处理数据量大、数据查询要求灵活的客户机,则使用

C/S 结构,开发客户端应用程序。

第四节 卫生决策与数据仓库技术

随着信息技术在医疗卫生各级机构的广泛应用,医疗卫生领域的数据库中积累了大量的数据,人们已不再满足简单的数据操作,产生了进一步使用现有数据的需求,也就是利用现有数据,进行分析和推理,从而为卫生决策提供依据。这种需求既要求联机服务,又涉及大量用于决策的数据,传统的数据库系统已无法满足这种需求。这主要体现在三个方面:①决策所需要历史数据量大,而传统数据库一般只存储短期数据;②辅助决策信息涉及许多部门的数据,而不同系统的数据对数据库技术来说难以集成;③数据库技术访问数据的能力不足,它对大量数据的访问性能明显下降。

数据仓库技术是信息技术领域中近年来迅速发展起来的数据库新技术。与面向日常的联机事务处理的传统数据库技术不同,数据仓库技术能充分利用已有的数据资源,把数据转换为信息,从中挖掘知识,为高层决策者支持提供信息服务的一种有效的、可行的和体系化的解决方案。

一、数据仓库技术

传统的数据技术是以单一的数据资源(即数据库)为中心,进行事务处理、批处理到决策分析等各种类型的数据处理工作。但不同类型的数据处理有着不同的处理特点,以单一的数据组织方式进行组织的数据库并不能反映这种差异。

近年来,随着数据库应用的广泛普及,人们逐渐认识到计算机系统中存在两类不同的数据处理:操作型处理和分析型处理。操作型处理又称事务处理,是指对数据库联机的日常操作,通常是对记录进行查询和修改,主要是为用户的特定应用服务,关心的是响应时间、数据安全性和数据完整性。分析型处理则主要用于管理人员的决策分析和知识发现,经常要访问大量的历史数据和综合数据。

操作型处理和分析型处理之间的巨大差异,导致了由原来的以单一数据库为中心的数据环境发展成一种新环境,即数据仓库环境。数据仓库环境是由操作型环境和分析型环境(包括全局级数据仓库、部门级数据仓库和个人级数据仓库)构成的一体系化环境。

数据仓库技术包括数据仓库、联机分析处理和数据挖掘三个方面的内容。其中,数据仓库用于数据的存储和组织;联机分析处理用于数据的分析;数据挖掘用于从数据中自动发现知识。

(一) 数据仓库

数据仓库(data warehouse,DW)是指一个面向主题的、集成的、不可更新的、随时间不断变化的数据集合,用于支持企业或组织的决策分析处理。DW 最终目的是将全体数据集成到一个数据仓库中以便进行信息查询和数据分析。

1. 数据仓库的基本特征 数据仓库的基本特征包括数据仓库中的数据是面向主题的、集成的、不可更新的和随时间变化的。

(1)面向主题性:主题是指在较高层次上将数据库应用系统中的数据综合、归并进行分析利用的抽象,它对应某一宏观分析领域所涉及的分析对象。例如,医院某宏观分析领域是某疾病的治疗效果,确定最佳治疗方案,疾病治疗就是一个主题。数据仓库中的数据是围绕主题进行组织的。

（2）集成性：数据仓库的数据是从原有的分散的数据库中抽取出来，必须经过加工与集成、统一与综合，才能进入数据仓库。

（3）不可更新性：数据仓库主要是供决策分析用的，数据仓库存储的是历史数据和综合数据，不是联机处理。因而，数据一经集成进入数据仓库后是极少或根本不更新的，是稳定的。

（4）随时间变化性：数据仓库中的数据不可更新是指数据仓库的用户进行分析处理时是不进行数据更新操作的。但在数据仓库的整个生存周期中数据集合是变的。数据仓库随时间的变化可能需要不断增加新的数据、删除旧的数据。另外，数据仓库中包含大量的综合数据，这些数据会随着时间的变化不断地进行重新综合。

2. 数据仓库系统体系结构 一个完整的数据仓库系统包含数据源、数据集成、数据仓库和数据查询分析工具四个层次构成的体系结构，如图 2-11 所示。

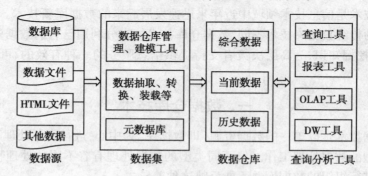

图 2-11 数据仓库系统体系结构

（1）数据源：数据源是数据仓库的基础，是整个数据仓库系统的数据来源。

（2）数据集成：数据仓库的数据来自多个异构的数据源，在数据装载到数据仓库之前要进行数据集成。按照主题确定数据仓库信息需求，进行数据建模（元数据），确定源数据并进行抽取、清理和转换，最后划分维度及确定数据仓库的物理存储结构。

（3）数据仓库：数据仓库是存储数据集合的地方，其数据组织方式可采用基于关系表的存储方式或多维数据库存储形式。

（4）数据查询与分析工具：提供一套功能很强的查询与分析工具集来实现从数据仓库中获取知识，提供辅助决策信息，并将数据以直观形式提供给用户。数据查询工具包括用户查询和报表生成工具。数据分析工具则有联机分析处理和数据挖掘工具。

3. 数据仓库模型 数据仓库模型是数据驻留在数据仓库内的多维视图，即多维数据模型。多维数据模型（又称多维数据集，数据立方体）是数据的集合，并将这些数据组织、汇总到一个由一组维度和度量值所定义的多维结构中，使得用户可以从不同的角度（维度）、通过不同的度量值来观察分析所关心的事实数据，逐步摆脱了对固定报表的依赖。这里的维度类似于关系数据模型中的属性。在三维的情况下，以图形的方式来表示该数据结构呈现出立方体的形态，故称数据立方体。但实际上数据仓库中数据立方体是一个 n 维的数据模型。

例如，医院管理决策者在分析医院门诊人次情况时，总是从不同时间、不同科室、不同职业加以分析。因此，时间、科室和职业是分析门诊人次情况的维。这样可以把门诊人次按时间、科室和职业的维表示成一个立方体，如图 2-12 所示。其中每个小方块表示一个数据单位,即门诊人次。图中左下角方块表示第四季度公务员到内科就诊人次为 35 人。这样,决策者可以了解某科室某时间段某职业病人的门诊人次。

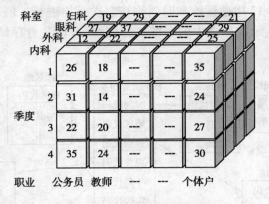

图 2-12 门诊人次数据立方体

对于逻辑上的数据仓库数据模型,可以使用不同的存储机制和表示模式来实现多维数据模型。每一个多维数据模型由多个多维数据模式构成。常用的多维数据模式有星形模式、雪花模式和星座模式等,其中最流行的星形模式。星形模式是由一个事实表和多个维表组成。事实表是多维数据模型的核心,它存放决策者关心的实际业务数据以及多个维表的键值,这些键的组合构成事实表的主键。维表存放了维的键值及描述键值的其他非键属性。由于事实表包含基本的业务数据,可能包括成千上万条记录,而维度表包括可作为查询条件的业务属性,一般比较小。

图 2-13 所示是一个以流行病病人数量分布为主题的数据仓库星形模式示例,其中有一个事实表:疾病分布表;六个维表:时间维、地区维、职业维、年龄维、性别维和疾病维。疾病分布事实表中的前六列是用来与六个维表相联系的键,病人数量构成了该表的实质性成分,可以通过多个维度来观察病人数量分布情况。每个维可以由相关一组属性组成一个层次。

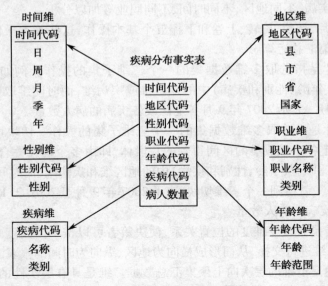

图 2-13 疾病分布数据仓库星型模式

47

雪花模式就是通过对星型模式的维表进一步层次化形成的。它是对星型模式的扩展，例如，图 2-13 中地区的层次结构为县→市（地区）→省→国家；时间的层次结构为日→周→月→季→年。若对图 2-13 中地区维和时间维按层次结构进行扩展，则形成雪花模式，如图 2-14 所示。雪花模式表示数据仓库的多维数据模型，可以节省存储空间，但在查询时要多做连接运算。

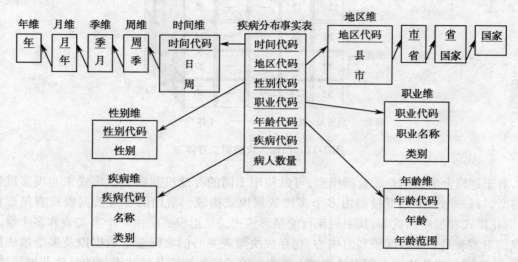

图 2-14　疾病分布数据仓库雪花模型

（二）联机分析处理

联机分析处理（online analytical processing, OLAP）是针对特定问题的联机数据存取和分析处理。OLAP 是数据仓库的一种重要的分析工具，它能够根据决策者的需要从某一个或多个角度（维）对数据集合进行比较和分析，并能够根据决策者最能接受的视觉方式来操作与取得信息。人们分析问题时总是从多个角度来考虑。例如，卫生机构为了监测流行病分布情况，总是从不同疾病、不同地区、不同时间、不同职业等加以分析。

OLAP 包括切片、切块、旋转、上卷和下探五个基本操作，这些基本操作主要涉及事实表和维表的连接、聚集汇总运算。

1. 切片　切片是指选取多维数据集的一个二维子集的操作。例如，选取多维数据集（时间、地区、职业、年龄、性别和疾病）中的地区维或疾病维，而时间维取值"2007 年 9 月"，就得到一个二维切片，表示 2007 年 9 月各地区或各疾病的病人数量。

2. 切块　切片是指选取多维数据集的一个三维子集的操作。切块可看成是在切片的基础上，进一步确定各个维成员的区间得到的片段体，即由多个切片叠合。例如，选取多维数据集（时间、地区、职业、年龄、性别和疾病）中的地区维和疾病维，而时间维取值"2007 年 9 月至 2007 年 12 月"，就得到一个三维切块，表示 2007 年 9 月至 2007 年 12 月连续四个月内每个月各地区、各疾病的病人数量。

3. 旋转　旋转是指改变维度的位置关系，使决策者可以按不同角度来观察。如将横向时间维和纵向地区维进行交换，从而形成横向为地区、纵向为时间的报表。

4. 上卷　上卷是沿维的层次向上聚集汇总数据。维是具有层次性的。比如，时间维层次结构的顶层可以是年，下一层是季度，然后是月、周，最后位于层次结构底层的是日。维的层次实际上反映了数据的综合程度。

5. 下探　下探是沿维的层次向下,查看更详细的数据。

（三）数据挖掘

数据挖掘(data ming,DM)是指从数据库或数据仓库的数据中提取人们感兴趣的知识,且这些知识是隐含的、事先未知的、潜在有用的信息,有时也称为数据库中的知识发现(knowledge discovery in database,KDD)。目前,数据挖掘技术主要包括:统计方法、聚类分析、关联规则、神经网络、决策树、遗传算法、粗糙集、模糊集、支持向量机和可视化技术等。

数据挖掘的主要任务包括:关联分析、聚类分析、分类、预测、时序模式和偏差分析等。数据挖掘方法是由人工智能、机器学习的方法发展而来,结合传统的统计分析方法、模糊数学方法以及科学计算可视化技术,以数据库和数据仓库为研究对象,形成了数据挖掘方法和技术。

数据仓库是面向决策分析的,数据仓库从事务型数据抽取并集成得到分析型数据后,需要各种决策分析工具对这些数据进行分析和挖掘,得到有用的决策信息。数据挖掘技术具备从大量数据中发现有用信息的能力,其根本任务是将大量数据转化为有用的信息,并让信息变为知识。

数据挖掘往往依赖于经过良好组织和预处理的数据源,数据的好坏直接影响数据挖掘的效果,因此数据的前期准备是数据挖掘过程中一个非常重要的阶段。而数据仓库具有从各种数据源中抽取数据,并对数据进行清洗、集成和转换等各种处理的能力,恰好为数据挖掘提供了良好的进行前期数据准备工作的环境。数据挖掘为数据仓库提供深层次数据分析手段,数据仓库为数据挖掘提供经过良好预处理的数据源。因此,数据仓库和数据挖掘技术的结合成为必然的趋势。

目前,很多数据库厂商开发的数据库管理系统,都集成了数据仓库技术。例如,美国微软开发的 SQL Server 2005 不仅是一个全面成熟的数据库管理系统(DBMS),而且更是一个高度集成的、功能强大的商业智能平台工具。SQLServer 2005 作为商业智能解决方案,则分别提供了数据挖掘、分析服务和报表服务等相应的功能模块和组件。数据挖掘功能的组件主要包括集成服务(SQL server integration services,SSIS)和分析服务(analysis services,AS)。其中,集成服务可用于数据预处理阶段,完成数据的转换、清洗和加载过程;分析服务采用开放的体系结构,无缝集成了多种数据挖掘算法,提供了数据挖掘解决方法,用于完成模式发现功能。

SQL Server 2005 的分析服务给用户提供了九种常用的数据挖掘算法,即决策树算法、聚类算法、贝叶斯算法、时间序列算法、关联算法、序列聚类算法、神经网络算法、线性回归算法和逻辑回归算法,除了这九种算法以外,用户还可以根据自己的需要嵌入其他的算法。

二、卫生决策支持系统

随着信息技术在我国卫生领域的广泛应用,卫生信息化建设取得了一定进展。例如,医院信息化就是通过医院信息系统对医院各类资源进行系统整合,有助于提高医院的医疗事务水平;公共卫生信息化通过公共卫生信息系统整合现有资源,有助于健全疾病信息网络体系、疾病预防控制体系和医疗救治体系等。这些卫生领域的数据库应用系统,经过多年的运行积累了大量的业务数据,而这些激增的数据资源背后隐藏着许多重要的、有价值的信息。

如何快速、准确地从这些数据中提取信息,以便进行卫生决策,提高医院医疗服务水平、公共卫生服务水平以及突发性公共卫生事件应急能力,已成为卫生管理者关心的热点。

决策支持系统(decision support system,DSS)是 20 世纪 70 年代伴随着计算机技术与信息支持决策技术的发展而形成的新学科。决策支持系统是在数据库应用系统(管理信息系统)基础上发展起来的。数据库应用系统是利用数据库技术实现各级管理者的管理业务,利用计算机进行日常事务处理工作。而决策支持系统是要达到为各级管理者辅助决策的能力。

（一）传统的卫生决策支持系统

1980 年,Sprague 提出决策支持系统由人机交互系统、数据库及模型库等三部件组成,被称为初级阶段决策支持系统。该系统通过人机交互,利用模型和数据资源,充分发挥系统的辅助决策作用,解决实际决策问题。

1981 年,Bonczak 等提出了增加知识库与方法库,构成了三库系统或四库系统,称为知识库系统。该系统针对实际决策问题利用知识库中的知识(包括数据、模型等),通过方法库中方法进行描述,在计算机中运行系统,达到辅助决策功能。

20 世纪 80 年代末,决策支持系统与专家系统(expert system,ES)相结合,形成了智能决策支持系统。专家系统是以计算机为工具,利用专家知识及知识推理等技术来理解与求解问题的知识系统。智能决策支持系统充分发挥了专家系统以知识推理形式解决定性问题的特点,又发挥了决策支持系统以模型计算为核心的解决定理分析问题的特点,充分做到了定性分析和定量分析的有机结合,提高决策能力和范围。

近年来,决策支持系统与计算机网络技术相结合构成了新型的能供异地决策者共同参与决策的群体决策支持系统。它利用计算机网络在多位决策者之间沟通信息,提供良好的协商与综合决策环境,以支持需要集体做出决定的重要决策。

传统的卫生决策支持系统是用医学知识推理进行定性分析,以医学模型或模型的组合来辅助决策。它的知识来源于医学领域专家的经验知识和一般知识。

（二）新型的卫生决策支持系统

20 世纪 90 年代中期出现了数据仓库、联机分析处理和数据挖掘三种独立信息处理技术相结合的新型决策支持系统。由于这三种技术内在的联系性和互补性,将它们结合起来应用于卫生信息系统中,以卫生数据库中大量数据为基础,进行分析处理和知识发现,就形成了一种新的卫生决策支持系统体系结构如图 2-15 所示。

随着卫生信息系统在国内各医疗机构的广泛运行,积累了大量公共卫生数据和医疗服务数据等业务数据。数据仓库可将大量的用于卫生事务处理的传统数据库中的数据,按决策主题的需要经过清理、抽取和转换后重新组织。数据仓库的物理结构采用多维数据模型,体现了空间的多维超立方体形式,可供卫生管理者从多角度分析问题,这种高度集中的数据为各种不同的决策需求提供了有用的分析基础。数据仓库的综合数据直接为决策服务,对历史数据进行分析能提供预测信息。

OLAP 具有多维数据分析功能,这与数据仓库中的多维数据组织正好形成相互结合、相互补充。OLAP 通过多维数据基本操作从不同角度对数据进行分析,转换成辅助决策信息。

数据挖掘是通过对数据库或数据仓库中数据进行分析,获得知识的一系列方法和技术。所谓知识是指数据之间的相互关系或数据内部的结构关系,并能根据所确定的关系或结构,

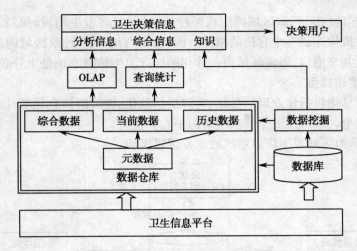

图 2-15　卫生决策支持系统体系结构

对来自同一数据源的样本进行预测和分类，或对其内在结构关系进行推断。

　　一般来说，卫生研究领域中许多问题都是极其复杂的，数据间相互关系或其内部结构通常为非线性关系，研究者很难或者甚至不可能指定一个明确、有效的解决方案或规则。例如，如何发现影响健康的危险因素以及居民行为对健康的影响；如何从医学影像资料中读取有意义的特征来有效地用于疾病诊断等，这些都是卫生决策研究领域中的重要课题。为了解决这些问题，数据挖掘提供了一种解决途径，结合数据仓库，从中提取有意义的知识，提高了数据分析和辅助决策能力。

　　数据挖掘可以根据不同类型数据采用不同的分析策略，高效地从中提取有用的信息，提高卫生数据的决策分析处理能力。例如，数据挖掘可以根据数据库中存储的随时间变化的病人就医信息，发现病人就医模式特征和变化趋势，帮助医院管理者进行有效决策；数据挖掘可以从 SARS 的下降趋势和波动情况等跨越时间界限的相关时间序列关系，发现采取预防隔离等流行病措施对非典的影响过程、因素和强度等；数据挖掘还可以通过公共卫生数据，发现某一区域的居民分布和人口学特征，不同地区的疾病流行模式，分析气候、交通、居民迁移等因素对疾病危险因素的影响，根据流行性疾病所发生的区域的大小、形状描述其发生、发展和演变趋势。

　　新决策支持系统和传统决策支持系统几乎没有共同之处，它们是从不同的角度发展起来，辅助决策的方式也不相同。由于两者不是覆盖关系，也就不存在相互代替的问题，而是相互补充和相互结合的问题。

第五节　卫生信息系统平台的构建方法

　　卫生信息系统平台的构建是一个复杂的系统工程。下面介绍两个案例。

一、区域卫生资源管理平台构建案例

　　随着卫生信息化进程的不断发展，国家医疗保障制度的改革以及医药管理相关的一系列政策法规的出台，医院与医保中心、医院与卫生局之间有经常性的费用审核、结算和信息

51

往来,迫切需要在地(市)行政区域内实现医疗信息网络,将卫生局、社保局、医院、医药公司等各个医疗相关机构连成一个有机的整体。因此,整合地(市)行政区域内部各医疗机构的多项资源并使其共享增值,形成区域内一体化的医疗卫生信息系统是十分必要的。

（一）业务逻辑模型

医疗卫生信息化包括作业层信息化、管理层信息化、决策层信息化等几个层次,其中,卫生信息中心是整个区域医疗卫生信息网络的中心和枢纽。

图 2-16 所示为区域卫生信息系统的业务逻辑模型。

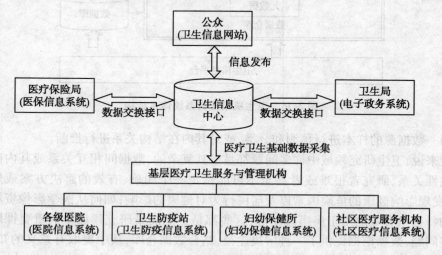

图 2-16 区域卫生信息系统业务逻辑模型

（二）网络拓扑结构

区域卫生信息平台需要形成一个完善的网络,让区域内各医疗机构、家庭医疗以及社会保障体系等相关的机构或组织信息畅通。网络划分为内外隔离的两套网,其中,内网(卫生专用网)负责所有与医疗信息密切相关的数据采集和管理;外网承载 Internet 访问和公众门户等服务。这样能够在最大限度上保证内网及其业务的安全性和可靠性。图 2-17 所示为区域卫生信息平台的网络拓扑结构。

（三）业务流程和数据流程图

区域卫生信息系统的业务流程和数据流程是构建区域卫生信息化平台的关键。

图 2-18 所示为区域卫生信息平台的业务流程。医疗机构的数据上报人员通过数据采集客户端进行离线和在线方式填报数据,通过数据采集代理客户端从异构应用系统中抓取数据,并通过统一的 Web 服务接口提交数据。区(县)级和地(市)级卫生信息平台能完成上下级之间数据交换和同步的任务。卫生行政管理部门的管理人员,通过访问区域卫生信息平台,对区域卫生信息平台进行管理和维护,访问报表统计汇总分析、资源调度、决策支持等应用。社会公众访问区域卫生信息平台的公众用户,查看医疗信息、疫情报告等。

（四）软件模块结构

区域卫生信息平台划分为五个子系统,即数据采集子系统、数据接收接口、资源库管理子系统、应用子系统和用户应用程序,如图 2-19 所示。

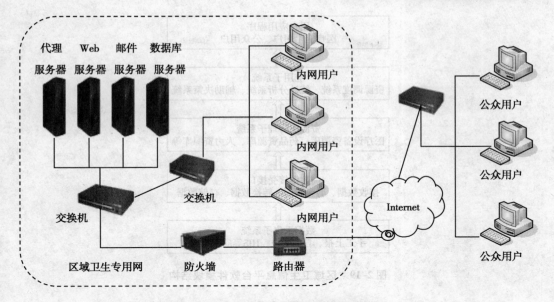

图 2-17　区域卫生信息平台网络拓扑结构

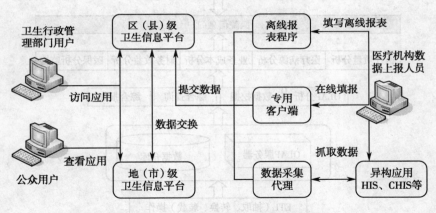

图 2-18　区域卫生信息平台业务流程图

二、医院决策支持系统构建案例

随着信息技术在医院信息化建设的普及,医院信息系统积累了大量的原始业务数据。医院决策支持系统可实时分析医院的医疗数据、病源数据等,并将这些数据整合成医院决策所需要的信息,充分发挥现有信息化资源的优势,提高医疗服务水平,从而为病人提供最及时、有效的医疗服务,这也是医院行业面临的一个迫切课题。

针对医院信息系统中积累了医院内部各个科室、职能部门所产生的庞大数据,可借助数据仓库、OLAP 和数据挖掘等技术,构建一个医院决策支持系统架构,如图 2-20 所示。

该医院决策支持系统提供各种强大的分析功能,如医疗质量分析、医疗病源分析、业务成本分析、财务与效益分析、医保分析与监控等。它能够从多角度、多层次进行分析,为医院科学管理、临床医疗决策等提供有价值的信息资源,真正实现医院全方位智能化管理。

1. 医疗质量分析　包括医疗误诊率、床位周转率、病种治疗质量等进行分析。例如,对

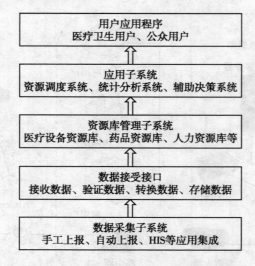

图 2-19 区域卫生信息平台软件模块结构

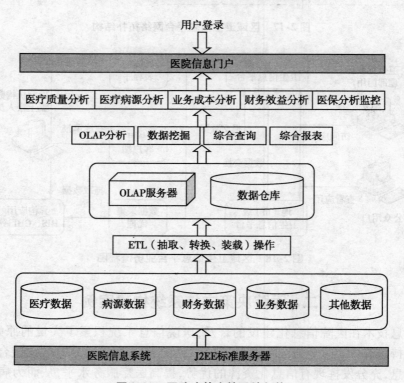

图 2-20 医院决策支持系统架构

单病种进行分析,包括对单病种的费用、住院天数、治疗方案等进行分析,以便及时总结经验,找出最佳的治疗方案,减轻病人负担的同时,医院也增加了经济效益。

2. 医疗病源分析 包括医院门诊、急诊、住院病人的各种构成分布分析。例如,病人的来源分布、年龄段分布、职业分布、季节分布、治疗费用分布、治疗周期分布、治愈率分布等。以便能够有针对性地采取一些措施来提高服务质量,及时总结出规律性的东西,对加速科研进程将产生积极的作用。

3. 业务成本分析　包括对医院日常涉及的门诊、急诊、住院的营运数据进行统计分析，可为医院制订科学合理的医护人员和相关资源的分配提供依据。分析指标包括挂号人次、收入走势、住院床位占有率、药品消耗、药品出入库、药品利润、消耗品进销存、设备采购等。

4. 财务与效益分析　包括门诊、急诊、住院中的收费结账报表，科室病区的成本、收入核算，并对其社会效益和部分经济效益进行综合分析，一定程度上能够反映医院经营的整体水平。

5. 医保分析与监控　对涉及医保的相关指标、数据(如高额处方)进行全面的统计与分析，实施有效的监控，以便调整相应的策略积极支持、配合医疗保障的改革与制度，完善我国的医疗保障体系。

■■■ 思　考　题 ■■■

1. 国家公共卫生信息平台由哪几部分组成？国家公共卫生信息系统由哪几部分组成？区域卫生信息平台由哪些构成？

2. 简述计算机网络的分类。

3. 简述 C/S 模式的体系结构。传统的 C/S 模式存在哪些问题？

4. 简述数据仓库系统的体系结构。

5. 传统的卫生决策支持系统包括哪些？简述新型的卫生决策支持系统体系结构。

第三章

卫生信息系统开发方法

卫生信息系统不仅包含整个卫生领域多部门多层次的信息收集、处理分析和利用,还包括其他相关领域的信息共享及综合利用,因此卫生信息系统的开发要以系统的综合规划为前提,通过组织、分析、设计和应用来实现一个符合相应部门或层次需要的开放性的信息平台。卫生信息系统的开发通常是整个系统应用的第一个环节,由于涉及计算机处理技术、软件系统等理论,医疗卫生领域的专业知识特殊需求,以及组织结构、管理功能、管理业务知识等众多方面的问题,因此卫生信息系统的开发既是一门技术科学,也是一项非常复杂的社会化系统工程。

单纯从技术层面而言,卫生信息系统就是一种管理信息系统,管理信息系统的开发方法也适用于卫生信息系统。本章将管理信息系统的不同开发方法与卫生信息系统的特点及相关需求结合起来,围绕不同开发方法的特色及优缺点,着重介绍当前主流的开发方法,包括结构化开发方法、原型法开发方法、面向对象开发方法和计算机辅助(computer aided software engineering, CASE)开发方法。

第一节 卫生信息系统的开发方式、原则和策略

一、卫生信息系统的开发方式

卫生信息系统开发是一个复杂的系统工程,它将医疗卫生领域的普遍需求与管理信息系统的开发结合起来,受到多方面条件的制约。这些条件包括开发系统规模大小、技术的复杂程度、管理水平的高低、技术人员的情况、资金与时间要求等各个方面。在管理信息系统建设的长期实践中,已形成了多种系统开发的方式和方法,如果以开发主体单位的实际条件来进行区分,一般可以分为自主开发、委托开发、联合开发、直接从市场购买及咨询开发等。

(一)用户自主开发

由用户依靠自身的力量独立完成系统开发的各项任务。这种开发方式要求用户具有较强专业开发分析与设计队伍和程序设计人员,能够在比较客观全面地了解自身需求基础上,自己组织技术力量进行信息系统的开发工作。其优点如下。

1. 用户建设自己的信息系统的动力来源于自身的需求 这里的用户一般是指各类的医疗卫生机构,由于医疗卫生领域的信息系统建设涉及面广,其需求是比较难做的,因此,用户自行开发能更全面真实客观地反映自身的需求。

2. 便于用户规划本单位整个信息系统的建设工作 信息系统的建设与本单位的各个部门都有相关性,用户自行开发系统能够组织各部门的相关人员参与到系统的建设工作中,有利于整体规划信息系统的建设。

3. 系统建成后推广应用迅速 系统的开发体现了用户各个方面的需求,自然建成后,能够迅速推广,在推广过程中遇到问题也可以及时反馈。

4. 自行开发信息系统可为用户培养一支称职的维护队伍 软件系统维护是系统能够正常运行的关键,由于自行开发系统的所有阶段都是单位的人员参与其中,开发者与使用者之间能建立良好的互动关系,保证了系统维护的针对性与及时性,同时也可以根据需要建立一个不同层次的系统维护队伍。

自行开发方式具有许多优点,但要求单位对信息系统的开发有相当程度的重视,同时也要有一支高素质的开发队伍,如果开发条件不具备,在开发过程中会存在一些问题:①系统开发时间长,开发过程中容易忽视成本、收益;②容易受到单位业务工作的限制,从而使得人员组成结构不尽合理;③开发系统一般会首选已有的比较熟悉的技术,而不去考虑技术先进性。

(二)委托专业单位开发

由使用单位(甲方)委托通常是有丰富开发经验的机构或专业开发人员(乙方),按照用户的需求承担系统开发的任务。由于医疗卫生行业的单位一般没有专门的管理信息系统的系统分析、系统设计及软件开发人员,但在信息系统建设的资金方面都有保障,所以很多卫生信息系统的开发都采用这种方式。这种方式的优点是:对用户而言不需要成立专门的机构进行开发,因而省时、省事;同时,被委托单位一般都有丰富的行业软件开发经验和比较先进的软件开发技术,因此,系统的技术水平较高。但是,由于开发方的专业领域与医疗卫生领域有较大差别,特别在需求的获取方面会存在较多障碍,因此,往往会存在以下问题。

1. 开发出来的应用软件往往难以达到系统的初始目标,并且其环境和时间的适应性较差。

2. 很多用户一开始对系统分析认识不充分,在与开发者的沟通方面会存在很多问题,难以提出较好的需求。

3. 纯粹依靠外部力量的开发,在系统交付使用后,系统的维护工作会有困难。

因此在委托专业公司进行卫生信息系统开发过程中要注意:①尽量选择有医疗卫生行业软件开发背景的单位,这样能够减少需求获取及系统应用方面的沟通障碍;②使用单位(甲方)的业务骨干要参与系统的论证工作;③开发过程中需要开发单位(乙方)和使用单位(甲方)双方及时沟通,进行协调和检查。

(三)联合开发

由医疗卫生部门(甲方)和有丰富开发经验的公司或专业开发人员(乙方),联合完成开发任务,双方共享开发成果。采用联合开发方式,甲方的技术部门可以学习专业软件公司的开发方法,同时由软件公司负责解决技术难点,对开发进程进行科学的安排和控制,双方的技术人员可以共同负责编制代码。这样可在联合开发中锻炼和培训本单位技术人员和相关的操作人员。这种开发方式要求使用单位(甲方)有一定的管理信息系统分析、设计及软件开发人员,但开发队伍力量较弱,希望通过信息系统的开发建立、完善和提高自己的技术队伍,便于系统维护工作的单位。

目前,一些比较大的医疗单位或卫生机构都有自己的信息中心或网络中心,有一些专业的信息管理与维护的人员,能够承担一些与信息系统开发相关的工作,这些单位一般愿意与专业的计算机公司进行联合开发,其主要优点在于:①与委托开发方式相比,联合开发比较节约资金;②使用单位可以通过开发的过程提升本单位信息人员的技术水平,方便系统后期的维护工作;③开发单位在需求获取阶段,更容易理解用户的真实需求。由于医疗卫生部门与专业的计算机公司毕竟属于不同行业、不同的单位,在系统开发过程中,特别是出现一些技术或人为障碍的时候,双方的关注重心还是有所差别,这样会一定程度影响系统的开发,因此,需要双方及时达成共识,进行协调和检查。

(四)利用现成的行业通用软件包开发

目前我国已有不少专门从事信息系统软件开发的单位,这些开发单位往往针对一个具体的行业或应用进行软件系统的开发,其系统一般具有通用性。比如:针对一般医院的信息管理系统,针对一般企业的财务管理系统等。这些软件在性能上比较注意通用性和易学易用性,软件质量相对较高,大多都提供二次开发的接口。这些软件对于功能单一的小系统开发颇为有效;但不太适用于规模较大、功能复杂、需求量的不确定性程度比较高的系统的开发。要求使用单位具备一定的软件开发与应用的能力,这些单位通过使用通用软件包进行系统开发,能缩短开发时间,节省开发费用,技术水平比较高,系统可以得到较好地维护。但是,整体而言,系统功能比较简单,通用软件的专用性比较差,难于满足特殊要求,需要有一定的技术力量根据使用者的要求做软件改善和编制必要的接口软件等二次开发的工作。

二、卫生信息系统开发的基本原则

卫生信息系统开发的最终目的是提高信息管理的效率、实现医疗卫生领域的信息共享与综合利用,因此,其开发的基本原则与一般的管理信息系统类似,但更强调设计的标准化与共享性。系统开发一般遵循以下基本原则。

(一)适应性原则

适应性原则是一般信息系统开发所遵循的基本原则,它主要包括两个方面:一是系统要适应用户的所有的不同层次的需求,并且当这些需求随着时间或者环境的变化而变化时,系统也需要适应这种变化去不断地改进;适应性的另一方面也体现了创新性,在当今计算机技术迅速发展的环境下,要及时了解新技术,使用新技术,不断地升级系统使之能适应不断变化的信息技术环境。当然在进行升级创新的同时还要充分考虑实现的可行性,以务实的态度进行行之有效的创新。

目前,我国正处在进行医疗卫生体制改革的重要阶段,卫生信息系统的建设要能够适应体制改革的需求,相关单位职能的变化、需求的变化,以及相关标准的变化都会影响到信息系统的建设,因此,在进行卫生信息系统开发时,要特别关注系统的适应性与扩展性,为未来的变化留足空间。

（二）效益性原则

医疗或相关机构应用卫生信息系统的一个主要目的是为了创造直接或间接、目前或长远的经济效益或社会效益。因此对卫生信息系统的开发也必须着眼于整体的效益。在系统开发的前期，应进行科学严密的可行性论证，其中要包括预算资金的投入、经济效益与社会效益；在技术上不能片面追求最先进的技术，而应该选择最成熟的技术；在人机界面设计上，应以实用、方便、简洁为原则，不能一味追求华丽技巧的人机接口；在系统设计过程中，对业务流程的分析不能只着眼于现有的业务流程的信息化，而应该以提高效益为目标，科学规划业务流程所对应数据流，充分发挥人机结合处理优势，综合构建适应用户需要业务流程及对应的数据流程。

（三）系统性原则

卫生信息系统是医疗卫生领域的综合信息管理和处理的软件系统，有着鲜明的整体性、综合性、层次性和目的性。它的整体功能是由许多子功能有序组合而成的，与管理活动和组成职能相互联系、相互协调。系统各子系统功能处理的数据既独立又相互关联，构成一个完整而又共享的数据体系。比如，要开发一个医院信息系统，不仅要考虑医院内部的门诊、住院、检验、药房等多部门之间关系，以及不同层次的医院之间的信息交换与共享；还要考虑医保、疾控中心、卫生监督等其他相关部门之间的数据共享。如果不遵循整体规划的系统性原则，最终开发的医院信息系统可能仅仅是在本单位内部使用，事实上，目前大多数医院的信息管理现状正是如此。因此，在卫生信息系统的开发过程中，必须十分注重其功能设计和数据处理的整体性、系统性，为建立一个统一的卫生信息数据共享体系奠定基础。

（四）规范化原则

规范化原则包括两个方面：一方面作为管理信息系统的一个分支，卫生信息系统的开发是一项复杂的应用软件工程，应该按照软件工程的理论、方法和规范去组织与实施，无论采用的是哪一种开发方法，都必须注重软件开发工具、文档资料以及项目管理的规范化；另一方面，医疗卫生领域是一个关乎民生的重要领域，国家的卫生主管部门制定了许多相应的规范，许多相关的部门在设计相应的信息系统过程中，只有遵循相关规范，才能更好地实现信息共享与综合利用。

（五）循环发展与逐步递进的原则

任何软件系统有其自身的生命周期，都要随着用户需求、支持环境等多种因素的变化而发展变化，信息系统的开发不是一个单向的发展流程，而应该是一个循环往复的复杂体系，每到一个阶段都需要及时地更新参数，通过不断地循环发展，系统功能和应用逐步递进。为了提高卫生信息系统的使用效率，有效地发挥其作用，在开发及应用升级、维护的过程中，应当时刻注意技术的发展、行业的需求及相关政策的变化，适时更新相关参数，逐步推进系统的发展。

信息系统的生命周期长度往往与系统开发者的设计意识紧密相关，具有超前性的系统才是具备生命力的系统。一个比较全面的卫生信息系统一般都投入较大，牵涉面广。因此，卫生信息系统在开发过程中应注重坚持发展和超前意识。但是，在系统开发过程中，也不能贪大求全、试图一步到位，因为这样不仅违反客观发展规律，而且使系统研制的周期过于漫长，影响了信心，增大了风险。总的来说，开发工作应该有一个总体规划，然后分步实施，递进发展。系统的功能结构及设备配备方案,都要考虑日后的扩充和兼容程度,使系统具有良好的灵活性和扩充性。

三、卫生信息系统的开发策略

每一种开发方法都要遵循相应的开发策略,总体而言,卫生信息系统的开发策略可以分为以下三种。

(一)"自下而上"的开发策略

此策略是对卫生信息系统的整体业务进行具体分析以后,先实现比较具体、基础的功能,然后逐步地由低级到高级建立整个卫生信息系统。因为任何信息系统的基本功能是数据分析与处理,所以"自下而上"方法首先从研制各项数据处理基础应用开始,然后根据需要逐步增加有关管理控制方面的功能。对于一些实力不强或计算机应用水平不高的医疗单位或卫生行业管理部门,由于各种条件(设备、资金、人力)尚不完备,对信息系统的功能要求也不太高,一般采用这种开发策略。其优点是从底层开始逐步建立信息系统可以及时地调整或测试系统模块的运行情况,避免了大规模系统可能出现运行不协调或者资源不充分的危险。但是,由于没有从整个系统出发进行总体规划,其缺点是系统整体性有欠缺,不同模块之间的接口可能会出现问题,随着系统的进展,可能要作许多重大修改,有些甚至需要重新规划、设计。

(二)"自上而下"的开发策略

与"自下而上"的开发策略相反,此开发策略强调从整体上协调和规划,由全面到局部,由长远到近期,通过分析卫生信息系统整体的业务流程,获取高层的逻辑模型与相关的数据与的信息流,以此为基础来设计信息系统。卫生信息系统一般都涉及多个部门、多个层次,对系统的整体性及不同系统共享信息的协调性要求较高,所以在系统的总体设计时一般采用这种开发策略。由于这种开发策略要求很强的逻辑性和较高的系统抽象能力,因而难度较大,但这是一种更重要的策略,是信息系统的发展走向集成和成熟的要求。

(三)"自上而下规划,自下而上实现"的开发策略

通常,"自下而上"的策略用于小型系统的设计,适用于技术力量不强、对开发工作缺乏经验的情况;而"自上而下"的策略需要很强的归纳分析与系统抽象能力,如果没有底层需求的充分分析与归纳,很难抽象出整体的系统模型,最终也很难实现底层的基本功能。因此,在实践中,对于大型系统往往把上述两种方法结合起来使用,即先通过对系统需求进行综合分析后,自上而下地做好管理信息系统的整体规划,再自下而上地逐步实现各系统的应用开发。这是大型的卫生信息系统建设普遍采用的方法。

第二节　结构化系统开发方法

一、结构化系统开发方法的基本思想

结构化系统开发方法(structured system analysis and design,SSA&D)又称结构化生命周期法,起源于 20 世纪 70 年代末期,为解决当时的"软件危机"而产生的一种面向数据流的用户需求分析方法,其理论的依据是软件生存期的概念。结构化的系统开发方法就是给信息

系统的开发定义了一个阶段性的过程,对其每一个阶段规定了它的任务、流程、目标等内容,从而使开发工作规范统一,易于管理和控制。它是迄今为止开发方法中应用最普遍、最成熟的一种。

　　结构化系统开发方法的基本思想是:用系统工程的思想和工程化的方法,按用户至上的原则,结构化、模块化、自顶向下地对系统进行分析与设计。在识别用户基本需求的基础上,将整个信息系统开发过程划分出若干个相对独立的阶段,如系统规划、系统分析、系统设计、系统实施、系统运行与维护等。结构化的实质是"自顶向下,逐步求精,分而治之"。具体而言,每一个复杂的系统都可以分解成一个多层次的模块化结构。结构化设计认为,任何一个系统都具有两个特征:一是过程特征,即任何一个系统都可以分解成若干个有序的过程;二是层次特征,即组成系统的各部分之间存在着一种上下级的隶属关系、管辖关系。在进行系统模块划分的过程中,使每一个模块尽可能独立,使模块之间的联系降到最低程度。

二、结构化开发方法遵循的基本原则

　　结构化开发方法是系统工程思想和工程化方法在系统开发领域的运用,以用户的需求为基础先将整个信息系统开发过程划分出若干个相对独立的阶段,严格按照信息系统开发的阶段性开展设计工作,每个阶段都产生一定的设计成果,通过评估后再进入下一阶段开发工作,最后形成一个完整的系统。在开发过程中所遵循的原则主要包括以下几个方面。

(一)面向用户的观点

　　用户的要求是系统开发的出发点和归宿。卫生信息系统的用户包括各级医院、社区医疗机构、卫生行政管理部门、妇幼保健机构、疾控中心、医疗保险结构等多个方面,另外还有一些需要从卫生信息系统中共享信息的机构或部门,这些用户的需求也是多样化,最终用户是否满意是系统成败的关键。因此,系统的整个需求、设计和实施阶段都要动员用户广泛参与,特别是在需求阶段,系统研制人员应该始终与用户保持联系,为了更好地获取需求,有必要的话可以对有些关键用户进行一些基本的信息技术知识方面的培训。

(二)"自顶向下"的分析设计与"自底向上"的系统实施相结合

　　在系统分析、系统设计阶段,结构化方法强调"自顶向下"的原则,即在工作中先把握系统的总体目标和功能,然后逐级分解,逐步细化。在这两个重要的阶段贯彻执行"自顶向下"的原则有利于系统开发者把握全局,保证建立的系统结构合理,总体与各部分容易协调一致,从而有利于总体目标与功能的实现。在系统实施阶段,按照设计阶段确定的各子系统与子功能模块相互间的调用关系和接口,采用先实现底层模块,"自底向上"逐步集成实现整个系统的方法。

(三)严格划分工作阶段,明确规定各阶段的任务和目标

　　结构化方法严格定义开发的过程与阶段,然后依次进行,前一阶段是后一阶段的工作依据。每个阶段又划分详细的工作步骤,顺序作业。各个阶段和各个步骤的向下转移都是通过各自的软件文档和对关键阶段、步骤进行审核和控制实现的,不同阶段之间采用的是一种文档驱动的模式,因此,对各阶段的文档撰写有较高要求。一般来说,大致分为系统分析、系统设计、系统实施等阶段。系统分析阶段的任务是建立系统的逻辑模型,解决系统"做什么"的问题。系统设计阶段的任务是建立系统的物理模型,解决"怎么做"的问题。必须先明确

系统"做什么"的问题,才能解决"怎么做"的问题。系统设计完成后,才能进入系统开发与实施阶段。

（四）充分考虑可能发生的变化,并为系统未来的扩展预留空间

由于结构化的开发方法采用的是分段实施的策略,前一阶段的工作文档直接决定下一阶段的工作,如果下一阶段的工作要求发生变化,则需要对前面阶段进行修改;同样,如果前一阶段工作不充分,它的影响会传递到下一阶段并被放大。因此,在系统开发的整个过程中都要充分考虑可能发生的变化,并在相应的文档中体现出来。在当前国家医疗卫生体制改革的大背景下,卫生信息系统的应用环境在不断变化;同时,计算机软件和硬件技术的发展也对信息系统的基础平台产生影响。因此,用户对系统的要求也在不断变化。结构化方法在设计时应该充分考虑系统的变化需求,把系统的适应性、扩展性作为一个重要的设计指标,运用模块结构方式来组织系统,为系统未来的扩展预留足够的接口与空间。

（五）开发过程的工程化与工作成果文档化、规范化

信息系统的开发是一项复杂的系统工程,参加人员多,经历时间长,在开发过程中,每个阶段、每个步骤都要有详细的文字资料记载,要把这个步骤所考虑的情况、所出现的问题,以及该领域取得的成果完整地形成资料。这种资料不仅包括作为需求、设计和开发阶段的正式文档,还包括在分析设计过程中的相关背景或支撑材料。在系统分析过程中,无论调查得到的资料,还是用户交流的情况,或者分析设计的每一步方案都应有明确的记载。这些记载的资料格式要标准化和规范化,简单明确,无二义性,既便于研制人员阅读,又便于用户理解。资料之间的对应关系要明确,方便以后查阅,要建立一套专门的管理与查询制度。这些资料在开发过程中是开发人员和用户交流思想的工具,工作结束之后是系统维护的依据。

三、系统开发的生命周期

结构化系统开发方法根据软件系统的生命周期规律,将整个开发过程分为系统规划、系统分析、系统设计、系统实施、系统运行和维护五个主要的阶段,并明确地规定每一个阶段的任务、原则、方法、工具和形成文档资料的方法。这五个阶段首尾相连,每一个阶段内部又包含若干前后关联的工作步骤。图 3-1 给出了五个阶段前后关系及每个阶段的主要文档资料,整个过程分阶段进行,前后有很强的依赖关系,自上而下按固定的顺序相互衔接,如同"瀑布"流水逐级下落,类似"瀑布"模型。

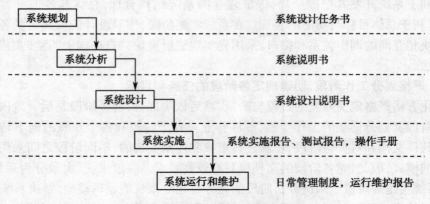

图 3-1　系统开发生命周期的五个阶段

（一）系统规划阶段

系统规划阶段首先要依据用户至上的原则，明确系统开发的请求，然后根据用户的需求状况和发展情况制定信息系统的发展规划，为用户具体业务的展开提供必要的信息支持平台。卫生信息系统要服务于卫生服务与管理的基本思想，从战略发展的角度出发制定信息系统的总体规划。系统规划阶段需要进行的主要工作包括：①开发人员与医疗卫生机构或单位高层的沟通，了解用户单位的发展战略和其他基本情况，其中包括医疗卫生行业的行业规范和一些特殊要求；②制订卫生信息系统的总体方案，明确系统开发步骤；③了解信息系统开发所需资源（包括资金、硬件设施、软件系统、人员、时间等）并制订资源分配计划；④根据需要与可能，给出拟建系统的备选方案。对这些方案进行可行性分析，确定分阶段实施进度，从技术和经济角度进行可行性研究，写出可行性分析报告。可行性分析报告审议通过后，将新系统建设方案及实施计划编写成系统设计任务书。

如果要设计一个医院信息系统，其设计目标应该是以病人为中心，满足卫生行政管理部门的卫生信息标准和规范的要求，实现以电子病历和电子医嘱为核心的医疗信息系统。在系统规划阶段，系统开发者应该以设计目标为基础，从多个方面论证系统的开发是否具有实施的必要和可能：首先要了解医院内部各部门的要求，并对医院现实环境进行分析，如医院目前使用信息系统的情况、各类人员对系统的掌握情况、系统存在哪些不足等一系列问题；然后从经济、技术、运行等方面研究并论证进行信息系统开发的可行性，并形成相应的可行性分析报告及相关系统设计的任务书。

（二）系统分析阶段

系统分析阶段需要根据系统设计任务书所确定的范围，详细调查分析用户业务环境、系统需求、业务流程、数据流程，确定系统具体目标与功能，建立新系统逻辑模型。系统分析过程中的主要环节就是需求分析，需求分析是否全面，决定了开发的系统能否满足用户的需要。需求分析以可行性分析为基础，进一步了解确定用户需求，准确地回答"系统必须做什么"的问题。系统分析阶段是对系统规划阶段的深入和细化，直接切入到用户日常的业务环节的各个方面。比如，针对医院信息系统的开发而言，在系统分析阶段，系统分析师需要对医院各个部门的业务流程进行详细的调查，如果医院本身已有信息系统，还需要对当前系统的运行能力进行分析，确定当前系统存在的问题，通过广泛的调查与分析后形成需求分析报告，并确定相应的业务流程、数据流程及具体的目标与功能，建立新系统模型。同时，要与医院的医生、护士、药剂师、检验实验室、技师和其他一些直接使用信息系统的医务人员进行交流沟通，以确定需求报告是否合理。如果有必要，还需要根据新的、合理的需求对原来的业务和数据流程进行调整。一般来说，在医院信息系统中，信息流的设计是信息系统成功的基础，合理的业务和数据流程应能使用户将数据输入系统时只需输一次，此后便可被任何临床医务人员和病人结果管理者共享、检索和再使用。

系统分析阶段的工作成果体现在系统说明书中，它既是下一阶段系统设计的基础，又是用户将来验收系统的主要依据，用户通过系统说明书可以了解未来系统的功能，判断是不是其所要求的系统。因此，系统说明书应该是通俗、准确、容易理解，在编制系统说明书的过程中，可以借助一些专业编辑工具，采用一些非计算机专业人员都能理解的图表来说明问题。

（三）系统设计阶段

系统设计阶段主要完成逻辑模型向物理模型的转换，其目标是要解决系统"怎么做"的问题，即根据系统分析所得到的新系统逻辑模型，以及系统说明书中规定的功能要求，找出最恰当的实现系统功能的具体方案。也即设计新系统的物理模型。这个阶段又称为物理设计阶段。这个阶段的技术文档是"系统设计说明书"。

系统设计具体包括总体设计（系统模块设计、功能结构设计）和详细设计（代码设计、数据库设计、输入/输出设计等）。总体设计决定了信息系统的架构与技术方案，系统架构和技术方案应当符合国际通用的整体设计标准。比如，针对医院信息系统而言，系统总体设计是在系统分析的基础上，根据系统分析说明中阐述的系统目标、应实现的功能及对系统运行环境的调查，确定开发系统所需要的硬件设备及软件平台，并根据医院内部业务类型选择不同的设备。确定系统的总体结构，可以按照系统实现的功能将系统划分为不同的子系统，每个子系统还可以进一步分解为不同的模块。然后，建立系统与子系统、模块间的关系，确定子系统间或子系统与模块间的接口，确定系统设计的相关限制条件。详细设计则是具体细节的设计，是系统功能实现的基础。系统设计是将需求转换为应用的中间环节，信息系统实际应用过程中所应有的一些功能都需要在系统设计阶段进行完善。

（四）系统实施阶段

系统实施是在系统分析、系统设计的基础上将设计的系统付诸实施的阶段，主要任务包括完成数据库的建立、程序的编制与测试、系统试运行和系统转换等。其中系统转换主要是指要替换原有的系统，替换方式主要包括直接转换、并行转换和部分转换三种。程序编制与测试是整个实施阶段的重头戏，为了增强程序的可读性和便于修改，编写代码要具有统一的风格，程序编写过程中要考虑变量和数据的类型，要注意不同模块的接口和数据的传递等。系统的测试一般包括三个阶段：首先是对单个模块的单元测试；其次是对多个模块进行组装测试，即测试模块间的接口；第三个阶段是系统确认测试，确认整个系统是否达到系统分析阶段系统说明书中规定的系统要实现的全部功能、性能要求。

系统实施是一个具体实践与操作的阶段，除了系统程序的开发与测试外，还包括购置和安装计算机系统与网络系统，以及系统调试完成后的试运行，及相关用户的培训工作等。在实施过程中，前期的一些隐性问题可能会在这一阶段显露出来。因此，对实施任务的各个阶段必须精心安排、合理组织，每个阶段应写出实施进度报告，系统测试之后写出系统测试分析报告。如果需要对前期的设计进行修正，需要按照规范的程序逐级修改变更。

（五）系统运行和维护阶段

开发完成的信息系统实际上线运行后就进入了系统运行维护阶段，这一阶段的主要工作内容包括系统的日常运行管理、系统软件和硬件维护和系统评价。在该阶段，用户单位应当明确相关部门的岗位职责、权限，建立系统运行、维护的基本规章制度。从软件工程的角度来看，系统维护是软件生命周期的最后一个阶段，也是持续时间最长、代价最大的一个阶段。系统的维护活动主要有四类：①为了纠正在使用过程中暴露出来的错误而进行的改正性维护；②为了适应外部环境的变化而进行的适应性维护；③为了改进原有的软件而进行的完善性维护；④为了改进将来的可维护性和可靠性而进行的预防性维护。在运行维护的过程中要针对维护事件建立完整的运行维护报告。比如，在卫生信息系统运行过程中，新的规范或者接口标准出台，系统就需要进行适应性维护。为了使这些维护更加顺利,在系统设计或维护过程中要预留更多的扩展空间,这也是一种预防性维护。

总的来说,结构化系统开发方法从时间角度把管理信息系统的开发分解为若干个阶段,各个阶段都有各自相对独立的目标和任务,这种分阶段的特点,使得各个阶段任务相对独立,降低了信息系统开发的复杂性,提高了可操作性,便于不同人员分工协作,有利于整个系统开发工作的顺利展开。在卫生信息系统开发的实践中,结构化的系统开发方法还是很受重视的。

四、结构化系统开发方法的优缺点

(一)结构化系统开发的优点

1. 各阶段具有明确的分工和顺序性　通过对系统的整体开发分段处理,降低了信息系统开发的复杂性,不同阶段通过文档进行衔接和驱动,保证了系统整体开发工作的顺利进行。

2. 自顶向下逐步求精地规划设计整个系统的软件结构与系统实施　从开发的各个阶段来看,整个系统的开发过程是一个从抽象到具体的逐步细化的过程,其中每一个阶段都体现了逐步求精的思想。

3. 逻辑设计与物理设计分开　在系统分析阶段构建系统的逻辑模型;然后在系统设计阶段转换成物理模型。通过一种推迟实现的思想能够使逻辑模型的设计更符合用户的战略意图和实际需求,从而大大提高了系统的正确性、可靠性和可维护性。

4. 开发过程工程化,质量保证措施完备　开发过程中,强调文档的标准化、规范化和确定化,对每个阶段的工作任务完成情况进行审查,对于出现的错误或问题,及时加以解决,不允许转入下一阶段。同时对于后期发现的问题,也按一定的规范对前期的文档进行相应的修改和变更。

(二)结构化系统开发的缺点

在长期的信息系统开发过程中,结构化的开发方法也暴露了很多缺点与不足,主要体现在以下方面。

1. 结构化的开发方法要求系统开发者在系统分析阶段就要充分地掌握用户需求、管理状况并预见可能发生的变化,这不大符合人们循序渐进地认识事物的规律性。比如,在进行卫生信息系统的需求调查时,由于调查者与被访问者工作领域与背景知识不一致,可能存在沟通障碍或误区,从而导致需求的不准确。因此,预先定义的需求往往不能准确地反映用户的实际需求。

2. 结构化开发方法周期较长、系统难以适应环境的变化,在开发过程中,文档编写工作量极大,随着开发工作的进行,这些文档还需要及时更新。通过文档驱动一方面保证开发各个阶段的严格衔接;但另一方面,过分依赖文档又使文档成了系统运行维护的重要保证,有时文档的缺失或者不严谨可能会导致系统维护工作无法进行。

3. 结构化系统开发也未能很好地解决从系统分析到系统设计之间的过渡问题,即物理模型如何如实反映出逻辑模型的要求。这一点在早期的信息系统开发中不是问题,但随着计算机辅助开发工具的出现,很多开发工具能够很方便地从逻辑模型过渡到物理模型,其自动过渡与转换问题才逐步为人们所重视。

第三节 原型方法

一、原型法基本思想

原型法是在生命周期法基础上产生的一种新开发方法,它兴起于 20 世纪 80 年代初,基本思想是系统分析、设计人员与用户合作,在获得基本的用户需求后,很快建立一个应用软件的骨架,作为应用开发的实验模型。通常把这个实验模型叫做系统的原型(prototype)。开始的原型系统所完成的功能往往是最终产品功能的一个子集,用户及其他有关人员在试用原型后反馈意见,对系统的目标和功能提出更精确、具体的需求,设计者修改原型后再交给用户试用。通过反复评价和反复修改原型系统,逐步确定各种需求的细节,从而最终完成系统的开发。

实践证明,在信息系统开发初期,系统开发人员进行用户的需求时,由于开发人员和用户之间缺乏一种有效的沟通媒介,往往获得的需求不是十分准确。原型法的提出正是为了改善与用户的沟通。原型法能在短期内开发出一个真实系统的"简略版",通过"简略版"的使用,增强了用户对系统的直观感受,能够准确地理解用户系统原始需求,缩短系统开发周期,提高软件开发效率。它克服了传统生命周期法缺乏弹性的缺陷。

二、原型法的开发过程

原型法的开发过程是一个循环的、不断修改完善的过程,一般是由一个初始原型开始,通过对系统的评价修改、逐步细化各项功能、循环往复直到获得用户满意的系统为止。基本过程如下。

(一)明确用户基本信息需求

在这一阶段中,用户向开发人员提出对新系统的基本要求,如功能、输入/输出、人机界面、应用范围和运行环境等,而开发人员则据此弄清用户最基本、最主要的需求,如主要界面设计、主要功能菜单以及典型问题的处理方式等,同时估算建立原型系统的规模和成本。一般来说,原型系统应该尽快完成、尽可能简单,可以不提供说明书;但是如果原型系统规模较大时,应准备一个初步需求文件。

(二)开发初始原型系统

根据用户的主要需求,开发人员迅速建立起一个功能简单的交互式运行系统。这个系统是一个初步的、不成熟的系统,但能反映系统的基本特性,体现用户最关注的基本需求;同时这个系统能够很方便地进行扩充与完善。例如要建立一个医院信息系统的原型系统,开发人员首先应该建立的是一个完整的、适应不同角色用户的系统操作界面,这是用户最关注的,在界面中应体现系统所要求的功能菜单,这些功能不需要都实现,可以只实现其主要功能的典型流程,如在门诊管理中病人挂号、就诊、缴费、取药等一体化的信息管理;另外,还需提供典型的报表输出格式、主要数据查询方式等。

(三)使用和评价原型系统,进一步明确用户需求

这是一个非常重要的阶段,用户在系统开发人员协助下亲自使用原型系统,通过使用原型系统,取得经验和加深对系统的理解,评价系统的优点和不足,进一步确定对系统的需求,

并提出对原型系统进一步修改的具体意见。图3-2是原型法开发阶段的过程图,在评价过程中,根据用户的评价结果可能会有两种情况:一种情况是系统大的架构及功能布局等符合用户需求,只是功能尚需增加、细化与完善,这样只需要修改原型系统;另一种情况是系统大的架构及功能布局等不能让用户满意,则需要修改规格说明,重新构造原型系统。

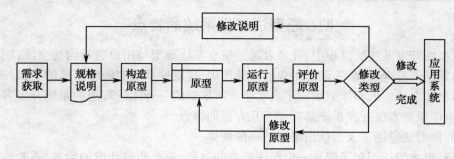

图3-2　原型法开发系统流程图

(四) 修改和完善原型系统

根据用户试用提出的意见修改和完善原型系统,修改后的系统应尽快提供给用户,要求其试用并再次提出修改意见,开发人员根据其意见再次完善,如此不断循环往复,直到用户和系统的其他建设人员均满意为止。在用户试用的过程中,开发人员应给予适当的培训与指导,使用户在使用过程中对信息技术的基本常识有所了解,这样有利于用户提出更合理、更具可行性的真实需求。在用户评价中,如果涉及基础需求的修改可能还需要修改初始的规格说明,重新构造原型系统。

三、原型法的开发环境

原型法通过把实验机制明确地引入系统的开发过程,使用户的需求贯穿到整个开发的过程中,可以避免用户与开发人员之间许多不应有的认识和沟通障碍问题,开发工作针对性强,效果明显,特别是针对中小型系统有独特的优势。但是,在构建原型系统的过程中,需要强调系统的开发速度与适应新的用户需求两个方面,由于原型法是一个反复循环过程,如果能缩短循环时间、减少循环次数就能大大提高系统的开发效率,上述两个方面正好是达到这一目的的关键所在。一般认为,系统开发者只有通过以功能强大的辅助系统开发工具为基础的强有力的软件支持环境,才能迅速地进行系统的开发、同时灵活地修改相关功能。原型法所需要的软件支撑环境主要包括以下三个层次。

1. 第一层包括联机的屏幕活动　这一层的目的是确定屏幕及报表的版式和内容、屏幕活动的顺序及屏幕排版的方法。这要求开发工具能够提供一个非过程化的报表或屏幕生成器,允许设计人员详细定义报表或屏幕输出格式,以及方便的交互式工作环境。

2. 第二层是第一层的扩展　引用了数据库的交互作用及数据操作。这一层的主要目的是论证系统关键区域的操作,用户可以输入成组的事务数据,执行这些数据的模拟过程,包括出错处理;要求提供方便灵活的数据库管理系统及数据字典管理系统等。

3. 第三层是系统的工作模型　它能简单地实现有代表性的系统功能,其中应用的逻辑事务及数据库的交互作用可以用实际数据来操作。这一层的目的是开发一个模型,并使其发展成为最终完整的系统。这个层次要求软件开发及编程过程尽可能快。因此,需要一套高级的软件工具(如第四代程序设计语言或信息系统开发生成环境等)能实现编程的快速和自动生成,以简化编程过程。

在上述三个层次软件工具的支撑下,原型系统可以快速生成,快速测试,快速修改和验证,并最终实现完整的系统。

四、原型法开发系统的特点

在原型法开发系统的过程中,开发者通过信息系统原型与用户进行沟通交流,用户自始至终参与系统开发全过程,强调了用户的主导作用,这就使系统实施后系统的切换与运行维护较为容易和自然。因而原型法成了众多企业所推崇的一种比较理想的系统开发方法。具体而言,应用原型方法开发系统具有如下几方面的特点。

(一) 原型法遵循了人们认识事物的一般规律

人们对事物的认识和了解是一个循序渐进的过程,需要通过环境的启发、不断地实践才能逐步完善自己对事物的理解。而原型法的开发过程就遵循了这一规律,更容易为人们普遍接受。

(二) 原型法解决了需求分析中开发人员与用户的沟通问题

在应用结构化方法开发系统进行需求分析的过程中最大的问题是:由于开发人员与用户的背景知识不一样所形成的沟通障碍,最终导致需求报告可能没有完全准确地反映用户的需求。而原型法在系统分析的初期阶段就建立了一个可以运行的系统模型,使用户能尽早地认识并运行系统,缩短了用户和系统分析人员之间的距离,从而能够有效地解决两者的沟通障碍问题。建立了原型系统后,系统开发人员更能够准确描述一些不确定性问题,并启发用户准确描述自己的需求;同时能够及早地暴露出系统实现后存在的一些问题,并在系统实现之前就加以解决。

(三) 对开发环境、软件工具要求比较高

原型化的方法需要较快的开发速度和较好的适应性,因此需要有合适的软件环境支持才能达到这一目的。这就需要开发者充分利用最新的软件工具,使用最新的软件开发技术,如敏捷开发、极限编程等,从而摆脱传统的软件方法,使系统开发的时间、费用减少,效率和技术等方面都得以提高。

五、原型法的优缺点

原型法作为信息系统开发的一种基本方法,它克服了生命周期法的一些局限性,在系统的需求分析、设计与实施方面有其特色与优势,但同时也有其不足和局限之处,下面具体加以说明。

(一) 原型法的优点

1. 从认识论的角度来看,原型法更多地遵循了人们认识事物的规律,更容易为人们所普遍接受。人们认识任何事物是一个循序渐进的过程,对事物的理解往往都是受环境的启发而不断完善。原型法的开发过程是一个循环往复的反馈过程,它符合用户对计算机应用的认识逐步发展、螺旋式上升的规律。由于用户和设计者处于不同的行业,通过初步沟通建立系统的初始需求肯定是不完整的、粗糙的。通过建立原型、演示或使用原型、修改原型的循环过程,用户能够更好更直观地理解计算机系统优势与特色,包括系统功能的实现方式、

计算机系统自身的局限性等,从而能提出更贴近实际的需求;设计者以原型为媒介,及时取得来自用户的反馈信息,不断发现问题,反复修改和完善系统,确保用户的要求得到较好的满足。

2. 改进了用户和系统设计者的信息交流方式,提高了用户的满意程度,使系统设计更贴近实际。在一个开发人员不熟悉的业务领域,用户需求不可能被开发者迅速、准确地理解,如有一个基础模型不断启发、诱导,则可以给用户一个非常直观、形象的印象,使用户在开发过程中逐渐加深对系统的理解,使双方都能参与到原型的完善之中,及早发现原型的不足和缺陷,及时进行修改和完善,从而使系统能不断地适应用户的新要求和企业环境的变化,提高系统开发的成功率。而且在开发的过程中用户不断参与评价和修改模型,可以逐步消除用户对计算机的恐惧感和抵触情绪,使其对计算机的了解不断深化,有助于用户更好地理解、定义系统需求,更好地与系统开发人员进行交流,加快系统开发的速度,同时也使用户在系统切换之后能更快、更好地掌握系统使用方法,更好地发挥系统的性能。

3. 原型法降低了开发风险、减少了用户培训时间。原型法是以原型系统为基础,在不断地测试系统、提出意见、评价意见、修改方案、新的开发的循环中逐步建立完善的信息系统。因此只有当风险程度通过用户与开发人员的评价,并且意见一致时,才能继续进行新的功能修改或开发,减少了开发失败的可能性。同时由于设计人员和用户能互相及时地交流他们的需求和问题,减少了在文档编制方面的大量重复性工作,用于完善和实现最终系统的时间也大大减少。用户培训是系统实施后一个必需的阶段,由于用户在审查评价原型时就已经得到了训练,因而减少了最终用户的培训。

4. 增强系统开发的适应性。由于原型系统构建的周期较短,因此更具灵活性,对于管理体制和组织结构不稳定、有变化的系统比较适合;同时原型系统又是在不断地评价与修改中逐步完善,因此系统的适应性更好,易于修改。

(二)原型法的局限性

1. 开发工具要求高 在原型开发方法中,由于需要迅速实现原型、投入运行并不断修改,所以对开发工具提出了更高的要求,包括:程序设计语言、数据库系统、数据字典与报告生成器、文档编制机制等多个方面集成的高性能软件开发环境。

2. 开发过程难于控制,不适合开发复杂系统或规模较大系统 由于原型系统的开发缺乏统一的规划和执行标准,导致对系统的开发缺乏有效的控制。在生命周期法的分析、设计和实施阶段均有"任务书",因而评定任务的完成有自己的标准。而原型法则是根据环境的变化和用户的要求不断对原型进行修改,但用户需求具有模糊性和变化性,没有具体的标准,因而会使开发人员无法鉴定自己是否已"圆满"完成任务,有时候会导致开发过程无法终止。而当系统规模较大或者比较复杂时,这种开发过程的不确定性会更加明显。因此,原型法很难解决大系统和复杂系统问题。

3. 对用户及设计人员提出了新的要求 在开发过程中,由于用户较早看到原型,可能会认为就是新系统,如果反复循环开发,可能使用户失去耐心;另外,开发人员很容易用原型系统的测试与修改取代对系统具体地分析与设计,因而使系统设计整体的逻辑性降低,不利于相关开发资料的归档。

需要说明的是,原型法在严格意义上还不能作为软件工程方法而独立存在,它只能作为一种系统开发思想,没有与其相适应的专门的配套工具。具体地说,它只是支持在软件开发早期阶段快速生成后期产品样品的过程,不是完整意义的方法论体系。要想充分发挥原型法的作用,就必须有效结合其他软件开发方法(如结构化系统开发方法或面向对象方法等)。

第四节 面向对象的开发方法

一、面向对象方法简介

面向对象开发方法(object oriented,OO)是从 20 世纪 80 年代各种面向对象的程序设计方法中逐步发展而来的,是建立在对象、类、封装、继承、多态性等概念基础上的系统开发方法。面向对象方法的实质是主张从客观世界固有的事物出发来构造系统,提倡用人类一般的思维方法来认识、理解和描述客观事物,强调最终建立的系统能够映射到问题域,也就是说,系统中的对象以及对象之间的关系能够如实地反映问题域中固有事物及其关系。以往的信息系统开发方法,一般都从实际问题中抽象出系统的基本功能和结构,侧重反映信息系统中事物的信息特征和信息流程,没有考虑与现实问题中的事物建立一种直观的对象关系。面向对象的方法把系统中刻画事物的数据和过程包装成对象,以对象为基础对系统进行分析与设计,符合人们认识描述事物的一般思路,是一种综合性的开发方法。

二、面向对象方法的基本思想

面向对象方法的基本原则是尽可能模拟人类习惯的思维方式,使开发软件的方法与过程尽可能接近人类认识世界和解决问题的方法与过程,也就是使描述问题的问题空间与实现解法的解空间在结构上尽可能一致。对问题的描述实际上就是我们对客观世界的认识,面向对象方法认为,客观世界是由各种各样的对象组成的,每种对象都有各自的内部状态和运动规律,不同对象之间的相互作用和联系就构成了各种不同的系统。当我们用面向对象的方法解决问题时,实际上就是从客观事物中抽象出各种对象,并通过一定的规则处理对象内部和对象之间的关系,最后解决整个问题。

通常,客观世界中的对象既具有静态的属性又具有动态的行为。然而,传统语言提供的解空间对象实质上却仅是描述实体属性的数据,必须在程序中从外部对它施加操作,才能模拟它的行为。软件系统本质上是信息处理系统,数据和处理原本是密切相关的,把数据和处理人为地分离成两个独立的部分,会增加软件开发的难度。与传统方法相反,面向对象方法是一种以数据或信息为主线,把数据和处理相结合的方法。面向对象方法把对象作为由数据及可以施加在这些数据上的操作所构成的统一体。对象与传统的数据有本质区别,它不是被动地等待外界对它施加操作;相反,它是进行处理的主体。必须发消息请求对象主动地执行它的某些操作,处理它的私有数据,而不能从外界直接对它的私有数据进行操作。比如:在开发医院信息系统时,把整个医院可以看成是一个大的对象类,把整个信息系统中共享的数据和操作抽象成该对象类的数据和操作。把医院下属的挂号处、收费处、药剂科等多个部门作为其子对象类,每个子对象类也有其数据和操作。这种分析和设计的方法可以与人们对医院的认识和理解完全对应起来。

总的来说,面向对象方法是一种新的思维方法,它通过模拟人类思维方式去分析处理客观世界的各种需求和问题,能够比较客观地描述各种对象的结构和行为,从而使设计的软件能够尽可能直接地描述现实世界,具有模块化、可重用、可维护性等特点。

三、面向对象方法的基本概念

(一) 对象和类

客观世界中的每个事物都有自身的静态特性和动态行为,不同事物间的相互联系和相互作用就构成了各种不同的系统。对象(object)就是客观存在的任何事物,它既可以是具体的物理实体的抽象,也可以是人为的概念,或者是任何有明确边界和意义的东西。例如,一个人、一本书、一部手机、一座图书馆、贷款和借款等,都可以作为一个对象。其中每个对象既具有静态的属性,又具有动态的行为,如手机的"颜色"、"长宽"及相关的配置数据都是其静态属性,而手机的"通电话"、"发短信"等则是其动态行为。

每个对象对应一个客观实体,一个对象类是对具有相似性质的一组对象的抽象。换言之,在面向对象方法中,"类"是对具有相同属性和相同操作的一组类似对象的定义。类是在对象之上的抽象,对象则是类的具体化,是类的实例。如图 3-3 所示,在我们要设计一个医院信息系统时,针对不同类型的医生(外科、内科、妇产科),都有姓名、科室、职称、工作领域等基本属性,同时也具有诊断、处理等带共性的操作,把这些共同的属性和操作进行抽象就可以得出"医生"这个类。在图 3-3 中,外科医生类、内科医生类、妇产科医生类具备医生类的基础属性和行为,但在各自类中又有其特殊性,体现了类的继承特点。在这个例子中,医生是一个类,一个有具体属性、行为的医生就是一个医生类对象。

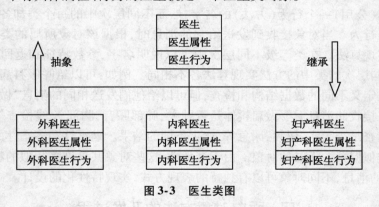

图 3-3　医生类图

以对象和类的概念为基础,面向对象方法有三大基本特征:继承性、封装性和多态性。

(二) 封装性、继承性和多态性

1. 封装性　面向对象的封装(object-oriented encapsulation)是将对象的属性和操作包装起来,使得对属性的访问或修改只能通过封装提供的操作来进行。对象就是一个很好的封装体,它实现了数据抽象,把数据和服务封装在一起。对象向外提供的界面包括了一组数据结构(属性)和一组操作(服务),从外部可以了解它的功能,但其内部实现细节是隐藏的,它不受外界干扰。封装的结果使对象以外的部分不能随意存取对象的内部属性,从而有效地避免了外部错误对它的影响,大大减小了查错和排错的难度。另一方面,当对象内部进行修改时,由于它只通过少量的外部接口对外提供服务,因此同样减小了内部的修改对外部的影响。封装机制将对象的使用者与设计者分开,使用者不必知道对象行为实现的细节,只需要用设计者提供的外部接口让对象去做。封装的结果实际上隐蔽了复杂性,并提供了代码重用性,从而降低了软件开发的难度。对象之间的通信通过消息来实现,完成一件事情的方法就是向有关对象发送消息,一条消息告诉一个对象做什么,它指出发送者、接收者、需要执行的服务及需要的参数。

2. 继承性　继承(inheritance)是一种联结类与类的层次模型。继承性是指特殊类(子类)的对象拥有其一般类(父类)的属性和行为。继承意味着"自动地拥有",即子类中不必重新定义已在父类中定义过的属性和行为,而它却自动地、隐含地拥有其父类的属性与行为。继承允许和鼓励类的重用,提供了一种明确表述共性的方法。一个子类既有自己新定义的属性和行为,又有继承下来的属性和行为。尽管继承下来的属性和行为是隐式的,但无论在概念上还是在实际效果上,都是这个类的属性和行为。当这个子类又被它更下层的子类继承时,它继承来的和自己定义的属性和行为又被下一层的子类继承下去。利用继承性,只要在原有父类的基础上增加、删除或修改少量数据和方法就可以得到子类。例如,进入医院的病人所患病的种类不同,为了建立电子病历,可以先抽取病人的公共属性,即无论患何种疾病,都要记录病人的姓名、性别、年龄、身份证号、入院诊断、入院科室、药物过敏等项目,通过继承可以建立下一层次不同病人的分类结构,从而减少类对象中数据和方法可能出现的大量重复,同时也便于类对象数据结构和服务的扩充。

3. 多态性　面向对象设计借鉴了客观世界的多态性,体现在不同的对象收到相同的消息时产生多种不同的行为方式。具体而言,多态性是指子类对象可以像父类对象那样使用,同样的消息既可以发送给父类对象也可以发送给子类对象。也就是说,在类等级的不同层次中可以共享(公用)一个行为(方法)的名字,然而不同层次中的每个类却各自按自己的需要来实现这个行为。当对象接收到发送给它的消息时,根据该对象所属的类动态选用在该类中定义的实现算法。在类等级不同层次中可以说明名字、参数特征和返回值类型都相同的方法,而不同层次的类中的方法实现算法各不相同。例如:可以给呼吸科病人对象和泌尿内科病人对象定义不同的数据结构和检查,但可以给他们发送相同的消息"做体征检查",呼吸科病人对象接收此消息后要做扁桃体是否肿大、肺部啰音、胸部 X 线检查等,泌尿内科病人对象则要检查是否腰痛、尿频、尿急等,产生不同的结果。继承性和多态性的结合,可以生成一系列虽类似但独一无二的对象。由于继承性,这些对象共享许多相似的特征;由于多态性,针对相同的消息,不同对象可以有独特的表现方式,实现特性化的设计。

四、面向对象方法的开发过程

面向对象的开发过程通常可以用喷泉模型来描述,喷泉模型是一种以用户需求为动力,以对象为驱动的模型。如图 3-4 所示,该模型认为软件开发过程自下而上包括分析、设计、实现、维护和演化等阶段,其中各阶段是相互重叠和多次反复的,就像水喷上去又可以落下来,类似一个喷泉。各个开发阶段没有特定的次序要求,并且可以交互进行,可以在某个开发阶段中随时补充其他任何开发阶段中的遗漏。"喷泉"体现了迭代和无间隙的特征。无间隙指在各项活动之间无明显边界,如分析、设计和编码之间没有明显的界限。在编码之前再进行需求分析和设计,期间添加有关功能,使系统得以演化。喷泉模型在系统某个部分常常被重复工作多次,相关对象在每次迭代中随之加入渐进的系统。由于对象概念的引入,需求分析、设计、实现等活动只用对象类和关系来表达,从而可以较为容易地实现活动的迭代和无间隙,并且使得开发过程自然地包括复用。

喷泉模型的主要优势在于该模型的分析、设计和编码阶段之间没有明显的界限,开发人员可以同步进行开发,符合面向对象的基本思想,可以提高软件项目开发效率,节省开发时间。但是由于喷泉模型在各个开发阶段是重叠的,因此在开发过程中需要大量的开发人员,因此不利于项目的管理。

不像瀑布模型那样需要在分析活动结束后才开始设计活动,设计活动结束后才开始编码活动。该模型的各个阶段不存在明显的边界,各阶段在表示方法上的一致性也保证了各项开发活动之间的无缝过渡。通常面向对象的开发过程主要包括如下内容。

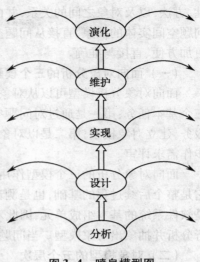

图 3-4　喷泉模型图

1. 系统调查和需求分析　对系统将要面临的具体管理问题以及用户对系统开发的需求进行调查研究,做好需求分析。分析人员必须深入了解用户的具体问题和相关需求陈述,确定用户需求,并建立用户需求陈述文档。

2. 面向对象分析(object-oriented analysis,OOA)　指抽取和整理用户需求并建立问题域的精确模型的过程。面向对象的分析一般从用户的需求陈述入手,通过分析发现和修正原始陈述中的多义性和不一致性,补充遗漏内容,使需求陈述更加准确、完整。然后,系统分析人员应充分理解用户需求,根据需求陈述,抽象目标系统的本质属性,并用模型准确地表示出来。当前,很多面向对象的开发平台都提供建模工具,建立的模型也容易被用户理解。

3. 面向对象的设计(object-oriented design,OOD)　对分析的结果作进一步的抽象、归类、整理,并最终以范式的形式将它们确定下来,一般称之为面向对象的设计。从 OOA 到 OOD 是一个逐渐扩充模型的过程,OOA 模型反映问题域和系统任务,OOD 模型则是进一步反映需求的一种实现,即在 OOA 模型中,根据所应用的开发环境功能的强弱程度,填入和扩展有关实现方面的软件设计信息。OOD 工作内容主要有:主体部件设计和数据管理部件设计。

4. 程序实现　用面向对象的程序设计语言将上一步整理的范式直接映射(即直接用程序设计语言来取代)为应用软件,一般称之为面向对象的程序设计(object-oriented programming,OOP)。OOP 任务是实现 OOD 预定各对象应完成的功能,分为可视化设计和代码设计两个阶段。可视化设计阶段主要是进行用户界面设计,将系统所有功能与界面中的控制或菜单命令联系起来;代码设计阶段的主要任务是为对象编写所需要响应的事件代码,为对象发挥必要的功能,建立不同对象间的正确连接关系。

5. 系统维护与演化　系统设计完成,交付使用后就进行了维护阶段,面向对象的软件维护与传统的方法的维护相比效率较高:一方面是由于最终程序与问题域一致,更容易理解维护中出现的问题,并可以迅速在各个阶段定位问题;另一方面,对象的封装性使相关的修改多在对象内部进行,从而避免了波动效应。系统的演化是一个整体概念,是指在不断的改进中使整个系统得以发展和进化。

五、面向对象的分析

面向对象的分析的主要目的是在现实的问题域中抽象地识别出对象及其行为、结构、属性、方法，以及对象之间的关系，并由此产生一个规格说明。在面向对象分析过程中，通过对问题空间实体的抽象，直接从问题空间映射到模型，分析模型可以使我们对问题空间的理解更加方便、直接与准确。

（一）面向对象分析的三个模型

面向对象分析模型可以从对象模型、动态模型和功能模型三个方面进行描述，主要完成三个基本任务：第一是通过对问题空间的分析，识别出问题所涉及的对象、对象间的关系和服务，建立对象模型；第二是以对象模型为基础，完成相应需求描述；第三是对需求描述进一步作需求评审。

面向对象分析的三个模型作用各不相同。功能模型是从用户的角度描述系统的功能，它是整个后续过程的基础，也是测试和验收的依据。由于面向对象系统中，类、接口及对象是软件系统的基本组成单元，因此对象模型是其核心模型，几乎解决任何一个问题都需要进行分析并抽象出对象模型。当问题涉及交互作用和时序时，动态模型就能发挥其作用了。

（二）对象模型的五个层次

一般来说，复杂问题的对象模型应由五个层次组成：主题层、类-对象层、结构层、属性层和服务层，如图3-5所示。这五个层次对应建立对象模型的五项主要活动：定义主题、标识对象、标识结构、定义属性、定义服务。对象是整个系统的基础，标识对象能产生一个稳定的框架模型。结构表示问题空间的复杂程度，标识结构的目的是便于管理问题空间模型。主题是对问题空间模型向上一层次进行抽象和提炼，能够使用户和系统分析员在更高层次上了解整体模型，一般系统主题不宜太多。比如，医院信息管理过程可抽象为挂号、门诊、处方、病房等若干主题。定义属性是进一步说明所有对象，包括描述对象的特征、对象之间的联系和约束等。定义服务是指每一对象或类所具备的行为或服务。

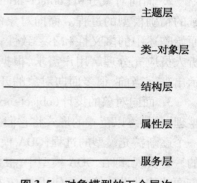

图3-5　对象模型的五个层次

虽然上述五项活动的抽象层次不同，但在实际分析过程中，总体上是按自顶向下的顺序进行，不必严格遵守这种原则，因为前面已经分析过，面向对象的开发过程是一个不断循环演化的过程。通常，先构造出模型的子集，然后再逐渐扩充，直到完全、充分地理解这个问题，才能最终建立相关模型。

六、面向对象的设计

面向对象的设计是确定问题的解决方案的过程。传统的功能分解的设计方法是面向任务的，即将问题域分解成一系列任务来完成，这些任务形成了过程式软件的基本结构。由于在需求分析阶段和系统设计阶段往往是用不同的方式来表示的，容易导致分析和设计阶段之间信息转移的困难。面向对象的开发过程是一种喷泉模型，通过相应的模型工具使得分析与设计阶段之间没有明显的界限，其分析和设计过程都与问题域的模型紧密相连。把问题域作为一系列相互作用的对象实体构造出模型，形成面向对象软件系统结构，在分析阶段形成的信息输出成为设计阶段的主要输入，两者的自然过渡保证了对象模型的一致性。

面向对象分析的各个层次，比如对象、结构、主题、属性和操作都是对"问题空间"进行模型化;而面向对象设计则是对"实现空间"进行模型化,其主要目的是对每个对象的类建立它们的数据结构及相应的操作算法。具体可以包括系统架构设计和对象类设计两大部分。

(一)系统架构设计

系统架构是系统的高层次结构形式,它决定了各子系统如何组织以及如何协调工作。当前信息系统面向对象的架构设计一般是采用分层的思路,即按系统功能职责进行划分,将同一类职责功能抽象为一层。根据信息系统特点,其架构设计一般分为三层:用户界面层、业务层和数据访问层。再把各层公共部分进行抽象,可以得到权限管理、异常处理等公共对象类。用户界面层主要实现与用户的交互,对输入的数据进行处理,并向业务处理对象发送处理请求。业务处理层是整个系统设计的重点,其主要职责包括四个方面:①实现各种业务处理逻辑或处理算法;②验证请求者权限;③向数据访问对象发送数据持久化操作的请求;④向用户界面层返回处理结果。数据访问层主要实现数据的持久化操作及相关的事务处理。另外,权限管理主要是验证请求者的请求权限,并提供其权限列表;异常处理主要对运行异常情况进行记录和相关处理。

(二)对象类设计

对象类设计是在架构设计的基础上,将分析模型扩充并转换成程序设计语言可以实现的对象类和对象的静态、动态关系。具体包括静态结构设计和动态结构设计。

1. **静态结构设计** 分析过程给出了问题域的对象模型,在设计过程中,问题空间可能会进一步细化,不同对象类以及同一对象类的不同层次之间的关系可能会更加明确与具体,相互之间的逻辑关系可能会有一些实际变化,因此在设计过程中需要对问题模型进行扩展和重构。扩展和重构的过程不能丢失初始信息,但可以加入冗余信息和补充信息,可以重新调整算法。在对象类设计时,为了提高复用度,尽量利用继承的优点,设计者可以调整内部类、类的内部属性和操作、定义抽象父类。在设计时,还应该尽可能地考虑复用已有的对象类,以及尽量使设计的结果可以被复用。另外,还要设计人机交互、对资源和数据库的访问、权限管理、异常处理等对象模型,这些模型和问题域模型一起构成了对象类设计静态结构。

2. **动态行为模型设计** 设计时需要根据获得的静态结构对动态行为分析模型进行相应的扩充。获得完整的动态行为模型后,设计者必须按照设计策略将动态行为模型转换为对象模型中的操作来实现。设计人员还必须在计算复杂度、代码清晰度及性能方面做出权衡,以便有效地实现操作,按照系统设计阶段所选择的优化目标使用有效的算法加以实现,必要时,还需加入内部操作。通过系统设计及对象设计就可以获得设计模型,这是进一步完成系统实现的基础。

(三)面向对象的统一建模语言 UML 简介

在面向对象的设计中,模型设计是其关键,面向对象的建模语言很多,目前使用最广泛的是统一建模语言(unified modeling language,UML)。它融合了 Booch、Rumbaugh 和 Jacobson 等各自独立的 OOA 和 OOD 方法中最优秀的特色部分组合成一个统一的方法,其应用范围在不断扩展。当前,UML 已成为人们为各种系统建模、描述系统体系结构、商业体系结构和过程时使用的统一工具。作为一种建模语言,UML 的定义包括 UML 语义和 UML 表示法两个部分。

1. **UML 语义** 描述基于 UML 精确元模型定义,元模型为 UML 的所有元素在语法和语义上提供了简单、一致和通用的定义性说明,使开发者能在语义上取得一致,消除了因人而异的表示方法所造成的影响。

2. UML 表示法　定义 UML 符号表示法,为开发者或开发工具使用这些图形符号和文本语法为系统建模提供了标准。这些图形符号和文字所表达的是应用级的模型,在语义上它是 UML 元模型实例。

面向对象的分析与设计模型在 UML 中主要通过五类图来描述:第一类是用例图,从用户角度描述系统功能,并指出各种功能的操作者;第二类是静态图,包括类图、对象图和包图;第三类是行为图,描述系统的动态模型和组成对象间的交互关系;第四类是交互图,描述对象间的交互关系;第五类是实现图,其中构件图描述代码部件的物理结构及各部件之间的依赖关系,配置图定义系统中软、硬件的物理体系结构。

七、面向对象实现和面向对象的语言

在前面得到的各种不同的面向对象模型的基础上,选择一个合适的支持面向对象技术的编程语言实现系统的功能。面向对象程序的质量基本上由面向对象设计的质量决定,但是,所采用的程序语言的特点和程序设计风格也将对程序质量、可重用性及可维护性产生深远影响。

(一)面向对象语言

面向对象的语言常常具有以下特征:对象生成功能、消息传递机制、类和继承机制。从面向对象分析到面向对象设计,再到面向对象程序设计语言,是一种与表示法十分一致的策略,如 C++、Delphi、Java 和 Smalltalk 等语言。面向对象语言对程序设计的主要影响并不在于它的语法特征,而在于它所提供的自然问题求解的机制和结构。面向对象编程将计算过程看成是分类过程加状态变换过程,即将系统逐步划分为相互联系的多个对象并建立这些对象的联系,以引发状态转换去实现系统计算任务。

面向对象语言主要有两大类型。一类是纯面向对象语言,如 Smalltalk、Java 语言;另一类是混合型面向对象语言,也就是在过程语言的基础上增加面向对象机制,如 C++、VB、Delphi 等语言。一般说来,纯面向对象语言着重支持面向对象方法研究和快速原型的实现,而混合型面向对象语言的目标则是提高运行速度和使传统程序员容易接受面向对象思想。面向对象编程语言强调严谨的程序设计风格,具有较强的可重用性、可扩充性、易维护性和健壮性。

(二)程序设计风格

良好的程序设计风格对保证程序质量具有很大的重要性。良好的程序设计风格对面向对象实现来说尤其重要,不仅能明显减少维护或扩充的开销,而且有助于在新项目中重用已有的程序代码。良好的面向对象程序设计风格,既包括传统的程序设计风格准则,也包括为适应面向对象方法所特有的概念(例如继承性)而必须遵循的一些新准则,如提高软件可重用性、提高方法的内聚、减小方法的规模、保持方法的一致性、尽量避免使用全局信息、利用继承机制等。

(三)设计模型转换为程序代码

目前,成熟的面向对象开发方法有许多,其中使用最广泛的是 Rational 公司的统一过程法,即 Rational Rose 软件。该方法在分析和设计阶段均使用 UML 建模语言,它能将建模好的图形转化为实际的程序代码,并且支持 Java、C++、Ada、PowerBuilder、Visual Basic 等语言。在分析和设计阶段使用的 UML 符号可以很方便地转化为相应语言的代码。生成代码的基本步骤如下。

1. 检查模型 通过选择 Check Model 工具来检测模型中存在的错误,它可以找出模型中大多数问题和不一致性。比如:如果两个实体中的类有关系,则两个实体之间也必须有关系,否则会出错。它还可以针对特定变成语言(比如 C++,JAVA 等)来进行语法检查。

2. 组件生成 组件的类型很多,包括源码文件、可执行文件、运行时库、Applet 或者 ActiveX。生成组件之后,可以给组件之间加上依赖性,这种依赖性体现在系统的编译依赖性上。

3. 将类映射到组件 每一个源代码组件表示一个或者几个类的源代码文件。对于 C++语言而言,每个组件映射到两个代码组件(头文件组件和程序体文件组件);在 Java 中,每个源代码组件表示一个 Java 文件。

4. 设置代码生成属性 类、属性、组件以及其他模型可以设置多个代码生成属性,这些属性用于控制代码的生成。

5. 选择类、组件或者包(package) 生成代码的时候,可以选择是生成一个类、一个组件还是一个包,代码也可以从 Rose 框图或者浏览器中删除;也可以一次生成多个类、组件或者包。

6. 生成代码 虽然任何模型都无法生成全部代码,但是 Rose 能自动生成其中的大部分,生成的组件以文件的形式存在。生成了这些文件以后,开发人员还需要利用文件对类的每个操作进行编码和设计图形用户界面。

八、面向对象方法的特点

面向对象方法以对象为基础,利用特定的软件工具直接完成从对象客体的描述到软件结构之间的转换。其中对象的定义符合人们对客观事物的认知,面向对象的分析与设计过程,也符合人们分析与解决问题的一般思维,面向对象方法的应用解决了传统结构化开发方法中客观世界描述工具与软件结构的不一致性问题,缩短了开发周期,解决了从分析和设计到软件模块结构之间多次转换映射的复杂过程。在面向对象的软件开发过程中,完全摒弃了以往传统的程序设计方法,引入了对象、消息、继承性等概念。对象之间的相互作用通过消息来实现。继承性使面向对象技术的软件系统中子对象可以完全继承其父对象的属性、操作和约束规则。如果定义了一个有某种功能的对象,就可以很快地扩展这个对象,创建另一个具有扩展功能的对象,使程序具有较好的可扩充性和灵活性。在面向对象的思想中,模块性是与生俱来的,具体表现为对象和命名空间相关联,你可以向命名空间中增加一个对象,却不会影响命名空间的其他成员,这样就有利于软件系统的维护。

虽然面向对象方法直接反映了人们对客观世界的认知模式,并且各种支持平台和相关语言也在不断发展,但它同前两种方法一样,也有自身的局限性。第一,面向对象方法的应用需要功能强大的软件支持环境,对环境的依赖性决定了其对客观世界的描述与软件实现之间是否一致和顺畅。第二类局限性是与结构化的方法相比而存在:结构化方法采用自顶向下逐步求解的分析与设计和自底向上的逐步实现的开发方式,因而能够控制复杂问题,对大型信息系统建模具有独特优势;而面向对象方法虽然通过类的继承机制实现一般到特殊的演绎,并通过对子类的抽象构造一般类的过程实现特殊到一般的归纳,但在整体系统的认知与划分上通过单独建立对象可能会造成系统结构不合理、各部分关系失调等问题。因此，面向对象方法需要根据具体的信息系统需求结合其他方法综合运用才能充分发挥其优势。

第五节　CASE 方法和软件包开发方法

一、CASE 方法的基本思想

计算机辅助开发方法（computer aided software engineering，CASE）是 20 世纪 80 年代末期从计算机辅助编程工具、第四代语言（4GLS）和绘图工具发展而来的一个大型综合计算机辅助软件工程开发环境。CASE 的基本思想就是提供一组能够自动覆盖软件开发生命周期各个阶段的集成的、减少劳动力的工具。随着技术的发展和人们认识的深化，CASE 已逐渐朝着可以进行各种需求分析、功能分析、结构图表生成（如数据流图、结构图、实体联系图等），进而成为支持整个系统开发全过程的一种大型综合系统。CASE 已被证明可以加快开发速度，提高应用软件生产率并保证应用软件的可靠品质。

CASE 工具作为一种计算机辅助软件开发平台，其本身并不形成新的开发方法，而是将前面的软件开发方法和开发过程通过工具进行自动（或者部分人工干预）的处理与转换。系统开发的主要过程就是从现实世界到可运行系统的生成过程，用 CASE 方法和工具进行系统开发可以使系统的开发更规范、更有效，也能使系统更容易维护。从现实世界到可运行系统之间的转换关键就是一个模型建立的过程，即通过模型作为现实世界与系统运行之间的桥梁。

在实际开发一个系统中，CASE 环境的应用必须依赖于一种具体的开发方法，例如结构化方法、原型法、面向对象方法等，而一套大型完备的 CASE 产品，能为用户提供支持上述各种方法的开发环境。在结构化的开发方法中，其开发过程主要分为数据生成和应用生成两大部分：数据生成是从信息建模到数据库设计，再根据 CASE 中的数据定义生成最终的数据库定义；应用生成是从功能建模到应用定义，再根据 CASE 中的应用定义生成应用程序的代码，生成的数据库和应用程序代码经优化和测试就可生成最终的系统。在面向对象的系统开发过程中，用户关心的是系统的功能，而开发工作是围绕目标系统中的对象模型来进行的。CASE 工具通过特定的建模语言和方法把对象模型和功能模型有机地结合起来，提供了一种贯穿整个系统生命周期的开发方式，使得系统开发的各个阶段的工作自然、一致地协调起来。总的来说，CASE 的辅助作用主要体现在它能帮助开发者方便、快捷地产生出系统开发过程中各类图表、程序和说明性文档。

二、CASE 分类

CASE 工具主要用于辅助计算机软件的开发、运行、维护和管理等活动，它应能支持软件开发过程的全部技术工作及管理工作。为了提供全面的软件开发支持，一个完整的 CASE 环境具有的功能有：图形功能、查询功能、中心信息库、高度集成化的工具包、对软件开发生命周期的全面覆盖、支持建立系统的原型、代码的自动生成等。一般来说，很多 CASE 软件并不具备上述所有功能，往往只是侧重其中的某些方面，但是这些工具一般都能与其上、下游的 CASE 工具具有良好的接口，能够保证软件整体开发与维护活动的实施。根据软件开发生命周期的过程,可以把这些工具分为三种类型。

(一)系统需求分析工具

此工具是在系统分析阶段用来严格定义需求规格的工具,能将逻辑模型清晰表达出来。该阶段的工具包括原型构造工具、数据流程图绘制与分析工具、数据字典生成工具、对象的建模工具等。

(二)系统设计工具

设计工具是用来进行系统设计的,能够根据系统的需求进行相关设计,并将设计结果描述成设计说明书,如事务系统规划工具、系统结构图设计工具、数据库设计工具、图形界面设计工具、对象类的设计工具等。

(三)软件生产与维护工具

该类工具主要用于最后的软件设计、编程、测试及维护工作。主要包括:程序设计工具、测试工具、维护工具等。

上述类型的工具软件有的是具备单独的功能,有的是把部分功能集成起来,不同类型需要有统一的接口,这样才能实现工具之间数据的可传递性,连接系统开发和维护过程中各个步骤。这些接口包括规范的定义、格式要求、及相关语言的支持等。

三、CASE 与信息系统开发方法的关系

CASE 是支持各种信息系统开发方法和技术的一种技术平台或工具,其中有的平台或工具只对信息系统开发过程的某一方面或某一环节提供支持,有的对系统开发提供比较全面的支持。CASE 与信息系统开发方法的关系可以分为以下方面:①提供描述信息系统状况及其开发过程的概念模式,协助开发人员认识系统工作的环境与要求、管理系统开发的过程;②提供存储和管理有关信息的机制与手段,信息系统开发过程中涉及众多信息,结构复杂,开发工具要提供方便、有效地处理这些信息的手段和相应的人机界面;③在信息系统开发过程中,会产生大量的文字材料、表格、图形等,CASE 工具可以帮助使用者编制、生成和修改各种文档;④帮助使用者编写信息系统的程序代码,开发者能在较短时间内根据相关的模型半自动地生成所需要的代码,并进行相关测试和修改;⑤对信息系统开发的整个生命周期的管理,即管理项目开发、运行、维护与版本更新等有关信息,使信息系统开发的各个阶段能够规范化,信息资源能够充分应用。

总的来说,CASE 工具通过以上方面提高了信息系统开发的效率,使信息系统的开发能够逐步走向标准化、规范化,从而进一步提高系统的适应性和可维护性。

四、CASE 体系

CASE 工具由许多部分组成,一般按软件开发的不同阶段将整个 CASE 体系分为上游 CASE、下游 CASE 及整体的项目管理 CASE 产品。

(一)上游 CASE

自动进行应用的计划、设计和分析,帮助用户定义需求,产生需求说明,并可完成与应用开发相关的所有计划工作,系统规划、系统分析、系统设计。上游 CASE 主要完成系统的分析与设计工作,所以又称分析与设计工作台,它们还可以作为通用的图表编辑系统使用,可处理大多数通用方法的图表类型。如图 3-6 所示,在分析与设计工作台所有的工具信息都

通过一个共享的信息仓库集成，并可以通过信息仓库的信息交换接口与其他工具进行信息共享与交换。

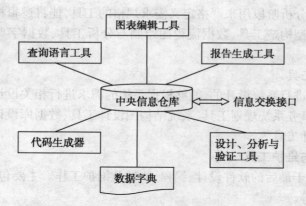

图3-6 分析与设计工作台的主要工具示意图

在图3-6中，图表编辑工具主要用于创建数据流图、系统结构图、实体关系图等各种图表；设计、分析与验证工具主要进行设计分析、数据库建模，报告错误和异常情况等。上述两种工具的相关信息都要保存到中央信息仓库。数据字典则是维护系统分析与设计时所用的实体信息。另外三种工具则是从中央信息仓库中查询或获取相关数据进行处理和转换：①查询语言工具允许设计者查询中央信息仓库，寻找与设计者相关的信息；②报告生成工具可以从中央信息仓库中取得信息，并自动生成系统文档；③代码生成器能够从中央信息仓库获取设计信息，自动生成代码或代码框架。

（二）下游 CASE

自动进行应用系统的编程、测试和维护工作，包括系统实施、系统运行、维护等各个阶段，主要包括程序设计工作台与测试工作台。程序设计工作台由一组支持程序开发过程的工具组成，主要包括：语言编译器、结构化编辑器、连接器、加载器、交叉引用、按格式打印、静态分析器、动态分析器、交互式调试器等。测试工作台应用于软件开发和维护阶段的测试工作，必须是开放式的系统，可以通过不断演进，以适应软件组织的需要。测试工作台可能包含的工具有：测试管理器、测试数据生成器、预测器、报告生成器、文件比较器、动态分析器和模拟器等。

（三）项目管理 CASE

软件项目管理 CASE 主要包括软件的配置管理、版本管理、开发过程管理等工具，贯穿于整个系统开发生命周期。

五、购置软件包的选择

软件包（software package）是指具有特定的功能，用来完成特定任务的一个程序或一组程序。可分为应用软件包和系统软件包两大类：①应用软件包与特定的应用领域有关，很多的商业软件都是针对某一行业开发的通用包，一般以通用包为基础可以根据单位的具体需求进行二次开发；②也有生产者根据用户的具体需求定制软件包，这种一般称为专用软件包。在用软件包建立一个新的信息系统之前，须对应用软件包进行全面评审。最重要的评审标准包括:软件包能提供的功能及其适应性、用户友好程度、硬件和软件资源、数据库要求、安装和维护、文档资料以及费用。

(一)软件包的功能及适应性

用户有了具体需求后才会购买软件包,所以软件包提供的功能是否符合用户的需求是首先需要考虑的。由于软件包一般不是针对具体的个体,具有通用性,所以其功能需求不能全部满足,但是它需要提供包括二次开发平台在内的足够的灵活性去适应个体的需求。在评审软件包的可修改性或是二次开发能力时还需要考虑以下方面:①修改或开发是否容易;②软件包对哪些功能根本不支持;③软件包是否具有可扩展性,能否支持未来的某些可能的需求;④开发商是否愿意为客户提供软件修改方面的支持。

(二)软硬件资源的需求及相关数据库或文件特征

不同的软件包需要不同的软硬件平台,包括操作系统、数据库平台、计算机及相应的内外存储的需求,以及网络资源的需求等都要进行严格的评审。针对所使用的数据库或文件要求还需要考虑:①软件包文件中的标准数据项与应用需求所描述的数据项是否一致;②数据库或文件的设计能否支持用户的处理或访问需求。

(三)安装、维护及用户友好性

软件包安装过程中需要考虑安装的方便性以及与现行系统的对接或转换是否顺畅。从系统维护的角度来看,还需评价以下指标:①开发商是否能提供对系统的修改或升级;②系统易于修改的程度怎样;③至少需要多少内部人员(应用程序员、业务需求分析员、数据库专家)进行系统维护与支持;④程序源代码是否条理清晰、结构化和易于维护;⑤是否为系统维护升级提供了完整的易于理解的文档资料。

系统的最终用户是系统能否顺利实施的根本所在,而最终用户一般都不是技术人员,所以在用户的使用上需要考虑:①用户从非技术角度使用软件包是否易于操作;②需要多长时间的培训才能使用户掌握软件包。

(四)开发商资质及相关费用

软件系统的使用周期一般很长,其中的维护或升级工作一直伴随着软件使用的全过程,因此购买软件包的行为不是一次性的,更多还是需要考虑后续的售后与支持,所以针对开发商资质需要重点考虑以下方面:①开发商在该应用领域是否富有经验;②开发商是否有良好的销售和财务历史记录;③开发商对系统安装和维护都能提供哪些支持手段;④开发商对用户的改进建议能否积极响应;⑤开发商是否具备与用户定期会面并就软件包使用经验进行信息交流的用户小组。

在评估购买软件包的费用时,需要综合考虑软件包的基本购买费用、后续的维护费用,以及单位为支持该软件包的使用所付出的培训、操作及相关硬件损耗等费用。

六、使用软件包开发系统过程

应用软件包进行系统开发与前面提到的开发方法的最终目的一样,都是采用合适的方式调查、了解、分析并最终实现用户需求,其整个开发过程包括四个方面:系统分析、系统设计、安装编程与测试和运行维护。

(一)系统分析

在系统分析阶段首要任务获取用户需求,其获取方式与其他方法基本类似。然后根据用户需求确定系统开发的解决方案,如果确定使用软件包进行开发,就要评估、选择合适的软件包提供商及对应的软件包。前面第五部分已对购置软件包的评估选择进行了具体分析,这里不再重复,需要强调的是对于医疗卫生领域的软件包还需要考虑其行业背景及成熟度,一般来说,具有医疗背景比较成熟的软件包具有更好的适应性。

（二）系统设计

用户需求与软件包对接是这一阶段的重要任务,因为软件包一般是通用的,不是为特定用户定制的,一些用户需求不一定能在软件包中直观地体现,所以需要对用户需求与软件包的吻合程度进行一个综合分析与分类。一般可分为三类:①第一类是用户需求可以直接通过软件包实现;②第二类是用户需求虽不能直接实现,但可以通过软件包提供的功能进行拼接或转换来实现,或者通过基于软件包的二次开发来实现;③第三类是软件包难于实现的用户需求,这类需求一般不应是特别重要的需求,如果是重要的需求,在系统分析阶段就会提出相应的问题。前两类需求都是与软件包相吻合的,第三类需求需要进行修改或取消。在用户需求与软件包对接过程中,还需要培训软件包应用的技术人才,他们既是这一阶段进行需求分类与对接的主要力量,也是后续软件设计与维护的重要基础。

根据用户需求所确定的功能进行系统的相关物理设计,即一个具体实施方案,包括软件系统模块的层次结构、数据库结构、模块的控制流程等;然后根据具体的设计对软件包提供的功能接口进行重新组织、规划和设计以满足实际需求。

（三）系统安装、编程与测试

这一阶段主要有四个方面的工作:①安装软件包,并根据前一阶段的设计结果进行软件包的修改,如果有必要,还需要进行二次开发与编程;②进行界面和相关的程序设计,完成整个系统的程序设计工作并生成相关文档;③进行整体系统测试,并进一步修改完善系统;④进行终端用户培训。

（四）运行与维护阶段

系统提交运行后就进入维护阶段,这一阶段的主要工作是发现并纠正系统中出现的问题。另外,如果软件包更新升级也需要及时对现有系统进行升级维护。

七、CASE 的发展趋势

工具的集成与提高工具的互操作性代表了当前 CASE 发展的主要趋势,其中 CASE 工具的集成主要体现为集成化的 CASE 环境;CASE 工具的互操作性则体现了一种开放性,即不同类型和层次 CASE 工具能够交换数据,方便了不同类型的用户。

（一）CASE 集成环境

工具集成是指工具协作的程度。集成 CASE 环境的最终目的是支持与软件有关的所有过程和方法。一个环境由许多工具和工具的集成机制组成。Sharon 和 Bell 提出的 CASE 集成框架的层次结构模型能较好地说明 CASE 集成环境。该模型把组成 CASE 环境的构件分成四个层次,如图 3-7 所示。该模型从上到下分别是:用户界面层、工具管理服务层、对象管理层和共享中心库层。

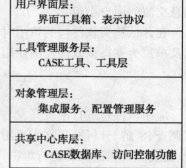

图 3-7　CASE 集成环境的四个层次

1. 用户界面层 是人机交互的主要媒介,目的是通过减轻用户的认知负担而提高用户使用环境的效率和效果。因此,用户界面的设计在界面布局、显示风格、键盘鼠标的使用方面都应有体现。用户界面层通过标准的界面工具箱和公共的表示协议来实现用户对界面的各种功能和要求。界面工具箱主要提供必要的界面元素和工具,能使集成环境的用户界面显示风格一致。表示协议提供一组界面约定,包括一致的屏幕布局,易于理解和操作的菜单、图符、对象以及键盘和鼠标的使用等。

2. 工具管理服务层 主要包括 CASE 工具及相关的工具管理服务。工具管理服务负责管理工具的执行中的多任务操作,包括同步和通信、协调从中心库和对象管理系统到工具的信息流,以及收集关于工具使用的度量等。

3. 对象管理层 完成集成服务和配置管理功能。该层次提供了 CASE 工具集成的机制,每个软件工具被"插入"到对象管理层,并通过一组工具和中心库相连,协调从中心库和对象管理系统到工具的信息流。配置管理服务用于标识配置对象,完成版本控制,并提供对变化控制、审计以及状态说明和报告的支持。

4. 共享中心库层 是最底层,它使得对象管理层能够与 CASE 数据库交互并完成对 CASE 数据库的访问控制。

(二)CASE 工具的互操作性

在当前软件开发平台的不断更新以及人们对软件开发的速度和效率要求不断提高的情况下,CASE 工具成为了软件开发的必备平台,因此使得很多的厂商生产并提供相应的 CASE 工具,形成了 CASE 工具的多样性;同时,CASE 工具要求覆盖到软件开发生命周期各个阶段,具有很强的层次性。在软件开发的过程中,各种类型不同层次的 CASE 工具经常需要进行数据交流与共享,因此,CASE 工具的相应标准与协议的开放性与互操作性是 CASE 工具进一步发展的重要基础,也是大的发展趋势。

■■■ 思 考 题 ■■■■

1. 简述卫生信息系统的开发方式,并说明各种开发方式的适用环境。

2. 以开发小型社区居民健康档案系统为例说明结构化方法各阶段的主要工作和目标。

3. 简要分析"瀑布模型"与"喷泉模型"的特点,并比较各自在系统分析阶段的主要任务和目标。

4. 设计一个小型社区居民健康档案系统,健康档案的内容主要包括:个人基本信息、健康体检记录、重点人群健康管理及其他卫生服务记录,要求能实现输入、输出、查询、修改、删除、统计等基本功能。分别应用结构化的开发方法、面向对象开发方法和 CASE 方法进行系统的规划、分析与设计(不要求实施)。

第四章

卫生信息系统规划

第一节　信息系统阶段论模型

一、诺兰模型

（一）诺兰阶段模型的含义

美国管理信息系统专家诺兰（Richard L. Nolan）通过对 200 多个公司、部门发展信息系统的实践和经验的总结，提出了著名的信息系统进化的阶段模型，即诺兰模型。

诺兰认为，任何组织由手工信息系统向以计算机为基础的信息系统发展时，都存在着一条客观的发展道路和规律。数据处理的发展涉及技术的进步、应用的拓展、计划和控制策略的变化以及用户的状况四个方面。1979 年，诺兰将计算机信息系统的发展道路划分为六个阶段。他强调，任何组织在实现以计算机为基础的信息系统时都必须从一个阶段发展到下一个阶段，不能实现跳跃式发展。

诺兰模型的六个阶段分别是：初始阶段、蔓延阶段、控制阶段、集成阶段、数据管理阶段和成熟阶段。

六阶段模型反映了企业计算机应用发展的规律性，前三个阶段具有计算机时代的特征，后三个阶段具有信息时代的特征，其转折点处是进行信息资源规划的时机。"诺兰模型"的预见性，被其后国际上许多企业的计算机应用发展情况所证实。图 4-1 的横坐标表示信息系统的各个阶段，纵坐标表示增长要素。

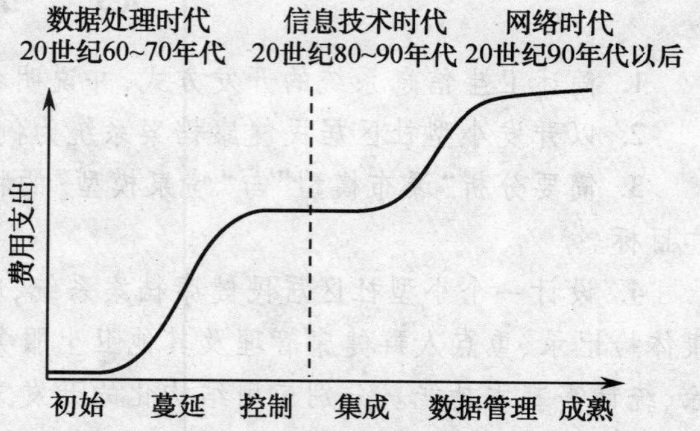

该模型总结了发达国家信息系统发展的经验和规律。一般情况下，模型中的各个阶段是不能跳跃的，它可用于指导 MIS 的建设。

图 4-1　诺兰六阶段模型

（二）诺兰阶段模型的主要内容

1. 初始阶段　计算机刚进入企业，只作为办公设备使用，应用非常少，通常用来完成一些报表统计工作,甚至大多数时候是被当作打字机使用。在这一阶段,企业对计算机基本不了解,更不清楚 IT 技术可以为企业带来哪些好处,解决哪些问题。IT 的需求只被作为简单的办公设施改善的需求来对待,采购量少,只有少数人使用,在企业内没有普及。

初始阶段的特点:①组织中只有个别人具有使用计算机的能力;②该阶段一般发生在一个组织的财务部门。

2. 蔓延阶段 企业对计算机有了一定了解,想利用计算机解决工作中的问题,比如进行更多的数据处理,给管理工作和业务带来便利。于是,应用需求开始增加,企业对 IT 应用开始产生兴趣,并对开发软件热情高涨,投入开始大幅度增加。但此时很容易出现盲目购机、盲目定制开发软件的现象,缺少计划和规划,因而应用水平不高,IT 的整体效用无法突显。

蔓延阶段的特点:①数据处理能力得到迅速发展;②出现许多新问题(如数据冗余、数据不一致性、难以共享等);③计算机使用效率低等。

3. 控制阶段 在前一阶段盲目购机、盲目定制开发软件之后,企业管理者意识到计算机的使用超出控制,IT 投资增长快,但效益不理想。于是开始从整体上控制计算机信息系统的发展,在客观上要求组织协调,解决数据共享问题。此时,企业 IT 建设更加务实,对 IT 的利用有了更明确的认识和目标。

在这一阶段,一些职能部门内部实现了网络化,如财务系统、人事系统、库存系统等,但各软件系统之间还存在"部门壁垒"和"信息孤岛"。信息系统呈现单点、分散的特点,系统和资源利用率不高。

控制阶段的特点:①成立了一个领导小组;②采用了数据库(DB)技术;③这一阶段是计算机管理变为数据管理的关键。

4. 集成阶段 在控制的基础上,企业开始重新进行规划设计,建立基础数据库,并建成统一的信息管理系统。企业的 IT 建设开始由分散和单点发展到成体系。

此时,企业 IT 主管开始把企业内部不同的 IT 机构和系统统一到一个系统中进行管理,使人、财、物等资源信息能够在企业集成共享,更有效地利用现有的 IT 系统和资源。不过,这样的集成所花费的成本会更高、时间更长,而且系统更不稳定。

集成阶段的特点:①建立集中式的 DB 及相应的 IS;②增加大量硬件,预算费用迅速增长。

5. 数据管理阶段 企业高层意识到信息战略的重要性,信息成为企业的重要资源,企业的信息化建设也真正进入到数据处理阶段。

这一阶段中,企业开始选定统一的数据库平台、数据管理体系和信息管理平台,统一数据的管理和使用,各部门、各系统基本实现资源整合、信息共享。IT 系统的规划及资源利用更加高效。

6. 成熟阶段 到了这一阶段,信息系统已经可以满足企业各个层次的需求,从简单的事务处理到支持高效管理的决策。企业真正把 IT 同管理过程结合起来,将组织内部、外部的资源充分整合和利用,从而提升了企业的竞争力和发展潜力。

（三）诺兰阶段模型的作用

诺兰阶段模型总结了管理信息系统发展的经验和规律,其基本思想对于管理信息系统建设具有指导意义。

一般认为模型中的各阶段都是不能跳跃的。无论在确定开发管理信息系统的策略，还是在制定管理信息系统规划的时候，都应首先明确组织当前处于哪一生长阶段，进而根据该阶段特征来指导管理信息系统建设。

二、西诺特模型

1988 年西诺特（WR Synnott）参照诺兰模型提出一种新的信息系统发展模型，主要考虑信息随时代变迁的变量。他用四个阶段的推移来描述计算机所处理的信息，从计算机处理原始数据的数据阶段开始，逐步过渡到用计算机加工数据并储存到数据库的信息阶段，接着经过诺兰所说的技术性断点到达把信息作为经营资源的信息资源阶段，最后到达将信息作为带来组织竞争优势的武器，或称为信息武器阶段。

三、米 切 模 型

诺兰模型和西诺特模型均把系统整合（集成）和数据管理分割为前后两个阶段，似乎可以先实现信息系统的整合再进行数据管理，但后来的大量实践表明这是行不通的。20 世纪 90 年代初，美国的信息专家米切（Mische）对此进行了修正，揭示了信息系统整合与数据管理密不可分，系统整合期的重要特征就是做好数据组织，或者说信息系统整合的实质就是数据整合或集成。

由于此前的研究仅仅集中于数据处理组织机构的管理和行为的层面，而没有更多地研究各种信息技术的整合集成，忽视了将信息技术作为组织的发展要素而与经营管理相融合的策略。

米切模型可概括为四个阶段、五个特征。四个阶段为：①起步阶段（20 世纪 60 ~ 70 年代）；②增长阶段（20 世纪 80 年代）；③成熟阶段（20 世纪 80 ~ 90 年代）；④更新阶段（20 世纪 90 年代中期至 21 世纪初期）。

决定以上阶段的五个特征分别是：①技术状况；②代表性应用和集成程度；③数据库和存取能力；④信息技术融入组织文化；⑤全员素质、态度和信息技术视野。

每个阶段还有很多具体的属性，总共有 100 多个不同属性。这些特征和属性可用来帮助一个单位确定自己在综合信息技术应用的连续发展中所处的位置，帮助组织把握自身的发展水平并找到改进的方向，从而做到在不同阶段采取不同的措施。

第二节　卫生信息系统规划的内容

一、信息系统规划的内涵

（一）系统规划的目标和任务

1. 制定 MIS 发展战略规划　信息系统服务于企业管理，因此其发展必须要与整个企业的战略目标协调一致。制定信息系统的发展战略，首先需要调查分析企业的目标与发展战略，评价其现行系统的系统功能、运行环境和应用状况，以此为基础来确定信息系统的使命，制定信息系统的目标及相关的策略。

2. 根据组织的信息要求，确定信息系统总体结构设计方案　在调查分析企业信息需求的基础上,提出信息系统的总体结构设计方案,并根据发展目标和总结结构设计方案,确定系统和应用开发的次序和时间安排。

3. 制订系统建设的资源分配计划　提出实现信息系统开发计划所需要的硬件、软件、资金和技术人员等资源,以及整个系统建设的概算,并进行可行性分析。

（二）系统规划工作的关键问题

1. 使信息系统规划与该组织的总战略目标协调一致。

2. 设计组织信息系统的总框架是关键。

3. 人、管理和技术应协调发展。

（三）系统规划的作用

1. 通过规划过程找出业务过程中的问题。

2. 通过规划找出组织变化的方向。

3. 指明组织中建立信息系统的方向和目标。

4. 合理分配和利用各种资源(人、物、资金、时间)。

5. 指导信息系统开发(开发阶段、开发组织、开发原则)。

（四）系统规划的特点

信息系统规划阶段是概念系统形成的时期,系统规划具有如下特点。

1. 系统规划是面向全局、面向长远的关键问题,具有很强的不确定性,结构化程度低。

2. 系统规划是高层次的系统分析,因此高层管理人员是工作的主体。

3. 系统规划不易过于注重细节,规划的目的是为整个信息系统确定发展战略,总体结构及资源计划,而不是解决信息系统开发过程中的具体细节问题。它要给后续的工作以指导,而不是代替后续的工作。在规划阶段,系统结构着眼于子系统的划分,对数据的描述在于划分相应的"数据类",更进一步的划分是后续工作的任务。

4. 系统规划常常是企业规划的一部分,并随着环境的发展变化而变化。

系统规划是一个管理决策的过程,它需要应用现代信息技术有效地支持管理决策的总体方案;它又是管理与技术结合的过程,系统规划人员对管理和技术发展的见识、务实态度及开创精神是系统规划成功的关键因素。

（五）系统规划的原则

通常系统规划应遵循以下原则。

1. 支持企业发展的总体目标　企业的战略目标是信息系统规划的出发点,系统规划从企业的目标出发,分析企业管理的信息需求,逐步导出信息系统的战略目标及总体结构。

2. 整体上着眼于高层管理,并兼顾各个管理层的要求。

3. 使系统结构具有良好的整体性　信息系统规划和实现的过程是一个"自顶向下规划,自底向上实现"的过程。采用自顶向下的规划方法能够保证系统结构的完整性及信息的一致性。

4. 摆脱信息系统对组织结构的依从性　通常要着眼于企业过程,企业最基本的活动和决策可以独立于任何管理层及管理层职责。如"库存管理"可以定义为"原材料、零件和组件的收发控制与库存量的估计过程"。这个过程既可由一个部门单独完成,也可以由多个部门联合完成。往往组织机构的变动不会影响库存管理过程的变动。对企业过程的了解常常从现行组织结构入手,但只有摆脱了对它的依从性,才能真正提高信息系统的应变能力和适应能力。

5. 要便于实施　系统规划应该给后续的工作提供指导,要便于实施,方案选择应该追求实效,宜选择最经济、简单和易于实现的方案。

二、信息系统规划的内容

（一）目前环境和公司战略

1. 目前形势和内外部环境。

2. 目前业务组织机构。

3. 改变方向。

4. 公司的战略目标。

（二）对现有状况的分析和问题确定

1. 系统主要业务的功能。

2. 目前主要技术条件,包括硬件、软件、数据库、通信等。

3. 业务中存在的困难和问题。

4. 需求。

5. 预期未来的需要。

（三）新的发展需求

1. 新系统计划　包括计划描述(IS 战略/IT 应用)和业务基础。

2. 需要新增技术能力　包括硬件、软件、数据库和通信。

（四）新系统的规划

1. 计划制订(总体目标、IS 战略、过程/数据需求)。

2. 人员安排、开发的组织机构。

3. 里程碑和进度表。

4. 组织变化(岗位职责重新定义、部门划分、新的制度规则)。

5. 管理控制。

6. 主动培训。

三、信息系统规划的步骤

管理信息系统的战略规划一般应包括以下步骤。

1. 确定规划的性质　基本规划问题的确定,应包括规划的年限、规划的方法,确定集中式还是分散式的规划,以及是进取还是保守的规划。

2. 收集相关信息　包括从本企业内部各种信息系统委员会、各管理层、与供应商相似的企业、各种文件以及从书籍和杂志中收集信息。

3. 进行战略分析和定义计划约束　包括目标、系统开发方法、计划活动、现存硬件和它的质量、信息部门人员、运行和控制、资金、安全措施、人员经验、手续和标准、中期和长期优先序、外部和内部关系、现存的设备、现存软件及其质量,以及企业的思想和道德状况。

4. 明确战略目标　根据步骤 3 的结果确定 MIS 的开发目标,明确 MIS 应具有的功能、服务范围和质量等。这实际上应由总经理和计算机委员会来设置,应包括服务的质量和范围、政策、组织以及人员等。它不仅包括信息系统的目标,而且应有整个企业的目标。

5. 提出未来的略图　给出 MIS 的初步框架,包括各子系统的划分等。

6. 识别上述活动的性质　需要识别上面列出的各种活动是一次性的工程项目性质的活动,还是一种重复性的经常进行的活动。由于资源有限,不可能所有项目同时进行,应该选择一些利益最大的项目先进行,要正确选择工程类项目和日常重复类项目的比例,正确选择风险大的项目和风险小的项目的比例。

7. 选择开发方案　选定优先开发的项目,确定总体开发顺序、开发策略和开发方法。

8. 编制项目实施进度计划　根据步骤 7 的结果来编制项目的实施进度计划,估计项目成本和人员需求,并列出开发进度表。

9. 把战略长期规划书写成文　在此过程中还要不断与用户、信息系统工作人员以及信息系统委员会的领导交换意见。

10. 通过战略规划　经单位(企业、部门)领导批准后生效。

需要注意的是,不同领域和不同规模的信息系统,制定其规划需要做的工作会有所不同。

第三节　卫生信息系统规划的主要方法

一、关键成功因素法

(一) 概述

关键成功因素分析法(critical success factors,CSF)是信息系统开发规划方法之一,由哈佛大学教授 William Zani 在 1970 年提出。关键成功因素法是以关键因素为依据来确定系统信息需求的一种 MIS 总体规划的方法。在现行系统中,总存在着多个变量影响着系统目标的实现,其中若干个因素是关键的和主要的(即成功变量)。通过对关键成功因素的识别,找出实现目标所需的关键信息集合,从而确定系统开发的优先次序。

关键成功因素指的是对企业成功起关键作用的因素。关键成功因素法就是通过分析找出使得企业成功的关键因素,然后再围绕这些关键因素来确定系统的需求,并进行规划的方。CSF 案例如图 4-2 所示。

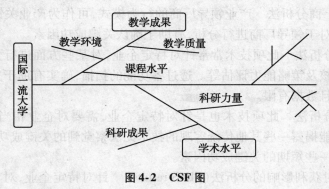

图 4-2　CSF 图

(二) 关键成功因素的四个主要来源

关键成功因素的重要性位于企业其他所有目标、策略和目的之上,寻求管理决策阶层所需的信息层级,并指出管理者应特别注意的范围。若能掌握少数几项重要因素(一般关键成功因素有5~9个),便能确保相当的竞争力,它是一组能力的组合。如果企业想要持续成长,就必须对这些少数的关键领域加以管理,否则将无法达到预期的目标。需要注意的是,同一个产业中的个别企业有时会存在不同的关键成功因素。关键成功因素有四个主要的来源。

1. 个别产业的结构 不同产业因产业本身特质及结构不同而有不同的关键成功因素。此因素是决定于产业本身的经营特性,该产业内的每一公司都必须注意这些因素。

2. 竞争策略、产业中的地位及地理位置 企业的产业地位是由过去的历史与现在的竞争策略所决定,在产业中每一公司的竞争地位不同,从而关键成功因素也会有所不同。对于由一或两家大公司主导的产业而言,领导厂商的行动常为产业内小公司带来重大的问题,所以对小公司而言,大公司竞争者的策略可能就是其生存和竞争的关键成功因素。

3. 环境因素 企业外在因素(总体环境)的变动都会影响每个企业的关键成功因素。如在市场需求波动大时,存货控制可能就会被高阶主管视为关键成功因素之一。

4. 暂时因素 大部分由组织内特殊的理由而来,这些是在某一特定时期对组织的成功产生重大影响的活动领域。

(三)关键成功因素的八种确认方法

1. 环境分析法(environmental analysis) 包括将要影响或正在影响产业或企业绩效的政治、经济、社会等外在环境的力量。换句话说,即重视外在环境的未来变化。

2. 产业结构分析法 应用 Porter 所提出的产业结构五力分析架构作为此项分析的基础。此架构由五个要素构成,每一个要素及要素间关系的评估可提供给分析者客观的数据,以确认及检验产业的关键成功因素。产业结构分析的另一个优点是此架构提供了一个很完整的分类,并且以图形的方式给出产业结构要素及其间的主要关系。

3. 产业/企业专家法 向产业专家、企业专家或具有知识与经验的专家请教,除可获得专家累积的智慧外,还可获得客观数据中无法获得的信息。

4. 竞争分析法(competitive analysis) 分析公司在产业中应该如何竞争,以了解公司面临的竞争环境和态势。研究焦点的集中可以提供更详细的资料,且深度的分析能够有更好的验证性。

5. 产业领导厂商分析法 产业领导厂商的行为模式,可作为产业关键成功因素重要的信息来源。因此,对于领导厂商进行分析,有助于确认关键成功因素。

6. 企业本体分析法 此项技术常常针对特定企业,对某些方面进行分析,如优劣势评、资源组合、优势稽核及策略能力评估等。透过各功能的扫描,确实有助于关键成功因素的发展,但耗费时间而且数据有限。

7. 突发因素分析法 此项技术也是针对特定企业,需要对企业相当熟悉的专家协助。虽然较主观,却常能揭露一些其他传统客观的技术无法察觉的关键成功因素,且不易受限制,甚至可以获得一些短期的关键成功因素。

8. 市场策略对获利影响的分析法(PIMS results) 针对特定企业,对 PIMS(profit impact of market strategy)研究报告的结果进行分析。此技术的主要优点是其具有实验性基础,而缺点在于"一般性的本质",即无法指出这些数据是否可直接应用于某一公司或某一产业,也无法得知这些因素的相对重要性。

（四）关键成功因素法的步骤

关键成功因素法主要包含以下几个步骤（一个完整的 CSF 分析方法主要有五个步骤）：①公司定位；②识别 CSF；③收集 CSF 情报；④比较评估 CSF；⑤制订行动计划。

1. 确定企业或 MIS 的战略目标。

2. 识别所有的成功因素　主要是分析影响战略目标的各种因素和影响这些因素的子因素。

3. 确定关键成功因素　不同行业的关键成功因素各不相同。即使是同一个行业的组织，由于各自所处的外部环境的差异和内部条件的不同，其关键成功因素也不尽相同。

4. 明确各关键成功因素的性能指标和评估标准。

关键成功因素法的优点是能够使所开发的系统具有很强的针对性，能够较快地取得收益。应用关键成功因素法需要注意的是，当关键成功因素解决后，又会出现新的关键成功因素，就必须再重新开发系统。

行业关键成功因素是在竞争中取胜的关键环节。可以通过判别矩阵的方法定性识别行业关键成功因素。其具体操作过程是采取集中讨论的形式对矩阵中每一个因素打分，一般采用两两比较的方法，如果 A 因素比 B 因素重要就打 2 分，同样重要就打 1 分，不重要就打 0 分。在对矩阵所有格子打分后，横向加总，以此进行科学的权重分配（如 A 因素的权重为：$(1 + 1 + 2)/16 = 0.25$，其中 16 为 A、B、C、D 因素得分总和）。一般权重最高的因素就成为行业关键成功因素。表 4-1 为运用判别矩阵方法设计的行业关键成功因素分析表。

表 4-1　判别矩阵方法的 CSF 分析表

得分矩阵	权重
A 因素得分矩阵 = (1,1,2,0)	权重 = 0.25
B 因素得分矩阵 = (1,1,2,0)	权重 = 0.25
C 因素得分矩阵 = (0,0,1,0)	权重 = 0.0625
D 因素得分矩阵 = (2,2,2,1)	权重 = 0.4375（因素 D 为关键成功因素）

（五）关键成功因素法在决策者信息需求识别中的应用步骤

关键成功因素法的基本步骤，可以通过图 4-3 清晰地表现出来，即分为目标识别、关键成功因素的识别、具体指标的确定、信息需求的确定、信息需求指标的监测五个阶段。实际运用过程中，通常需要根据基本步骤进行适当调整。

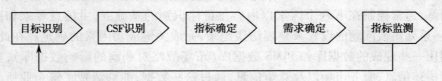

图 4-3　关键成功因素法步骤

1. 目标识别　目标识别是关键成功因素法运用的基础和核心，决定着整体工作的方向。关键成功因素法的本质就是围绕企业或组织目标的关键成功因素展开分析，在这个过程中，"目标"有多个层次，既可以是企业的整体发展战略目标，也可以是某一管理层或者职能领域的具体目标。

（1）战略目标核心结构的构建：决策者的信息需求要与企业战略保持高度的一致性，明确企业的战略目标，能够从宏观上指导信息需求识别工作的开展。

战略目标的核心结构是明确具体企业的战略目标的前提。不同企业战略目标重点不同，其战略目标核心结构自然不同。通常情况下，战略目标可以从以下四个方面展开：市场目标、创新目标、盈利目标和社会目标。其中每个方面又可以进行进一步细化。在此核心结构的基础上，结合企业自身特点，构造适合本企业的战略目标核心结构。

（2）战略目标的细化：企业战略目标的核心结构图是企业信息工作开展的宏观指导。具体工作过程中必须对其进行细化，以确保可操作性。这一工作要由信息专家和决策者，以及相应的管理者，通过访谈或者头脑风暴的形式，结合价值链分析进行探讨，在保证指导方向一致性的情况下细化目标。其主活动为：内部后勤、生产作业、外部后勤、市场和销售以及服务；辅助活动为：采购、技术开发、人力资源管理和企业基础设施。通过对价值链中各个环节活动的具体分析，将目标不断细化。例如，在一个增长型行业中，企业 A 根据当前发展要求，欲通过扩大生产尽快提高市场占有率。该企业的战略目标可以集中于盈利目标和市场目标，通过分析企业自身价值与市场占有率这一直接目标相关的不同层次目标，进而明确该企业信息工作的重点和方向，具有可操作性。完整的价值链通常包括两部分，如图 4-4 所示。

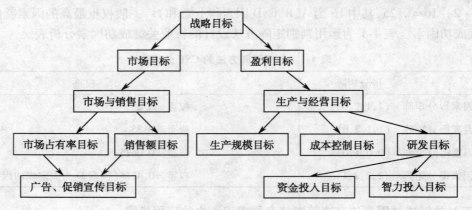

图 4-4　战略目标细化层次图

2. 关键成功因素的识别　关键成功因素的识别主要是分析影响具体目标的各种核心因素以及影响这些因素的子因素，从中选择决定企业成败的重要因素。关键成功因素的选择力求精练，通常控制在五六个因素以内。在目标识别的基础上，由信息专家和决策者参与，通过一系列访谈问题的设置来整理访谈纪录，完成关键成功因素的确定。在此过程中，同时可利用一些现成的数据库如 PIMS 数据库（市场战略对利润的影响数据库），其储存了大量经营描述信息、服务市场以及竞争信息，通过这些数据，能够清楚了解企业所处行业环境及影响该行业发展的关键成功因素。

3. 具体指标的确定　具体指标是对关键成功因素的明确和细化，是关键成功因素的具体评价体系。具体指标的确定过程是构造形象系统的评价体系，也是为以后的工作提供框架的过程。一个关键成功因素的具体评价指标很多，实际应用过程中，根据每个指标的重要程度选择最重要的几个指标，通常控制在三个以内。例如，公司士气的具体指标是人员流动、旷工情况、非正式的反馈。公司士气虽然可以表现在很多方面,但是这三个指标是其中最重要和最直接的表现方面。又如医院战略目标细化中,"事故次数"、"治愈率"分别是衡量"消灭医疗事故"、"提高医疗效果"的指标(图4-5)。

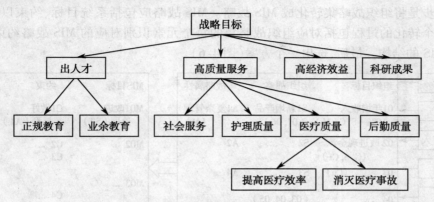

图 4-5　医院战略目标细化图

4. 信息需求的确定　信息管理者在所确定的具体指标基础上,确定针对每一具体指标的信息来源、信息内容、信息提供方式和提供周期,并确定各信息源的属性(如使用状态、获取地点、更新时间、获取存取及维护成本)及其信息产品提供形式(如文件、图片、声音等)和描述信息状态(如有效期、需求程度及其使用目的)。帮助信息管理者界定信息搜集的范围,并搜集相应的信息。在信息搜集的过程中需要企业各个部门的全力配合,确保信息的完整性和有效性。这个过程同时也涉及信源和信道的选择,以最大程度减小信息失真的程度,并考虑决策者的信息偏好,使信息服务内容体现个性化。

5. 信息需求指标的监测　决策信息需求动态性强的特点决定了决策信息需求的满足必须不断进行调整。需通过建立预警系统,实现对信息需求指标的监测来时时监测信息需求的变化。构建预警系统的难点之一就是预警指标的设置。关键成功因素的具体指标可作为预警指标的直接参考对象和直接监测对象。企业可以根据自身监测能力分别建立指标预警子系统和因素预警子系统。前者针对可以量化的因素,如市场份额、市盈率等,后者则是针对无法量化只能定性分析的因素。其中以量化的因素为主,为各具体指标或者关键成功因素设置不同级别警报的阈值范围。不同行业、不同企业的关键成功因素存在差别,因此具体预警指标以及阈值的设置并无一定之规。而任何一个好的预警系统都不是一蹴而就的,需经过不断调整和逐步完善。

决策者信息需求的准确识别是信息工作者为决策者提供优质服务的前提,是决策者准确制定战略决策的基础,是企业经营过程中的关键之一。由于各个方面的局限,决策者信息需求的识别和满足需要不断探讨与完善。

二、战略目标集转化法

战略目标集转化法(strategy set transformation,SST)由 William King 于 1978 年提出。他把整个战略目标看成"信息集合",由使命、目标、战略和其他战略变量组成,MIS 的战略规划过程是把组织的战略目标转变为 MIS 战略目标的过程。

第一步是识别组织的战略集。先考查一下该组织是否有成文的战略式长期计划,如果没有,就要去构造这种战略集合。可以采用以下步骤:①描绘出组织各类人员结构,如经理、雇员、供应商、顾客、贷款人、政府代理人、地区社团及竞争者等;②识别每类人员的目标;③对于每类人员识别其使命及战略。

第二步是将组织战略集转化成 MIS 战略。MIS 战略应包括系统目标、约束以及设计原则等。这个转化的过程包括对应组织战略集的每个元素识别对应的 MIS 战略约束,然后提出整个 MIS 的结构。最后,选出一个方案(图4-6)。

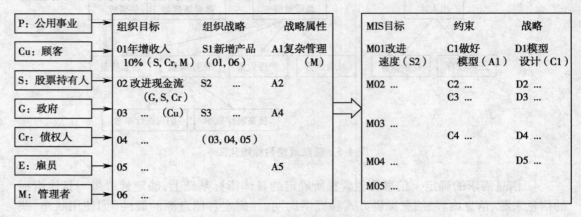

图4-6 战略目标集转化法

由图4-6可以看出,这里目标是由不同群体引出的。例如,组织目标 O1 由股票持有人 S、债权人 Cr 以及管理者 M 引出;组织战略 S1 由目标 O1 和 O6 引出,依次类推。这样就可以列出 MIS 的目标、约束以及设计战略。

三、企业系统规划法

IBM 公司20世纪70年代初将企业系统规划法(business system planning,BSP)作为用于内部系统开发的一种方法,它主要是基于用信息支持企业运行的思想。在总的思路上它和上述的方法有许多类似之处,它也是自上而下识别系统目标,识别企业过程,识别数据,然后再自下而上设计系统以支持目标(图4-7)。

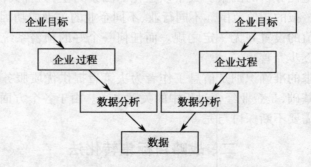

图4-7 BSP 方法步骤图

BSP 方法是把企业目标转化为信息系统(IS)战略的全过程。它支持的目标是企业各层次的目标。工作步骤如图4-8所示。

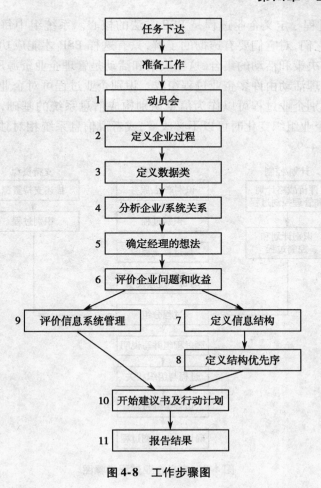

图 4-8　工作步骤图

　　进行 BSP 工作是一项系统工程性工作,要很好地准备。准备工作包括接受任务和组织队伍。一般接受任务是由一个委员会承担。这个委员会要明确规划的方向和范围,在委员会下应有一个系统规划组,其组长应全时工作,并具体参加规划活动。委员会委员和系统组成员思想上要明确"做什么"(what)、"为什么做"(why)、"如何做"(how),以及"希望达到的目标是什么"。要准备必要的条件包括:一个工作控制室、一个工作计划、一个采访交谈计划、一个最终报告的提纲,还有一些必要的经费。所有这些均落实后,还要得到委员会主任认可。在这里要再强调一下准备工作,如果准备工作没做好,不要仓促上阵。我国许多企业现在仍存在未认真做准备工作而就上马管理信息系统的情况,结果是欲速则不达,危害整个工程。

　　下面对 BSP 的主要活动进行一些介绍。

　　1. 开始的动员会　动员会要说清工作的期望和期望输出。系统组要简介企业的现状,包括政治上、经济上、管理上敏感的问题,还应介绍企业的决策过程、组织功能、关键人物、用户的期望、用户对现有信息系统的看法等。由信息系统负责人介绍信息人员对于企业的看法,同时应介绍现有项目状况历史状况以及信息系统的问题。通过介绍让大家对企业和对信息支持的要求有个全面的了解。

2. 定义企业过程　定义企业过程是 BSP 方法的核心。系统组中每个成员均应全力以赴识别它们、描述它们,对它们要有透彻的了解,只有这样 BSP 才能成功。企业过程定义为逻辑上相关的一组决策和活动的集合,这些决策和活动是管理企业资源所需要的。

整个企业的管理活动由许多企业过程组成。识别企业过程可对企业如何完成其目标有个深刻的了解。识别企业过程可以作为信息识别构成信息系统的基础,按照企业过程所建造的信息系统,在企业组织变化时可以不必改变,或者说信息系统相对独立于组织。定义企业过程的步骤见图 4-9。

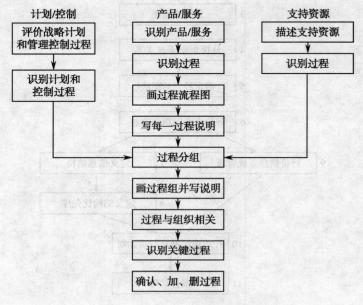

图 4-9　定义企业过程步骤图

3. BSP 识别过程图　任何企业的活动均由三方面组成:一方面是计划和控制;另一方面是产品和服务;再一方面是支持资源。这可以说是三个源泉,任何活动均由这里导出。

识别企业过程要依靠占有的材料和分析研究,但更重要的是要和有经验的管理人员讨论商议。先从第一个计划与控制出发,经过分析、讨论、研究、切磋,可以把企业战略规划和管理控制方面的过程列于表 4-2。

表 4-2　战略规划和管理控制过程

战略规划	管理控制	战略规划	管理控制
经济预测	市场/产品预测	预测管理	预测
组织计划	工作资金计划	目标开发	测量与评价
政策开发	雇员水平计划	产品线模型	
放弃/追求分析	运营计划		

识别产品与服务过程与此稍有不同,任何一种产品均有生老病死,或者说有要求、获得、服务、退出四阶段组成的生命周期,对于每一个阶段,用一些过程对它进行管理,就可以沿着这条线去摸清这些过程(表 4-3)。

表4-3　识别产品与服务过程

要求	获得	服务	退出
市场计划	工程设计开发	库存控制	销售
市场研究	产品说明	接受	订货服务
预测	工程记录	质量控制	运输
定价	生产调度	包装储存	运输管理
材料需求	生产运行		
能力计划	购买		

支持资源识别企业过程,其方法类似于产品和服务,由资源的生命周期出发列举企业过程。一般来说企业资源包括资金、人才、材料和设备等(表4-4)。

表4-4　资源识别企业过程

资源	生命周期			
	要求	获得	服务	退出
资金	财务计划 成本控制	资金获得接收	公文管理 银行账 会计总账	会计支付
人事	人事计划 工资管理	招聘 转业	补充和收益 职业发展	终止合同 退休
材料	需求生产	采购 接收	库存控制	订货控制 运输
设备	主设备计划	设备购买 建设管理	机器维修 家具、附属物	设备报损

识别企业过程还有另外一种方法,叫做"通用模型法"。它首先引用一个较粗、较通用的模型,如图4-10所示。

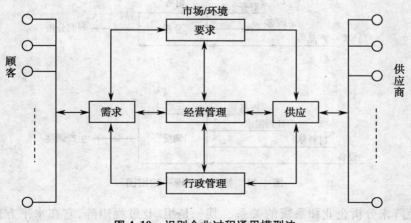

图4-10　识别企业过程通用模型法

这个模型不断扩展,以适应特殊企业的需要。例如"需求"可以扩展成"商品化"和"销售"。"需求"联系于使产品或服务生效的过程,其外部接口是顾客。如果说以前所讲的识别过程的方法是由微观到宏观的枚举综合,那么这种方法就是由宏观到微观的分解。

识别过程是 BSP 方法成功的关键,输出应有以下文件:①一个过程组及过程表;②每一过程的简单说明;③一个关键过程的表,即识别满足目标的关键过程;④产品/服务过程的流程图;⑤系统组成员能很好地了解整个企业的运营是如何管理和控制的。

4. 定义数据类 识别企业数据的方法有两种,一种是企业实体法,实体有顾客、产品、材料以及人员等客观存在的东西。企业实体法的第一步是列出企业实体,一般来说要列出 7 ~ 15 个实体。再列出一个矩阵,实体列于水平方向,在垂直方向列出数据类(表 4-5)。

表 4-5 实体/数据类

企业实体 数据类	产品	顾客	设备	材料	卖主	现金	人员
计划/模型	产品计划	销售领域 市场计划	能力计划 设备计划	材料需求 生产调度		预算	人员计划
统计/汇总	产品需求	销售历史	运行设备 利用	开列需求	卖主行为	财务统计	生产率 盈利历史
库存	产品成本 零件	顾客	设备机器 负荷	原材料成 本材料单	卖主	财务会计 总账	雇用工资 技术
业务	订货	运输		采购订货	材料接收	接收支付	

另一种识别数据的方法是企业过程法,它利用以前识别的企业过程,分析每一个过程利用什么数据,产生什么数据,或者说每一过程的输入和输出数据是什么。它可以用输入—处理—输出图来形象地表达(图 4-11)。

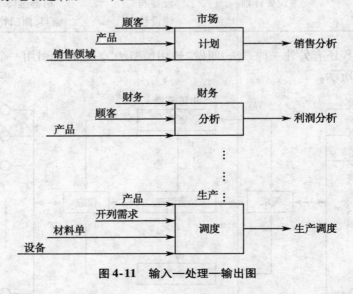

图 4-11 输入—处理—输出图

5. 用矩阵来分析企业和系统的关系 其一是组织/过程矩阵,它在水平方向列出各种过程,垂直方向列出各种组织,如果该组织是该过程的主要负责者或决策者,则在对应的矩阵元中画"＊";若为主要参加者就画"×",若为部分参加者就画"/",这样就一目了然。如果企业已有现行系统,可以画出组织和系统矩阵。在矩阵元中填"C",表示该组织用该系统;如果该组织以后想用系统,可以在矩阵元中填入"P",表示该组织计划用该系统。同理可以画出系统过程矩阵,用以表示某系统支持某过程。同样可以用"C"和"P"表示现行和计划。用同样方法还可以画出系统和数据类的关系。

6. 确定经理的想法就是确定企业领导对企业前景的看法　作为系统组的成员就应当很好地准备采访提纲,很好地采访以及很好地分析总结等。采访的主要问题参考如下:

(1)你的责任领域是什么?

(2)基本目标是什么?

(3)你去年达到目标所遇到的三个最主要的问题是什么?

(4)什么东西妨碍你解决它们?

(5)为什么需要解决它们?

(6)较好的信息在这些领域的价值是什么?

(7)如果有更好的信息支持,你在什么领域还能得到最大的改善?

(8)这些改善的价值是什么?

(9)什么是你最有用的信息?

(10)你如何测量?

(11)你如何衡量你的下级?

(12)你希望做什么样的决策?

(13)你的领域明年和3年内主要变化是什么?

(14)你希望本次规划研究达到什么结果?

(15)规划对你和企业将起什么作用?

以上问题供参考,均应根据具体情况增删。一般来说,所提问题应是"open up"型,即打开话匣子型,而不应当是"close down"型,即只要求回答是否式的问题。

7. 评价企业问题　在 BSP 采访以后,应当根据这些资料来评价企业的问题,评价过程的流程图见图 4-12。

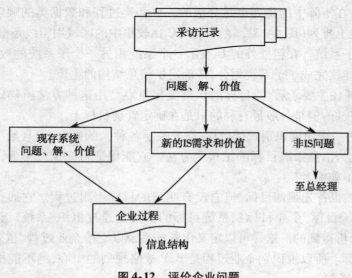

图 4-12　评价企业问题

根据这个图，第一步就要总结采访数据，这可以汇集到一个表上（表 4-6）。

表 4-6　采访数据表

主要问题	问题解	价值说明	信息系统要求	过程/组影响	过程/组起因
由于生产计划 影响利润	计划机械化	改善利润 改善顾客关系 改善服务和供应	生产计划	生产	生产

第二步是分类采访数据。任何采访的数据均要分三类，即现存系统的问题和解、新系统的需求和解，以及非 IS 问题。第三类问题虽不是信息系统所能解决的，但也应充分重视，并整理递交给总经理。

第三步是把数据和过程关联起来，可以用问题/过程矩阵表示，表 4-7 中的数字表示这种问题出现的次数。

表 4-7　问题/过程矩阵

问题/过程组	市场	销售	工程	生产	材料	财务	人事	经营
市场/顾客选择	2	2						2
预测质量	3							4
产品开发			4			1		1

8. 定义信息结构　实际上是划分子系统。BSP 方法是根据信息的产生和使用来划分子系统的，它尽量把信息产生的企业过程和使用的企业过程划分在一个子系统中，从而减少了子系统之间的信息交换。具体的作法是用 U/C 图，其中 U 表示使用（use），C 表示产生（create），如图 4-13 所示。

这个图的左列是企业过程，最上一行列出数据类，如果某过程产生某数据，就在某行某列矩阵元中写 C，如果某过程使用某数据，则在其对应元中写 U。开始时，数据类和过程是随机排列的，U 和 C 在矩阵中的排列也是分散的。以调换过程和数据类的顺序的方法尽量使 UC 集中到对角线上排列（图 4-13）。然后把 UC 比较集中的区域用粗线条框起来，这样形成的框就是一个个子系统。在粗框外的 U 表示一个系统用另一个子系统的数据，图中用带箭头的线表示。这样就完成了子系统划分，即确定了信息结构的主流。

CSF 方法能抓住主要矛盾，使目标的识别突出重点。用这种方法所确定的目标和传统的方法衔接得比较好，但是一般最有利的只是在确定管理目标上。

SST 方法从另一个角度识别管理目标，它反映了各种人的要求，而且给出了按这种要求的分层，然后转化为信息系统目标的结构化方法。它能保证目标比较全面，疏漏较少，但它在突出重点方面不如前者。

BSP 方法虽然也首先强调目标，但它没有明显的目标引出过程。它通过管理人员酝酿"过程"引出了系统目标，企业目标到系统目标的转换是通过组织/系统、组织/过程以及系统/过程矩阵的分析得到的。这样可以定义出新的系统以支持企业过程，也就把企业的目标转化为系统的目标。所以说识别企业过程是 BSP 战略规划的中心，绝不能把 BSP 方法的中心内容当成 U/C 矩阵。

数据类／过程	计划	财务	产品	零件主文件	材料单	卖主	原材料库存	成品库存	设备	过程工作	机器负荷	开列需求	日常工作	顾客	销售领域	定货	成本	雇员
企业计划	C	U	U						U						U		U	U
组织分析	U		●						●						●		●	
评价与控制	U	U																
财务计划	C	U							U								U	
资本寻求		C																
研究			U												U			
预测	U		U											U	U			
设计、开发			C	C	U										U			
产品说明维护			U	C	C	U												
采购						C											U	
接收						U	U								●			
库存控制						C	C		U									
工作流程			U							C			U					
调度			U			U				U	C	U			●			
能力计划						U					C	U	U					
材料需求			U		U	U						C						
运行										U	U	U	C					
领域管理			U											C		U		
销售			U											U	C	U		
销售管理															U	U		
订货服务			U											U		C		
运输			U					U								U		
会计总账		U				U											U	
成本计划						U										U	C	
预算会计	U	U							U							U	U	U
人员计划			U															C
招聘/发展																		U
赔偿		U																U

图 4-13　U/C 矩阵

四、CSB 方法

1. 比较 CSF、SST 和 BSP 三种规划方法的优缺点　三种规划方法的比较详见表 4-8。

表 4-8　三种规划方法表

	CSF	SST	BSP
优点	1. 数据量小； 2. 注重环境的变化； 3. 能直观的引导高级管理者综观整个企业与信息技术之间的关系； 4. 突出重点目标	保证目标,反映各方要求,比较全面,疏漏较少	1. 形成完整的系统,增强环境适应性； 2. 全面展示了组织状况,系统或数据应用情况以及差距； 3. 帮助众多管理者和数据用户形成组织的一致性意见

续表

	CSF	SST	BSP
缺点	1. 数据处理比较随意； 2. 组织与个人的意见不完全统一； 3. 不容易适应环境的频繁变化； 4. 在进行较低层次的信息需求分析时，效率不是很高	不易突出重点	1. 收集数据的成本比较高，数据分析难度大，数据处理成本高； 2. 其调查往往局限与高层或者中层管理者； 3. 比较注重当前情况，而不注重创新； 4. 组织目标与系统目标的转化是间接的

2. 三种信息系统规划方法的结合　关键成功因素(CSF)方法能抓住主要矛盾，使目标的识别突出重点；战略目标集转化法(SST)从各种人的要求角度识别管理目标，比较全面；企业系统规划法(BSP)通过定义业务流程引出系统目标，可以定义出新的系统以支持业务流程，即把企业目标转化为系统的目标。三种方法结合起来使用，即叫 CSB 方法，如图 4-14 所示。它首先用 CSF 方法确定企业目标，然后用 SST 方法补充完善企业目标，并将这些目标转化为管理信息系统目标，最后用 BSP 方法校核两个目标，并确定管理信息系统的结构。但这也使整个方法过于复杂，灵活性降低。可以说迄今为止信息系统战略规划没有一种十全十美的方法。由于战略规划本身的非结构性，可能永远也找不到唯一解。进行任何一个企业的规划均不应照搬以上方法，而应当具体情况具体分析，选择以上方法的可取的思想，灵活运用。

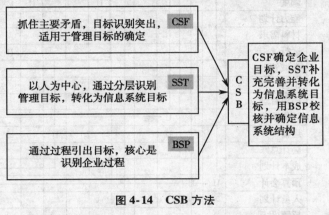

图 4-14　CSB 方法

第四节　基于业务流程再造的卫生信息系统规划

一、业务流程

业务流程是为达到特定的价值目标而由不同的人分别共同完成的一系列活动。活动之间不仅有严格的先后顺序限定，而且活动的内容、方式、责任等也都必须有明确的安排和界定，以使不同活动在不同岗位角色之间转手交接成为可能。活动与活动之间在时间和空间上的转移可以有较大的跨度。而狭义的业务流程，则认为它仅仅是与客户价值的满足相联系的一系列活动。

（一）概念

迈克尔·哈默(Michael Hammer)与詹姆斯·钱皮(James A. Champy)对业务流程(business process)的经典定义为：定义某一组活动为一个业务流程，这组活动有一个或多个输入，输出一个或多个结果，这些结果对客户来说是一种增值。简言之，业务流程是企业中一系列创造价值的活动的组合。

托马斯·达文波特给出的定义为:业务流程是一系列结构化的可测量的活动集合,并为特定的市场或特定的顾客产生特定的输出。

ISO9000 的定义为:业务流程是一组将输入转化为输出的相互关联或相互作用的活动。

(二) 意义

业务流程对于企业的意义不仅仅在于对企业关键业务的一种描述,更在于对企业的业务运营有着指导意义,这种意义体现在对资源的优化、对企业组织机构的优化以及对管理制度的一系列改变。

这种优化的目的实际也是企业所追求的目标:降低企业的运营成本,提高对市场需求的响应速度,争取企业利润的最大化。

(三) 特征

1. 层次性　业务流程是有层次性的,如图 4-15 所示。这种层次体现在由上至下、由整体到部分、由宏观到微观、由抽象到具体的逻辑关系。这样一个层次关系符合人们的思维习惯,有利于企业业务模型的建立。一般来说,可以先建立主要业务流程的总体运行过程(其中包括了整个企业的大的战略),然后对其中的每项活动进行细化,落实到各个部门的业务过程,建立相对独立的子业务流程以及为其服务的辅助业务流程。

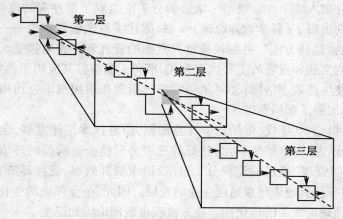

图 4-15　业务流程的层次性

业务流程之间的层次关系一定程度上也反映了企业部门之间的层次关系。不同层级的部门有着对业务流程不同的分级管理权限。决策层、管理者和使用者可以清晰地查看到下属和下属部门的业务流程。

为使得所建立的业务流程能够更顺畅地运行,业务流程的改进与企业组织结构的优化是一个相互制约、相互促进的过程。

2. "以人为本"　组织中最重要的部分是人员的工作方式以及构成他们每日操作的工作流程。人是业务流程的驱动者,组织中的每一个人都会在业务流程中充当一个角色。通过良好的业务流程,每一个人都会有自己清晰的职责,要求具有良好的沟通协作意识和团队意识,明确自己在一个个业务流程中所担当的角色。

同时对于参与其中的业务流程,每个人员都要有自己的反馈。

首先,每个人员都能查看到这些业务流程,他们需要充分理解这些业务流程、流程的业务意义和目的,这些业务流程通过切合他们理解能力的方式(切合业务的图形、说明文字以及相应的制度、规范、标准等)得以展现。

其次,对于流程运行中存在的问题或瓶颈,每个人员都要积极反馈(提出修改的建议,或者在权限范围内直接修改)以促进流程的持续改进,业务流程的管理和变动不仅仅是业务分析人员或管理人员的职责,每一个员工都要参与其中,否则只有失败。管理人员和决策层更重要的职责是制定出业务流程的规则和约束,在这个规则和约束范围内,员工可以根据变化的商业环境对业务流程做出迅速修改,这样不必等到领导了解情况后再做出决策从而失去机会。

3. 运行效益 从企业投资者的角度来讲,好的业务流程设计必然是能够为企业带来最高利润的设计。因此,对业务流程的效益分析是评价业务流程的一个重要方面。财务数据是最关键的数据,但这种分析不一定完全是由数据支撑的,有些是不能量化的,比如人员效率等。

二、业务流程再造

(一) 业务流程再造理论的起源

18世纪英国经济家学亚当·斯密在《国民财富的性质和原因的研究》中提出"劳动分工原理",提出分工有利于提高效率、增加产出,其理由有三:第一,劳动者的技巧因业专而日进;第二,分工可以免除由一种工作转到另一种工作的时间损失;第三,简化劳动和机械的发明使一个人能做许多人的工作。亚当·斯密的分工论蕴涵了最朴素的流程理念。1911年,弗雷德里克·泰勒出版了《科学管理原理》一书,阐述了科学管理理论——应用科学方法确定从事一项工作的"最佳方法",并很快被世界范围的管理者们普遍接受。分工理论和科学管理理论在企业的实践和发展的主要代表为:①亨利·福特将其应用于福特公司,形成了汽车流水作业线并使生产效率倍增;②阿尔弗雷德·斯隆在通用汽车公司构建了金字塔式的科层制组织结构,加强了部门管理。

但是进入20世纪80年代,市场竞争日益加剧,信息技术迅速发展,全球化的浪潮日益增强,基于"3C"(顾客、竞争和变革)为特征的三股力量使企业所处的环境发生了巨大的变化,原有的"科层制管理"造成的流程分工过细、追求局部效率、流程环节冗长、部门壁垒森严、忽视顾客利益等使其越来越难适应企业的发展。因此,企业环境的变化和企业管理的实践成为了企业管理理论发展的催化剂。业务流程再造理论因此诞生。

"再造"(reengineering)的概念源起于MIT在1984到1989年间进行的一项名为"20世纪90年代的管理"的研究。当时,基于以"3C"为特征的三股力量对企业的影响日益增大,"科层制管理"也不再适应企业的发展。该研究项目旨在借助计算机及其信息技术带来的革命性影响力为企业管理指明方向。

1990年,迈克尔·哈默在《哈佛商业评论》上发表了题为《再造:不是自动化改造而是推倒重来》的文章,文中提出的再造思想开创了一场新的管理革命。1993年,迈克尔·哈默和詹姆斯·钱皮在其著作《企业再造:企业革命的宣言》(*Reengineering the Corporation*; *a Manifesto for Business Revolution*)一书中,首次提出了业务流程再造(business process reengineering, BPR)的概念,并将其定义为:对企业业务流程进行根本性的再思考和彻底性的再设计,以取得企业在成本、质量、服务和速度等衡量企业绩效的关键指标上取得显著性的进展。

该定义包含了四个关键词,即"流程"、"根本性"、"彻底性"、"显著性"。

"流程"就是以从订单到交货或提供服务的一连串作业活动为着眼点,跨越不同职能和部门的分界线,以整体流程、整体优化的角度来考虑与分析问题,识别流程中的增值和非增值业务活动,剔除非增值活动,重新组合增值活动,优化作业过程,缩短交货周期。

"根本性"就是要突破原有的思维方式,打破固有的管理规范,以回归零点的新观念和思考方式,对现有流程与系统进行综合分析与统筹考虑,避免将思维局限于现有的作业流程、系统结构与知识框架中去,以取得目标流程设计的最优。

"彻底性"就是要在"根本性'思考的前提下,摆脱现有系统的束缚,对流程进行设计,从而获得管理思想的重大突破和管理方式的革命性变化。不是在以往基础上的修修补补,而是彻底性的变革,追求问题的根本解决。

"显著性"是指通过对流程的根本思考,找到限制企业整体绩效提高的各个环节和因素。通过彻底性的重新设计来降低成本,节约时间,增强企业竞争力,从而使得企业的管理方式与手段、企业的整体运作效果达到一个质的飞跃,体现高效益和高回报。

（二）业务流程再造理论的演进

流程再造理论提出后,在企业和理论界引起了巨大的反响并掀起了再造的浪潮,到1995年,再造咨询业务和相关的服务市场规模达到了510亿美元,一些企业也确实通过再造而受益匪浅。

尽管有许多再造成功的案例,但实际上更多的企业因再造而使情况更糟。哈默在其1995年与史蒂文·斯坦顿（Steven Stanton）合著的《再造革命》一书中回答了人们对再造的质疑。后来哈默也坦率承认,"再造"未将人的因素考虑在内。他在1997年出版的《超越再造》一书中对再造的得失做了总结,并澄清了实践中的混乱概念。

2001年,哈默又推出了《企业行动纲领》,展示了九个管理理念。它们揭示了那些在本行业中出类拔萃的公司如何在当今纷乱芜杂的商业环境中做到泰然自若,从容面对。这九个管理概念是:①以客户为企业的经营导向,成为易于做生意的企业;②为客户提供它们真正想要的东西,提供更多的附加值;③业务流程至上,使追求优异绩效的愿望变成现实;④乱中求治,使创新工作系统化;⑤重视工作绩效的测定,使测定工作成为管理的一个组成部分,而不是数据统计的一项任务;⑥无结构化管理,从结构模糊的威力中受益;⑦将重点放在最终客户,把分销链变成分销利益共同体;⑧推倒公司的外"墙",竭尽全力与其他公司合作;⑨企业拓展,虚拟整合而非垂直整合。以上九个管理概念既相互联系又自成一体。

同年,哈默在《哈佛商业评论》发表了题为《超高效的公司》（*The Superefficient Company*）的文章,提出"跨公司业务流程再造"的理念。哈默预言:未来的胜利者将是那些能够采取全新业务模式,并与业务伙伴密切合作,设计并管理跨公司流程的公司,这一流程超越了传统意义上的公司边界。正是这些公司,将实现从高效率公司到超高效公司的飞跃。

2002年,姆斯·钱皮出版了《企业X再造》一书,提出了X再造的概念:通过信息技术的广泛应用,重新规划跨越组织界限的业务流程,以实现营商绩效的突破性提升。

哈默在2005年9月的《流程的战略力量》（*The Strategic Power of Process*）中提出了如下主要观点:运营创新（operational innovation）是方法——世界级公司之所以成功的关键之一是运营创新,即创造并部署全新的工作方式以产生竞争优势;流程是工具,再设计是方法——突破性的绩效提升来源于以端到端为基础的再设计工作;信息技术是催化剂等。

除了哈默和钱皮之外,国外还有众多的学者对业务流程再造进行了研究,主要如下。

1. 托马斯·达文波特（Thomas Davenport,1990）的《新工业工程:再造与信息技术》（*The*

New Industrial Engineering：Information Rechnology and Business Process Redesign）提出了业务流程再设计的概念，认为 BPR 是组织中及组织间的工作流程及程序的分析与设计。

2. Alter 认为，BPR 是一种使用信息技术从根本上改变企业流程以达到主要企业目标的方法性程序。

3. Venkatraman 指出，BPR 是以使用信息技术为中心的企业重组。企业流程被重新设计以开发信息技术的能力到极大，而不是将现有流程作为信息技术基础架构设计时的限制。

4. Tom Davenport 则认为，BPR 是运用信息技术和人力资源管理手段大幅度改善业务流程绩效的革命性改进。

5. Omar 和 EI Sawy（1999）认为，跨组织流程再造（即企业间流程再造）是 BPR 的第二次浪潮。

6. BPR 理论在 1994 年左右进入中国。CIMS 专家、清华大学的陈禹六教授在 1994 年全国工业工程年会上首先介绍了 BPR 的概念。

7. 国内蔡莉（1998）认为，中国国情下的企业再造工程的涵义，是在信息技术渗透的条件下，以系统整合思想为指导，根本性地重新思考和设计企业的业务流程及其支撑要素。

8. 国内霍国庆（2001）认为，BPR 的内涵（实质）是根据企业的目的根本性地改变企业的运作方式，它所强调的是企业应该做什么而不是过去做什么，其任务是寻找改进企业的创新性方法。业务流程再造与其说是一种方法论，不如说是一个概念，是一种思想，是一种着眼于长远和全局、突出发展与合作的变革理念。

9. 国内孙淑生（2002）等认为，BPR 绝不是传统的劳动分工理论的简单的反叛，更强调分工协作基础上的整体性，传统的企业组织形式由于过分强调劳动分工，而使得职能部门间的协调非常困难，从而效率低、成本高，阻碍了企业的发展，只有以流程为导向的企业组织形式才更有利于分工与协作，因为它面向的是顾客，服务的对象更明确，企业与员工的目标更统一。

10. 2002 年，黄艾舟和梅绍祖在《超越 BPR——流程管理的管理思想研究》中提出了新的流程管理概念，将流程管理定义为：是一种以规范化地构造端到端的卓越业务流程为中心，以持续地提高组织业务绩效为目的的系统化方法。从这个定义可以看出，流程管理将原来 BPR 定义中的彻底性、根本性融进了规范化、系统化中。指出不一定全是彻底地重新设计业务流程，而是应该规范地对流程进行设计，需要进行重新设计的就进行重新设计，不需要的就进行改进。同时，流程管理的定义指出，流程管理是一种系统化的方法，是持续的、不断提升的一种方法，放弃了原来"戏剧性"的提法，现在"持续性"的提法显然更具有现实意义。

可以看出，BPR 具有由分工变合工、集权变分权、垂直变扁平、局部变整体、激进趋缓和的趋势。

（三）业务流程再造理论的发展趋势

业务流程再造理论演进的新趋势主要表现为：在与其他理论融合的同时纵向向上与战略融合由业务流程提升为战略流程，向下与信息技术融合成为电子商务，是企业资源计划（enterprise resource planning，ERP）的前提与基础，横向与供应链及跨组织协助融合形成跨组织的业务流程再造。同时，也有显著的向流程管理发展的趋势。

尽管前人对 BPR 与其他管理思想进行了较多的比较研究，如企业资源计划（ERP）、供应链管理（supply chain management，SCM）、全面质量管理（total quality management，TQM）、工业工程（industrial engineering，IE）、标杆管理（benchmarking）、知识管理（knowledge management,KM)、公司重构、业务流程改进(business process improvement,BPI)、价值工程(value engineering,VE)等,但其理论的主要演进趋势更主要地体现为与其他管理理论的融合和发展。

1. 与战略管理理论融合,由业务流程管理提升为战略流程管理,大大提升了流程在企业中的高度和影响力。根据文献资料的搜索结果,很少有关于战略流程的文献。但是,已经有国外的咨询机构如毕博、Thomas Group 等将其原来的业务流程再造提升为战略流程改善,因此,战略流程是一个值得探索的领域。

2. 向下与信息技术高度融合成为电子商务和 ERP 的前提与基础。信息技术在企业中的应用主要是对业务流程的信息化,主要体现为企业业务协同层的电子商务和企业资源计划。

3. 与供应链融合进行跨公司流程再造,打破企业边界,整合企业间流程,打造超高效的公司。

4. 流程管理成为新的风向标。流程管理是一个比业务流程再造外延更大的概念,它不仅包含了业务流程再造的全部内容,还对业务流程再造理论进行了丰富和发展。国内比较有代表性的有由企业资源管理研究中心提出的认识流程、建立流程、优化流程、E 化流程和运作流程的流程管理提升方法论。

此外,也有学者认为有向高度集成、模块化、虚拟整合、联盟化、管理流程与业务流程一体化的趋势。

三、业务流程再造的方法、步骤及技术

(一)迈克尔·哈默四阶段模式

尽管迈克尔·哈默并没有系统地总结归纳流程再造的方法步骤问题,但是有学者通过对他著作的研读,基于对迈克尔·哈默的观念深入理解,替他总结出了一个四阶段模式。

1. 第一阶段——确定再造队伍 产生再造领导人,任命流程主持人,任命再造总管,必要时组建指导委员会,组织再造小组。

2. 第二阶段——寻求再造机会 选择要再造的业务流程,确定再造流程的顺序,了解客户需求和分析流程。

3. 第三阶段——重新设计流程 召开重新设计会议,运用各种思路和方法重构流程。

4. 第四阶段——着手再造 向员工说明再造理由,前景宣传,实施再造。

(二)乔·佩帕德、菲利普·罗兰的五阶段模式

1. 第一阶段——营造环境 分为六个子步骤:树立愿景;获得有关管理阶层的支持;制订计划,开展培训;辨别核心流程;建立项目团队,并指定负责人;就愿景、目标、再造的必要性和再造计划达成共识。

2. 第二阶段——流程的分析、诊断和重新设计 分为九个子步骤:组建和培训再造团队;设定流程再造结果;诊断现有流程;诊断环境条件;寻找再造标杆;重新设计流程;根据新流程考量现有人员队伍;根据新流程考量现有技术水平;对新流程设计方案进行检验。

3. 第三阶段——组织架构的重新设计 分为六个子流程:检查组织的人力资源情况;检查技术结构和能力情况;设计新的组织形式;重新定义岗位,培训员工;组织转岗;建立健全新的技术基础结构和技术应用。

4. 第四阶段——试点与转换阶段 分为六个子流程:选定试点流程;组建试点流程团队;确定参加试点流程的客户和供应商;启动试点、监控并支持试点;检验试点情况,听取意

见反馈;确定转换顺序,按序组织实施。

5. 第五阶段——实现愿景　分为四个子流程:评价流程再造成效;让客户感知流程再造产生的效益;挖掘新流程的效能;持续改进。

通常来说,五大阶段应该顺序推进。但是,根据企业各自的情况,五大阶段可以彼此之间平行推进或者交叉进行。所以说,五大阶段并不是一个锁定的线性过程,而是相互交融、循环推进的不断再生的过程。

（三）威廉姆·J·凯丁格的六阶段模式

威廉姆·J·凯丁格等人在调查 33 家咨询公司在企业推行流程再造的实践经验以后,归纳出了流程再造的六个阶段 21 项任务。

1. 第一阶段——构思设想　包括四项任务:得到管理者的承诺和管理愿景;发现流程再造的机会;认识信息技术/信息系统的潜力;选择流程。

2. 第二阶段——项目启动　包括五项任务:通知股东;建立再造小组;制订项目实施计划和预算;分析流程外部客户需求;设置流程创新的绩效目标。

3. 第三阶段——分析诊断　包括两项任务:描述现有流程和分析现有流程。

4. 第四阶段——流程设计　包括四项任务:定义并分析新流程的初步方案;建立新流程的原型和设计方案;设计人力资源结构;信息系统的分析和设计。

5. 第五阶段——流程重建　包括有四项任务:重组组织结构及其运行机制;实施信息系统;培训员工;新旧流程切换。

6. 第六阶段——监测评估　包括有两项任务:评估新流程的绩效和转向连续改善活动。

（四）芮明杰和袁安照的七阶段模式

在国内,芮明杰和袁安照较早对流程再造的步骤进行了研究,他们认为应该包含七个阶段 31 个子步骤。

1. 第一阶段——设定基本方向　分为五个子步骤:明确企业战略目标,将目标分解;成立再造流程的组织机构;设定改造流程的出发点;确定流程再造的基本方针;给出流程再造的可行性分析。

2. 第二阶段——现状分析　分为五个子步骤:企业外部环境分析;客户满意度调查;现行流程状态分析;改造的基本设想与目标;改造成功的判别标准。

3. 第三阶段——确定再造方案　分为六个子步骤:流程设计创立;流程设计方案;改造的基本路径确定;设定先后工作顺序和重点;宣传流程再造;人员配备。

4. 第四阶段——解决问题计划　分为三个子步骤:挑选出近期应该解决的问题;制订解决此问题的计划;成立一个新的小组负责实施。

5. 第五阶段——制订详细再造工作计划　分为五个子步骤:工作计划目标、时间等确认;预算计划;责任、任务分解;监督与考核办法;具体的行动策略与计划。

6. 第六阶段——实施再造流程方案　分为五个子步骤:成立实施小组;对参加人员进行培训;发动全员配合;新流程试验性启动、检验;全面开展新流程。

7. 第七阶段——继续改善的行为　分为三个子步骤:观察流程运作状态;与预定改造目标比较分析;对不足之处进行修正改善。

（五）潘国友的四阶段模式

1. 第一阶段——再造策划(plan)　分为七个子步骤:识别客户及其需求;树立愿景;明

确再造战略;确定再造领导人;营造再造环境;组建再造小组,指定流程主持人;制订再造实施计划。

2. 第二阶段——重新设计流程(reengineering/redesign)　分为四个子步骤:翻新流程;新流程试验;新流程完善;新流程检验。

3. 第三阶段——流程规范化(systematize)　分为四个子步骤:对新流程规范化、制度化;设计新的组织结构;构建新的岗位系列,指导和培训员工;建设新的 IT 结构和信息管理系统。

4. 第四阶段——再造实施(do)　分为两个子步骤:新旧流程切换;评估新流程。

四个阶段是循环进行的,可根据需要并行作业。潘国友还据此提出了企业流程再造系统模式的循环模型,循环模型由一个大圆和一个与之相切的小圆组成,外切圆表示企业流程再造的循环过程,内切圆是流程翻新阶段的循环过程。

(1)外循环

P:再造策划(plan)

R:流程重新设计(redesign)

S:流程规范化(systematize)

D:再造实施(do)

(2)内循环

R:流程重新设计(redesign)

T:新流程试验(trial)

A:新流程完善(amend)

V:新流程检验(validate)

四、信息系统规划与业务流程再造

1993 年,哈默提出了业务流程再造,并将它引入企业管理领域。他认为:"企业再造就是从根本上考虑和彻底地设计业务流程,使其在成本、质量、服务和速度等关键指标上取得显著的提高"。这个定义有四个关键:根本上重新思考,彻底的变革,显著的进步,从重新设计业务流程着手。

(一)业务流程再造的定义

对业务流程再造的定义,可以说众说纷纭,但都集中在以下几方面。

1. 以过程为导向　企业再造工程要打破传统的思考方式以作业流程为中心来实施改造。

2. 目标远大　企业再造工程改进的目标不是 5% 或 10% ,而可能是 70% 、80% 甚至更高。

3. 打破常规　常规与人们的价值观和企业的文化紧密相关。打破常规,要破除人们旧的文化习俗,树立新的价值观念,建立新的企业文化。

4. 创造性地应用信息技术　信息技术就好像一副能动剂,使组织能够以完全不同的方式工作。

(二)业务流程再造的关键

业务流程再造的关键是核心业务流程的识别。

1. 识别核心业务流程的重要性　核心业务流程就是对整个企业性能起主导影响的业务流程,如生产流程、销售流程等。核心流程代表了企业的经营活动以及各活动之间关联的框架,它创造了大部分客户价值。如果企业的核心业务流程出了问题,企业的整体性能将迅速降低,因此再造应围绕核心业务流程展开。

2. 企业核心流程的识别方法　企业业务流程是否为核心业务流程,这要从企业内部和外部两个视角加以判断。从企业内部看,核心流程是由对企业当前正在运行的主要工作活动内容的观测来确定;从企业外部来看,核心流程是由客户/市场的需求决定的,定义了企业应该做什么来满足客户/市场的需求。

所谓内部视角就是站在企业内部的角度来分析、判断业务流程及流程中的活动对企业的重要性,对于企业功能实施影响大的业务流程为核心业务流程;反之为非核心业务流程。所谓外部视角就是站在企业的外部看待企业业务流程,也就是站在顾客的角度观察和分析业务流程及流程中的作业对顾客的重要程度,对于提高顾客满意必不可少的业务流程为核心流程,其他为非核心业务流程。

无论是采用从企业内部的观测来确定,还是采用通过企业外部的客户/市场的需求来确定,这两个角度要协调一致。仅满足内部视角或仅满足外部视角的流程不是核心流程,只有同时从两个视角都被确定为重要的流程才是核心流程。

3. 基于信息化的业务流程再造

(1)企业信息化与企业业务流程再造的关系:企业信息化与企业业务流程再造相辅相成,业务流程再造是企业信息化的前提条件,企业信息化的实施是业务流程再造的必然结果。一方面,企业信息化必须以业务流程再造为前提,许多企业信息化实施失败的案例显示,在没有对原有低绩效流程进行根本性思考和改变之前就简单地运用 IT 进行自动化处理,不仅不能创造出新的高绩效流程,反而会使流程中原本无绩效的各项活动被固化在流程中,使旧流程恶化。另一方面,业务流程的变化成果也必须通过信息化固化下来,有效地避免出现"变革的反弹",BPR 变革的成果因此得以保持。

(2)信息化对企业业务流程再造的触发作用:实践证明,信息化的普及应用需要管理思想与管理环境的变革。同时从另一方面看,信息化的普及又不断推动着管理模式的发展和变化,触发业务流程再造。新的管理模式的出现需要有新的信息化手段给予支撑,而新的信息化手段的问世必然促进新的管理模式的出现。例如,19 世纪末 Internet 技术的出现使电子商务这种新型的信息化方式成为企业界获取竞争优势的有力武器,并演化为企业新型的业务模式。"要么电子商务,要么无商可务"是对这种竞争优势的直观阐述。

随着电子商务的不断推进,许多企业为适应电子商务模式以获取竞争优势,都对自己企业进行了深入的业务系统改造,其中包括业务流程再造。而在企业进行业务流程再造的过程中,也不断产生出新的信息化需求,如为防止交易双方的抵赖而产生电子签名技术等。电子商务过程中业务流程再造与信息化技术的螺旋式推进,使企业不断获得竞争优势,并使其管理水平不断迈上新台阶。

(3)信息化拓展了企业业务流程再造的广度和深度:信息化技术的不断发展,使企业间的竞争拓展到参与企业活动的整个价值链,跨越了国界,业务流程再造的广度也得以拓展。回顾信息化发展史,最早的信息化技术局限于企业单机版的应用。在此阶段,信息系统只支撑企业内单个业务部门的业务。因此,此时的业务流程变革局限于企业部门内部。随着局域网技术及基于局域网的信息系统的应用,企业各部门间的信息壁垒被打破,能够利用信息系统进行信息交互与协同。因此,业务流程再造的广度被拓展到整个企业。接着,广域网技术及基于广域网开发的电子商务技术的应用,促使业务流程再造的广度拓展到整个供应链,企业的业务合作伙伴如供应商、经销商、代理商都被囊括进来，企业要求自己所在的整个价值链的资源都能得到最优的配置。在此阶段，电子商务是企业信息化应用的代表。

同时，信息化技术也加深了企业业务流程再造的深度，使企业流程效率不断得以提高。如 Internet 技术发展之后，人们通过电子商务进行交易，在提高效率的同时，也产生了一些新问题，如网络交易中如何防止交易双方的抵赖，这催生了电子签名、电子认证等技术的发展。而这些技术的应用，使原来企业接单流程中存在的纸面订单审核成为冗余流程，加大了流程再造的深度。

(4)基于信息化的业务流程重组实施步骤：企业业务流程再造是一个持续不断的系统工程，需要不断分析存在的问题、再造的创新设计、再造的实施、再造后的评价、持续的改进等构成一个循环的整体。详细步骤如下。

1)制订战略决策及战略分解，树立企业的愿景目标：在此阶段，要考虑客户的需求及企业所处的竞争环境。在竞争环境中除考虑竞争对手的业务模式之外，还要考虑企业自身的信息化发展水平及在行业中信息化水平所处的地位及对其对企业竞争力造成的影响，并基于此制订企业战略。之后，按照客户需求将战略分解为业务模式，并选取需要再造的目标业务模式。

2)选择核心业务流程：针对目标业务模式，选取此业务模式下的核心业务流程，并针对核心流程进行再造。

3)针对核心流程进行问题诊断：对照选定的核心业务流程，进行流程效率和效能评估，判定问题症结所在，确定冗余流程和问题流程。

4)核心业务流程再造：在新流程实施之前，对企业组织结构进行评审和变革是非常必要的。组织结构的评价和变革包括管理体制、报酬和奖励制度、雇佣条款、人力资源管理和信息技术等方面内容。

5)信息化规划实施：基于重新设计后的业务流程，确认哪些流程需要信息系统的支持，并确定企业信息系统规划。

6)流程再造实施：在完成流程的创新设计后，就要对核心流程进行再造。主要包括三个方面：①管理方面的改进：此方面主要是领导与员工的职责调整、业务单元的重新设计、岗位的转换、改进工作质量等；②信息技术的应用：通过新技术的应用改变原有的不合理或有缺陷的信息系统，使改造后的信息系统能和新的流程相适应；③实施重组：即组织重建、生产、财务、营销、采购流程重建、人员裁减、组建团队、工作交替及培训员工等。

7)绩效评估和持续完善：业务流程再造结束后，紧接着就应该是对流程再造效果进行评估及后续改进，以保持并不断改进已恢复活力的企业流程。流程再造并不是一次性的，不是一劳永逸的，而是一个循环往复、逐级递进的过程。在市场环境多变的条件下，企业应该坚持不断地改进企业流程，以提高企业的竞争能力。

第五节　可行性分析

一、可行性研究的内容

(一) 可行性研究概述

可行性研究又叫可行性分析，是指在项目正式开发之前，先投入一定的精力，通过一套准则,从经济、技术、社会等方面对项目的必要性、可能性、合理性,以及项目所面临的重大风险进行分析和评价,得出项目是否可行的结论。

可行性研究的结果有三种情况:①可行,按计划进行;②基本可行,对项目要求或方案做必要修改;③不可行,不立项或终止项目。

简单地说,可行性研究目的就是用最小的代价在尽可能短的时间内确定问题是否能够解决。

(二)可行性研究的步骤

可行性研究的步骤包括:①复查系统规模和目标;②研究目前正在使用的系统;③导出新系统的高层逻辑模型;④进一步定义问题;⑤导出和评价供选择的解法;⑥推荐行动方针;⑦草拟开发计划;⑧书写文档提交审查。

(三)可行性研究的内容

信息系统的可行性可以从经济可行性、技术可行性和社会可行性三方面来论证。

1. 经济可行性　经济可行性分析也叫投资/效益分析或成本效益分析,它是分析信息系统项目所需要的花费和项目开发成功之后所能带来的经济效益。投资/效益分析需要确定出所要开发的信息系统的总成本和总收益;然后对总成本和总收益进行比较,一般来说只有当总收益大于总成本时,这个项目才值得开发。

(1)总成本的估算:总成本包括开发总成本和运行管理总成本。开发总成本指从立项到投入运行所花费的所有费用;运行总成本指信息系统投入使用之后,系统运行、管理和维护所花费的费用。

1)估计开发成本:系统的开发成本主要表现为人工费。估计人工费主要有三种方法:①代码行技术;②任务分解技术;③自动估计成本技术。

2)其他费用的估计:除了人工费之外,开发成本中还有一些其他的费用,包括计算机硬件、软件、外部设备、维护费用等,也要进行估计。

(2)总效益的估算:总效益包括直接经济效益和间接社会效益。直接经济效益是信息系统能够直接获取的,并且能够用资金度量的效益。如降低成本、提高资金周转率、减少人员成本和消耗等,它们可以用资金进行计算。间接社会效益是能够整体地提高企业信誉和形象,提高企业的管理水平,但不能简单地或无法用资金计算的那部分效益。间接社会效益常常需要系统分析员根据本企业的状况和不同企业之间的类比进行概括估计。

(3)成本/效益分析:成本/效益分析的第一步是估计开发成本、运行费用和新系统将带来的经济效益。因为运行费用和经济效益两者在系统的整个生命周期内都存在,总的效益和生命周期的长度有关,所以应该合理地估计系统的寿命。虽然许多系统在开发时预期生命周期长达 10 年以上,但是时间越长系统被废弃的可能性也越大。为了保险起见,以后在进行成本/效益分析时一般假设生命周期为 5 年。

应该比较新系统的开发成本和经济效益,以便从经济角度判断这个系统是否值得投资。但是投资是现在进行的,效益是将来获得的,不能简单地比较成本和效益,应该考虑货币的时间价值。

1)货币的时间价值:货币的时间价值是指同样数量的货币随时间的不同具有不同的价值。通常用利率的形式表示货币的时间价值,因为一定数量的货币如果不做其他投资,存放在银行中是可以获得利息的。

假设年利率为 i,如果现在存入 P 元,n 年后可得钱数为 F,若不计复利,则 n 年后可以得到的钱数 F 为:

$$F = P(1+i)n \qquad (公式4-1)$$

这也就是 P 元钱在 n 年后的价值。反之,如果 n 年后能收入 F 元钱,那么这些钱的现在价值是

$$P = F/(1+i)n \qquad (公式4-2)$$

通常用投资回收期衡量一个开发项目的价值。投资回收期就是使累计的经济效益等于最初的投资费用所需的时间。显然,投资回收期越短,就越快获得利润,则该项目就越值得开发。例如,上述的库存管理系统在两到三年之间就可以收回最初的 5000 元投资,当然可以算出准确的投资回收期,投资回收期 = 2 + (5000 - 4654)/2174 = 2.16 年。

2)纯收入:衡量工程价值的另一项经济指标是工程的纯收入,也就是在整个生命周期之内系统的累计经济效益(折合成现在值)与投资之差。这相当于比较投资开发一个软件系统和把钱存在银行中(或贷给其他企业)这两种方案的优劣。如果纯收入为零,则工程的预期效益和在银行存款一样。但是开发一个系统要冒风险,因此从经济观点看这项工程可能是不值得投资的。如果纯收入小于零,那么这项工程显然不值得投资。

对上述的库存管理系统,项目纯收入预计为 11.361 - 5 = 6.361(千元)

3)投资回收率:把资金存入银行或贷给其他企业能够获得利息,通常用年利率衡量利息多少。类似地也可以计算投资回收率,用它衡量投资效益的大小,并且可以把它和年利率相比较,在衡量工程的经济效益时,它是最重要的参考数据。

已知现在的投资额,并且已经估计出将来每年可以获得的经济效益,那么,给定系统的使用寿命之后,怎样计算投资回收率呢? 设想把数量等于投资额的资金存入银行,每年年底从银行取回的钱等于系统每年预期可以获得的效益,在时间等于系统寿命时,正好把在银行中的存款全部取光,那么年利率等于多少呢? 这个假想的年利率就等于投资回收率。根据上述条件不难列出下面的方程式:

$$P = F1/(1+j) + F2/(1+j)2 + \cdots + Fn/(1+j)n \qquad (公式4-3)$$

其中

P 是现在的投资额;

Fi 是第 i 年年底的效益(i = 1,2,…,n);

n 是系统的使用寿命;

j 是投资回报率。

解出这个高阶代数方程即可求出投资回报率(假设系统的使用寿命 n = 5)。

2. 技术可行性 技术可行性是分析在特定条件下,技术资源的可用性和这些技术资源用于解决信息系统问题的可能性和现实性,即分析使用现有的技术是否能实现这个系统,能否解决系统的技术难点,系统对技术人员有什么样要求,现有的技术人员能否胜任,开发系统的软件、硬件资源是否能如期得到等。在进行技术可行性分析时一定要注意下述几方面问题。

(1)全面考虑信息系统开发过程所涉及的技术问题。

(2)尽可能采用成熟技术。

(3)慎重引入先进技术。

(4)着眼于具体的开发环境和开发人员。

3. 社会可行性　社会可行性需要从政策、法律、道德、制度、管理、人员等社会因素论证信息系统开发的可能性和现实性。例如,对信息系统所服务的行业以及应用领域,国家和地方已经颁布的法律和行政法规是否与所开发的系统相抵触? 企业的管理制度与信息系统开发是否存在矛盾的地方? 人员的素质和人员的心理是否为信息系统开发和运行提供了准备? 要开发的信息系统是否会侵犯相关的专利法、著作权法、软件保护条例等? 诸如此类问题都属于社会可行性需要研究的问题。

社会可行性还包括操作可行性。操作可行性是指分析和测定给定信息系统在确定环境中能够有效地从事工作并被用户方便使用的程度和能力。

操作可行性需要考虑以下方面:①问题域的手工业务流程,新系统的流程,两种流程的相近程度和差距;②系统业务的专业化程度;③系统对用户的使用要求;④系统界面的友好程度以及操作的方便程度;⑤用户的实际能力;⑥用户的操作习惯;⑦使用单位的计算机使用情况;⑧使用单位的规章制度。

二、可行性分析报告

可行性分析报告的主要结构和内容如下。

1. 引言

1.1　编写目的【阐明编写本可行性分析报告的目的,指出读者对象】

1.2　项目背景

【应包括:a. 所建议开发信息系统的名称;b. 本系统的任务提出者、开发者、用户及实现软件的单位;c. 本系统与其他系统的关系】

1.3　定义

【列出本文档中用到的专门术语的定义和缩写词的原文】

1.4　参考资料

【列出有关资料的作者、标题、编号、发表日期、出版单位或资料来源】

2. 可行性研究的前提

2.1　要求【列出并说明建议开发系统的基本要求】

2.2　目标

【可包括:人力与设备费用的节省、处理速度的提高、控制精度或生产能力的提高、管理信息服务的改进等】

2.3　条件、假定和限制

【可包括:建议开发软件运行的最短寿命、经费来源和使用限制、法律和政策方面的限制、硬件、软件、运行环境和开发环境的条件和限制、可利用的信息和资源等】

2.4　可行性研究方法

2.5　评价尺度

3. 对现有系统的分析

3.1　处理流程和数据流程

3.2　工作负荷

3.3　费用支出【如人力、设备、空间、支持性服务、材料等项开支】

3.4　人员【列出所需人员的专业技术类别和数量】

3.5 设备

3.6 局限性【说明现有系统存在的问题以及为什么需要开发新的系统】

4. 所建议技术可行性分析

4.1 对系统的简要描述

4.2 处理流程和数据流程

4.3 与现有系统比较的优越性

4.4 采用建议系统可能带来的影响

【包括:对设备的影响、对现有软件的影响、对用户的影响、对系统运行的影响、对开发环境的影响、对运行环境的影响、对经费支出的影响等】

4.5 技术可行性评价

【包括:a. 利用现有技术,功能目标能否达到;b. 开发人员数量和质量能否满足要求;c. 在规定的期限内,开发能否完成】

5. 所建议系统经济可行性分析

5.1 支出【包括:基建投资、其他一次性支出、经常性支出】

5.2 效益【包括:一次性收益、经常性收益、不可定量收益】

5.3 收益/投资比

5.4 投资回收周期

5.5 敏感性分析

6. 社会因素可行性分析

6.1 法律因素【如:合同责任、侵犯专利权、侵犯版权等问题的分析】

6.2 用户使用可行性

【如:用户单位的行政管理、工作制度、人员素质等能否满足要求】

7. 其他可供选择的方案

8. 结论意见

【结论意见可能是:a. 可着手组织开发;b. 需待若干条件(如资金、人力、设备等)具备后才能开发;c. 需对开发目标进行某些修改;d. 不能进行或不必进行(如技术不成熟,经济上不合算等);e. 其他】

■■■ 思 考 题 ■■■

1. 系统规划有哪些主要方法? 请说明每一种方法的主要作用。

2. 系统规划时使用 BSP 法主要想解决什么问题?

3. 简述信息系统规划的内容。

4. 业务流程再造的方法和步骤是什么?

5. 可行性研究主要涉及哪些方面的内容?

第五章

卫生信息系统分析

第一节 需求分析

一、需求分析方法

所谓需求分析实际上就是对对象进行系统调查。在系统调查过程中应始终坚持正确的方法,以确保调查工作客观性、正确性。需求分析是系统开发工作中最重要的环节之一,实事求是地全面调查是分析与设计的基础,也就是说这一步工作的质量对于整个开发工作的成败来说都是决定性的。同时需求分析工作量很大,所涉及的业务和人、数据、信息都非常多。所以如何科学地组织和适当地着手展开这项工作是非常重要的。系统调查的工作应该遵循如下几点。

1. 自顶向下全面展开 系统调查工作应严格按照自顶向下的系统化观点全面展开。首先从组织管理工作的最顶层开始,然后再调查为确保最顶层工作的完成下一层(第二层)的管理工作支持。完成了这二层的调查后,再深入调查为确保第二层管理工作的完成下一层(第三层)的管理工作支持。依此类推,直至摸清组织的全部管理工作。这样做的目的是使调查者既不会被组织内部庞大的管理机构搞得不知所措、无从下手,又不会因调查工作量太大而顾此失彼。

2. 弄清它存在的道理再分析有无改进的可能性 组织内部的每一个管理部门和每一项管理工作都是根据组织的具体情况和管理需要而设置的。我们调查工作的目的正是要搞清这些管理工作存在的道理、环境条件以及工作的详细过程,然后再通过系统分析讨论其在新的信息系统支持下有无优化的可行性。所以我们在系统调查时最好是保持头脑冷静和敞开,实实在在地搞清现实工作和它所在的环境条件。如果调查前脑子里已经有了许多的"改革"或"合理化"设想,那么这些设想势必会先入为主,妨碍你接受调查的现实情况信息。这样往往会造成还未接触实质问题,就感觉到这也不合理,那也不合理,以至无法客观地了解实际问题。调查方式举例如图5-1所示。

3. 工程化的工作方式 对于一个大型系统的调查一般都是多个系统分析人员共同完成的,按工程化的方法组织调查,可以避免调查工作中一些可能出现的问题。所谓工程化的方法就是将工作中的每一步工作事先都计划好,对多个人的工作方法和调查所用的表格、图

116

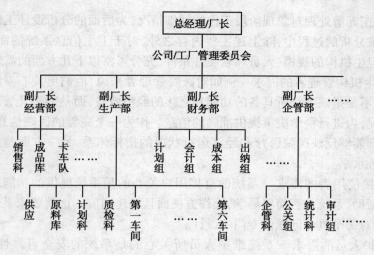

图5-1 调查方式举例

例都统一规范化处理,以使群体之间都能相互沟通、协调工作。另外,所有规范化调查结果(如表格、问题图、所收集的报表等)都应整理后归档,以便进一步工作使用。

4. 全面铺开与重点调查结合 如果是开发整个组织的管理信息系统,必须开展全面的调查工作。如果我们近期内只需开展组织内部某一局部的信息系统,就必须坚持全面铺开与重点调查相结合的方法即自顶向下全面展开,但每次都只侧重于与局部相关的分支。例如我们只要医院门/急诊管理部分,调查工作也必须是从门/急诊组织管理的顶层开始,先了解主管院长、门诊部、急诊室所做的工作与分工,下设各个分科室的主要工作,工作安排的制订过程以及所涉及的部门和信息,然后略去其他无关部门的具体业务调查,而将工作重点放在门诊部和急诊室具体业务上。

5. 主动沟通和亲和友善的工作方式 系统调查涉及组织内部管理工作的各个方面,涉及各种不同类型的人。故调查者主动地与被调查者在业务上的沟通是十分重要的。创造出一种积极、主动友善的工作环境和人际关系是调查工作顺利开发的基础,一个好的人际关系可能导致调查和系统开发工作事半功倍,反之则有可能根本进行不下去。这项工作说起来容易,做起来很难。它对开发者有主观上积极主动和行为心理方面的要求。

二、详细调查的范围

详细调查的范围应该是围绕医疗卫生机构组织内部信息流所涉及领域的各个方面。但应该注意的是,信息流是通过物流而产生的,物流和信息流又都是在组织中流动的。故我们所调查的范围就不能仅仅局限于信息和信息流,应该包括医疗卫生机构的生产、经营、管理等各个方面。下面我们把它大致地归纳为九类问题:①医疗卫生组织机构和功能业务;②医疗卫生工作的目标和发展战略;③医疗卫生机构产品工艺流程;④卫生信息数据与数据流程;⑤卫生信息业务流程与工作形式;⑥卫生信息管理方式和具体业务的管理方法;⑦医疗卫生决策方式和决策过程;⑧可用资源和限制条件;⑨现存问题和改进意见。

围绕上述范围我们可根据具体情况设计调查问卷的问题或调查表的栏目。总之目的只有一个,就是真正弄清处理对象现阶段工作的详细情况,为后面的分析设计工作做准备。

在完成需求分析的过程中,除上述主要内容之外,对于卫生信息系统的需求调查,还要考虑具体医疗卫生机构的规模、人员和软硬件条件,充分考察以下几方面的需求。

1. 医疗卫生机构管理者的需求 例如对医院管理者来说,他们更关心系统运行后宏观上的效益,它并不是指该系统所具备的功能和直接的经济效益,而是能否让管理者及时了解医院的运行情况,为进行科学决策提供准确的信息。作为一个完善的医院信息系统,一方面要能建立起一套能够反映医院医疗和经济运行状况的指标体系,另一方面是为改善医院的管理和医疗服务水平。

2. 系统直接使用者的需求 系统的直接用户关心的是系统提供的功能对他们的业务是否有直接的帮助,系统是否简单易学,操作方便而且快速响应。这就要求系统要面向每一个具体应用,针对每个具体问题做专门的设计。

3. 系统维护人员的需求 系统维护人员所关心的是系统的安全可靠性和可维护性。医院信息系统要求一天 24 小时不间断运行,在系统的日常运行中,经常要进行数据的维护。所以要把系统的可维护性作为一项基本的要求纳入到产品开发过程中。

4. 对网络平台的要求 要使系统运行稳定可靠,具有一定的容错能力,要求网络平台要有清晰的层次结构,高速稳定的数据交换能力,良好的扩展能力和安全监控特性,提供方便快捷的图形化管理界面,符合医院特点及软件需求。

5. 对应用软件的要求 要求应用软件具有标准化、通用性和可扩展性。随着信息技术与医疗服务的不断进步,医院信息系统逐步由“管理信息为主”向“以病人信息为中心”方向发展,使计算机更多地参与临床医疗工作。在选取医疗信息系统时,计算机网络解决方案是选取的关键,不同规模的医院所选的方案不同,方案中的产品数量及设备具体型号也应根据实际应用需求做相应的调整。

三、医院信息系统规范性需求分析

医院规范化管理是医院管理的必然要求和趋势,信息系统如何做到规范医疗与管理活动,实现过程监督是信息化建设所要解决的难题。需求分析是系统建设的关键,做好需求分析,特别是规范性需求分析对实现这一功能具有极其重要的意义。

随着我国医院信息化不断深入,规范化管理的不断加深又对医院信息系统建设提出更高的要求。如何满足这些要求则是医院信息化建设所必须解决的问题。系统建设成功的关键有赖于需求分析,需求分析是建立医院信息系统的基础。据统计,系统建设失败的 80% 原因是需求没有做好。医院信息系统是个相当复杂的系统,需求分析非常困难,医院信息系统需求种类不仅繁多,而且容易发生变更。尽管如此,由于医疗或管理业务都必须遵守相应的规范,这一类需求则是相对稳定的,而且也是系统需求的基本组成部分。

1. 规范性需求的种类与特点 规范性需求定义为用户在业务过程中应遵循的规范集合,我们把医院的规范性需求分成三类。

(1)政策性需求:指卫生行政机构对医院进行业务上的规定、要求和医院自身根据上级管理部门的规定而制定的各类规范,旨在规范医疗操作与管理。这类规范种类多,从行政部门的强制性规定,到医院自行倡导的规定,既有医院之间共同遵守,又有不同医院自身特色。如当地医疗保险部门对保险种类和费用的限制、物价部门对医疗收费的规定、药品管理法对药品的约束,再如有的医院倡导的医疗收费规定。

(2)技术性需求:指工作人员在执行业务时遵循一定的技术操作流程和规范。从知识分类角度,这类需求既有显性知识,如临床工作人员对疾病、药理、治疗行为的科学认识,常见的药物之间的禁忌,家族史和过敏史对药物的禁忌等;又有隐性知识,如医院(专家)在学习和工作中的宝贵经验总结。

(3)标准性需求:即医院所采用各类管理标准和技术标准,这些标准按层次分为国际标准、国家标准、地方标准和医院自制标准,例如疾病分类标准 ICD-9(ICD-10)、国家药品统一编码、HL7 等。标准是医院规范化管理的重要内容,目前多数医院正在努力构建标准化体系。

规范性需求具有如下特点:

(1)复杂性:需求种类繁多,医院是受多方卫生领导机构管理,又有各类协会、组织,它们对医疗和管理都提出了自己的要求。

(2)科学性:这种规范是据医学、药学、生物学、卫生学及其他有关自然科学的基本原理和研究成果制定的,与现代科技紧密相连,体现其科学性。

(3)稳定性:规范化需求在一定时间是相当稳定的,无论是法规规定还是技术要求都要求保持一定的稳定。

(4)强制性:国家卫生行政机构将治疗的科学工作方法、程序、操作规范、卫生标准等确定下来,成为技术规范法规,把遵守技术法规确定为法律义务,要求医院或医生在执行业务功能时必须遵守。

(5)层次性:从禁令性的法律法规到普通的医疗、业务规范,再到医院的倡导性规范、服务承诺等。

2. 规范性需求的内容 在具体的规范化需求分析时,由于规范化的概念是交叉型的,各种内容之间并没有严格的界线,为方便起见,将其划分为三种。

(1)医疗行为:医疗行为是医疗服务行为的简称,是运用医学科学理论和技术对疾病作出诊断和治疗的行为。医疗行为相当复杂:首先具有伦理性和道德性,即从医学伦理上对医疗者提出的要求,实行自我约束机制以及行业自律;其次具有风险性与相对确定性,即由于人类的认识有限,医疗活动中多种因素的不确定性依然存在,同时人类又对许多疾病取得了科学的认识;第三是专业性与技术性,即利用了大量的医学科学理论和技术;第四是侵袭性,即医疗中采用的检查方法和手段,治疗方法及药物对人的身体具有侵入性。

医疗行为研究主要关注医院如何规范医疗行为,采取了哪些措施,各科室为满足医院要求而采取了哪些措施,执行哪些规范。需求分析方法可使用访谈法、调查法和医院文档资料及科室资料的收集等。对需求调查者,要求懂得一定的临床知识和管理知识,很多潜在的规范需要懂专业的人才能够发掘出来。

(2)医疗政策与法规:政策与法规是规范化管理最基本的要求,具有强制性,同时还具有层次性,如国家级的、地方性的、医院制定的、国际法等。为促进医院规范化管理,卫生行政机构如卫生部、国家药品管理局等出台了 70 多种法规,例如药品管理、临床输血管理、病案管理、资产管理等;地方卫生行政机构则根据上级行政的要求对下属医院作进一步具体要求。这些法规要想有效地实施,必须要求对其进行正确的解读,分析政策与法规中的可量化部分,将其转变为计算机语言,同系统建设结合起来。

　　(3)医院管理标准:医院工作的性质和特点要求有严格的、完善的标准化管理,作为技术工作和管理工作的基础。由于医院服务的对象是病人,标准化的操作可达到安全医疗、预防事故发生的目的。医院技术密集,质量要求严格,而且大多数技术可重复使用,标准化是技术质量的重要保证,标准化又是质量监督的依据。医院的标准按照标准化对象的性质、作用、专业类别以及彼此间内的联系,构成以下标准体系:①基础标准,在一定范围内作为其他标准的基础,有共同性和指导意义的标准,如国家计量标准;②通用技术语言标准,包括名词、术语标准,符号、代号标准;③工作质量保证和质量检查标准;④技术方法标准,从事技术工作的技术人员都必须遵守的准则,如检查检验方法标准、技艺标准、操作规程、技术文件、病案及各种资料档案、全面质量管理和服务过程所规定的标准等;⑤行政管理标准,包括规章制度,文书档案、工作内容、职责范围、工作程序、方法、工作质量要求及考核和奖惩办法等;⑥医疗管理标准是对医疗工作组织管理的标准,如疾病的诊治、医疗质量管理、教学和科研等;⑦设备管理标准是指对医院的基本装备及与医疗、护理、预防、教学和科研相适应的仪器设备所制定的标准;⑧经济管理标准,包括医院收费标准、医疗成本、各项费用标准、经济核算、经济审计标准、工资、待遇奖励、福利标准等;⑨信息管理标准,包括信息表达形式、软件、硬件、接口的标准化。

　　信息系统要真正发挥对医疗和管理过程的监督,取决于医院实施规范化管理的程度。因此,规范化的管理是信息化建设的基础;医院领导和员工对信息系统的认识也是一个重要因素。规范性需求分析只是完善系统功能的第一步,如何融入信息系统仍需要大量的努力。

第二节　组织结构和功能分析

一、组织结构和功能分析概述

　　组织结构与功能分析是继需求分析完成之后,整个系统分析工作中的第一环。组织结构与功能分析主要有三部分内容:组织结构分析、业务过程与组织结构之间的联系分析、业务功能一览表。其中组织结构分析通常是通过组织结构图来实现的,是将调查中所了解的组织结构具体地描绘在图上,作为后续分析和设计之参考。业务过程与组织结构联系分析通常是通过业务与组织关系图来实现的,是利用系统调查中所掌握的资料着重反映管理业务过程与组织结构之间的关系,它是后续分析和设计新系统的基础。业务功能一览表是把组织内部各项管理业务功能都用一张表的方式罗列出来,它是今后进行功能/数据分析、确定系统拟实现的管理功能和分析建立管理数据指标体系的基础。

　　1. 组织结构图　如图5-2所示,组织结构图是一张反映组织内部之间隶属关系的树状结构图。在绘制组织结构图时应注意,除与生产、经营、管理环节无直接关系的部门外,其他部门一定要反映全面、准确。为了表明机构的运行过程,我们往往也画出机构物流和管理组织关系图,如图5-3所示。

　　2. 组织/业务关系分析　如图5-3所示,组织结构图反映了组织内部和上下级关系。但是对于组织内部各部分之间的联系程度、组织各部分的主要业务职能和它们在业务过程中所承担的工作等却不能反映出来。这将会给后续的业务、数据流程分析和过程/数据分析等

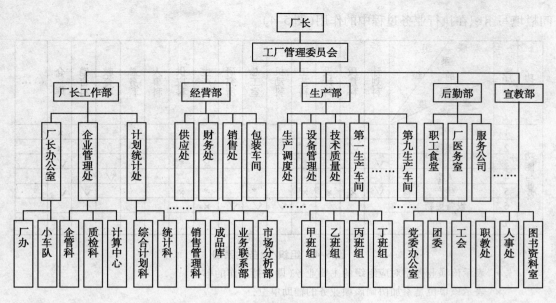

图 5-2 企业的组织结构图

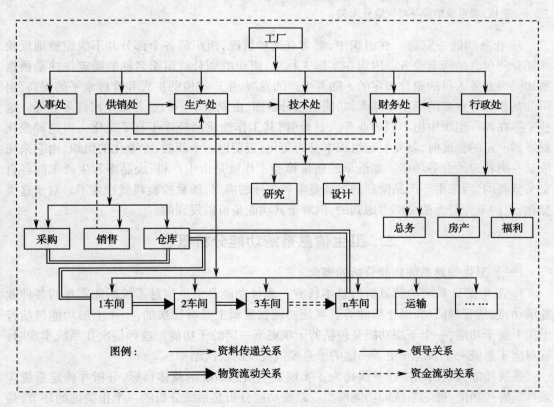

图 5-3 组织管理机构与物流的关系

带来困难。为了弥补这方面的不足,通常增设组织/业务关系图来反映组织各部分在承担业务时的关系。我们以组织/业务关系图中的横向表示各组织名称,纵向表示业务过程名,中间栏填写组织在执行业务过程中的作用(图5-4)。

功能	序号	联系的程度／业务	计划科	质量科	设计科	工艺科	机动科	总工室	研究所	生产科	供应科	人事科	总务科	教育科	销售科	仓库	……
功能与业务	1	计划						√		×	×				×	×	
	2	销售		√											*	×	
	3	供应	√							×	*					√	
	4	人事										*	√	√			
	5	生产	√	×	×	×		*			*	×			√	√	
	6	设备更新				*	√	√	√	×							
	7	……															

图5-4　组织／业务关系图

"＊"表示该项业务是对应组织的主要业务(即主持工作的单位);

"×"表示该单位是参加协调该项业务的辅助单位;

"√"表示该单位是该项业务的相关单位(或称有关单位);

空格:表示该单位与对应业务无关

3. 业务功能一览表　在组织中,常常有这种情况,组织的各个部分并不能完整地反映该部分所包含的所有业务。因为在实际工作中,组织的划分或组织名称的确定往往是根据最初同类业务人员的集合而定的。随着生产的发展、生产规模的扩大和管理水平的提高,组织的某些部分业务范围越来越大,功能也越分越细,由原来单一的业务派生出许多业务。这些业务在同一组织中由不同的业务人员分管,其工作性质已经逐步有了变化。当这种变化发展到一定的程度时,就要引起组织本身的变化,裂变出一个新的、专业化的组织,由它来完成某一类特定的业务功能。如最早的质量检验工作就是由生产科、成品库和生产车间各自交叉分管的,后来由于产品激烈的市场竞争和管理的需要,质量检验科就产生了。对于这类变化,我们事先是无法全部考虑到的,但对于其功能是可以发现的。

二、卫生信息系统功能分析概念

(一) 卫生信息系统功能分析的概念

1. 卫生信息系统功能分析的基本任务　系统功能是卫生信息系统所能实现的各种业务活动,包括管理活动、医疗活动等。系统功能在逻辑上是有层次的,一个上层功能包括若干项下层子功能,一个下层功能又包括若干项更下一层的子功能。这种层次在系统实现时,就对应于系统—子系统—更下一层的子系统或模块的层次结构。

系统功能分析的基本任务就是为了实现卫生信息系统的总体目标,分析并确定系统应该具有哪些功能,确定系统的功能模型。系统功能分析是系统分析的一个很关键的环节,是系统设计、模块划分的依据。它基本上确定了系统的规模和结构。

卫生信息管理的系统功能分析应该本着以病人医疗信息为核心,财务管理信息为纽带,分析决策信息为主导的原则;本着以病人为中心,为病人服务为宗旨的指导思想。一个卫生信息系统必须符合上述的指导思想,必须具有它所应该具有的功能,满足现阶段医院信息化工作的基本需求,才能很好地使用并受到用户的欢迎和好评,才是一个好的系统,才能通过有关部门的鉴定和评审,成为一个合格的软件产品。

2. 卫生信息系统功能分析的特点

(1)多元性和复杂性:由于卫生系统自身的性质和业务的多元性和复杂性,决定了卫生信息管理的系统功能比起一般的管理信息系统种类更多,内容更复杂,是至今世界上管理信息系统中最为复杂的一类。

(2)高可靠性:系统所支持的医疗工作与服务对象——病人的生命健康密切相关,所以对各项功能及其正确性、严密性、可靠性的要求比起一般的管理信息系统更高、更严格。如果一般的管理信息系统运行中出了差错,如票打错了、钱收错了,不会发生特别严重的后果。但如果卫生信息系统中与医疗业务紧密相关的功能,如诊疗医嘱处理功能,检查结果报告功能等出了差错,就有可能发生难以挽回的后果。所以卫生信息系统从数据输入、加工处理、传输、存储到数据产出全过程均要保证各级各类数据的合法、准确、可靠、完整、安全的功能和技术措施。

(3)合法性:同样,卫生信息系统各项功能的法规性要求比起一般的管理信息系统更高、更严格。卫生信息系统首先必须保证与我国现行的有关法律、法规、规章制度相一致,并能满足医院和卫生行政机关对信息的要求。

3. 卫生信息系统功能分析的依据

(1)依据系统目标:系统功能分析的根据是系统目标。系统目标是卫生部门、医院及各个业务部门承担的任务和处理的业务的最终结果。因此,系统功能分析离不开系统目标。

(2)依据各项政策法规:系统功能分析时一定别忘记医政法、药政法、财务制度、隐私权保护法等各项政策法规,以及医院的规章制度。系统必须在符合上述各项政策法规的前提下进行各项功能的分析。

(3)依据专业法规:在此特别要提到的是国家卫生部信息化建设领导小组于 1998 年 4 月 1 日和 2002 年 4 月颁发的《医院信息系统基本功能规范》和相关文件,更是系统功能分析时应遵循的具体的专业法规依据。它不仅是评审 HIS 的标准和依据,更是指导医院信息化建设的基本准则。

(二)卫生信息系统功能分析的内容

1. 系统功能的完整性和实用性

(1)系统功能的完整性:卫生信息系统必须具有它所应该具有的功能,满足现阶段卫生信息化工作的基本需求,为人们的管理决策提供各式各样尽可能充足可靠的数据,尽可能满足所有授权用户对信息的各种功能需求。

卫生信息系统不仅要像其他所有管理信息系统(management information system, MIS)一样追踪并管理那些伴随人流、财流、物流所产生的管理信息,从而提高整个系统的运行效率,而且还应该支持以病人医疗信息记录为中心的整个医疗、教学、科研活动。

卫生信息系统及其下属的各级子系统均具有各自不同的丰富的业务功能。同时还必须具有各个级别(系统级、子系统级)的尽可能完善的系统初始化功能和系统维护功能。系统初始化功能包括建立医院和部门的工作环境、清理数据库、定义初始化参数。系统维护功能包括数据字典的维护、用户及其操作权限的维护等。

卫生信息系统应能满足各上级卫生行政部门对信息的要求,为地区卫生信息系统提供所需的信息。所以系统功能分析必须全面、详细,系统功能应该完整。这是系统功能分析的基本点。

（2）系统功能的实用性:系统功能应该完整,但更应该强调其实用性。实用性是评审MIS的主要标准。它应该符合医院现行的组织结构、管理和营运模式,能满足当前和今后一定时期内的信息需求,在提高医院的医疗服务质量、工作效率、管理水平和综合效益等诸方面产生积极的作用。所以,要分析哪些功能是主要的、必需的;哪些功能是次要的、可有可无的。要抓住那些与系统总体目标关系密切的功能、主要功能、核心功能,而不是包罗万象。否则,开发的周期很长,成本很大,系统规模过大;另外,那些不必要的功能还会造成系统的模块和数据容量过大,增加系统不必要的开销,从而降低系统整体的运行效率。

卫生信息系统功能多而复杂,但各项功能的操作使用应简易方便。提供规范化汉字显示人-机会话操作界面,提示输入项目内容显示等是系统功能实用性的一个重要方面。很难设想,一个很难被学会、用户感到害怕的系统能够是一个成功应用的系统。

所以综合地说,系统功能应该是完整而不臃肿、实用而不奢华,这才是系统功能的完整性和实用性的完美结合。

2. 分析系统功能的规范性　在系统功能分析时必须分析哪些功能是规范的,哪些功能是可以根据医院要求修改的。同时,还应该分析系统不应该具有哪些功能,或者说不允许提供哪些功能,即哪些功能、哪些操作是不允许的。例如系统不应该具有遇到病人欠费时就拒绝医嘱录入和自动停止执行或拒绝发药的功能;不应该提供收费员任意更改发票金额的功能;不应该提供库管员不通过入出库事务而直接修改库存量的功能等。

无论这种管理决策是直接或者间接影响病人医疗事务,还是直接或间接影响医院管理事务,卫生信息系统至少在现阶段不允许医院信息系统代替人们做出任何决策。医院信息系统只能为人们的管理决策提供各式各样尽可能充足可靠的数据信息,然后由人们做出最终的选择和决策。现阶段医院信息系统不能代替医护人员和行政管理人员做出决策,也不应该限制人的决策行为。医院信息系统不应该也不允许为任何错误的决策承担责任。对于重要数据的修改,系统必须提供有完整痕迹的修改功能,预防利用计算机犯罪。同时还要具有相关数据的同步修改功能。对这些数据的删除,系统只能提供逻辑删除功能(注上删除标志),而不能作物理删除,使数据从系统中消失。

3. 分析系统功能的科学性　卫生信息系统并不完全是旧的手工系统在计算机上的复制,而是一个新的、具有更强大功能的、更加科学的系统。所谓更加科学,就是根据新系统的目标与要求,确定新系统的管理模型,对业务操作流程进行优化,以求更加合理,更有效率,能更好地为医院和病人服务。其中对原系统存在问题的分析及解决方案都应在新模型中体现。为此,新系统的实施又会要求在管理和业务上的有些环节进行改革。所以说卫生信息系统是一项综合工程,系统功能分析应由多方面专业人员共同参与研究。其中,业务方面的人员和专家是主体;计算机方面的人员和专家的主要工作是实现和配合分析;双向复合型人员和专家是二者之间的桥梁。三位一体才能使新系统的管理模型和对业务操作流程的优化方案真正做到更加科学。这两个方面既是统一的,有时又是矛盾的。有时系统实施要求改,而因为各种各样的原因,管理上一时难以改变。这时要认真分析问题的性质和程度,研究确定最佳综合解决办法。此时不能简单化,走向两个极端——或过分激进,改不了也得改;或过分保守,能改也不改。这两个极端都无益于系统的建设。

4. 分析系统功能之间的关系　卫生信息系统是一个整体,硬件上是运行于同一套网络和同一组中心服务器,软件上是在同一个操作系统和同一个数据库系统管理下,运行于同一个应用数据库。功能相互之间直接或间接地有着许多联系。从系统工程的角度考虑,如果在系统功能上这些联系过紧,相互之间过分制约、过分依赖是不利的。从功能分析时就要分析好、描述好这些联系,并将联系限制于数据相关的级别。常见的联系有以下几种。

(1)互相依存:有时两项功能之间是互相依存的,必须有 A 功能,才可能有 B 功能。例如在门诊用药处方划价收费处理过程中,如要具有按照当前门诊药房的库存量是否满足本处方的需要量来判断是"有药→收费→病人去药房取药"还是"缺药→让医生修改处方"的判断功能,则在门诊药房必须同时具有完善的库存管理功能,特别是窗口发药时,具有实时销减库存量的功能,否则前面的判断功能无法实现。

(2)互相排斥:有时两项功能之间是互相排斥的,有了 A 功能,就不能有 B 功能。如有了全院的收费标准统一维护功能,就不能在收费窗口提供收费标准的增、改、删功能,否则将会造成数据的不一致和混乱。

(3)数据共享:如几乎所有子系统都共享着系统内的全部的标准字典。

5. 分析系统功能的时序性　医院因资源如经费的限制,近期内无力建设一个完整的信息管理系统,这时候,我们必须先实现一部分功能,暂时放弃另一些。即使全部功能都要实现,也还有先后安排的计划。所以,系统功能分析时不仅要分析系统应该具有哪些功能,还要从以下几方面分析这些功能的时序性,哪些是必须在先,哪些可以在后。这项分析也是今后制订系统实施计划的重要依据。

(1)医院管理的需要:时序性首先要服从医院管理的需要和条件。如医院刚改造好门诊大楼,病区尚待整理调整,医院从管理上要求先上门诊系统。先抓住那些与系统当前目标关系最直接、影响最大的功能,如一般在实施 HIS 项目时,门急诊信息管理、住院病人信息管理、病房医嘱处理、财务信息管理、医院药品信息管理等功能往往会排在前,而其他功能尽管在医院管理中也很重要,同系统的主要目标均有联系,但由于资源的限制,或者其信息可以从其他子系统间接获取因此,这些功能往往会放在后面。

(2)从系统功能之间的依存性分析:如上所说,有时两项功能之间是互相依存的,必须有 A 功能,才可能有 B 功能。那么,应该先实现 A 功能,再实现 B 功能。例如药名、规格、药价的管理功能必须在先,库管功能可以在后,否则,库管无从管起;住院病人信息管理、病房医嘱处理在先,病案管理在后,否则病案这一头什么数据都接收不到,都要重复录入,不仅费事,还会造成系统内部数据不一致;一线窗口事务和部门级管理功能必须在先,院长级综合查询功能必须在后,否则,院长什么也查不到。

6. 分析系统功能的单元性　系统功能分析时不仅要分析系统应该具有哪些功能,还要细分这些功能的基本单元。例如药品调价这项功能由负责药品调价的人(多为药品会计或库管员)全部负责,这是一个基本的功能单元,而有的医院会把这项功能分为西药调价由西药库管理人员负责,中药调价由中药库管理人员负责。那么,系统功能分析时就要将这项功能细分为西药调价和中药调价两项功能单元。今后系统设计、模块划分时也同样处理。

同时还要分析各个操作单元应具备的功能。分析系统的各个操作单元应该分别具有哪些功能,这个操作单元可能是一个班组,也可能是一个人。这不仅是今后系统设计、模块划分的依据,而且也是用户组划分和用户权限定义的依据。

7. 分析系统功能的地域性　卫生信息系统的功能既有普遍性,即全国的医院都有这些功能,这是分析系统功能的基本点;但同时也要分析系统功能的地区性差别。无论是开发一个 HIS,还是推广一个 HIS,都不能忽略这一点。例如有的地区对药品的管理要求管到产地,同一种药,不同产地的,要作为不同的药来管理,有的地区就不需要;还有,不同地区的医保和公费医疗政策运作方式不同,系统处理功能和方式也有相应的差别。

不仅不同地区有差别,不同医院间也有差别。例如儿童医院对药品的最小单位(片、支)还要进一步拆分,经常有用几分之一支的药量,收几分之一支的药费的处理要求。而在一般医院,都是按最小单位来计价收费的。

所以,在推广一个卫生信息系统时,在符合标准和规范的前提下,认真做好地区化、个性化的分析工作非常重要。不可能有一个放之四海而皆准的系统。

8. 分析系统功能的适应性,用户要求变化的适应性　系统功能都是基于医院的管理模式,其中很多是与政策有关的,随着时间的推移和政策的变化,会对系统提出新的要求,相应的功能就得及时调整。所以,系统要具有一定程度的灵活性,尽可能多地提供客户可定义的功能,以方便适应这些变化。

适应性医院信息系统与手工管理方法是互相并存、互为支持的。医院中不可能一下子全部实现计算机管理,总是有些部门实现了计算机管理,而有些部门仍为手工方式;在信息系统的建设过程中,即使同一部门,也可能是一部分人或一部分工作实现了计算机管理,而另一部分人或另一部分工作仍为手工方式。所以,系统应具有能适应上述两种方式间相互协调的能力。如接受手工单据录入、输出,供手工操作的文本、卡片及单据等数据衔接功能。

9. 分析系统功能的容错性　系统功能分析,就其本质而言,系统应该能处理些什么事情、完成什么任务是问题的基本点。但在系统的操作运行过程中,难免会有这样那样的问题和错误,这些问题和错误,有的是人为的,有的是设计时没有考虑到的。如果不及时排除、纠正,还会传递到下一环节,例如,个人的属性中没有性别、年龄达到 4 位数等。所以,系统在执行特定的功能时必须检测数据的合法性、逻辑合理性,应及时地提示,排除这些问题和错误是必要的,这就是系统功能的容错性。系统容错功能应从多方面采取措施实现。

(1)程序的容错性:程序对所有的录入数据应具有逻辑合法性检查与控制的功能,还应具有供录入者核查的功能。由录入者确认无疑后,再存入计算机。

(2)数据库的容错性:包括数据表字段值域的定义,数据表外键的使用。操作人员在使用系统时,不小心可能会发生一些误删除的操作,删除一些不该删除的条目,造成数据的不完整。为此,可在表结构上设置外键的方法进行牵制。这样这两张表就互相制约着,如在字典 2 中有一条字段外键的值为"0001"的记录,则在字典 1 中,不能删除主键值为"0001"的记录,这样就防止了误删除记录的问题。

(3)触发器的使用:触发器的使用可以起到自动容错作用。例如表 A 中有 msert_trigger、delete_trigger 两个触发器。这两个触发器是作用于表 B 的。在应用中,如果表 A 中增加一行数据,则表 B 中自动增加相应的一行,删除时同样。这是表 A 的触发器用于表 B 的例子。

有的触发器用于自己。例如有个物资名称字典表 C,该表中有触发器 Trigger for-deleted-flag,当该种物资不用时,可以置其为停用标记,今后出库事务不再处理此物,当置此标记时,触发器会自动检查库存表,如果还有库存,则不允许置此标记,否则这些库存会永远滞留在库中。这些都是通过触发器防止误操作的容错实例。

（4）系统环境的容错性：除了上述系统功能的容错性以外，还有系统一级的运行环境的容错性措施，如数据备份、双机 Cluster 热备份等。

（5）规范管理和严格操作：要靠系统的容错性来解决出现的所有问题和错误是不可能的，管理上的规范和操作人员的严格细致与熟练是必要的。

（6）分析系统的安全保密功能：在系统分析、系统实施时必须高度重视系统安全功能。

（7）维护操作权限的功能：具有为所有不同级别、不同部门的操作单元设置和维护操作权限的功能；具有设置和修改用户身份、操作口令或密码的功能；具有用户身份识别的功能。识别用户的身份，最常用的方法是通过键盘录入用户名和操作口令或密码，系统予以识别。用各种信息卡（如医保卡）来验证病人身份的方法已开始被广泛使用，另外还有诸如指纹识别等方法。

（8）加密处理的功能：对于重要保密的数据，系统应具备对数据进行加密处理后再存入机内的功能。

（9）数据备份功能：可分为自动定时数据备份、程序操作备份和手工操作备份。备份场所有机内备份和机外备份，本地备份和异地备份。

（10）故障应急及恢复功能：系统一般均为联机网络运行，但在一些特殊情况，某些部门也具有脱网独立运行的功能。如北京协和医院，针对网络故障等特殊情况，制订了一整套脱网独立运行的方案，防患于未然。在一些特殊情况下，系统停止工作，由手工代替处理后再转回计算机处理。此时系统应具备快速恢复功能。

（11）数据恢复和数据衔接功能：可分为程序操作恢复和手工操作数据恢复。

（12）运行环境恢复功能：可分为程序操作恢复和手工操作恢复。

（13）计算机病毒防范功能。

三、卫生信息系统功能的范畴

1. 卫生信息系统的基本功能　卫生信息系统作为一个计算机系统，作为一种 MIS 而言，本质上具有对数据和信息的收集、存储、处理、传递和提供的五个基本功能，满足所有授权用户对信息的需求，满足各种业务处理的功能需求。

（1）数据和信息的采集功能：系统必须具备数据和信息的收集功能。系统中任何处理功能乃至分析决策无不依赖这些数据资料。如果把系统看作是一个工厂，那么数据资料就是原材料。

原始数据和信息的收集主要是在各项业务处理的第一线，如收费窗口、库房、病房、医技科室等。国外多年来一直流行的所谓 ORDERING 的系统设计的思想核心，就是数据在何处发生就在何处采集。只有在一线采集，才能保证数据的实时性和真实性。

采集的原始数据和信息要真实、正确，系统的处理结果才会正确，才有价值。否则，进来的是垃圾，出去的也只能是垃圾。原始数据和信息的采集要实时、及时，管理和监控措施才能及时有效；否则，利用信息的领导只能永远做马后炮。

原始数据和信息的采集，根据其性质和形式不同，采集的方法和手段也不同。大部分是通过键盘录入。还有各种形式的卡，如磁卡、IC 卡、条码卡等。

近年来，随着大型自动化仪器设备的智能化，实验室信息系统（LIS）、影像存储与传输系统（PACS）的建设，HIS 可从这些仪器的输出端直接将检查结果的数据和图像接收进来。

由于计算机读入技术的长足进步,诸如数码照相,缩微照相的图像也可直接接收进来,网上的许多信息也可下载接收到系统中来。

（2）信息的存储功能:系统必须具备存储信息的功能。医院的数据资料是非常宝贵的资源,甚至是财富。数据资料不仅当前工作要利用,在今后工作中也要利用,对它的利用将不受时间与空间的限制。

医院的各项业务每天都在产生大量的数据。这些数据要保留一定时期,有些则是要永久保留的,所以数据量极其巨大,且是与日俱增的。

因此,要高度重视数据资料的存储管理。系统应该有很完善的存储管理功能、措施和制度。在涉及信息的存储问题时,要考虑存储量、信息格式、存储方式、使用方式、安全保密等问题。

当前工作在用的数据应保存在当前工作机内,一般都用硬盘。由于医院数据量大,经常会因此而降低系统的运行速度,出现数据量与日俱增,速度与日俱慢的情况。所以应采取分库存放的办法,即建两个数据库,一个是当前工作库,日常运行的所有功能都是对着这个库;一个是历史工作库,历史数据的查询功能对着历史库。系统应提供数据自动转移的功能,一般是在每天夜间运行这项功能,每天转走一批数据,使当前工作库的数据量基本保持在一个定量,以保证系统运行的速度。

对当前工作要利用的数据,一般都用硬盘、光盘保存;历史数据除硬盘外还可用磁带保存。软盘容量小且不可靠,只能保存临时的少量数据。

系统应有完善的数据复制（备份）功能。为防意外事故,备份的数据资料的异地存放是必须的。这一点,有很多医院尚未意识到,也未做到,这项工作一定要做,不要怕麻烦。

对存储的历史数据资料当然还要考虑到今后如何能方便地调出来再利用的功能和技术细节。

（3）信息的加工处理功能:系统必须具备对数据的各种加工处理功能。此项功能是整个系统功能的主体。对已经收集到的信息进行各种各样的加工处理,以完成系统承担的各项业务,使信息更有意义、更能被利用。

对数据的各种加工处理功能,几乎囊括了从原始数据资料输出到机外的处理结果之间的全部处理功能。各个部门、各个子系统,不仅对数据加工处理的逻辑功能要求不同,而且对加工处理的性能要求也不同。各事务处理的第一线,如窗口、病房对加工处理的速度要求较高。对于同一批数据,由于使用目的不同,加工的方式也不同,得到的结果也不同。如同样是对药品的采购数据,为库管员所提供的加工处理的功能和结果与为院长查询系统提供的加工处理的功能和结果就很不一样。

（4）信息的传递功能:系统必须具备对数据的传递功能。卫生信息系统是在全院范围的大规模的网络环境上运行的一个整体,各个部门和各个子系统在系统上处理自身的业务、实现自身的功能时,时刻都在为系统提供各种各样的信息,又时刻都在从系统得到各种各样的信息,也就是说,系统时时刻刻都在进行着数据信息的传输。信息的传递问题解决不好,经常成为系统运行效率的瓶颈。在涉及信息的传递问题时,要考虑传递量、传递方式、传递速度等问题。所以信息的传递是与信息的存储、系统的结构结合在一起统筹考虑的。

当然,数据的传递还牵涉到系统的网络、交换机等多方面的问题,将在其他专门的章节讨论。

（5）信息的提供：系统必须具备向用户提供信息的功能。医院耗费大量资金建设信息系统，其目的就是要利用信息系统为各项工作服务。它必须具备提供信息的手段、机制以供使用者利用，否则就不能实现其自身的价值。

信息系统的服务对象是管理和医院的各项业务，应为医院及其所属各部门提供病人医疗信息、财务核算信息、行政管理信息和决策分析信息。信息的提供与利用是五个基本功能中的核心，一切功能因此而生、因此而存。它是系统建设的出发点，也是系统建设的归宿。信息的种类和服务对象不同，其表达和提供信息的方式也不同。信息表达的方式一般有数字方式、文字方式、表格方式、图形方式和图像方式。信息提供的方式一般有屏幕方式、打印方式、绘图方式和电子文件方式。上述五个基本功能是一个相辅相成的整体。

2. 医院信息系统的业务功能体系　HIS 是卫生信息系统的重要组成部分，以上五个基本功能作用于医院的各个部门、各种性质的业务活动，实现着多种多样的业务功能，支持医院及各个业务部门承担的任务和处理的各项业务，我们通常说的 HIS 的系统功能，实际上指的是这些业务功能，而不是计算机系统的五个基本功能。

HIS 的功能不但非常丰富，而且错综复杂，绝不是一张二维表或三维表所能概括的。它是一个十分庞杂的业务功能体系，也可以说是一个多棱镜，一个多维综合的整体，从不同的侧面看，有各自不同的一整套功能。以下，我们从八个不同的侧面来分析一下它的功能体系。

（1）按处理的信息大类分析：HIS 有两大类功能：①管理信息处理功能，如物资管理功能，财务处、经管办的物价审核修改功能；②临床信息处理功能，如病区医生工作站功能、检验科接收医嘱和检验结果采集发送功能。

这两大类功能再按部门和职能，又可分为几十项（参见下面的子系统划分）。

（2）按功能的层次分析：HIS 有三个层次的功能：①窗口一线事务处理功能，如门诊挂号功能；②部门级管理功能，如药剂科采购计划审核功能；③院长级决策支持功能，如提供上年财务核算结果的功能，院长据此可能决定今年压缩某项费用开支。

（3）按专业深度分析：HIS 有三个级别的功能：①一般日常事务处理功能，如入院通知功能、划价收费功能；②专业业务支持功能，如药理咨询功能；③专业知识处理功能，如疾病诊疗支持功能。

（4）按任务分工（职能）分析：HIS 有四大类功能：①医疗支持与管理功能，如医嘱处理功能；②管理支持功能，如经济核算功能；③科研支持与管理功能，如科研成果一览表功能；④教学支持与管理功能，如进修人员安排计划功能。

（5）按运作阶段分析：HIS 有四个阶段的功能：①计划功能，如制订各科开诊时间和就诊人数计划功能；②执行功能，如按上定计划进行挂号的功能；③管理功能，如按上定计划加强开诊医生出勤管理的功能；④控制功能，如根据实际就诊人数情况调整开诊计划的功能。

（6）按系统前后台分析：HIS 有两大类功能：①前台应用系统功能，如上述各项功能；②后台系统支持与系统管理功能，如服务器端的双机 Cluster 实时热备份的功能、数据库检测和数据备份功能等。

（7）按空间范围分析：HIS 有两大类功能：①院内信息处理功能，如上述各项功能；②院外系统衔接功能，如与医保系统接口功能、与厅局系统接口功能。

（8）按运行环境分析：HIS 有两大类功能：①联网运行功能；②脱网单机运行功能。一个完整的医院信息系统应该具有上述不同层次、不同方面的功能,还要合理地,相互协调有条不紊地编织集成在一起。如何做到,这就是系统总设计师的任务了。设计出来的系统好不好,就看总设计师的水平。

第三节　业务流程分析

一、业务流程分析

在对系统的组织结构和功能分析时,需从一个实际业务流程的角度将系统调查中有关该业务流程的资料都串起来作进一步的分析。业务流程分析可以帮助我们了解该业务的具体处理过程,发现和处理系统调查工作中的错误和疏漏,修改和删除原系统的不合理部分,在新系统基础上优化业务处理流程。

前面已经将业务功能一一理出,而业务流程分析则是在业务功能的基础上将其细化,利用系统调查的资料将业务处理过程中的每一个步骤用一个完整的图形将其串起来。在绘制业务流程图的过程中发现问题、分析不足、优化业务处理过程。所以说绘制业务流程图是分析业务流程的重要步骤。

业务流程图(transaction flow diagram,TFD),就是用一些规定的符号及连线来表示某个具体业务处理过程。业务流程图的绘制基本上按照业务的实际处理步骤和过程绘制。换句话说,就是一"本"用图形方式来反映实际业务处理过程的"流水账"。绘制出这本"流水账"对于开发者理顺和优化业务过程是很有帮助的。

有关业务流程图的画法,目前尚不太统一。但若仔细分析就会发现它们都是大同小异,只是在一些具体的规定和所用的图形符号方面有些不同,而在准确明了地反映业务流程方面是非常一致的。

业务流程图是一种用尽可能少、尽可能简单的方法来描述业务处理过程的方法。由于它的符号简单明了,所以非常易于阅读和理解业务流程。但它的不足是对于一些专业性较强的业务处理细节缺乏足够的表现手段,它比较适用于反映事务处理类型的业务过程。

1. 基本符号　业务流程图的基本图形符号非常简单,只有6个。有关6个符号的内部解释则可直接用文字标于图内。这6个符号所代表的内容与信息系统最基本的处理功能一一对应。如图5-5,圆圈表示业务处理单位,方框表示业务处理内容,报表符号表示输出信息(报表、报告、文件、图形等),不封口的方框表示存储文件,卡片符号表示收集资料,矢量连线表示业务过程联系。

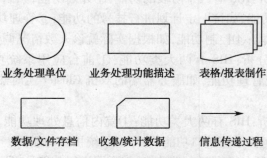

| 业务处理单位 | 业务处理功能描述 | 表格/报表制作 |
| 数据/文件存档 | 收集/统计数据 | 信息传递过程 |

图5-5　业务流程图的基本图形符号

2. 绘制举例　业务流程图的绘制是根据系统调查表中得到的资料和问卷调查的结果，按业务实际处理过程将它们绘制在同一张图上。例如，某个业务的流程可被表示成图5-6的形式。

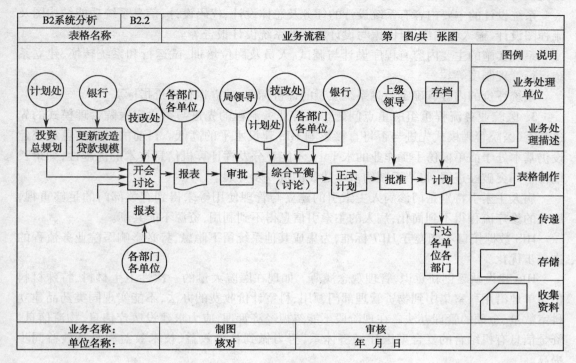

图5-6　某业务流程图举例

二、医院业务流程的重组

近年来，随着计算机技术、网络技术和数据库技术的迅速发展，HIS 的建设也呈现出快速发展的良好势头。但是，几乎所有已经使用或正在建设 HIS 的医院都面临着大量的医院业务流程重组问题的困扰，这个问题不能正确解决将严重阻碍 HIS 的进一步发展和完善。

1. 医院业务流程重组的基本要求　医院业务流程重组的基本要求就是以作业过程为中心，摆脱传统观念的束缚，根据信息系统建设目标的要求，对医院不适应的业务流程作根本性的思考和改革，改变传统的管理模式。其目的就是要建立现代医院管理制度，在面向病人、面向社会的基础上，谋求在医疗成本、医疗质量、医院管理、工作效率及医院文化等方面得到显著改善，充分利用现代信息技术，适应社会发展需要。

2. 医院业务流程重组的方法步骤　医院业务流程重组就是站在医院信息系统建设的高度，对不是面向服务于病人的医院传统业务流程进行重新思考和设计。它是一项庞大的系统工程，包括在医院信息系统规划、系统分析、系统设计、系统实施与评价等整个过程之中。

系统规划方法主要有医院系统规划法、关键因素法、目的/方法（E/M）分析、战略目标集中转化法等。在医院系统规划法中应注意找出哪些过程是正确的、哪些过程是低效的，需要在信息技术的支持下进行优化处理。那些不适合计算机信息处理特点的过程，应当予以改进。

系统分析方法主要有需求分析方法、可行性分析和详细调查、医院业务调查与分析、数据流程的调查与分析及系统化分析与逻辑模型的建立。

系统设计的主要内容有系统设计的任务及总体设计、代码设计、信息系统功能结构图及流程图设计、输入与输出设计、编写设计规范的系统设计报告等。

系统实施的主要内容有程序设计与调试、人员及岗位培训、试运行和系统转换、建立系统运行管理制度等。

系统评价的内容有确定信息系统质量的评价标准、建立运行评价指标。

3. 医院业务流程重组的重点问题　医院业务流程的先进与否决定医院管理模式的先进与否，医院管理模式先进与否将直接影响 HIS 建设水平的高低。目前的医院信息系统建设仍基本处于简单模仿手工作业的水平上，不能充分发挥计算机信息技术的优越性，如果长期得不到突破性进展，将严重制约 HIS 建设的进一步开展。

病人主索引特别是门诊病人主索引的建立与管理使用等未得到有关部门的足够重视，病人的诊疗流程得不到简化，病人的主索引信息得不到利用，资源不能共享。

HIS 数据接口不能遵守 HL7 标准，为集成其他系统留下隐患，势必影响医院业务流程的进一步优化。

HIS 建设缺乏创新意识，管理观念淡薄。如现在医院大量的一次性卫生材料、特殊材料仍简单地沿用科室集中到物资管理部门领用、科室计价收费的办法，不能实现同类药品建立科室数量、金额的管理办法。在现阶段不能忽视经济管理，应力求建设医疗信息、物流信息、资金信息有机结合的复合型医疗经济体系，努力做到社会效益、技术效益和经济效益同步提高。

HIS 在经济管理方面采用的手段落后，不能建立事前预测、事中控制、事后反馈监督的完整机制，过多注重动态实时反映信息现状，较少地考虑静态反映、控制和预测信息情况。如住院病人欠费的管理，在院期间可得到有效控制；而出院病人欠费得不到有效管理，其欠费情况不能提供到门诊系统或让社会监督；不能把大型医疗设备的管理与使用有机地结合。

大液体的管理具有双重职能，既有储存大液体的药库职能，也具有按医嘱集中送病房的药房职能。

目前的 HIS 建设基本不考虑在尊重病人隐私权的前提下，提供社会共享病人信息资源的问题。

国内的 HIS 软件开发商过多，基本上是在较低的水平上重复开发或追求规模效益，忽视或缺乏知识库的支持，缺乏疾病成本控制的能力等。

总之，医院管理要改变传统的核算管理型的管理模式，必须全面优化医院业务流程，科学、合理地规划医院信息的采集、记录、加工、处理、传输、储存等问题，建设全方位面向病人的医疗服务型的 HIS，才能使医院信息系统走向可持续、可扩充的稳定发展之路。

第四节　数据流程分析

数据流程分析就是把数据在现行系统内部的流动情况抽象出来，舍去了具体组织机构、信息载体、处理工作等物理组成，单纯从数据流动过程来考察实际业务的数据处理模式。

数据流程分析主要包括对信息的流动、变换和存贮等的分析。其目的是要发现和解决数据流动中的问题。这些问题有:数据流程不畅,前后数据不匹配,数据处理过程不合理等。问题产生的原因有的是属于现行管理混乱,数据处理流程本身有问题,有的也可能是我们调查了解数据流程有误或作图有误。调查的目的就是要尽量地暴露系统存在的问题,并找出加以解决的方法。

数据是信息的载体,是今后系统要处理的主要对象。因此必须对系统调查中所收集的数据以及统计和处理数据的过程进行分析和整理。如果有没弄清楚的问题,应立刻返回去弄清楚它。如果发现有数据不全、采集过程不合理、处理过程不畅、数据分析不深入等问题,应在本分析过程中研究解决。数据与数据流程分析是今后建立数据库系统和设计功能模块处理过程的基础。

一、调查数据的汇总分析

在系统调查中我们收集了大量的数据载体(如报表、统计表文件格式等)和数据调查表,这些原始资料基本上是由每个调查人员按组织结构或业务过程收集的,它们往往只是局部地反映了某项管理业务对数据的需求和现有的数据管理状况。对于这些数据资料必须加以汇总、整理和分析,使之协调一致,为以后在分布式数据库内各子系统充分的调用和共享数据资料奠定基础。调查数据汇总分析的主要任务首先是将系统调查所得到的数据分为如下三类:①本系统输入数据类(主要指报来的报表),即今后下级子系统或网络要传递的内容;②本系统内要存储的数据类(主要指各种台账、账单和记录文件),它们是今后本系统数据库要存储的主要内容;③本系统产生的数据类(主要指系统运行所产生的各类报表),它们是今后本系统输出和网络传递的主要内容。

然后再对每一类数据进行如下三项分析:①汇总并检查数据有无遗漏;②数据分析,即检查数据的匹配情况;③建立统一的数据字典。

1. 数据汇总 数据汇总是一项较为繁杂的工作,为使数据汇总能顺利进行,通常将它分为如下几步:

(1)将系统调查中所收集到的数据资料,按业务过程进行分类编码,按处理过程的顺序排放在一起。

(2)按业务过程自顶向下地对数据项进行整理:例如,对于成本管理业务,应从最终成本报表开始,检查报表中每一栏数据的来源,然后检查该数据来源的来源,……,一直查到最终原始统计数据(如生产统计、成本消耗统计、产品统计、销售统计、库存统计等)或原始财务数据(如单据、凭证等)。

(3)将所有原始数据和最终输出数据分类整理:原始数据是以后确定关系数据库基本表的主要内容,而最终输出数据则是反映管理业务所需求的主要数据指标。这两类数据对于后续工作来说是非常重要的,所以将它们单独列出来。

(4)确定数据的字长和精度:根据系统调查中用户对数据的满意程度以及今后预计该业务可能的发展规模统一确定数据的字长和精度。对数值型数据来说包括:数据的正、负号,小数点前后的位数,取值范围等;对字符型数据来说只需确定它的最大字长和是否需要中文。

2. 数据分析 数据的汇总只是从某项业务的角度对数据进行分类整理,还不能确定收

133

集数据的具体形式以及整体数据的完备程度、一致程度和无冗余的程度。因此还需对这些数据作进一步的分析。分析的方法可借用 BSP 方法中所提倡的 U/C 矩阵来进行。U/C 矩阵本质是一种聚类方法,它可以用于过程/数据、功能/组织、功能/数据等各种分析中。这里我们只是借用它来进行数据分析。

(1)U/C 矩阵:U/C 矩阵是通过一个普通的二维表来分析汇总数据。通常将表的纵坐标栏目定义为数据类变量(X),横坐标栏目定义为业务过程类变量(Y)(图5-7),将数据与业务之间的关系(即 X 与 Y 之间的关系)用使用(use,U)和建立(create,C)来表示,那么将上一步数据汇总的内容填于表内就构成了所谓的 U/C 矩阵。

功能＼数据类	客户	订货	产品	工艺流程	材料表	成本	零件规格	材料库存	成本库存	职工	销售区域	财务计划	计划	设备负荷	物资供应	任务单	列号Y
经营计划		U				U						U	C				1
财务规划						U				U		C	C				2
资产规模												U					3
产品预测	C		U								U						4
产品设计开发	U		C	U	C		C							U			5
产品工艺			U		C		C	U									6
库存控制							C	C	C						U	U	7
调度			U	U				U							U	C	8
生产能力计划				U										C	U		9
材料需求			U		U			U								C	10
操作顺序			C											U	U	U	11
销售管理	C	U	U							U	U						12
市场分析	U	U	U								C						13
订货服务	U	C	U							U	U						14
发运										U	U						15
财务会计	U	U								U		U					16
成本会计						U						U					17
用人计划										C							18
业绩考评										U							19
行号X	1	2	3	4	5	6	7	8	9	10	11	12	13	14	15	16	

图5-7 U/C 矩阵

(2)数据正确性分析:在建立了 U/C 矩阵之后就要对数据进行分析,其基本原则就是"数据守恒原理"(principle of data conservation),即数据必定有一个产生的源,而且必定有一个或多个用途(在本章第五节 U/C 矩阵的正确性中还将细分为完备性、一致性和无冗余性三条检验规则)。具体落实到对图5-7 的分析中则可概括为如下几点:

1)原则上每一个列只能有一个 C。如果没有 C,则可能是数据收集时有错;如果有多个 C,则有两种可能性:其一是数据汇总有错,误将其他几处引用数据的地方认为是数据源;其二数据栏是一大类数据的总称,如果是这样应将其细划。

2)每一列至少有一个 U。如果没有 U,则一定是调查数据或建立 U/C 矩阵时有误。

3)不能出现空行或空列。如果出现空行或空列,则可能是下列两种情况:其一,数据项或业务过程的划分是多余的;其二,在调查或建 U/C 矩阵过程中漏掉了它们之间的数据联系。

（3）数据项特征分析：数据的类型以及精度和字长是建库和分析处理所必须要求确定的。合理取值范围是输入、校对和审核所必需的。

数据量即单位时间内（如天、月、年）的业务量、使用频率、存储和保留的时间周期等。这是在网上分布数据资源和确定设备存储容量的基础。

所涉及业务即 U/C 矩阵中每一行有 U 或 C 的列号（业务过程）。

二、数据流程分析

有关数据分析的最后一步就是对数据流程的分析，即把数据在组织（或原系统）内部的流动情况抽象地独立出来，舍去了具体组织机构、信息载体、处理工作、物资、材料等，单从数据流动过程来考查实际业务的数据处理模式。数据流程分析主要包括对信息的流动、传递、处理和存储等的分析。数据流程分析的目的就是要发现和解决数据流通中的问题。这些问题有：数据流程不畅，前后数据不匹配，数据处理过程不合理等。问题产生的原因有的是属于原系统管理混乱，数据处理流程本身有问题，有的也可能是我们调查了解数据流程有误或作图有误。总之这些问题都应该尽量地暴露并加以解决。一个通畅的数据流程是今后新系统用以实现这个业务处理过程的基础。

现有的数据流程分析多是通过分层的数据流程图（data flow diagram，DFD）来实现的。其具体的做法是：按业务流程图理出的业务流程顺序，将相应调查过程中所掌握的数据处理过程，绘制成一套完整的数据流程图，一边整理绘图，一边核对相应的数据和报表、模型等。如果有问题，则定会在这个绘图和整理过程中暴露无遗。

1. 基本图例符号　常见的数据流程图有两种，一种是以方框、连线及其变形为基本图例符号来表示数据流动过程，另一种是以圆圈及连接弧线作为其基本符号来表示数据流动过程。这两种方法实际表示一个数据流程的时候大同小异，但是针对不同的数据处理流程却各有特点。故在此我们介绍其中一种方法，以便读者在实际工作中根据实际情况选用。

2. 方框图图形符号　方框图的图例符号及基本用法如下。

（1）外部实体：外部实体用一个小方框并外加一个立体轮廓线来表示（图5-8、图5-9）。

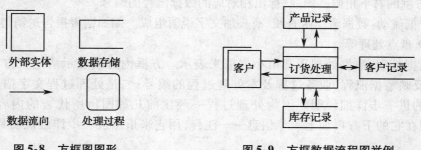

图 5-8　方框图图形　　　　　图 5-9　方框数据流程图举例

同上述图例符号一样，它也必须标明数据文件的标识编码和文件名称两部分信息（图 5-10）。

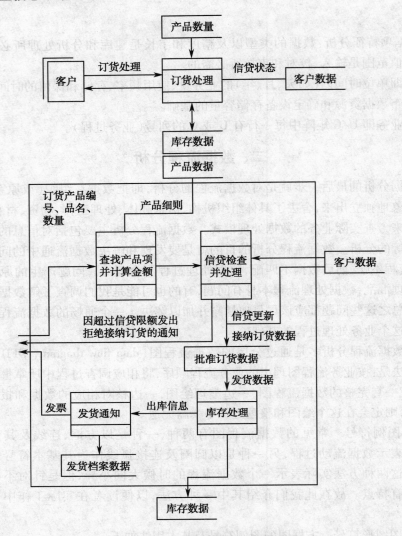

图 5-10　图 5-8 和图 5-9 的展开图

用文字注明外部实体的编码属性和名称。如果该外部实体还出现在其他数据流程中，则可在小方框的右下角画一斜线，标出相对应的数据流程图编号。

（2）数据流动：数据流动由直线、箭头加文字说明组成。例如销售报告送销售管理人员，库存数据送盘点处理等。

（3）数据处理：数据处理用圆角小方框来表示。方框内必须表示清楚三方面的信息：一是综合反映数据流程、业务过程及本处理过程的编号；二是处理过程文字描述；三是该处理过程的进一步详细说明。因为处理过程一般比前几种图例所代表的内容要复杂得多，故必须在它的下方再加上一个信息——注释，用它来指出进一步详细说明具体处理过程的图号。

（4）数据库存储：即是对数据记录文件的读写处理，一般用一个右边不封口的长方形来表示。同上述图例符号一样，它也必须表明数据文件的标识编码和文件名称两部分信息。

由于实际数据处理过程常常比较繁杂，故应该按照系统的观点，自顶向下地分层展开绘

136

制。即先将比较繁杂的处理过程(不管有多大)当成一个整体处理块来看待(如图5-10中的一个处理过程,俗称"黑匣子"),然后绘出周围实体与这个整体块的数据联系过程;然后再进一步将这个块展开。如果内部还涉及若干个比较复杂的数据处理部分的话,又将这些部分分别视为几个小"黑匣子",同样先不管其内部,而只分析它们之间的数据联系,这样反复下去,依此类推,直至最终搞清了所有的问题为止。也有人将这个过程比喻为使黑匣子逐渐变"灰",直到"半透明"和"完全透明"的分析过程。

第五节　功能/数据分析

在对实际系统的业务流程、管理功能、数据流程以及数据分析都作了详细的了解和形式化的描述以后,就可在此基础上进行系统化的分析,以便整体地考虑新系统的功能子系统和数据资源的合理分布。进行这种分析的有力工具之一就是功能/数据分析。

功能/数据分析法是IBM公司于20世纪70年代初的BSP中提出的一种系统化的聚类分析法。功能/数据分析法是通过U/C矩阵的建立和分析来实现的。这种方法不但适用于功能/数据分析,也可以适用于其他各方面的管理分析。例如用此方法我们就曾经尝试过解决岗位职能和人员定编等管理问题,同样取得了良好的结果。另外对于这种方法我们并不陌生,在前面就曾借用它来分析收集数据的合理性和完备性等问题。现在我们再来讨论用它分析新系统的逻辑划分和数据资源的合理分布问题,为下一步的设计工作奠定基础。

一、U/C 矩阵及其建立和检验

(一) U/C 矩阵及其建立

要建立一个U/C矩阵对于一个实际的组织来说不是一件容易的事情。从理论上说,要建立U/C矩阵首先要进行系统化地自顶向下的划分,然后逐个确定其具体的功能(或功能类)和数据(或数据类),最后填上功能/数据之间的关系,即完成了U/C矩阵的建立过程。

(二) 正确性检验

建立U/C矩阵后一定要根据"数据守恒"原则进行正确性检验,以确保系统功能数据项划分和所建U/C矩阵的正确性。它可以指出我们前段工作的不足和疏漏,或是划分不合理的地方,及时督促我们加以改正。具体说来U/C矩阵的正确性检验可以从如下三个方面进行。

1. 完备性检验　完备性(completeness)检验是指对具体的数据项(或类)必须有一个产生者(即"C")和至少一个使用者(即"U"),功能则必须有产生或使用("U"或"C"元素)发生。否则这个U/C矩阵的建立是不完备的。这个检验可使我们及时发现表中的功能或数据项的划分是否合理,以及"U"、"C"元素有无填错或填漏的现象发生。

2. 一致性检验　一致性(uniformity)检验是指对具体的数据项/类必有且仅有一个产生者("C")。如果有多个产生者的情况出现,则产生了不一致性的现象。其结果将会给后续开发工作带来混乱。这种不一致现象的产生可能有如下原因:①没有产生者——漏填了"C"元素或者是功能、数据的划分不当;②多个产生者——错填了"C"元素或者是功能、数据的划分不独立,不一致。

3. 无冗余性检验　无冗余性(non-verbosity)检验即表中不允许有空行/空列。如果有空行/空列发生,则可能出现如下问题:①漏填了"C"或"U"元素;②功能项或数据项的划分是冗余的——没有必要的。

(三) U/C 矩阵的求解

U/C 矩阵求解过程就是对系统结构划分的优化过程。它是基于子系统划分应相互独立,而且内部凝聚性高这一原则之上的一种聚类操作。其具体做法是使表中的"C"元素尽量地靠近 U/C 矩阵的对角线,然后再以"C"元素为标准划分子系统。这样划分的子系统独立性和凝聚性都是较好的,因为它可以不受干扰地独立运行。

U/C 矩阵的求解过程是通过表上作业来完成的。其具体操作方法是:调换表中的行变量或列变量,使得"C"元素尽量地朝对角线靠近(注意:这里只能是尽量朝对角线靠近,但不可能全在对角线上)。

(四) 系统功能划分与数据资源分布

在本书中 U/C 矩阵的求解目的是为了对系统进行逻辑功能划分和考虑今后数据资源的合理分布。一般说来,U/C 矩阵的主要功能有如下四点:①通过对 U/C 矩阵的正确性检验,及时发现前段分析和调查工作的疏漏和错误;②通过对 U/C 矩阵的正确性检验来分析数据的正确性和完整性;③通过对 U/C 矩阵的求解过程最终得到子系统的划分;④通过子系统之间的联系("U")可以确定子系统之间的共享数据。

二、子系统的划分和选择

(一) 子系统的划分

功能/数据分析的重要任务之一是划分子系统。如上所述,HIS 是不同任务、不同层次的部门间互相交叉的网状系统。每个部门的功能与数据之间的逻辑关系复杂、凌乱、头绪较多。因此仔细认真地分析系统的信息加工过程,按照系统总体目标的需要,依据上述原则和总体要求,对系统所有功能谨慎地、科学地划分和选择子系统是十分重要的一环。

划分子系统是对系统的宏观划分,必须先进行宏观的子系统划分,才能进一步作微观的模块划分。好比医院先要划分大科,然后才能划分更细的班组的道理一样。

一个子系统通常包含一群关系密切的功能,一个高层模块对应其中的一组功能,而一个底层模块则对应其中的一项功能。

子系统的划分要遵循高内聚和低耦合的原则,即尽量保持每个子系统的相对独立性。每个子系统内部应该有着较密切的逻辑联系;而各子系统之间则是关联性越弱越好,只能容许其保持共享数据库数据的关系。只有严格遵照此原则划分和设计的子系统才能实现子系统的功能剪裁与组合。

子系统的划分要便于 HIS 的分阶段开发与实现,便于系统的剪裁与组合,要为今后包括病人医疗信息管理在内的完整的 HIS 的开发工作打下基础,给模块的增添留下余地。

(二) 子系统的选择

子系统的选择是指在某一具体医院建设 HIS 时,选择(更确切地说是暂时先选择)哪些子系统。子系统的选择应遵循下述原则。

1. 系统总体目标的实现　基本功能的覆盖是我们选择子系统应遵循的基本出发点。HIS 所包含的内容是渗透到医院所属的一切科室的。从行政到医疗,从教学到科研,没有一个单位不同其他部门进行信息沟通。系统应选择那些与系统总体目标关系密切的子系统，即与医疗、决策管理、财务、经济核算密切相关的子系统。

2. 追踪信息流 子系统的选择应该包括从信息发生元数据采集，经过加工处理直至满足最高层管理需要的全过程。

HIS 的目标是建立一个完整的医院信息系统，因此要实现信息发生地一次性的数据录入。或者说，无论就财务与经济核算管理还是医疗动态与医疗管理，系统应能直接处理与此有关的最主要的窗口业务，达到数据的实时、实地的一次性录入。

3. 系统规模要适当 子系统的选择要符合系统开发适度的原则。过大的系统规模，投资大，环境复杂，开发工作难于控制，其效果不如实用性强、规模适中的系统。

（三）子系统的划分方法

依据以上原则，可以方便地利用功能/数据矩阵（或称 U/C 图）来划分子系统。具体的做法是：根据总体目标的需要将各个功能排列到 U/C 图中"功能"一列。然后将已确认的系统各数据类（信息类）排列到"数据类"一行，形成功能/数据类表。在表中功能与数据类交叉点标上"U"表示该功能使用该数据；标上"C"表示该功能产生该数据。这样就形成了 U/C 矩阵。

在此基础上调整"数据类"这一行的顺序，使得矩阵中不破坏功能组逻辑性的基础上，适当调整功能的分配，使得"U"尽量靠近对角线。最后把每个 U、C 集中的区域用线框起来，每个框组成一个子系统。该子系统所包含的功能和数据类由方框确定。这时，子系统外的 U、C 数量减到最少，意味着子系统之间的数据关联最少。最后得到医院 HIS 的 U/C 图和子系统的划分。

（四）子系统的划分结果

HIS 医院信息系统应由以下系统组成：

管理信息系统

门急诊管理系统

门急诊导医系统

门急诊挂号系统

门急诊划价收费系统

门急诊药房管理系统

住院病人管理系统（patient administration，ADT）

入、出、转管理系统

费用管理系统

床位管理系统

病房（医嘱）管理系统

病区药房管理系统

医院药事管理系统

药库管理系统

制剂管理系统

药品会计系统

护理信息系统

病案管理系统

医疗统计系统

人事工资管理系统

医院财务管理系统

会计核算系统

经济核算系统

物流管理系统

固定资产管理系统

物资材料管理系统

医院办公自动化系统

医学文献管理系统

远程医疗系统、远程教育系统

医疗管理与质量监控系统

区域卫生信息系统

临床信息系统

门急诊医生工作站系统

病区医生工作站系统

电子病案系统

实验室信息系统(LIS)

医技科室信息系统

手术室信息系统

放射科信息系统

病理科信息系统

影像存储与传输系统(PACS)

临床决策支持系统

系统支持与维护系统

数据备份

数据恢复

数据库管理

用户管理

包括这些子系统在内的整个 HIS 可以用图 5-11 表示。

三、模块的划分

(一)模块划分的概念

系统功能确定并完成子系统划分之后,首先需要从实现角度把复杂的功能进一步分解,把一项功能分解成若干项子功能;然后再进行结构设计。结构设计确定系统子功能所对应的大模块,大模块进一步分解成若干项小模块,并确定这些小模块之间的关系。

在计算机软件中,模块化的概念已经使用了二十余年。所谓模块就是程序对象的有名字的集合,如过程、函数、子程序和宏等。如上所述,模块化就是把子系统分成若干个模块。

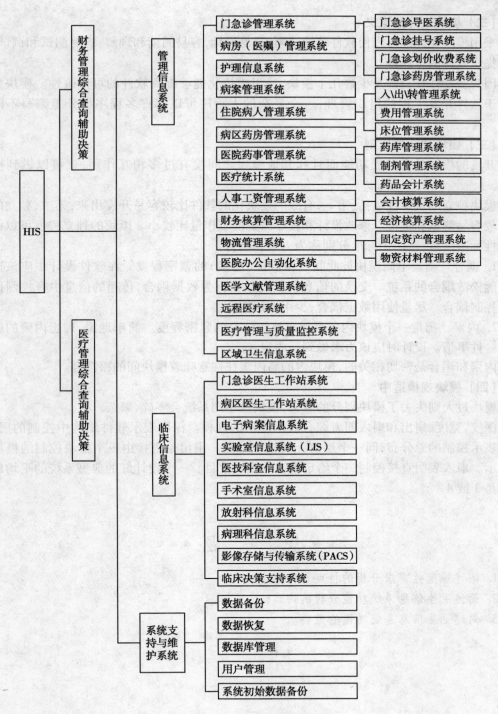

图 5-11　医院 HIS 组成图

把这些模块组织成良好的层次系统,顶层模块调用它的下层模块,通常每个模块完成它这个层次的一个子功能,集合起来组成一个整体,就是一个子系统,以实现系统的一群特定功能。

（二）模块划分的意义

采用模块化原理可以使软件结构清晰，容易设计，容易阅读和理解，容易测试和调试，有助于提高软件的可靠性。

因为变动往往只涉及少数几个模块，所以模块化能够提高软件的可修改性。模块化也有助于软件开发工程的组织管理，一个复杂的大程序可以有许多程序员分工编写不同的模块。

（三）模块独立的原则

开发的模块具有独立功能而且和其他模块之间没有过多相互作用，就可以做到模块独立。

模块独立的重要性包括：第一，有效的模块化的软件比较容易开发出来；第二，独立的模块比较容易测试和维护。修改设计和程序需要的工作量比较小。模块的独立程度可以由两个定性标准度量，这两个标准分别称为内聚和耦合。

1. 耦合　衡量不同模块彼此间互相依赖（连接）的紧密程度。在软件设计中应该追求尽可能松散耦合的系统。交换的信息仅仅是数据称为数据耦合，传递的信息中有控制信息称为控制耦合。尽量使用数据耦合，少用控制耦合。

2. 内聚　衡量一个模块内各个元素彼此结合的紧密程度。简单地说，理想内聚的模块只做一件事情。设计时应该力求做到高内聚。

内聚和耦合是密切相关的，模块内的高内聚往往意味着模块间的松耦合。

（四）模块规模适中

模块过大则失去了模块划分的意义，模块过小则系统会零碎、繁杂。

深度、宽度、扇出和扇入四者综合表示模块的规模。深度表示软件结构中控制的层轨。宽度表示控制的总分布，同一个层次上的模块总数。扇出是直接由一个模块控制的模块数目表示。扇入表明直接控制一个给定模块的模块数目。一个设计好的典型系统的平均扇出通常是 3 或 4。

■■■ **思　考　题** ■■■

1. 阐述规范性需求分析的特点和内容。
2. 简述卫生信息系统功能分析的内容。
3. 简述卫生信息系统功能的范畴。

第六章

卫生信息管理系统设计

第一节 系统设计概述

通过前面的学习,知道系统分析的任务是建立目标系统逻辑模型,即通过一系列分析工具确定目标卫生信息系统的业务流程、数据流程信息结构和管理模型等,从而建立目标卫生信息系统需求规格,确定和回答卫生信息系统做什么。

一、系统设计的概念

设计是指应用各种技术和原理,对设备、过程或系统做出足够详细的定义,使之能够在物理上得以实现。

系统设计是新系统的物理设计阶段。在系统分析建立的逻辑模型基础上,科学合理地进行物理设计,综合考虑各种约束,利用一切可用的技术手段和方法进行各种具体设计,建立目标系统物理模型,主要解决目标系统怎样做的问题。

二、系统设计的原则

从逻辑模型到物理模型的设计是一个由抽象到具体的过程,有时没有明确的界限,甚至可能有反复的过程。系统设计人员应该能为程序员提供经过评审的完整、清楚、准确、规范的系统设计文档,并且对设计规范中有歧义之处做出解释。系统设计应遵循以下原则。

(一)系统性原则

系统是作为统一整体存在的,因此在系统设计中,要从整个系统的角度进行考虑,系统的代码要统一,设计规范要标准,传递语言要尽量一致。对系统的数据采集要做到数出一处、全局共享,使一次输入得到多次利用。关键是制定相应的设计规范,如概要设计说明书和详细设计说明书及总体编码规范。

(二)层次性原则

系统设计应展示系统的层次结构。层次结构应使用可识别的设计模式来建造,由具有良好特征的模块构成,以可演化的方式实现,从而便于测试和实施。

(三)灵活性原则

要求系统具有较好的开放性和较强的环境适应性,以保持系统长久的生命力。系统设计应采用模块化结构,尽量减少各模块之间的数据依赖性,提高模块的独立性。

（四）安全可靠性原则

系统的安全性是指系统正常运行时对各种外界干扰的抵御能力以及恢复能力,可靠性是指系统安全工作的平均无故障时间。一个成功的管理信息系统必须具备较高的可靠性和安全保密性,如检错及纠错能力、抵抗病毒能力等。

（五）经济性原则

在满足系统需求的前提下,尽可能地减少系统的开销。一方面,在硬件投资上不能盲目追求技术上的先进,而应以满足应用需要为前提;另一方面,系统设计应尽量避免不必要的复杂化,各模块应尽量简洁,以便缩短处理流程,减少处理费用。

（六）实用性原则

在系统达到预定目标的情况下,应该尽量简单,既可提高系统效率,同时也便于管理。因此,设计过程中必须考虑尽量使数据处理过程简化,使用者操作方便,维护修改容易。输入的数据应尽可能地减少,输出数据的形式应该容易理解。系统结构要尽可能的清晰、合理。

三、系统设计的任务

系统设计由系统总体设计和详细设计两部分组成。系统设计阶段的主要任务如下。

（一）总体设计

总体设计包括系统总体布局方案的确定、系统总体结构的设计、数据存储的总体设计和系统物理配置方案设计。其中系统物理配置方案即系统平台的设计,包括设备配置、通信网络的选择和设计、数据库管理系统的选择等。总体设计主要完成的工作成果是详细的功能结构图、网络拓扑结构图和模块结构图。

（二）详细设计

详细设计的主要工作包括:代码设计,人机界面设计,文件和数据库设计,处理过程设计（含输入设计、输出设计、处理流程图设计、模块内部的算法设计等）,制订系统实施进度与计划,以及编写系统设计报告。

第二节　总 体 设 计

系统总体设计也称为系统概要设计,核心任务是完成系统模块结构设计。即在目标卫生信息系统逻辑模型的基础上,把系统功能划分为若干子系统,再将子系统逐层分解为单一、相互独立的子模块。

一、总体设计的目标与要求

总体设计的目标旨在依据系统分析报告,建立系统的总体结构和它的各子系统之间（或各子系统与其各模块之间）的关系,定义各子系统或各功能模块之间的接口,设计总体数据存储结构,规定设计限制,制订组装测试计划。

总体设计的要求包括:各功能模块间应满足低耦合度,而各功能模块内应满足高内聚度;功能模块的作用范围应在其控制范围之内;降低模块接口的复杂性,提高系统的可移植性。

二、总体设计的步骤

在总体设计过程中要先进行系统设计,复审系统计划与需求分析,确定系统具体的实施方案;然后进行结构设计,确定软件结构。一般步骤如下。

(一)设计系统方案

为了实现要求的系统,应该提出并分析各种可能的方案,并且从中选出最佳的方案。而在分析阶段提供的逻辑模型(数据流图描述)是总体设计的出发点。数据流图中的某些处理可以逻辑地归并在一个边界内作为一组,另一些处理可以放在另一个边界内作为另一组。这些边界代表某种实现策略。在可供选择的多种方案中,进一步设想与选择较好的系统实现方案。这个方案仅是边界的取舍,抛弃技术上行不通的方法,留下可能的实现策略,但并不评价这个方案。

(二)选取一组合理的方案

分析员在通过问题定义、可行性研究和需求分析后,产生了一系列可供选择的方案,从中选取低成本、中成本、高成本三种方案,必要时再进一步征求用户意见。准备好系统流程及系统的物理元素清单(即构成系统的程序、文件、数据库、人工过程和文档等)、成本效益分析、实现系统的进度计划。

(三)推荐最佳实施方案

分析员综合分析各种方案的优缺点后推荐最佳方案,并做出详细的实现进度计划。用户与有关技术专家认真审查分析员推荐的方案,然后提交给相关部门负责人审批,审批接受分析员推荐的最佳实施方案后,才能进入软件结构设计。

(四)功能分解

软件结构设计时,首先要把复杂的功能进一步分解成简单的功能。应遵循模块划分独立性原则,即做到模块功能单一,模块与外部联系很弱,仅有数据联系,使划分过的模块的功能对大多数程序员而言都是易理解的。功能的分解导致对数据流图的进一步细化,并选用相应图形工具来描述。

(五)软件结构设计

功能分解后,用层次图(hierarchy chart, HC)和结构图(structure chart, SC)来描述模块组成的层次系统,即反映软件结构。当数据流图细化到适当的层次,由结构化的设计方法(structured design, SD)可以直接映射出结构图。

(六)数据库设计和文件结构设计

数据结构设计包括逻辑结构设计、物理结构设计、数据结构与程序之间的相关性等。每个数据结构实际上就是一个数据集。其中,逻辑结构设计要给出系统内使用的每个数据结构和名称、标识符及其中每个数据项、记录的标识、定义、长度及其层次或表格的相互关系。物理结构设计包括每个数据结构中的每个数据项的存储要求、访问方法、存取单位、存取的物理关系以及保密条件等。

此外,还要说明各数据结构与访问这些数据结构的各个程序之间的对应关系,画出相应的矩阵表,每一行代表数据结构名,每一列代表相应的程序名。

（七）制订测试计划

为保证软件的可测试性，软件设计一开始就要考虑软件测试问题。这个阶段的测试计划仅包括从输入输出功能做的黑盒法测试计划，在详细设计时才进行详细的测试用例与计划。

（八）审查与复审

总体设计阶段的评审检验标准主要包括如下内容。

（1）已定义的用户需求是否已被设计的系统覆盖。

（2）系统总体结构以及各模块的功能、模块间层次关系、接口控制特征是否明确。

（3）交付的文档是否齐全、标准化、可验证。文档主要包括总体设计说明书、数据库/数据结构设计说明书、组装测试计划等。

第三节 代 码 设 计

代码是代表事物名称、属性、状态等的符号，即给特定的对象实例一个唯一的标识或编号。此处的代码不是指程序代码，实际上是对事物的科学分类。为了便于计算机处理，一般用数字、字母或它们的组合表示代码。代码设计是系统设计中一项重要且繁杂的基础工作，做好这一工作对于解决接口和实现数据资源共享具有重要意义。代码设计无论编码规则，还是代码本身都必须纳入系统标准化和企业标准化工作中，且与国家和行业的有关标准衔接。

一、代码的功能

它为事物提供一个概要而不含糊的认定，便于数据的存储和检索。代码缩短了事物的名称，无论记录、记忆还是存储，都可以节省时间和空间。使用代码可以提高处理的效率和精度。代码对事物进行排序、累计或按某种规定算法进行统计分析，可以十分迅速。代码提高了数据的全局一致性。对同一事物，即使在不同场合有不同的叫法，都可通过编码统一起来，提高系统的整体性，减少因数据不一致而造成的错误。

代码是人和计算机的共同语言，是两者交换信息的工具。在手工处理系统中，许多数据如零件号、设备号、图号等早已使用代码。

为给尚无代码的数据项编码，统一和改进原有代码，使之适应计算机处理的要求，在建立新系统时，必须对整个系统进行代码设计。现代化企业的编码系统已由简单的结构发展成为十分复杂的系统。为有效地推动计算机应用和防止标准化工作走弯路，我国十分重视制定统一编码标准的问题，且已公布相关标准。在系统设计时要认真查阅国家和部门已经颁布的各类标准。

代码设计在系统分析阶段就应开始。由于代码的编制需要仔细调查和多方协调，是一项很费事的工作，需要经过一段时间，在系统设计阶段才能最后确定。

二、代码设计规则

合理的编码结构是信息处理系统具有生命力的一个重要因素。在代码设计时应注意以下七个问题。

1. 设计的代码在逻辑上必须满足用户需要,在结构上应当与处理的方法相一致。例如,在设计用于统计的代码时,为了提高处理速度,能够在不需调出有关数据文件的情况下,直接根据代码的结构进行统计。

2. 一个代码应当唯一标识它所代表的事物或属性。

3. 代码设计时需要预留足够的位置,以适应不断变化的需要。短时间内随便改变编码结构,对设计来说是一种严重浪费。一般来说代码愈短,分类、准备、存储和传送的开销愈低;代码愈长对数据检索、统计分析和满足多样化的处理要求就愈好。编码太长,留空太多,多年用不上,也是浪费。

4. 代码要系统化。代码的编制应尽量标准化,尽量使代码结构对事物的表示具有实际意义,以便于理解及交流。

5. 应当避免使用易于混淆、引起误解的字符。

6. 尽量采用不易出错的代码结构。

7. 当代码长于 4 个字母或 5 个数字字符时,应分成小段,这样读写时不易发生错误。

三、代码的种类

代码的种类主要有三种,即顺序码、区间码和助忆码。下面分别予以介绍,且在后面以案例加以说明。

(一) 顺序码

顺序码又称系列码,它是一种用连续数字代表编码对象的码。顺序码的优点是短而简单,记录的定位方法简单,易于管理。但这种码没有逻辑基础,它本身不能说明任何信息特征。此外,新加的代码只能列在最后,删除则造成空码。通常,顺序码作为其他码分类中细分类的一种补充手段。采用顺序码时要估计某类事物的可能容量和预测未来的扩展,否则会出现空间不足或空间浪费的不合理现象,危及代码体系,造成当某类事物增加时无码可编,同时有的码段空间无法利用而资源闲置的现象。

(二) 区间码

区间码把数据项分成若干组,每个区间代表一个组,码中数字的值和位置都代表一定意义。典型的例子是邮政编码。客户代码、供应商代码和物料代码在分层分类的过程中也会采用区间码,例如供应商编码可以在前两位借用邮政编码来标识供应商的地理分布。区间码的优点是信息处理比较可靠,排序、分类、检索等操作易于进行。这种码的长度与它分类属性的数量有关,有时可能造成很长的码。在许多情况下,码有多余的位;同时,这种码的维护也比较困难。区间码分为以下三种类型:①多面码;②上下关联区间码;③自检码。

(三) 助忆码

助忆码用文字、数字或文字数字结合起来描述,通过联想帮助记忆。助忆码适用于数据项较少的情况,否则可能引起联想出错。太长的助忆码会占用很多计算机容量,也不宜采用。

(四) 合成码

以上三种编码可以单独或组合使用,组合使用时即称为合成码。合成码是把编码对象用两种以上编码进行组合,可从两个以上的角度来识别、处理的一种编码。它可由多个数据项/字段构成,每个数据项/字段分别表示分类体系中的一种类别。这种码的特点是容易进行大分类、增加编码层次,可以从多方面去识别,做各种分类统计非常容易,但位数和数据项个数较多。

一般使用较多的是区间码和顺序码的组合,用区间码分类,用顺序码来表达某类事物的容量。具体采用何种编码结构,应当根据编码对象的属性特征进行决策。基本结构有三种,有两种等长型层次结构和一种不等长型层次结构。除选择编码组合以外,选择代码结构也很重要,尽量采用相同编码结构,便于规范和不同代码类别间的整合。

四、代 码 校 验

代码作为重要输入内容之一,其正确性直接影响整个处理工作的质量和数据的准确性。特别是人们在重复抄写代码和将它通过手工输入计算机时,出错的可能性更大。为了保证正确输入,有意识地在原有代码基础上另加一个或一个以上校验位,使它事实上变成代码的一个组成部分。完整意义上的代码是由原代码和校验位组成的,这种方式在通信领域得到了广泛应用。校验位通过事先规定的数学方法计算出来。代码一旦输入,计算机会用同样的数学运算方法按输入的代码数字计算校验位,且与输入的校验位进行比较,以证实输入是否有错。校验位可以发现抄写错误、易位错误、双易错误、随机错误,以及包括以上两种或三种综合性错误或其他错误。可能校验位本身也出现输入错误,都应给出提示,以便修正。为了防范录入错误,确保代码唯一性,在手工录入代码时,通过校验机制可以大大减少录入错误。也可采用条码录入,如药品出入库管理。若要成功实现代码校验,需要完成四方面工作:①规划校验位及产生方法;②编制校验位产生和填充函数;③产生包含校验位的代码结构并且更新代码库;④校验在代码录入中的应用。

代码是数据的重要组成部分,它的正确性将直接影响系统的质量。人们在抄写、录入时发生错误的可能性很大。一般有以下几种情况:①抄写错误,例如 1234 写成 1235;②易位错误,例如 1234 写成 1243;③双易错误,例如 1234 写成 1432;④随机错误,包括以上两种或三种综合性错误或其他错误。

为了验证输入代码的准确性,要在代码本身的基础上外加校验位,使它成为代码的一个组成部分。校验码是根据事先规定好的数学方法及代码本体计算出来的。当自检码输入计算机后,计算机按照同样的数学方法,根据代码本体进行计算,将结果与校验位比较,检验输入的代码是否正确。校验码的构建方法主要有算术级数法(权因子如 2,3,4,5,6)、几何级数法(权因子如 2,4,8,16,32)和质数法(极因子如 3,5,7,11,13,17)三种。

校验码的生成过程如下。

1. 对代码本体的每一位加权求和　设代码本体为 $C_1C_2\cdots C_n$,权因子为 $P_1,P_2,\cdots,P_n$,加权求和:$S = \sum C_iP_i$。其中权因子可取自然数 $1,2,3,\cdots$,几何级数 $2,4,8,16,32,\cdots$,质数 $2,3,5,7,11,\cdots$,等等。

2. 以模除和得余数

$$R = S \bmod (M) \qquad\qquad (公式 6\text{-}1)$$

其中:R 表示余数;M 表示模数,可取 $M = 10,11$,等等。

3. 模减去余数得校验位

$$C_{n+1} = M - R \qquad\qquad (公式 6\text{-}2)$$

例如,代码本体为 123456,权因子为 1,7,3,1,7,3,模为 10,则

$$S = 1 \times 1 + 2 \times 7 + 3 \times 3 + 4 \times 1 + 5 \times 7 + 6 \times 3 = 81$$
$$R = 81 \bmod (10) = 1$$

校验位为

$$10 - 1 = 9$$

所以自检码为 1234569,其中 9 为校验位。

当自检码 $C_1 C_2 \cdots C_n C_{n+1}$(其中 C_{n+1} 为校验位)输入计算机后,对 $C_1 C_2 \cdots C_n$ 分别乘以原来的权因子,C_{n+1} 乘以 1,所得的和被模除,若余数为零,则该代码一般说来是正确的,否则输入有错。

五、代码设计的步骤

1. 选定编码化的对象 在充分调查的基础上,确定对象所属的子系统、需要编码的项目,并确定编码的名称。

2. 考查是否已有标准代码 如果国家标准局、某个部门对某些事物已规定了标准代码,就应该遵循这些标准代码。如果没有标准代码,在代码设计时要参考国际标准化组织、其他国家、其他部门、其他单位的编码标准,设计出便于今后标准化的代码。

3. 确定代码使用范围、使用时间和代码的种类与类型 代码使用范围不只限于特定部门,它应该在一个组织各部门中均能适用,还可以在外单位使用。根据代码性质确定使用期限。一般来说,代码的使用若无特殊情况变动,均作永久性使用。同时,根据实际情况选择代码的种类与类型。

4. 考虑检错功能。

5. 编写代码表。

代码编写好后,要制定代码表,做详细说明,通知相关部门学习使用。

第四节 输入、输出和界面设计

任何一个卫生信息系统都可以认为由输入、处理和输出三部分组成。输入设计对卫生信息系统的质量有着决定性的影响。输入数据的正确性直接决定输出的正确性。如果输入设计不合理或输入数据有误,即使计算和处理十分正确,也无法获得正确的输出信息。同时,输入设计是信息系统与用户之间交互的纽带,决定着人机交互的效率。因此,做好输入设计对卫生信息系统成功推广使用起重要作用。

一、输 入 设 计

(一)输入设计概述

输入设计对系统成功和对用户具有决定性的作用,这种作用主要表现在交互效率、用户满意度和系统可靠性方面。输入设计不仅包括输入设计本身,也包括数据规范和数据准备的过程、原始单据格式的标准化过程等外部设计或相关过程。输入设计本身包括用户雏形设计、接口对话设计、用户界面设计和输入结构设计等。输入设计完成后,写出输入设计报告,供编程、调试和系统维护工作使用。系统是否好用、数据是否能够无差错地进入系统,以及用户对于系统的印象,在很大程度上取决于用户界面设计的结果。

（二）输入设计的内容

1. 确定输入数据内容 输入数据的内容设计包括确定输入数据项名称、数据内容、精度、数值范围。

2. 确定输入数据的输入方式 数据的输入方式与数据发生地点、发生时间、处理的紧急程度有关。如果发生地点远离计算机房，发生时间是随机的，又要求立即处理，则采用联机终端录入。对于发生后可以无须立即处理的，可以采用脱机输入。

3. 确定输入数据的记录格式 记录格式是人机之间的衔接形式，设计得好，容易控制工作流程，减少数据冗余，提高输入的准确度，并且容易进行数据核验。

4. 输入数据的正确性校验 因为输入设计最重要的问题是保证输入数据的正确性，而对数据进行必要的校验是保证输入正确的重要环节。

5. 确定输入设备 随着信息技术的发展，输入方式和设备也在不断更新。设备的选用应考虑：①输入的数据量与频度；②数据的来源、形式、收集环境；③输入类型、格式的灵活程度；④输入速度和准确性要求；⑤输入数据的校验方法、纠正错误的难易程度；⑥可用的设备与费用等因素。

（三）输入界面设计的原则

系统输入界面是人机交互的重要界面，其设计应该掌握以下几个原则。

1. 可靠性 保证输入界面提供的环境可靠性高、容错性好，减少用户输入错误。

2. 提高输入效率 提高输入效率一方面靠采用新的输入技术和输入设备。另一方面，手工录入主要靠良好的输入设计，节省用户时间，减少无效时间来提高效率。当然，复杂的校验与效率之间是有矛盾的。

3. 输入界面的友好性 让用户感觉便利。在合理的前提下，尽可能照顾录入者的一些习惯，本着"用户第一"的原则，减轻录入负担。

4. 控制输入量 数据输入与计算机处理相比要缓慢得多。在数据录入时，大多数时间系统处于等待状态，系统效率将显著降低。数据录入工作一般需要人的参与，大量的数据录入往往浪费很多人力资源，增加系统的运行成本，影响开发周期。因此，在输入设计中，应当尽量控制输入数据总量。在输入时只需输入基本的信息，其他可以通过计算、统计、检索得到的信息则由系统自动产生。

5. 减少输入延迟、避免额外步骤 输入数据的速度往往成为提高信息系统运行效率的瓶颈。为了减少延迟，可以采用周转文件、批量输入等方式；在输入设计时，应当尽量避免不必要的输入步骤，如果步骤不能省略时，应该仔细验证现有步骤是否完备和高效。

6. 简化输入过程 输入设计在为用户提供纠错和输入校验的同时，需要保证输入过程简单易用，不能因为查错、纠错而使输入复杂化，增加用户负担。

（四）输入检验

主文件是系统的基础数据，使用频繁。各种金额、数量要求特别准确，一旦出错将引起业务工作的混乱。因此对这些数据要当重点进行校验。

1. 数据出错 数据出错有三种情况。

（1）数据内容错：这是由于原始单据有错或录入时发生错误。

（2）数据多余或不足：这是收集中的错误，如原始单据丢失或重复。

（3）数据的延误：由于输入数据迟缓导致处理推迟，不仅影响业务工作，还可能使输出结果变得无价值。

2. 数据出错的校验方法

(1)重复校验:这是将相同的内容重复执行多次,比较其结果。例如,由两个或更多操作员录入相同的数据文件,比较后找出不同之处予以纠正。

(2)视觉校验:一般在原始数据转换到介质以后执行。例如,从终端上键入数据,在屏幕上校验之后再送到计算机处理。视觉校验一般查错率可达到75%~85%。

(3)分批汇总校验:对重要数据,如传票上的金额,其数量可以进行分批汇总校验。将原始传票按类别、日期等分成若干批,先手工计算每批总值,输入计算机后,计算机再计算总值,二者对照进行校验。

(4)控制总数校验:采用控制总数校验时,工作人员先求出数据的总值,然后在数据的输入过程中由计算机程序累计总值,将两者对比校验。

(5)数据类型校验:检查输入的数据是否符合数据项的类型。

(6)格式校验:即校验数据记录中各数据项的位数和位置是否符合预先规定的格式。例如,姓名栏规定为8位,而姓名的最大位数是7位,则该栏的最后一位一定是空白,该位若不是空白,就认为该数据项错位。

(7)逻辑校验:即根据业务上各种数据的逻辑性,检查有无矛盾。例如,月份最大不会超过12,否则出错。

(8)界限校验:即检查某项输入数据的内容是否位于规定范围之内。例如,基本工资的下限为800元,上限为1900元,则检查是否有比800元小及比1900元大的数,凡是在此范围之外的数据均属出错。

(9)顺序校验:即检查记录的顺序。例如,要求输入数据无缺号时,通过顺序校验可以发现被遗漏的记录。又如,要求记录的序号不得重复时,即可查出有无重复的记录。

(10)记录计数校验:这种方法通过计算记录个数来检查记录有无遗漏和重复。不仅对输入数据,而且对处理数据、输出数据及出错数据的个数均可进行计数校验。

(11)平衡校验:目的在于检查相反项目间是否平衡。例如,会计工作中检查借方会计科目合计与贷方会计科目合计是否一致。

(12)对照校验:将输入的数据与基本文件的数据相核对,检查两者是否一致。例如,为了检查销售数据中的用户代码是否正确,可以将输入的用户代码与用户代码总表进行核对,当两者的代码不一致时,就说明有错误。当然,出现新的用户时,应及时更新用户代码总表。

在差错校验系统中,差错的纠正比校验更困难。应根据不同的情况,进行不同的纠正。原始数据的错误,应由产生该数据的部门纠正。由程序查出的错误,由于已进行运行,纠错更复杂,应根据具体业务情况,或者剔出错误数据留待纠正,先处理正确数据,或者纠正错误后再一起处理。对于用于统计分析的数据,舍弃出错数据,只用正确数据处理即可。

二、输 出 设 计

输出设计主要是利用已有的输出设备给出用户所需要的结果。卫生信息管理系统只有通过输出才能为用户服务。信息系统能否为用户提供准确、及时、适用的信息是评价信息系统优劣的标准之一。

（一）输出设计的内容

1. 确定输出内容 用户是输出信息的主要使用者。因此，进行输出内容的设计时，首先要确定用户在使用信息方面的要求，包括使用目的、输出速度、频率、数量、安全性要求等。其次根据用户要求，设计输出信息的内容，包括信息形式（表格、图形、文字），输出项目及数据结构、数据类型、位数及取值范围，数据的生成途径，完整性及一致性的考虑等。

2. 选择输出设备与介质 常用的输出设备有显示终端、打印机、磁带机、磁盘机、绘图仪等。输出介质有纸张、磁带、磁盘、缩微胶卷、光盘、多媒体介质等。这些设备和介质各有特点，应根据用户对输出信息的要求，结合现有设备和资金条件选择。

3. 确定输出格式 提供给人的信息都要进行格式设计，输出格式要满足使用者的要求和习惯，达到格式清晰、美观、易于阅读和理解的要求。

（二）输出设计的方法

在系统设计阶段，设计人员应给出系统输出的说明，这个说明既是将来编程人员在软件开发中进行实际输出设计的依据，也是用户评价系统实用性的依据。因此，设计人员要能选择合适的输出方法，并以清楚的方式表达出来。

输出内容主要有以下几种。

1. 表格信息 表格信息以表格的形式提供，一般用来表示详细的信息。

2. 图形信息 管理信息系统用到的图形信息主要有直方图、圆饼图、曲线图等。图形信息在表示事物的趋势、多方面的比较等方面有较大的优势，可以充分利用大量历史数据的综合信息，表示方式直观，常为决策用户所喜爱。

3. 图标 图标也用来表示数据间的比例关系和比较情况。由于图标易于辨认，无需过多解释，在信息系统中的应用也日益广泛。

（三）输出格式

提供给人的信息都要进行格式设计。输出格式要满足使用者的要求和习惯，达到格式清晰、美观、易于阅读和理解的要求。

报表是最常用的一种输出形式。报表的格式因用途不同而有差异，但一般由表头、表体和表尾组成。表头部分主要是标题；表体部分是整个表格的实体，反映表格的内容；表尾是一些补充说明或脚注。报表的输出，根据需要可采用不同的形式。对于单个用户一次性使用的表格，因为没有保留价值，可以在显示终端上输出。对于多个用户需要多次使用的表格，可打印输出。打印输出的报表，要考虑时间划分、装订等问题。需要长期保留的输出报表，可采用磁盘文件形式输出，以便存储。

报表的格式要与系统流行的表格尽量一致，尤其是各级统计部门统一制定的报表不得更改。如果要更改现行表格，必须由系统设计员和分析员共同讨论，拿出更改的充分理由，与管理人员协商，并得到有关部门的批准。

（四）输出设计基本步骤

1. 定义各子系统的输出对象 确定各子系统有哪些输出对象，并且用表格描述。定义输出对象要细致，不能重复，也不能遗漏。

2. 输出对象的特性分析 包括基本特性分析和输出对象的归集与罗列。输出对象的基本特性分析是指输出数据项的分析和输出数据项的来源分析。输出对象的归集与罗列主要按照系统功能与数据分析时划分的系统逻辑结构和系统总体设计时定义的模块结构进行分类罗列和归集,不出现重复和遗漏。而且对输出对象依据重要程度可以按照 ABC 分类方法优先保证重要输出的实现。

3. 定义各输出对象的结构 用表格说明各输出对象由哪些数据项构成,这些数据项的输出顺序和输出宽度。

4. 各输出对象雏形的建立、扩展与完善 按照定义的方法建立各输出对象雏形。雏形的建立不是一次能完成的,需要与用户反复修改与完善,修改后的雏形要经过评审通过,定案输出设计规格并提供给下个设计阶段。

5. 输出设计的修改 输出设计修改是对所有输出设计雏形评价后所做的修改。这样的修改不是一次能够完成的,需要进行反复修改,直到用户满意为止。

6. 输出设计评审 在对雏形进行修改完善后,在定案输出设计规格以前所做的评审,输出设计评审由评审机构、用户和开发人员共同参加,形成输出设计报告,对下一步的工作起到指导作用。

三、人机对话设计

(一) 人机交互

人机交互(human computer interaction, HCI)是指计算机用户与计算机系统之间的信息交换,故又称为人机对话(human computer dialogue)。实现人与计算机之间通信的软硬件系统就是交互系统。这里所说的"交互"即指信息交换,包括计算机通过输出设备提供给人的信息,也包括人通过输入设备提供给计算机的信息。

(二) 人机交互技术的发展历程

人机交互技术的发展大体经历了三个阶段,包括 20 世纪 60～70 年代的打孔界面时代,20 世纪 70～80 年代的命令界面时代,以及 20 世纪 80～90 年代初的图形用户界面(graphics user interface, GUI)时代。

目前,人机交互技术的新焦点是感知用户界面(perception user interfaces)。感知用户界面的宗旨就是为了融合计算机视觉、语音识别、机器学习和自然语言理解等各种技术于一体,来模拟理解人类包括视觉、听觉、交流惯例、触觉能力在内的自然交流机制,并利用人的感觉能力,以更有意义和自然的方式展现信息和内容,进而实现人类自然交互模式下的人机交互技术。因而感知用户界面代表未来人机交互的趋势。

(三) 用户界面

用户界面(user interface,UI)又称人机界面或人机接口,是用户与计算机系统之间的分界线,是用户与计算机系统之间的通信媒体或人机对话的手段,是实现人机双向信息交换的支持硬件和软件,是计算机系统的一个重要组成部分。人们通常所说的用户界面主要是指软件的用户界面。

需要指出的是,用户界面与人机交互是两个不同的概念。人机交互指的是人与计算机进行对话或信息交换的过程,强调的是动态的过程概念。而用户界面指的是人与计算机进行对话或信息交换所依赖的介质,强调的是静态的功能概念。人机交互一般是研究人员所关心的问题,它涉及心理学、统计学、软件技术等学科领域。而用户界面一般是软件开发者所关心的问题,涉及软件工程、美术、软件技术等方面。用户界面的设计需要人机交互的研究成果,而人机交互的研究往往需要借助有形的用户界面来实施。

界面设计的原则如下。

1. 用户界面的各个画面设计在整体上应保持相同或相似的外观　例如,按钮和选择项的位置与安排,尽可能安排在同样的地方,便于用户熟练掌握屏幕上的信息。良好的用户界面设计要求界面直观,简洁易懂。用户接触系统后对界面上的功能一目了然,不需要多少培训就能掌握整个系统的使用。复杂、难看的用户界面会使用户对系统产生排斥心理。

2. 用户界面使用的词汇、图示、颜色、选取方式、交流顺序,其意义与效果应前后一致　整个用户界面的设计应该保持界面的协调一致性,包括使用标准的控件,使用相同的表现方法等。例如在字体、色彩、图标、分辨率等方面应使用统一和便于用户理解与识别的表现方式。

3. 要正确使用图形的表达能力　图形适合用来表达整体性、印象感和关联性的信息;而文字适用于表达单一的、精确的、不具关联性的一般资料。滥用图形表示有时会造成画面混乱,反而使用户不易了解。

4. 设计个性化和人性化　在设计上要求满足人们的审美和感知,画面空间生动、逼真、耐看。

5. 系统响应时间快　系统响应时间包括时间长度和时间易变性两方面。易变性是指相对于平均响应时间的偏差,即使响应时间比较长,较低的响应时间易变性也有助于用户建立稳定的操作节奏。

6. 提示信息完整　提示信息主要指成功信息、出错信息和警告信息。

第五节　处理过程设计

总体设计将系统分解成许多模块,对产生的功能模块进行过程描述,设计功能模块的内部细节,解决如何实现各个模块的内部功能,即设计模块内部的详细算法、内部数据结构和程序逻辑结构。处理过程设计是在逻辑上实现系统,为编写程序制订一个周密的计划。处理过程设计的关键是用一种合适的表达方式来描述每个模块的执行过程,这种表达方式应该简明和精确。

一、处理流程设计的内容

处理流程设计包括系统、子系统处理流程图设计和程序流程设计。前者主要用处理流程图表示处理过程,后者主要用程序流程图表示程序模块的处理过程。两者都是表示处理过程,但后者更细化,可以直接指导程序代码的编写。系统处理流程设计的工具很多。处理流程图和程序流程图常用各种不同符号表示计算机处理过程的逻辑关系和内容。常见流程图例如表 6-1 所示。

表 6-1　流程图的基本符号

符号	名称	说明
□	处理	能改变数据值或数据位置的加工或部件,例如:程序、处理机、人工加工等都是处理

符号	名称	说明
	输入输出	表示输入或输出,是一个广义的不指明具体设备的符号
	库存数据	表示任何种类的联机存储
		用来连接其他符号,指明数据流动方向

(一) 处理流程设计

处理流程设计主要通过处理流程图,描述信息在计算机存储介质之间的流动、转换和存储情况,以便为程序框图设计提供详细的输入输出数据。由于不要求处理流程图提供详细的处理细节,它的设计可以粗略一些,也可以详细一些。一般对应于处理流程图中的一个处理,可用一个程序实现。通过处理流程图,可以清楚地了解信息在处理时的传递和存储情况。

处理流程设计是系统设计中的一个很重要的内容,也是难点。通过处理流程图可以反映系统处理的方式:各个数据文件存放的介质,处理程序的目的和个数,信息在系统中的流动、处理和存储过程,处理程序的输入输出形式和内容。

卫生信息系统包含的数据类型非常丰富。为了简单起见,以下以门急诊信息管理系统作为案例,对其做简单的分析。门急诊信息管理系统是医院信息系统的重要组成部分。门急诊信息管理系统既要满足自身的业务需求,又要为其他系统提供基础数据。从门急诊信息管理系统本身的管理看,其主要服务于门诊医疗活动,存储和管理的数据包括病人的基础信息、挂号信息、门诊病历信息和检查检验结果等信息。

在整个医院信息系统中,门急诊信息管理系统负责向其他系统提供必需的病人信息和准确翔实的临床信息。门急诊信息管理的数据流程表示如图 6-1 所示。

(二) 程序流程图设计

程序流程图又称程序框图,是用统一规定的标准符号描述程序运行具体步骤的图形表示。程序框图的设计是在处理流程图的基础上,通过对输入输出数据和处理过程的详细分析,将计算机的主要运行步骤和内容标识出来。程序框图是进行程序设计最基本的依据,因此它的质量直接关系到程序设计的质量。

程序框图的设计方法很多,目前使用较广的是结构化程序设计方法。这种方法的特点是简单易学,而且能够设计出简明易懂的处理过程,是一种比较容易接受的设计方法。结构化程序设计方法应与 OOP 方法结合使用。在程序框图的设计中只使用三种基本的处理结构就能实现对任何复杂程序运行步骤的描述,任何复杂的处理逻辑都由这三种基本结构组成。此三种基本处理结构即为顺序处理、选择处理和循环处理。实用程序虽然复杂一些,它可能包含多重循环处理或多种选择处理,即循环嵌套和选择分支嵌套。只要对它进行分析和分解之后就会发现,它实际上都由以上三种基本处理结构组合而成。所以进行程序框图设计时,也要以这三种基本处理结构为出发点,根据处理流程的要求,确定什么地方选择顺

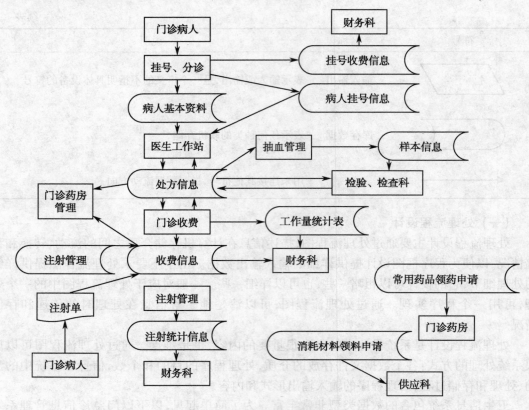

图 6-1 门急诊总流程图

序处理,什么地方采用选择处理,什么地方采用循环处理,最后将这些基本处理结构按处理
流程的要求组合起来,形成要求的程序框图。对于一个复杂的处理过程,可能经过多次修
改、评价和论证,最后才能设计成比较满意的程序框图。

二、处理流程设计工具

　　模块功能与处理流程设计是系统设计的最后一步,是下一步编程的基础,也是详细地涉
及具体业务处理过程的一步。前面已对系统总体结构、编码方式、数据库结构以及输入输出
形式进行了设计。一旦这些设计确定之后,就可具体地考虑与程序编制有关的问题,这就是
详细设计,即不但要设计出一个个模块和它们之间的连接方式,而且还要具体地设计每个模
块内部的功能和处理过程。这与总体设计中模块结构设计不同,模块结构设计考虑的是功
能框架,回答系统具体功能是什么。模块功能与处理过程设计主要是考虑具体功能的实现
方法,回答从流程上实现的步骤和算法,实现过程可能用符号加结构化语言或伪代码描述。
处理流程设计的工具很多,通常借助 HIPO 图来实现。有了上述各步的设计成果再加上 HI-
PO 图,任何程序员都能参加系统程序设计,也能够自如地编制系统所需的程序模块。

　　（一）模块结构

　　在总体设计中系统地介绍过层次模块结构图（mule structure chart，MSC）。它是将系统
划分为若干子系统,子系统下再划分为若干模块,大模块内细分小模块,而模块是指具备输
入输出、逻辑功能、运行程序和内部数据四种属性的一组程序。层次模块结构图主要关心模

块的外部属性,即上下级模块、同级模块之间的数据传递和调用关系,而不关心模块的内部。换句话说,只关心它是什么,它能够做什么的问题,而不关心它是如何去做的。

1. 模块结构的图形表示　结构图运用基本图例和模块间的几种基本关系表达模块和模块之间的联系。结构设计根据图例和基本结构关系设计一个系统,是一项复杂工作。随着所设计系统的增大,其结构的复杂性也迅速上升,难度也相应增大。为了确保系统设计工作的顺利进行,不至于在繁杂纷乱的设计中混乱,在此有必要研究结构设计的原则。结构设计一般应遵循如下原则。

(1)结构设计的原则:结构设计的基本原则是低耦合、高聚合,即保持模块相对独立性;模块间只能存在上下级间的调用关系,不能有同级间的横向联系;整个系统呈树状结构,不允许有网状结构或交叉调用关系出现;所有模块都须严格地分类编码、标识,并且建立归档文件。

(2)模块的耦合与聚合方式:数据耦合和功能性聚合是最佳选择,但不是唯一选择。

(3)功能模块划分:功能模块划分可以采用变换分析法和事物分析法。在结构化系统设计中,模块一般按功能划分,通常称为功能模块。功能模块划分能够较好地满足上述原则,且能最大限度地减少重复劳动,增大系统的可维护性和提高开发工作的效率。

2. IPO 图和 HIPO 图　IPO 图(input- process- output, IPO)主要配合层次化模块结构图,详细说明每个模块内部功能的一种工具,它包括输入(I)、处理(P)、输出(O)等。IPO 图其他部分的设计和处理都是很容易的,唯独其中处理过程的描述部分较困难。因为对于处理过程较为复杂的模块,用自然语言描述其功能十分困难;且对同一段文字描述,不同的人还可能产生不同的理解。目前用于描述模块内部处理过程主要有结构化描述语言、判断树、判定表和算法描述语言四种方法。在实际工作中究竟用哪种方法,需视具体的情况和设计者的习惯而定。

IPO 图的基本信息还应包括 IPO 图编号,数据库设计文件编号、编码文件号、编程要求文件号、编程要求、设计者、使用单位和备注栏等描述项。备注栏一般用于记录一些该模块设计过程的特殊要求。

HIPO 图(hierarchy plus input- process- output, HIPO)是 IBM 公司于 20 世纪 70 年代中期在层次结构图的基础上推出的一种描述系统结构和模块内部处理功能的工具。HIPO 图由层次结构图和 IPO 图两部分构成,前者描述整个系统的设计结构以及各类模块之间的关系,后者描述某个特定模块内部的处理过程和输入输出关系。HIPO 图一般由一张总的层次化模块结构图和若干张具体模块内部展开的 IPO 图组成。IPO 图上部反映模块基本信息,即该模块在总体系统中的位置、所涉及的编码方案、数据文件和数据库、编程要求、设计者和使用者等信息。IPO 图的下部主要用在数据流程分析阶段定义的输入、输出数据流的基础上,对给定模块的输入输出数据流进行详细定义,重点对该模块的内部处理过程进行描述。输入、输出数据流的描述与标识参考数据流程分析,处理过程描述可用结构化描述语言、判断树、判定表和算法描述语言或伪代码等,也可以用其他辅助性工具协助 IPO 图的设计。如果采用改进的 IPO 图(也称 IPO 表)将比 IPO 图更加有用(图 6-2)。

3. 结构化描述语言　结构化语言是专门用于描述一个功能单元逻辑要求的。它不同于自然语言,也区别于任何特定的程序语言(如 VB、VC 等),是一种介于两者之间的语言。结构化描述语言一般采用英语,这与一般编程语言很相似。

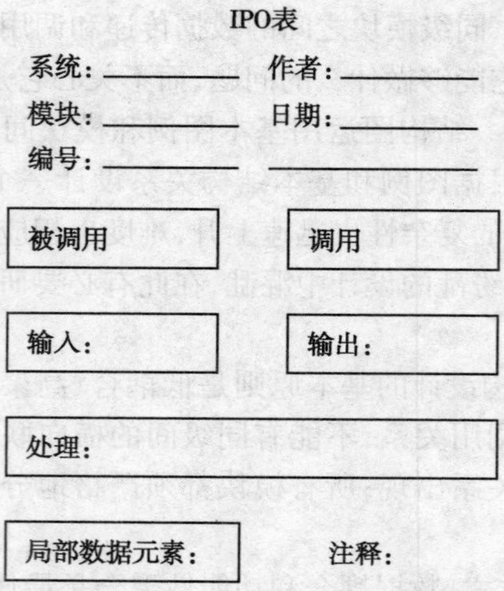

IPO表

系统：_____　　作者：_____

模块：_____　　日期：_____

编号：_____　　_____

被调用	调用

输入：	输出：

处理：

局部数据元素：　　　　注释：

图 6-2　改进的 IPO 图的形式

（二）结构设计的原则

1. 所划分的模块的内聚性（cohesion）要好，即模块具有独立性，模块之间的联系要少。

2. 模块之间的联结（coupling）只能存在上下级之间的调用关系，不能有同组之间的横向联系。

3. 整个系统呈树状结构，不允许有网状结构或交叉调用关系出现。

4. 所有模块（包括后继 IPO 图）都必须严格地分类编码并建立归档文件。

三、模块内部处理过程描述方法

IPO 图其他部分的设计和处理都很容易，但其中的处理过程描述较困难。对于一些处理过程较为复杂的模块，用自然语言描述其功能十分困难。目前用于描述模块内部处理过程主要有如下几种方法：决策树方法，判定表方法，结构化英语方法和算法描述语言方法。

（一）决策树

决策树是用图形方式（树型）描述加工逻辑。通常用来描述根据不同条件及其取值来选择的处理过程。

（二）判断表

判断表（decision table）是另外一种表达逻辑判断的工具。判断表能够把所有的条件组合充分地表达出来，但建立过程较为繁杂。

（三）结构化英语

结构化英语是专门用来描述一个功能单元逻辑要求的。它不同于自然英语语言，也区别于任何一种特定的程序语言（如 C 等），是一种介于两者之间的语言。由简单的陈述句、判断语句、循环语句复合而成。可使用 IF- ENDIF、DO CASE- ENDCASE、DO WHILE- ENDDO 等关键字。

（四）算法描述语言

算法描述语言是一种具体描述算法细节的工具，不能直接用于计算机。算法描述语言在形式上非常简单，它类似于程序语言，因此非常适合那些以算法或逻辑处理为主的模块功能描述。

Yourdon 提出的结构图是进行软件结构设计的另一个有力工具。结构图和层次图类似，也是描绘软件结构的图形工具。图中一个方框代表一个模块，框内注明模块的名字或主要功能；方框之间的箭头（或直线）表示模块的调用关系。因为按照惯例总是图中位于上方的方框代表的模块调用下方的模块，即使不用箭头也不会产生二义性，为了简单起见，可以只用直线而不用箭头表示模块间的调用关系。

在结构图中通常还用带注释的箭头表示模块调用过程中来回传递的信息。如果希望进一步标明传递的信息是数据还是控制信息，则可以利用注释箭头尾部的形状来区分：尾部是空心圆表示传递的是数据，实心圆表示传递的是控制信息。

第六节 数据存储设计

信息系统的主要任务是获取管理所需要的信息，这些信息来自大量的外界数据，系统必须有存储和管理大量数据的能力。在系统分析阶段进行新系统逻辑模型设计时，已从逻辑角度对数据存储进行了初步设计。到系统设计阶段，就要根据已选用的计算机硬件和软件及使用要求，进一步完成数据存储的详细设计。

数据存储方式通常采用文件方式或者数据库的形式来存储和管理大量数据。文件是存放数据的基本方式，在数据存储设计中要确定数据的组织方式。对于整个系统的全局数据管理一般需采用数据库。而无论采用哪种方法，文件都是数据管理的最基本方式。

文件设计就是根据文件的使用要求、处理方式、存储量、数据的活动性以及硬件设备的条件等，合理地确定文件类别，选择文件介质，决定文件的组织方式和存取方法。

一、文件的分类

根据文件的使用情况，可将文件分为如下六种类型。

（一）主文件

主文件是长期保存的主要文件，用以存储重要数据。在业务处理中，要对主文件经常进行调用和更新。主文件分为静态文件和动态文件两种。前者包含的是相对来说变化不大的数据记录，如顾客文件中的顾客号、顾客姓名、地址、电话、账号等，都具有相对稳定性。后者包含的记录将随着业务的发生而不断修改和更新，例如库存文件、销售账文件、图书馆的借阅文件等。为了减少不同文件的数据冗余和文件处理工作量，常将两者结合在一起。如借阅文件中，既包括读者的固定信息，也包括了读者借阅情况的变化。

（二）业务文件

业务文件是在业务处理过程中，临时存储数据用的文件。这种文件实时记载业务过程中数据发生的变化，是流水账形式的顺序文件。此种文件用于统一更新主文件或转换成其他文件，如用药品出入库流水账文件一次更新库存文件。这类文件的保存期较短。

（三）输入文件

输入文件将需要输入的大量数据先建立数据文件，经校验后一次输入进行处理，这种文件多用于批处理。

（四）输出文件

输出文件是在处理过程中输出的结果文件,它可以是打印文件或其他形式的文件。

（五）工作文件

工作文件是在处理过程中暂时使用的中间文件,例如排序过程中建立的排序中间文件等,处理结束后文件即可删除。

（六）转存文件

转存文件是用于存储在一定恢复点上的系统部分状态的拷贝文件。它可能是一个正在更新过程中的文件,一组正在处理的业务或一个运行错误的程序。转存文件主要为了安全目的。

二、文件的设计

设计文件之前,首先要确定数据处理的方式、文件的存储介质、计算机操作系统提供的文件组织方式、存取方式和对存取时间、处理时间的要求等。

（一）了解已有的或可提供的计算机系统功能

外存配备磁盘、磁带、光盘,配备数量、功能、容量和有关文件的转储条件等。终端和其他外设的配备:涉及文件可能使用的范围,多终端操作的可能性及文件输入、输出和更新的条件。系统所能提供的文件组织方式和存取方法等。

（二）确定文件设计的基本指标

通常,一个新系统的文件数量从几个到几十个。通常对于每个文件有以下八种基本指标。

1. 与其他文件的接口　搞清有关文件之间的相互关系及数据项的协调。

2. 文件的数据量　根据文件用途和记录长度,且从将来的需要量考虑,估算文件的数据量(记录数)。

3. 文件的逻辑结构　根据需要确定文件记录的长度、逻辑结构组成以及各数据项的描述。

4. 文件处理方式　由用途决定文件的处理方式,可以是批处理、实时处理或混合方式等。

5. 文件的更新情况　从文件使用情况考虑,估计插入、修改和删除等操作的频率和更新要求。

6. 文件的使用率　估算文件记录的实际使用频率。

7. 文件存取时间　根据业务处理的需要,对文件存取时间提出的不同要求。

8. 文件的保密性　用户对文件机密程度的要求。

（三）确定合适的文件组织方式、存取方法和介质

文件的组织方式、存取方法和介质的确定,应该考虑文件用途和使用频率等情况;通过以上各种因素的综合考虑和分析研究后,确定较为合适的文件组织及存取方式,而且对介质的需要量做初步计算。

（四）编写文件设计说明书

文件设计说明书是实施阶段建立文件的依据,说明书包括下列内容。

1. 文件组织方式、存取方法和存储介质等的选择和确定的根据。

2. 文件用途、使用范围、处理方式、使用要求、存取时间和更新要求等。
3. 文件逻辑结构、各数据项描述以及键(码)的确定原则。
4. 文件数据量和存储介质需要量的初步估算。
5. 文件保密要求及有关安全措施。
6. 对于文件数据的收集,整理和格式要求的说明。
7. 对建立和更新文件所需要的程序进行说明及提出要求。
8. 关于建立文件的注意事项及其他需要说明的内容。

三、数据库设计

数据库设计的过程是把现实世界的数据经过人为加工和计算机处理,为现实世界提供信息的过程。在给定的 DBMS、操作系统和硬件环境下,表达用户的需求,并将其转换为有效的数据库结构,构成较好的数据库模式,这个过程称为数据库设计。数据库系统的设计分为需求分析、概念设计、逻辑设计和物理设计四个阶段。

在数据库系统设计的整个过程中,需求分析和概念设计可以独立于任何的数据库管理系统(DBMS),而逻辑设计和物理设计则与具体的数据库管理系统密切相关。数据库系统设计的各个阶段以及各个阶段的输入和输出如图 6-3 所示。

该图反映了数据库系统设计过程中的需求分析和概念模式设计阶段独立于计算机系统(软件、硬件),而逻辑设计阶段和物理设计阶段应根据应用的要求和计算机软硬件的资源(操作系统 OS、数据库管理系统 DBMS、内存的容量、CPU 的速度等)进行设计。

(一) 概念设计

概念设计的目标是设计出反映某个组织部门信息需求的数据库系统概念模式,数据库系统的概念模式独立于数据库系统的逻辑结构、数据库管理系统(DBMS)和计算机系统。

概念模式的设计方法是在需求分析的基础上,用概念数据模型(例如 E-R 模型)表示数据及数据之间的相互联系,设计出反映用户信息需求和处理需求的数据库系统概念模式。概念设计的目标是准确描述应用领域的信息模式,支持用户的各种应用,这样既容易转换为数据库系统逻辑模式,又容易为用户理解。数据库系统概念模式是面向现实世界的数据模型,不能直接用于数据库系统的实现。但是这种模式易于为用户所理解,而且设计人员可以致力于模拟现实世界,而不必过早地纠缠于 DBMS 所规定的各种细节。在此阶段,用户可以参与和评价数据库系统的设计,从而有利于保证数据库系统的设计与用户的需求相吻合。在概念模式的设计中,E-R 模型法是最常见的设计方法,下面介绍用 E-R 模型设计数据库系统概念模式的步骤。

用 E-R 图设计概念模式的方法有两种:一种是以局部 E-R 图为基础设计全局模式,称为集中式模式设计;另一种是先设计局部 E-R 模型图,再由若干个局部 E-R 模型图综合成为全局 E-R 模图,称为综合设计法。

这两种设计方法的设计思想是有区别的:综合设计法是以局部需求说明作为设计的基础,在集成时尽管对局部 E-R 图要做必要的修改,但局部 E-R 图是设计的基础,全局模式是局部E-R 图的集成;集中式模式设计法是在统一需求说明的基础上,设计全局模式,全局模式是设计的基础。综合设计法比较适合于大型数据库系统的设计,可以多组并行进行,免除综合需求说明的麻烦。目前,综合设计法用得较多,下面将以综合设计法为主介绍概念模式设计。

161

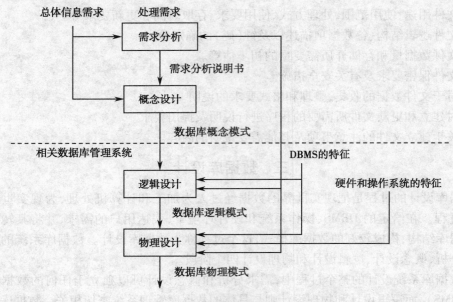

图6-3　数据库系统的设计过程

（二）逻辑设计

数据库逻辑设计的任务是：把概念设计阶段产生的概念模式变换为逻辑模式。数据库系统逻辑设计依赖于数据库管理系统（DBMS），不同的 DBMS 支持不同的数据模型，数据库的数据模型包括层次模型、网状模型和关系模型，其中关系模型和关系数据库管理系统因有关系理论支持而得到广泛使用，成为当今数据库系统的主流。

1. E-R 图到关系模式的转换　进行数据库系统的逻辑设计，首先须将概念设计中所得的 E-R 图转换成等价的关系模式。将 E-R 图转换成关系模式的方法是：将实体和联系均转换为关系模式，实体和联系的属性作为关系模式的属性。

2. 数据逻辑设计　在逻辑设计阶段，将所得到的关系模式转换成以 DBMS 数据模型表示的逻辑模式。数据库系统逻辑设计的目标是：设计满足用户的完整性和安全性要求、能在逻辑级上高效率地支持各种数据库事务运行的逻辑模式。数据库系统的逻辑设计不仅涉及数据模型的转换问题，而且涉及进一步解决数据模式设计中存在的一些技术问题，例如数据模式的规范化（关系模式的范式）、满足 DBMS 各种限制等。数据逻辑设计分为以下几个步骤：

（1）从 E-R 图导出初始关系模式：即将 E-R 图按规则转换成关系模式。

（2）规范化处理：利用规范化理论对得到的关系模式进行规范化。消除操作异常，改善完整性、一致性和存储效率，一般达到 3NF 就可以了。

（3）模式评价：目的是检查数据库系统模式是否满足用户的要求，包括功能评价和性能评价。

（4）优化模式：疏漏的要新增关系或属性；性能不好的要采用合并、分解或选用另外结构等。

（5）形成逻辑结构设计说明书。

3. 物理设计　数据库的物理设计是对已确定的逻辑数据结构，利用 DBMS 所提供的方法、技术,以较优的数据存储结构、数据存取路径、合理的数据存放位置以及存储分配,设计出一个高效的、可实现的物理数据库结构。物理设计常常包括某些操作约束,如响应时间与存储要求等。由于不同的 DBMS 所提供的硬件环境、存储结构、存取方法及提供给数据库系统设计人员的系统参数及其变化范围不同,因此,物理结构设计没有一个放之四海而皆准的准则,只能提供些技术和方法供参考。

(1)存储记录的格式设计:对数据模式的属性特征作分析,对存储记录进行格式化,决定如何进行数据压缩或代码优化。使用"记录的垂直分割"方法,对含有较多属性的关系按其中属性的使用频率不同进行分割;或使用"记录的水平分割"方法,对含有较多记录的关系按某些条件进行分割,把它们定义在相同或不同类型的物理设备上,或在同一设备的不同区域上,从而使访问数据库的代价最小,提高数据库的性能。

(2)存储方法设计:物理设计中最重要的一个考虑是把数据记录如何在全范围内进行物理存储,常用的存储方式有顺序存放、散列存放和聚簇(Cluster)存放。其中顺序存放的平均查询次数为关系记录个数的1/2。散列存放查询次数由散列算法决定,所以散列存放可以提高数据的查询效率。聚簇存放又称"记录聚簇",是指将不同类型的记录分配到相同的物理区域中去,充分利用物理顺序性优点,提高访问速度,即使经常在一起使用的记录聚簇在一起,以减少物理 I/O 次数。

(3)存取方法设计:存取方法设计指为存储在物理设备上的数据提供数据访问的路径。索引是数据库中一种非常重要的数据存取路径。在存取方法设计中要确定建立何种索引,以及在哪些表和属性上建立索引。通常情况下,对于数据量很大又需要做频繁查询的表建立索引,并且选择将索引建立在经常用做查询条件的属性或属性组,及经常用做连接操作的属性或属性组上。

物理设计的结果是物理设计说明书,包括存储记录格式、存储记录位置分布及存取方法,并给出对硬件和软件系统的约束。

第七节 系统物理配置方案设计

计算机系统的选择是系统设计的主要内容之一。在总体规划阶段,根据对企业的初步调查分析,曾经提出过计算机系统的初步配置方案。那时提的方案主要是逻辑配置,强调系统对计算机的功能要求,不涉及具体的计算机型号。经过系统分析与设计阶段之后,对计算机的要求已经清楚了。这时提出的计算机配置方案不再是"逻辑"的,而是"物理"的,设备的型号、数量和安装地点都是具体的。计算机系统的选择应该根据系统当前的目标与中长期目标的需要,保证实用又不失先进性。

一、设 计 依 据

(一)功能要求

指所研制的信息系统的功能要求,如处理方式、联网、汉字要求等。

(二)系统的吞吐量

每秒钟执行的作业数称为系统的吞吐量。系统的吞吐量越大,则系统的处理能力就越强。系统的吞吐量与系统硬件、软件的选择有着直接的关系。如果要求系统具有较大的吞吐量,就应当选择具有较高性能的计算机和网络系统。

(三) 外部设备配置要求

从用户和系统要求的实际出发选定外部设备。从用户向系统发出一个作业请求开始,经系统处理后,给出应答结果的时间称为系统的响应时间。如果要求系统具有较短的响应时间,就应当选择运算速度较快的计算机及具有较高传递速率的通信线路。

(四) 通信和网络要求

包括终端用户数目、地理分布、通信量、通信速度和通信线路等。如果一个系统的处理方式是集中式的,则信息系统既可以是主机系统,也可以是网络系统。若系统的处理方式是分布式的,刚采用微机网络将更能有效地发挥系统的性能。

(五) 市场和国情考虑

考虑市场行情、当前优选机型的使用率及国情要求。对机型的选择不仅看厂商的广告和书面材料,更要实际考查。如有可能,要走访用户,了解设备实际运行情况和厂商售后服务情况。

(六) 经济和技术条件等方面的限制

系统的建设必然受到政策、经济、投资、技术条件和通信等多方面的限制,设备的选择也受到制约。计算机设备的选择一般应准备几种方案,对每种方案在性能、费用等方面进行比较说明,形成选择方案报告,供讨论决策。

二、计算机硬件选择

计算机硬件的选择取决于数据的处理方式和运行的软件。卫生信息管理系统对计算机的基本要求是速度快、容量大、通道能力强、操作灵活方便。但计算机的性能越高,其价格也就越昂贵。因此,在计算机硬件的选择上应全面考虑。一般来说,如果系统的数据处理是集中式的,系统应用的主要目的是利用计算机的强大计算能力,则可以采用主机/终端系统,以大型机或中小型机作为主机,可以使系统具有较好的性能。若是组织管理等应用,其应用本身就是分布式的,使用大型主机主要是为了利用其多用户能力,则不如微机网络更为灵活、经济。

确定了数据的处理方式以后,在计算机机型的选择上则主要考虑应用软件对计算机处理能力的需求,包括计算机主存、CPU 时钟、输入输出和通信的通道数目、显示方式、外接转储设备及其类型等。

由于不同计算机的设计目标不同,因而可能在某一方面具有显著的优点而在其他应用场合却令人无法接受。在系统设计时,应根据应用的需要认真选择。

由于现在微机在性能上已经有了很大提高,甚至超过了早期大型机的水平,而价格又相对较低,一般单位都会选择微机比较合适。

三、计算机网络选择

应根据应用需要选择主机/终端方式或微机网络方式。对微机网络而言,由于存在着多个商家的多种产品,也面临着网络的选型问题。

(一) 网络拓扑结构

网络拓扑结构一般有总线型、星型、环型和混合型等。在网络选择上应根据系统的地域分布、信息流量进行综合考虑。

（二）网络的逻辑设计

通常首先将系统从逻辑上分为各个分系统或子系统，然后按需要配置设备，如主服务器、主交换机、分系统交换机、子系统集线器（hub）、通信服务器、路由器和调制解调器等，并考虑各设备之间的连接结构。

（三）网络操作系统

目前，流行的网络操作系统有 UNIX、Netware、Windows 2003 等。UNIX 历史最早，是唯一能够适用于所有应用平台的网络操作系统。Netware 网络操作系统适用于 C/S 模式。Windows 2003 由于其 Windows 软件平台的集成能力，随着 Windows 操作系统的发展和 C/S 模式向 B/S 模式延伸，无疑是最有前途的网络操作系统。

（四）数据库管理系统的选择

管理信息系统都是以数据库系统为基础，一个好的数据库管理系统对管理信息系统的应用有着举足轻重的重要影响。在数据库管理系统的选择上，主要应考虑：①数据库的性能；②数据库管理系统的系统平台；③数据库管理系统的安全保密性能；④数据的类型。

目前，市场上数据库管理系统较多，流行的主要有 Oracle、Sybase、SQL Server、Informix 等。Oracle、Sghase、SQL Server 等均是大型数据库管理系统，运行于 C/S 等模式，是开发大型 MIS 的首选。近年来，随着网络技术的发展，基于 B/S 模式的系统的优越性逐步得到人们的认可，越来越多的 B/S 信息系统得到使用。Microsoft 推出基于 .NET 的开发工具，近年得到了极大的推广使用。

第八节　药房管理系统设计分析

一、总 体 设 计

（一）系统模块的划分

根据实际业务中该药房的管理体系和要完成的功能，对其进行抽象处理后，按其数据流程图，可得到如图 6-4 所示的系统结构功能图，它大致表示本系统的功能模块情况。

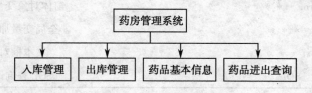

图 6-4　系统功能结构图

（二）选择系统设备，确定最终软件和硬件方案

经过对系统的功能分析和技术可行性分析，最终确定的软件和硬件方案如下：软件采用 Microsoft Access 2000 作为数据库管理系统工具的后台；Microsoft Visual Basic 6.0 作为数据操作的前台，是用户和计算机交流的人机接口管理软件。

硬件采用的系统配置为：根据此医院的各部门业务特点，系统采用 C/S 体系结构，既充分利用了客户和服务器的资源，又大幅度增加网络传输的数据量，提高了系统效率，保证系

统能够运行稳定、信息可靠完整。为了便于药房和医院的整体大型网络连接,网络采用
TCP/IP 协议,拓扑结构为星状,传输介质为双绞线加光纤。Server 端采用的是 Windows 2003
操作系统,客户端软件采用 Windows 2000 操作系统软件。

二、详 细 设 计

根据总体设计产生的系统结构图的要求,在详细设计阶段,完成代码设计、输入输出设
计、数据存储设计和处理流程设计。

(一)代码设计

代码指明了事物的名称、属性与状态。运用计算机进行数据处理时,为了录入和处理的
方便,节省存储空间,提高处理速度、效率和精度,通常用数字、字母和一些特殊符号组成的
代码识别事物和处理数据,这就是代码设计及其必要性。

本系统中的数据库代码用的是汉语拼音的首字母缩略组合,表 6-2 列出的是数据库代
码设计范例。

表 6-2　数据库代码设计范例

代码设计	实际意义
YPBH	药品编号
YPMC	药品名称
YPGG	药品规格
SCPH	生产批号

在进行数据库操作时所用的 VB 程序代码中,除程序编译环境所要求的语句之外,程序
员自己定义变量时,尽量采用类似于英语的缩略词语,并且从字面上大多可以看出变量在程
序中所处的角色,如表 6-3 所示。

表 6-3　变量代码

代码设计	实际意义
Frm * * *	窗体对象变量名称
g- * * *	全局变量加前缀
Txt * * *	文本框对象
SQL	SQL 查询语句

在进行程序代码设计时,程序员也尽量采用数据库中已有的代码表示所要进行操作的
对象,尽量使数据库的代码设计和程序的代码设计相一致,减少因人为因素造成程序阅读和
修改的错误。

(二)输入设计

本系统在药房管理的应用采用的输入方式主要是键盘输入,便于查询和检索系统。因
此,友好的输入界面变得非常重要,必须保证用户在输入时方便、安全与高效。

在本系统中,进行输入数据检验的具体做法和要求有如下五点:

1. 严格复核制度,未经复核的凭证、单据不得上机录入。

2. 重复校验,经过复核的数据与凭证还应经另外的输入人员进行检验。

3. 在输入的同时,由计算机显示输入的数据,然后与原始单据进行人工静态检验对比,查找错误。

4. 根据输入的数据类型、格式、逻辑性等进行程序检验。其具体内容包括:数字检验(检查数字项目内容中是否出现非数字数据);界限检验(检查数据项目是否超过规定的数据范围,如数据位数、数值范围等);逻辑检验(检查数据的合理性、逻辑性是否符合要求);格式检验(检查数据记录中各数据项的位数和位置是否符合预先规定的格式,如工资定为四位整数、两位小数,检查最高位是不是空格或数字等);字符检验(检查全部由字母组成的数据中是否出现非字母字符,或检查数据长度和格式是否符合规定)。

5. 对于检查出来的输入数据错误,应该以恰当的形式报告,或打印错误报告,或实时出错警示和修改提示等,帮助用户尽快正确输入数据。

■■■ 思 考 题 ■■■

1. 系统设计的任务是什么? 系统设计原则包括哪几个方面?

2. 您是如何理解模块的? 哪些模块特征属性是需要重点考虑的?

3. 什么是 HIPO? 如何用 HIPO 进行模块设计?

4. 代码主要包含哪几类? 如何核验代码的正确性?

第七章

卫生信息系统的实施与评价

第一节 卫生信息系统的实施

一、系统实施阶段的计划和任务

系统实施是将系统设计方案转换为应用软件系统的过程。系统实施对于系统的质量、可靠性和可维护性等性能有着十分重要的影响,是成功地实现新系统和取得用户对系统信任的关键。

(一)系统实施的计划

卫生信息系统的规模越大,实施阶段的任务就越复杂。为此,在系统正式实施开始之前,就要制订出周密的计划,在系统实施过程中要严格监督计划的执行。制订系统实施计划,要明确系统实施的方法、步骤、所需的时间和费用等。制订计划可采用甘特图或网络计划技术,以达到用最短的时间、最小的资源消耗完成预定的计划。系统实施的计划包括以下几个方面的内容。

1. 工作量估计 根据系统实施阶段的各种工作的内容来确定。

2. 进度安排 理清工作关系,安排各种工作的先后次序,制订进度计划。

3. 系统人员的配备和培训计划。

4. 系统实施的资金筹集和投入计划。

(二)系统实施的主要内容

系统实施包括硬件的获取、软件的获得或开发、用户准备、聘用和培训人员、地点和数据的准备、安装、测试、试运行及用户验收。这些活动安排的典型步骤如图 7-1 所示。其中,软件系统实施主要框架可以用图 7-2 表示。

系统实施的每个步骤中,根据执行、成本、控制、复杂性等因素分析其效益,从而权衡利弊做出最佳选择。这里先就系统实施的准备工作做简要介绍。

1. 硬件获取 硬件设备(如计算机、输入输出设备、存储设备、辅助设备、网络通信设备等)的获取多采用购买、租借或租用的方式。选择供应商的标准是实力雄厚、信誉可靠、售后服务好。选择产品的标准是质量可靠、价格合理、性能稳定、使用方便以及良好的可扩充性、兼容性。此外还应注意设备验收。

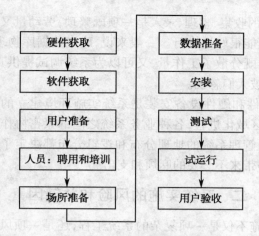

图 7-1 系统实施的典型步骤

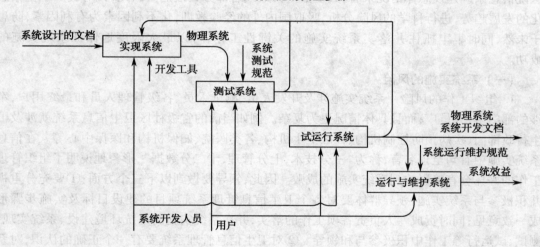

图 7-2 软件系统实施主要框架

2. 软件获取 软件的获取可根据用户自身的情况以及系统项目的规模和复杂性选择自行开发、联合开发或购买等方式。由于国内卫生领域信息化建设起步较晚,缺少既懂业务又有研发能力的卫生信息技术人员,因此卫生部门和信息系统开发商联合开发将是目前最实用有效的模式。

3. 用户准备 用户准备是指人员的准备,包括准备好系统的管理人员、决策人员、使用人员和风险承担者。用户准备的形式可以是主动的参与、宣传、培训和支持。

4. 人员的聘用和培训 为了适应卫生信息化的发展,更好地利用卫生信息管理软件,卫生部门还必须根据需要决定是否招聘信息人员。培训是实施过程中的一个重要环节,通过对系统管理人员和操作人员进行全面的技术类和操作类培训,确保用户维护管理和操作人员达到能独立操作、独立进行管理、运营、故障处理、日常维护测试等工作,使供应商提供的相关设备与系统能够正常、安全的运行。

5. 场所准备 场所准备是指根据系统的规模和需要布置系统运行的场所(系统平台场所、用户终端场所)。

6. 数据准备　数据的收集、整理、录入是一项既繁琐，劳动量又大的工作。没有一定的基础数据，系统调试就不能很好地进行。一般来说，确定数据库物理模型之后，就应该进行数据的整理和录入，这样既分散了工作量，又可以为系统调试提供真实的数据。实践证明，这方面的工作往往容易被人们忽视。

7. 安装　正确的软件和硬件设备安装是系统实施环境建立的重要保证。由于我国卫生信息化已经开始迈向区域化进程，各种业务系统之间的紧密协作已经成为今后不可回避的趋势。因而，卫生信息管理系统的地理分布和逻辑分布都决定了在安装这个环节上不容马虎大意。否则，很容易带来不必要的麻烦和支出。

二、系统实施的风险和关键因素

卫生信息系统的实施不仅是一项复杂的系统工程，还是一项风险工程。从过去我国的医院信息系统建设总体情况来看，大多数是失败或者部分失败的。因此，针对我国卫生信息化的发展趋势，进行科学的风险分析，吸取国内外的经验教训，化不利因素为有利因素，防患于未然，同时牢牢抓住并落实系统实施的关键性工作，可以最大限度地保证系统实施的成功。

（一）系统实施的风险

1. 组织工作的风险　系统实施涉及开发人员、测试人员、各级管理人员和最终用户，牵涉的部门多、人员广，而且具体情况更为复杂。例如当前的省级社区卫生信息系统就涉及卫生行政部门、疾病预防控制机构、社区卫生机构、各类医院、妇保机构和医保中心等。在信息系统实施中有句至理名言，称为"三分技术，七分管理，十二分数据"，形象地说明了组织管理工作的好坏会直接影响到系统实施的成败。因此，领导要做到以下三个方面：①要充分重视并积极参与系统实施，领导群体要对各个卫生信息管理系统项目的建设目标及实施步骤形成一致意见；同时责成专人负责各项工作的落实，并在系统实施的系统环境建设、系统实现、测试、试运行等工作中积极参与和领导。②对卫生信息管理系统要有一个正确的认识，对系统的基本原理、功能有充分的理解，以避免各种误解。③协调系统所涉及各部门之间的关系，提高人员对卫生信息化建设的主动参与意识，全面配合系统实施工作。

2. 管理模式及机构变革的风险　建立卫生信息管理系统，是利用信息技术将现代化管理思想与方法运用到医疗卫生管理工作中，以期提高卫生行政部门以及医疗卫生事业单位的现代化管理水平，特别对提高工作效率、服务质量和服务水平有着显著的作用。但是，为了使系统的实施达到预期目标，必然会不同程度地对现行管理模式、组织机构或者业务流程和管理流程进行调整或变革。变革又必然动摇部分人的既得利益或者改变既有的观念，对个人会提出更高的要求，因而会遇到来自部门或者个人的阻力。但变革的成功与否关键在于人，特别是领导者的意识和决心。不下决心进行管理模式及组织机构的变革，即使系统的分析、设计是十分科学与合理的，也很难发挥其应有的作用。因此，应对管理模式和组织机构的变革有一个充分的认识，采取积极的措施提高人员的现代化管理意识，分阶段进行管理模式和组织机构的变革。

3. 基础工作的风险　这里的基础工作主要指基础数据的整理与规范化，系统软硬件、网络环境等基础设施的建设，管理人员和用户的技术培训和操作培训等工作。卫生信息管理系统项目的成功实施，依赖于准确、全面、规范化的基础数据，而这项工作需要系统所涉及的各个部门人员去整理和规范化。系统软硬件、网络环境建设的好坏直接影响着系统运行的性能。在系统运行环境建设中,存在着大量的不确定因素,例如,硬件、软件的功能、性能与设计方案的差异、系统配置的合理与否、环境建设的可靠性和质量的高低等都是受制于人的。切实加强系统环境建设工作,才能避免工作中的失误,减少或消除可能的风险。人是系统的主人,加强管理人员和用户的培训与教育工作是降低系统实施风险的重要途径。

4. 技术工作的风险　一般情况下,在系统实施阶段,由于设计阶段考虑的不周全,在认真分析的基础上对一些不合理的局部做某些调整或修改是正常的,也是系统成功实施必需的。但是由于某些人的个人偏见,或出于某种目的而对设计方案轻易地做出修改则是技术风险的根本所在。例如,盲目追求先进但不成熟的技术。系统实施应以成熟的技术为主,选择合适的开发环境与工具,稳步高效地进行开发。

5. 投资保障的风险　系统实施是一种技术密集型和资金密集型的工作,对其进行合理的投资分配并保证资金及时到位是系统实施成功不可缺少的关键因素。

目前国内卫生行业信息化仍普遍存在着“重硬轻软”的传统误区。许多卫生部门的决策者认为硬件投资理所当然,慷慨大方;软件投资总觉得不该花那么多钱,对软件开发的费用估计、基础数据的整理与规范化等“软”的方面,投资甚少,与实际费用相差较大,影响了开发人员的积极性,导致系统实施周期延长,甚至半途而废。另一方面,资金不到位也是影响系统成功实施的重要因素。由于外部环境、经营状况以及投资分配的变化,往往会影响到系统实施经费,使系统实施暂停,甚至取消而半途而废。因此,在系统投资决策时,应充分考虑到各方面的不确定因素,在保证资金的前提下,开展系统建设工作。

上述种种风险只是主要方面,在系统实施初期,应进行全面、细致地分析,尽量考虑到可能的不确定因素和不利因素,采取各种措施加以解决,才能保证系统的成功实施。

(二) 系统实施的关键因素

明确系统实施成功的关键因素,是为了在系统实施工作中,抓住主要矛盾,做好关键性工作,保证系统实施成功。根据系统实施的主要风险分析和国内外的经验教训,系统实施成功的关键因素可以归纳为:领导重视并亲自参与、严格的组织与管理、系统硬件、系统软件、扎实而细致的基础性工作、人员的教育与培训。上述因素最终可以归结为人是最关键的因素。

综前所述,建立实施领导小组,确保强有力的组织管理是非常必要的。领导小组的主要职责是:编制目标系统的实施计划、进行项目控制、检查工作进度、协调各组人员的工作、及时处理实施过程中产生的新问题。为了最大限度地降低信息系统失败的可能性,负责实施的人员还要认识到系统的复杂性跨度,因为整个卫生信息管理系统将跨越多个业务功能的边界,因此需要了解与自己相关业务与管理流程之外的其他流程。

实施领导小组的组长都应该由一名卫生部门的高级管理者来担当,规模较大的项目还可以设副组长。副组长可由系统开发商和卫生部门高级管理者担任,具体执行管理的各项职能。实施领导小组应下设几个专业小组,分别是:硬件安装小组、数据库建设小组、程序设计小组、文档编制小组等(图7-3)。其中,硬件安装小组主要负责计算机硬件以及网络设备的安装与调试;数据库建设小组主要负责数据的收集、数据库系统的选择与安装和数据的载入工作;程序设计小组主要负责用一定的程序语言开发软件系统;文档编制小组主要负责资料的收集整理和文档的编制工作。各专业小组分别制订相应的专业计划并负责具体工作的执行,实施领导小组协调并监督各专业小组的活动。

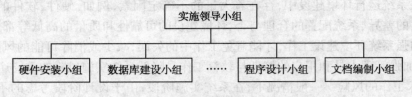

图 7-3 系统实施领导小组组织结构图

三、软件编制工作管理和程序设计

(一)软件编制工作的管理

软件编制工作是实施阶段的重要内容和主要工作。通常把程序分配给多个程序员完成编程,因此,软件编制工作的管理十分重要。要坚持结构化程序设计的原则;要有严格的程序设计规范;应用科学的软件开发方法和高效率的开发工具。软件编写工作量的估计是保证实施进度计划的重要内容,应考虑下列因素作出客观的估计。

1. 结构的复杂度。
2. 输入/输出的复杂度。
3. 使用的语言工具。
4. 程序设计人员的经验和水平。
5. 程序设计人员对所参加项目的熟练程度。

(二)开发规范的制定

卫生信息管理系统软件开发是一项复杂的工程,受系统涉及的部门多、业务领域范围大和开发团队对该领域认知不足等因素影响,系统往往需要很多人花上几个月甚至更长时间合作开发。因此,要保证系统的协调性、统一性和连续性,就需要在开发之前制定严格、详细的开发规范。

开发规范的内容主要包括:系统设计规范、程序开发规范和项目管理规范等。系统设计规范规定字段、数据库、程序和文档的命名规则,应用界面的标准和风格,各类报表的输出格式等。程序开发规范对应用程序进行分类,如可将程序分成代码维护类、业务处理类、业务查询类和统计报表类等,并给出各类应用程序的标准程序流程,必要时可编制出标准程序。项目管理规范规定项目组中各类开发人员的职责和权力,开发过程中各类问题(如设计问题、程序问题等)的处理规范和修改规则,开发工作的总体进度安排和奖惩措施等。

开发规范在项目开发工作中起着事前约定的作用,需要所有开发人员共同遵守。它约束开发人员的行为和设计、编程风格,使不同子系统和模块的设计、编程人员达成默契,以便形成整个系统的和谐步调和统一风格,也便于今后的系统维护和扩展工作。

(三)程序设计

系统实施阶段最主要的工作是程序设计。程序设计是根据系统设计文档——系统设计说明书中有关模块的处理过程描述,选择合适的计算机语言,编制出正确、可靠、易理解、易维护、执行效率高的程序。

1. 遵循结构化设计原则 结构化程序设计(structured programming)方法指导人们用良

好的思想方法去设计程序,其特点是程序设计中只采用以下三种基本控制结构:顺序结构、选择结构和循环结构。如图7-4所示,每个结构都是单入口和单出口的,使程序保持清晰的逻辑路径。结构可以多层嵌套。

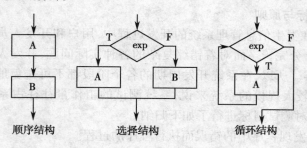

顺序结构　　　　选择结构　　　　循环结构

图7-4　三种基本控制结构

顺序结构的程序,始终按照语句排列的先后次序,一条接一条地依次执行。它是程序中最基本、最常用的结构。分支结构是根据给定条件成立与否,转向执行不同的程序路径的结构。循环结构是指对一段程序不断地重复运行,直到循环的条件不满足时为止。由于结构化程序具有结构清晰、易于阅读和修改、容易验证其正确性等优点,因此使用该方法有利于编写出结构良好的程序,提高编程工作效率。目前多种计算机程序语言都支持结构化程序设计。

2. 采用"自顶向下"方法　采用自顶向下的实施方法。如以控制(层次)结构图中的模块划分为依据进行系统实施,其基本步骤是:首先实现层次结构图中的上层模块,逐层向下,最后实现最基础的功能模块。自顶向下实施的优点是着眼于总体结构和模块间的联系,有利于解决模块间的衔接。对于大系统在规划中预先确定子系统的优先顺序,对每个子系统再采用自顶向下的方式来实现。

3. 编程语言的选择　选择用户较熟悉或易于学习、易于应用的语言,便于用户维护。并且要考虑语言本身的结构化程度,便于系统的维护和修改。应根据不同程序设计语言的特点、机器系统的配置和用户掌握语言的熟练程度来选择合适的程序设计语言。目前,我国卫生信息管理系统使用最多的是 SQL Server、ORACLE 关系数据库管理系统,并结合 Power-Builder、Delphi 等语言进行开发。值得一提的是 Cache 后关系数据库在我国医院信息系统的开发与应用正日益广泛。

4. 软件编制的组织　软件编制的组织工作中,应有明确的规范,要强调资料的完整和成果的文档化。程序员应根据程序研制任务书的要求来完成,当程序员完成研制任务后,应填上所用时间、存储空间,并附以程序说明书,包括算法、框图和源程序。程序研制任务书的格式可自行设计,但在系统内应统一格式,以便于统一管理。

四、系 统 测 试

程序的设计与系统的测试是两种不同的工作,前者是建设性的,而后者是"破坏性"的,因为后者的主要目的是为了找出系统中的错误。系统测试既是系统实现的一部分工作,也是保证系统质量的重要手段。为了保证新系统运行的正确性和有效性,将一切可能发生的问题和错误尽量排除在正式运行之前,必须进行系统测试。对系统测试要事先准备好测试方案,以提高工作效率,压缩时间,降低费用。仅当系统测试成功并试运行后,才能进行系统的切换与交付。至此,系统开发工作才算告终。整个信息系统的测试至少包括硬件与软件的测试,这里我们仅讨论软件测试。

（一）测试的目标与原则

1. 测试目标　在卫生信息管理系统的开发过程中,用户和开发人员以及开发人员之间的思想交流不可能十分完善。面对着错综复杂的各种实际问题,开发人员的主观认识不可能完全符合客观现实。所以,在系统开发周期的各个阶段都不可避免地会出现差错。统计资料表明,对于一些较大规模的系统来说,系统测试的工作量往往占系统开发总工作量的40%以上。G Myers 对测试目标进行了如下归纳。

（1）测试是为了发现程序中的错误而执行程序的过程。

（2）好的测试方案是很可能发现迄今为止尚未发现的错误的测试方案。

（3）成功的测试是发现了迄今为止尚未发现的错误的测试。

测试的目的在于发现系统中的错误并及时纠正,所以在测试时应想方设法使程序的各个部分都投入运行,力图找出所有错误。

2. 测试原则

（1）成立测试小组,测试工作应避免由系统开发人员或小组本身来承担。

（2）设计测试用例不仅要包括合法的或有效的输入数据,还要包括无效的或不合法的各种输入数据形式。

（3）测试用例的设计应该由"确定的输入数据"和"预期的输出结果"组成。

（4）不仅要检验程序是否执行了规定的操作,还要检查它是否同时做了不该做的事。

（5）保留测试用例,将给今后进行重新测试和追加测试等提供方便。

（6）测试时不要假设程序不会错,对已发现的错误模块应给予更多的关注。

（7）多种测试方法相结合,以尽可能查出更多的错误。

（二）系统测试的方法与技术

软件测试的主要方法有两种:人工测试和机器测试。方法分类见图7-5。一般程序通过编译后,首先经过人工测试,然后进行机器测试。人工测试采用人工方式进行,目的在于检查程序的静态结构,找出编译不能发现的错误。经验表明,人工测试可以发现程序中30%～70%的编码错误和逻辑错误,从而可以减少机器测试的负担,提高整个测试工作的效率。机器测试是运用事先设计的测试用例,执行被测程序,对比运行结果与预期结果的差别以发现错误。人工测试和机器测试的效率因不同的错误类型有高低之别。机器测试只能发现程序中有错误以及错误的症状,不能进行问题的定位,而人工测试不仅能够发现错误,同时能够确定错误的位置和性质。因此不可低估人工测试方法的作用。

1. 人工测试　人工测试又称代码复审,主要有以下三种方法。

（1）个人复查:指源程序编制者本人通过阅读程序来检查自己的程序。由于心理上对自己程序的偏爱,对自己一些习惯性错误不

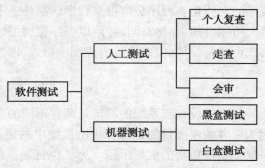

图 7-5　软件测试的主要方法

易发现,如果对程序功能理解错误,更不能检查出来。所以这种检查方法只能针对小规模的程序,效率不高。

(2)走查:这种方法是由3~5人组成测试小组,小组成员是从未介入过该系统设计工作的有经验的程序设计人员。测试之前,测试小组成员先阅读该系统的资料和源程序,由测试人员扮演计算机的角色,用人工方法将测试数据输入被测程序,并在纸上跟踪程序的执行,借助计算器等工具核算运行结果,发现程序中的错误。由于人工运行速度慢,因此只能选择少量的测试例。其实走查是一个手段,在"走"的过程中,测试小组成员会发现程序中的许多错误。

(3)会审:测试小组的构成与"走查"相似,要求测试小组成员在会审之前仔细阅读系统资料,根据自己的经验,列出可能出错的类型清单,形成检测表。在会审时,由程序编制者本人讲解程序,测试人员逐个审查、提问,讨论可能产生的错误。实际上程序员在讲解时,就可能发现以前未曾发现的错误。会审要对程序的功能、结构及风格等进行审查。

2. 机器测试　机器测试又称动态检查,指通过在计算机上直接运行被测程序来发现程序中错误,分为黑盒测试和白盒测试两种方法。

(1)黑盒测试:也称功能测试,将软件看成是黑盒子,完全不考虑程序的内部结构和特征,只研究软件的外部特性。根据软件的功能说明书设计测试用例,从程序的输入、输出特性上检查是否满足设计的功能。它适合联调和系统测试。黑盒测试有如下一些具体的技术手段。

1)等价划分:选择若干有代表性的数据,将其划分为若干合法和不合法的范围(或称等价表),并作为输入去核对设计的功能是否能够实现。一般首先选择合理的等价类进行测试,然后用仅加入一个尚未被包含的不合理数据类进行新的测试。

2)边界分析:程序的出错很可能发生在某些边界,或输入数据域的边界附近,如数组的下标界、结构以及枚举型量的边界值。

3)因果图技术:列出全部因(输入条件)和果(作用),并加以标识,画出因果图,并由此生成决策表,由决策表生成测试模式来进行测试。

4)错误推断法:即凭经验和直觉来推断系统中可能存在的错误。

(2)白盒测试:也称结构测试,将软件看成一个透明的盒子,按照程序的内部结构和处理逻辑来选取测试用例,对软件的逻辑路径及过程进行测试,检查其与设计是否相符。这对单个规模不大的模块的测试是有效的。它又有以下具体的设计技术。

1)语句覆盖:要求方案中选择的例子使程序中的每条语句能够至少执行一次。语句覆盖的错误发现能力较弱。

2)判断覆盖:要求例子中的资料使每个判断分支真和假的情况至少通过一次。这种方法比语句覆盖更为严格,但不太完全。

3)条件覆盖:执行足够的测试,使判断中的每个条件获得各种可能的结果。满足条件覆盖的资料未必能满足判断覆盖。

4)条件组合覆盖:是判断覆盖和条件覆盖的组合。要求判断中每个条件的所有可能取值至少出现一次,并且每个判断的结果也至少出现一次。

5)路径覆盖:路径是程序的通路,方案中的例子要覆盖程序中可能的路径。路径覆盖的功能很强,但对于判断多的程序,路径的数量不一定能完全覆盖。条件组合覆盖有时不一定满足路径覆盖。

6）等价划分：有的问题可以把输入划分成若干个等价类，每个类只须选择一个例子来测试即可。这是一种比较有效的方法，但等价类的划分是值得思考的问题。

测试方法没有固定的模式，经验和创造性是提高测试效果的有效手段。

（三）系统测试的步骤

系统测试工作一般按以下四个步骤进行：单元测试、组装测试、确认测试、系统测试。每一个测试都是在前一步的基础上进行的，其过程如图 7-6 所示。

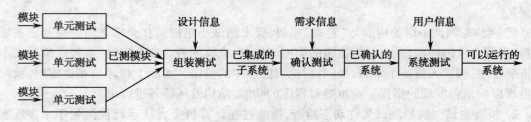

图 7-6　系统测试的步骤

1. 单元测试　所谓单元是指程序的一个模块或一个子程序，是程序设计中最小的独立编译单元，因此单元测试也称模块测试。该测试的目的是保证每个模块作为一个单元能够独立运行。在单元测试中可以发现编程和详细设计的错误：数据流的输入输出不能正常进行；局部数据结构出错；算术运算的优先次序不正确或理解错误等。

2. 组装测试　也称为集成测试。组装测试就是把模块按系统说明书的要求组合起来进行测试。即使所有模块都通过了测试，但在组装之后，仍有可能出现问题：①如通过模块的数据被丢失；②一个模块对其他模块的不良影响；③各模块组合起来未达到预期功能；④全局数据结构出现问题；⑤单个模块的误差可以接受，但模块组合后的累积误差达到不能接受的程度。

3. 确认测试　确认测试的任务是进一步测试软件的有效性，即检查软件的功能和性能是否与用户的要求一致。根据系统分析说明书中用户对软件的要求，检验软件是否在功能上、性能上、配置上满足用户的要求。

4. 系统测试　系统是将已经确认的软件、计算机硬件、外设、网络等结合在一起，进行信息系统的各种组装测试和确认测试。其目的是通过与系统的需求相比较，发现所开发的系统与用户需求不符或矛盾的地方。

（四）测试的策略

1. 自顶向下测试（top-down testing）　这是一个递增组装软件结构的方法：①用主控模块作为测试驱动程序，其直接下属模块用"树桩"或承接模块来代替；②根据深度优先或广度优先的测试策略，用实际的模块逐个代替下属的"树桩"模块；③在组合每一个模块时进行测试；④每一组合测试完成后，用实际模块代替另一个下属模块；⑤可以进行回归测试。自顶向下的方法听起来合理简单，但实际上可能会出现逻辑问题，如用树桩代替低层真实模块，软件结构中就不会有大量的数据流向高层。这时只有两种选择：一是将许多测试推迟到真实模块连接之后；另一种是采用和自底向上地组合测试。

2. 自底向上测试（bottom-up testing）　它从处于结构中最低一层的模块开始组装并测

176

试,于是给定层次上所需要的下属模块的处理功能总是可以使用的,无须承接模块。其基本步骤是:①将低层模块组合成实现某个特定的软件子功能的族;②书写一个驱动程序来协调测试过程的输入和输出;③测试模块族;④沿着软件结构向上,去掉驱动程序,将模块组合起来。整体测试一般应填写测试说明书,说明书主要对测试的范围、计划、过程及结果进行描述。详细格式请参考有关文献。

3. 线程测试(thread testing) 实时系统的一个进程往往由许多协同处理或线程构成,并有可能中断驱动。例如,从传感器来的一个外部事件将会把当前的处理转换到有关这个事件的处理进程去。实时系统的测试由于系统内进程之间的与时间有关的交互作用及触发等原因而变得很困难。与时间有关的故障可能仅当各进程处于特别状态时才引起系统失败。线程测试是一种只跟随个别进程的测试,每个外部事件的处理过程给穿越系统进程提供了线索(或线程)。线程测试包括识别和执行每个可能的线程。当然由于输入/输出的可能组合会特别大,因此完成所有线程测试也许是不可能的。这时,应该识别、选择那些最公共的线程进行测试。

4. 负荷测试(stress testing) 有些系统被设计成处理专门的负荷。例如:医院信息系统可能被设计成处理多达每秒 100 个事务;操作系统可能被设计成处理多达 200 个终端。这时测试应保证对系统最关注负荷的检测。一般应计划一系列稳定增加的负荷来进行测试。负荷测试一直进行直到超过系统的最大设计负荷或稳定增加负荷直到系统失效。

五、系统的试运行和转换

新系统的试运行和新老系统的转换是系统测试工作的延续,它是一项很容易被人忽视,但对最终使用的安全、可靠、准确性来说又十分重要的工作。下面我们大致谈一下这步工作的要点。

(一) 人员培训

卫生管理信息系统的正常运行需要用户单位很多人的参与。为使新系统能按预期目标正常运行,对用户进行必要的培训是系统试运行和切换前的一项重要工作。对用户进行培训的人员主要有以下三类。

1. 事务管理人员 对用户有关事务管理人员的培训,得到他们的理解和支持是新系统成功运行的重要条件。对用户的事务管理人员(或主管人员)的培训主要有以下内容:新系统的目标与功能;系统的结构及运行过程;对组织机构,工作方式等产生的影响;采用新系统后,对员工必须学会新技术的要求;今后如何衡量任务完成情况。

2. 系统操作员 系统操作员是信息管理系统的直接使用者。统计资料表明,信息管理系统在运行期间发生的故障,大多数是由于使用方法错误而造成的。所以,对用户系统操作员的培训应该是人员培训工作的重点。对用户系统操作员的培训主要有以下内容:必要的计算机硬、软件知识;键盘指法,汉字输入等训练;新系统的工作原理;新系统输入方式和操作方式的培训;简单出错的及时处置知识;运行操作注意事项。

3. 系统维护人员 对用户的系统维护人员来说,除了要求具有较好的计算机硬件、软件知识外,必须对新系统的原理和维护知识有深刻的理解。在较大的机构或部门中,系统维护人员一般由计算机中心或信息中心的卫生信息技术人员担任。对于用户系统维护人员培训的最好途径,是让他们直接参与系统的开发工作。这样有助于他们了解整个系统,为维护工作打下良好的基础。

（二）系统的试运行

在系统测试时,测试数据很难测试出系统今后在实际运行中可能出现的一些事先预料不到的问题,所以一个系统开发完成后让它实际运行一段时间(即试运行)才是对系统最好的检验和测试方式。系统试运行阶段的工作主要包括如下内容。

1. 对系统进行初始化,输入各原始数据记录。

2. 记录系统的运行数据和运行状况。

3. 核对新系统输出和老系统(人工或计算机系统)输出的结果。

4. 对实际系统的输入方式进行考查(方便与否、效率如何、安全可靠性、误操作保护等)。

5. 对系统实际运行、响应速度(包括运算速度、传递速度、查询速度、输出速度等)进行实际测试。

（三）基础数据准备

按照系统分析所规定的详细内容组织和统计系统所需的数据。基础数据准备包括如下几方面的内容。

1. 基础数据统计工作要严格科学化,具体方法应程序化、规范化。

2. 计量工具、计量方法、数据采集渠道和程序都应该固定,以确保新系统运行有稳定可靠的数据来源。

3. 各类统计和数据采集报表应标准化、规范化。

（四）系统的转换

系统转换是指系统开发完成后新老系统之间的转换。系统转换有三种方式,见图7-7。

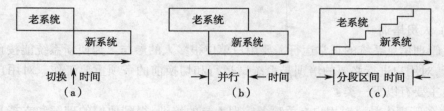

图7-7　系统转换的方式

1. **直接转换**　直接转换就是在确定新系统运行准确无误时,立刻启用新系统,终止老系统的运行。这种方式很节省人员和设备费用,一般适用于一些处理过程不太复杂、数据不很重要的场合,见图7-7(a)。

2. **并行转换**　这种转换方式是新老系统并行工作一段时间,经过一段时间的考验以后,新系统正式替代老系统,见图7-7(b)。对于较复杂处理的大型系统,它提供了一个与旧系统运行结果进行比较的机会,可以对新旧两个系统的时间要求、出错次数和工作效率给以公正的评价。当然由于与旧系统并行工作,消除了尚未认识新系统之前的惊慌与不安。它的主要特点是安全、可靠,但费用和工作量都很大,因为在相当长时间内系统要两套班子并行工作。

3. **分段转换**　又称向导转换。这种转换方式实际上是上述两种方式的结合,采取分期分批逐步转换,见图7-7(c)。这种方式既保证了可靠性,又不至于费用太大。采用分段转换时,通常有三种方式。

(1)按功能分阶段逐步转换:确定该系统中的一个主要的业务功能率先投入使用,在该功能运行正常后再逐步增加其他功能。

(2)分阶段逐步转换:先选择系统中一个合适的部门,在该部门应用取得成功后再逐步扩大到其他部门。

(3)模拟试验:一般在转换过程中没有正式运行的那部分,可以在一个模拟环境中进行考验。但是这种分段转换对系统的设计和实现都有一定的要求,否则是无法实现这种分段转换的设想。

总之第一种方式简单,但风险大,万一新系统运行不起来,就会给工作造成混乱,这一般在系统小且不重要或时间要求不高的情况下采用。第二种方式无论从工作安全上,还是从心理状态上均是较好的。这种方式的缺点就是费用大,所以系统太大时,费用开销更大。第三种方式是前两种方式的混合方式,因而在较大系统中较适合。

(五)系统转换时机的选择

系统转换时机就是何时进行系统的转换,要根据机构或部门的特点和信息管理系统的具体情况选择恰当的转换时机。一般有以下几种时机可以选择。

1. 新的业务周期的开始 这是一种常用的方式,如新型农村合作医疗信息系统的转换一般选择在新的基金管理政策实施的开始。

2. 根据业务的忙闲周期 不同的医疗卫生机构在一年里的业务量是不同的,即便是同一医疗卫生机构在一年的不同时期其业务量也是不一样的。一般选择业务量较小的时机进行转换,如疾病控制信息系统的转换一般选择在比较空闲、业务量较少的时候进行转换。

3. 结合医疗卫生体制改革进行 目前我国正处在医疗卫生变革期,医疗卫生机构将发生大的变革。医疗卫生机构改革以后,新系统一般是按照改革的需要进行设计的,改革后要进行系统的转换。新系统在运行的过程中难免会遇到一些客观或者主观因素的影响,可能会出现一些意想不到的情况,这时应尽可能做好记录、分析原因并制订对策,以便使新系统能按照设计要求正常运行。

六、系统的验收

当系统开发与系统使用不是同一个单位时,开发后的系统存在一个交接的手续。由用户、系统领导小组主要负责人、系统专家、系统负责人和技术人员共同组成"验收小组",按合同规定逐项验收,作出结论。以验收作为系统的交接标志。用户验收的主要内容包括:①认系统安装调试完成;②确认系统功能达到设计要求;③确认系统的有关文档资料齐全;④确认遗留问题的处理方式。最终形成验收报告。

第二节　卫生信息系统的评价

信息系统评价有广义和狭义之分。广义的信息系统评价伴随着信息系统开发的整个过程,一般分三个阶段,即前期评价、中期评价和后期评价。狭义的信息系统评价就是指后期评价,它对系统的性能进行全面估计、检查、测试、分析和评审,包括对实际指标与计划指标进行比较,以求确定系统目标的实现程度,并对系统建成后产生的经济效益和社会效益进行全面的评价。由于篇幅所限,若没有特殊说明,本文所提的系统评价都指后期评价。

　　系统评价主要的依据是系统日常运行记录和现场实际监测数据。评价的结果可以作为系统维护、更新以及进一步开发的依据。通常,新系统的第一次评价与系统的验收同时进行,以后每隔半年或一年进行一次。参加首次评价工作的有系统研制人员、系统管理人员、用户、用户领导和系统外专家,以后参加各次评价工作的主要是系统管理人员和用户。大型信息系统开发分成一期工程、二期工程、三期工程等阶段。前期工程的评价对决定是否继续开发后续工程有参考作用。

一、系统评价的目的与步骤

（一）系统评价的目的

　　系统评价的主要目的有以下方面:①检查系统的总体目标是否达到用户期望要求;②检查系统的功能是否达到预期设计要求,还存在哪些不足;③检查系统的各项运行指标是否达到预期设计要求,系统资源的利用程度如何;④比较系统的实际使用效果与预期设计要求的差异;⑤根据评价结果,提出系统的进一步改进意见,并形成系统评价报告。

（二）系统评价的步骤

　　评价任何对象都必然要涉及以下基本要素:评价者、评价对象、评价目标、评价指标和评价原则及策略。各个基本要素的有机组合称为一个评价系统。信息系统评价的基本步骤有:①对评价方案做出简要说明;②确定评价的指标体系;③对指标体系做出判断和评价,确定单项指标的权重;④进行单项评价;⑤进行单项指标的综合;⑥进行大类指标综合,得到系统方案的总价值。

二、系统评价的内容与指标体系

　　对信息系统的评价主要从技术与经济两个方面进行,技术上的评价内容侧重于系统的性能,经济上的评价则侧重于系统的效果与效益。根据这两个方面的内容,设计出具体的指标体系,对系统的评价加以量化。

（一）系统评价的内容

1. 技术评价内容

（1）信息系统的总体水平:如系统的总体结构、系统规模、系统采用技术的先进性等。

（2）系统功能的范围与层次:如系统的功能范围、功能实现的难易程度、对应于组织的管理层次等。

（3）信息资源开发利用的范围与深度:如信息的来源渠道、信息加工的深度、信息的利用率等。

（4）系统质量:如系统的可使用性、正确性、可扩展性、可维护性与通用性等。

（5）系统的安全保密性:如安全管理制度、安全事故的发生、敏感性数据的保护等。

（6）系统文档的完备性:如文档标准与规范的制定,文档编写的指导与督促,文档的存放、保管与借用手续的办理等。

2. 经济评价内容　　经济方面的评价内容分为直接与间接两个方面。

（1）直接评价:主要是从系统的投资额、系统的运行费用、系统运行所带来的效益、系统投资的回收期等方面进行。

（2）间接评价：较为困难，主要围绕以下几个方面：①对组织形象的改善与员工素质的提高所起的作用；②对组织体制与组织机构的变革、管理流程的优化所起的作用；③对组织内部门间、员工与员工之间协作精神的加强所起的作用；④对组织开拓新的服务领域，提供深层次的服务所起的作用。

（二）系统评价的指标体系

对于信息系统项目，由于项目的类型、评价的阶段和评价的角度不同，评价指标是纷繁复杂的。要想得到一个绝对的、包罗万象的评价指标全集是很难做到的。目前的评价一般采用多指标评价体系的方法，这种方法先提出信息系统的若干评价指标，构成评价指标体系，然后对各指标评出表示优劣程度的值，最后用累加或加权的方法将各指标组合成一个综合指标。指标体系的构成是分层次的，构造方法不同，所形成的指标体系也不相同。这里我们从系统建设、系统性能、系统经济效益、系统社会效益、系统环境、系统用户六个方面给出一个能够满足各种信息系统在各个阶段进行评价的相对充分的指标体系，如图7-8所示。

三、系统评价方法

（一）德尔菲法

德尔菲法（Delphi）也称专家调查法，是根据对受邀专家就提出的问题所作的评价进行判断的方法。该法应用价值高，操作程序也不复杂，因而享有很高信誉度并成为一种重要的卫生信息系统评价方法。该法的要点如下。

1. 就评价内容写成若干条含义十分明确的问题，并设计调查表，规定统一的评分方法。调查表设计的好坏直接关系到效果的优劣。

2. 根据情况，可以从专业领域、代表性等方面考虑选择有关专家，人数一般为 15 人左右。为了消除专家之间的互相影响，该法强调用匿名函征询意见，这样有助于结论准确、可靠。

3. 各位专家的意见回收后，对每个问题进行定量统计归纳。

4. 将统计归纳后的结果再反馈给专家，允许每个专家根据第一轮的结果修改自己的意见。由于全部过程保密，这种修改比较客观。

5. 收回第二轮征询后，再进行统计归纳，再反馈给专家。如此反复多次，就可以使专家的意见达到相当协调的程度。

由于医院信息系统评价的复杂性，通常不会单一地用德尔菲法对医院信息系统进行评级，多数情况下会将其和其他评价方法结合使用，用德尔菲法确定各个指标的权重，再结合其他方法进行综合评价。

（二）成本效益法

成本效益法是以经济利益作为主要的评价内容，对系统的成本和效益作出评估和对比。成本效益法的主体就是分别计算系统的成本和效益。具体来讲，它主要包括以下四部分内容。

1. 信息系统的成本　信息系统的成本主要包括两大部分，一部分是系统开发的一次性投资，另一部分是运行维护费用。其中，一次性投资主要包括硬件设备费用、网络设备费用

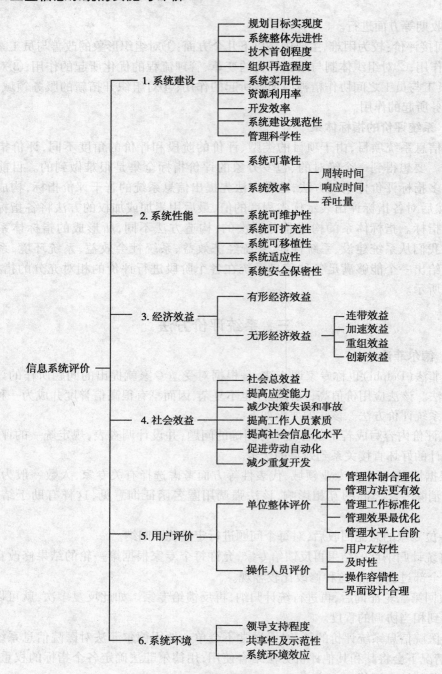

图 7-8 信息系统评价指标体系

和软件开发费用等。运行维护费用主要包括机器设备的折旧和维修费用、材料消耗费用、软件使用租金、软件维护费用、网络通信费用、运行人员的工资和培训费用等。信息系统的成本会因系统的类型、规模、功能的不同而有很大的差别。

2. 系统费用率 系统费用率可以用机器成本来表示,即:C = (S + D + M + P) × (1 + h%)/(T × K)。式中,S 表示人员工资;D 表示软件折旧费;M 表示材料消耗费;P 表示能源消耗费；h 表示间接费用率；T 表示机器正常工作时间；K 表示机器利用系数。

3. 系统效益　系统效益包括两个方面：成本的节约和效益的增加。成本的节约是通过提高系统效率以降低原来的成本，例如，通过减少工作人员以降低工资费用等。效益的增加体现在劳动生产率的提高、服务质量的提高、部门信誉的提高等方面，其中包括很多的无形效益，对其进行衡量计算可能会不够准确。

4. 成本-效益对比　成本-效益的对比是指将成本和效益分别数量化，然后加以比较。上面的工作基本上已经对系统的各项成本和效益进行了统计，这部分的主要工作是从财务指标和现金流的角度加以评价和分析。

（1）简单收益率：简单收益率又称投资效果系数，它是项目标准年度的净收益和原始投资的比率，用 R 表示。其计算公式为：$R = F/C$。式中，R 表示简单收益率；F 表示标准年度的净收益；C 表示总投入资本。

（2）回收期：回收期是指一个项目从开始投资到完全收回投资所需要的时间，通常用字母 p 表示。其计算公式为：

$$I = \sum_{i=0}^{P} F_i \qquad \text{（公式 7-1）}$$

式中，I 表示总投资额；p 表示回收期；i 表示从投入时刻起的年度，$i = 0, 1, 2, \ldots, p$。简单收益率和回收期都是静态分析指标，它们没有考虑资金的时间价值。下面介绍两种动态分析指标。

（3）净现值（net present value, NPV）：净现值是项目未来的资金流入和流出折合成现值的差额，计算方法如下：

$$NPV = \sum_{i=0}^{n} \frac{(CIF_i - COF_i)}{(1 + r)^i} \qquad \text{（公式 7-2）}$$

式中，NPV 表示净现值；CIF_i 表示第 i 年度的现金流入量；COF_i 表示第 i 年度的现金流出量；r 表示折现率。当 NPV 为正值时，该项目在经济上是可行的；当 NPV 为负值时，该项目在经济上是不可取的。

（4）内部收益率（internal rate of return, IRR）：内部收益率是使项目累计成本的现值等于累计收益的现值时的折现率。计算方法如下：

$$0 = \sum_{i=0}^{n} \frac{(CIF_i - COF_i)}{(1 + IRR)^i} \qquad \text{（公式 7-3）}$$

式中，IRR 表示内部收益率；CIF_i 表示第 i 年度的现金流入量；COF_i 表示第 i 年度的现金流出量。我们可以从等式中计算出内部收益率 IRR 的值，然后将其与基准收益率相比较，当 IRR 大于基准收益率时，该项目在财务上是可行的，否则，该项目不具可行性。

（三）数据包络法

数据包络分析也称 DEA（data envelopment analysis）模型，是目前最常用的客观评价法。它是评价决策单元间相对有效性的方法，1978 年由著名的运筹学家 A Charnes、WW Cooper 和 E Rhodes 首先提出了一个被称为数据包络分析（data envelopment analysis, DEA）的方法，用于评价部门间的相对有效性（因此被称为 DEA 有效）。随着有关理论研究的不断深入，应用领域日益广泛。DEA 的基本原理是采用数学规划模型，通过对输入输出数据的综合分析，得出每个决策单元(decision making units,DMU)的综合效率的数量指标,据此可将各 DMU 定级排序,确定有效的(即相对效率最高的)DMU,并指出其他 DMU 非有效的原因和程度,给决策者提供管理信息。评价指标中可以包含人文、社会、心理等领域中的非结构化因素,各指标的量纲一般不相同,也可以使用无量纲指标。将其用在复杂的医院信息系统的评价中将会有比较理想的效果。

由于在评价医院信息系统时会经常遇到一些定性的指标,而 DEA 模型完全是定量分析,在下面的模型中,我们加入经过定性分析的权重因素,使我们在对某些评价指标很熟悉的时候,可以对该指标的权重进行约束。如果不熟悉则可以不用考虑约束,避免主观评价所固有的缺陷,这样新模型就兼有主观评价与客观评价两者的优点,具有更大的灵活性和可操作性,便于评价人员自主选择运用。

假设有 n 个 DMU,每个 DMU 都有 m 种类型的输入,以及 s 种类型的输出。x_{ij} 为第 j 个 DMU 对第 i 个类型输入的投入量;y_{rj} 为第 j 个 DMU 对第 r 种类型输出的产出量;v_i 为对第 i 种类型输入的权重;u_r 为对第 r 种类型输出的权重。x_{ij} 及 y_{rj} 可根据历史的资料或预测的数据得到;v_i 及 u_r 为变量。

记 $X_j = (x_{1j}, x_{2j}, \ldots, x_{mj})^T$,$Y_j = (y_{1j}, y_{2j}, \ldots, y_{sj})^T$,$j = 1, 2, \ldots, n$;对应于权重系数 $V = (v_1, v_2, \ldots, v_m)^T$,$U = (u_1, u_2, \ldots, u_s)^T$;每个 DMU 都有相应的效率评价系数:

$$h_j = U^T Y_j \big/ V^T X_j \qquad j = 1, 2, \ldots, n \qquad (公式 7\text{-}4)$$

运用 Charnes-Cooper 变换,令 $t = 1/V^T X_0$,$\omega = tV$,$\mu = tU$,构成 C^2R 模型为:

$$\begin{cases} \max \mu^T Y_0 = V_p \\ \omega^T X_j - \mu^T Y_j \geqslant 0 \\ s.t.\ \omega^T X_0 = 1 \\ \omega \geqslant 0, \mu \geqslant 0 \\ j = 1, 2, \ldots, n \end{cases} \qquad (公式 7\text{-}5)$$

公式 7-5 的对偶模型为:

$$\begin{cases} \min \theta \\ \sum_{j=1}^{n} X_j \lambda_j \leqslant \theta X_0 \\ s.t.\ \sum_{j=1}^{n} Y_j \lambda_j \geqslant Y_0 \\ \lambda_j \geqslant 0 \\ j = 1, 2, \ldots, n \end{cases} \qquad (公式 7\text{-}6)$$

当我们处理那些输入、输出之间权重信息不清楚的问题时,用 DEA 模型有利于我们排除对权重施加某些主观随意性。但是如果我们对评价指标之间的权重信息很清楚,或者根据个人偏好,要对权重施以一定约束,传统的 DEA 模型得到的权重有可能与我们的主观意愿不符,因此需要考虑对权重施加主观影响的情况。

在 C^2R 模型中加入经过定性分析的权重约束,记为 SC^2R 模型,则公式 7-5 可变为:

$$\begin{cases} \omega^T X_j - \mu^T Y_j \geqslant 0 \\ \omega^T X_0 = 1 \\ \omega_k \geqslant \omega_l, \mu_p \geqslant \mu_q \\ s.t.\ \omega \geqslant 0, \mu \geqslant 0 \\ j = 1,2,\ldots,n \\ 1 \leqslant k \leqslant m, 1 \leqslant l \leqslant m \\ 1 \leqslant p \leqslant s, 1 \leqslant q \leqslant s \end{cases} \qquad (\text{公式 7-7})$$

令 $\omega_k \geqslant \omega_l$ 的系数矩阵为 M，$\mu_p \geqslant \mu_q$ 的系数矩阵为 N 则公式 7-7 的对偶模型为：

$$\begin{cases} \min\theta \\ \sum_{j=1}^{n} X_j \lambda_j + M^T \leqslant \theta X_0 \\ s.t.\ \sum_{j=1}^{n} Y_j \lambda_j + N^T \geqslant Y_0 \\ \lambda_j \geqslant 0 \\ j = 1,2,\ldots,n \end{cases} \qquad (\text{公式 7-8})$$

同理，对于 C^2GS^2 模型可改写为 SC^2GS^2 模型：

$$\begin{cases} \max\mu^T Y_0 = V_p \\ \omega^T X_j - \mu^T Y_j \geqslant 0 \\ \omega^T X_0 = 1 \\ \omega_k \geqslant \omega_l, \mu_p \geqslant \mu_q \\ s.t.\ \omega \geqslant 0, \mu \geqslant 0 \\ j = 1,2,\ldots,n \\ 1 \leqslant k \leqslant m, 1 \leqslant l \leqslant m \\ 1 \leqslant p \leqslant s, 1 \leqslant q \leqslant s \end{cases} \qquad (\text{公式 7-9})$$

则公式 7-9 的对偶模型为：

$$\begin{cases} \min\theta \\ \sum_{j=1}^{n} X_j \lambda_j + M^T \leqslant \theta X_0 \\ s.t.\ \sum_{j=1}^{n} Y_j \lambda_j + N^T \geqslant Y_0 \\ \sum_{j=1}^{n} \lambda_j = 1, \lambda_j \geqslant 0 \\ j = 1,2,\ldots,n \end{cases} \qquad (\text{公式 7-10})$$

（四）模糊综合层次分析法

模糊综合层次分析法是模糊综合评价法与层次分析法相结合而产生的一种综合评价方法，主要用于对 AHP 模型中定性评价指标的模糊处理，使定性问题定量化，以便进行统一规范的数量化处理。其基本方法和步骤如下。

1. 建立评价因素集

$$O = \{O_1, O_2, \ldots, O_m\} \qquad \text{（公式 7-11）}$$

因素集中的各因素根据评价问题的需要可以划分层次，建立相应的评价因素子集。

2. 计算评价因素权重集 根据结构模型设计调查表，向专家组中的领域专家发放调查表，请各位专家对该信息系统产品评价指标体系各层次指标间的相互重要程度给出判定。利用层次分析法（AHP）计算各层次的权重值和各层次相对于总目标的权重值，方法和步骤如前面的层次分析法所述。

3. 建立评价结论集 评价结论集是评价者对评价对象做出的各种总的评价结果组成的集合。由于信息系统产品的多样性，对于不同类型的信息系统采用不同的专家组。为了能准确地反映专家的意见，专家组一般由领域专家、高层管理人员和用户组成。专家组组成后，根据实际需要确定评语集。假设对信息系统进行五级划分，"A"最高，"E"最低。则其评语集为：

$$V = \{V_1, V_2, V_3, V_4, V_5\} = \{A, B, C, D, E\} \qquad \text{（公式 7-12）}$$

4. 确定评价指标的隶属度 一个信息系统产品对其进行评价时领域专家、高层管理人员、决策者和用户一起根据所确定的评语集对其评价指标进行评价，评价结果用隶属度矩阵表示如下：

$$RB_i = (r_{ij})_{n \times m} \qquad \text{（公式 7-13）}$$

$$R = (RB_1, RB_2, \ldots, RB_i)^T \qquad \text{（公式 7-14）}$$

矩阵 RB_i 中 r_{ij} 表示在第 i 个指标上，对它第 j 等级评定的人数占全部专家组人数的百分比。

5. 计算评价值 在隶属度矩阵获得后，下面计算信息系统产品的综合评价向量，为了在模糊综合评价中能适当兼顾各因素，并保留单因素评价中的全部信息，采用综合评判的加权平均型是 $M(\cdot, \oplus)$ 模型，可以获得较好的效果，所以有：

$$S = W_c^a \times R \qquad \text{（公式 7-15）}$$

式中 W_c^a 为方案层指标 C 对目标层目标 A 的综合权重。若对评语集量化，则综合评价值为：

$$P = V \times S^T \qquad \text{（公式 7-16）}$$

由公式 7-16 求出的评价值可确定某一信息系统产品的等级值，因而实现对信息系统的评价。

（五）DHGF 集成法

随着人们对信息系统项目评价工作重要性认识的不断加深和评价理论的发展，出现了不少评价方法，如综合评分、AHP 方法、数据包络分析、模糊聚类、模糊评判、灰色关联分析等。这些方法在评价工作中展示了各自的优点，但就应用范围而言，又都有相对的局限性，在效率和质量上都不能很好地满足信息社会对评价工作的要求。DHCF 集成法在一定程度上将这些方法加以集成和综合，充分利用了各种方法的互补性。DHGF 集成法采用改进的德尔菲法构造评价指标体系，运用层次分析取得加权矩阵，使用灰色关联统计专家评分，最后通过模糊评判得出评价结论。这样将不同的模型加以改造处理后按系统集成的方式，在信息系统项目评价工作的不同步骤运用不同的方法，扬长避短地解决了信息系统项目评价的问题。

四、系统评价报告

管理信息系统评价完成后,根据评价结果应写出系统评价报告。系统评价报告既是对新系统开发工作的评定和总结,也是今后进一步进行维护工作的依据。

系统评价报告一般包括以下几个方面。

1. 管理信息系统运行的一般情况　主要从管理信息系统目标及用户接口方面考查系统,包括以下几方面:①系统功能是否达到设计要求;②用户付出的资源(人力、物力、时间)是否控制在预定界限内,资源的利用率如何;③用户对系统工作情况的满意程度(响应时间、操作方便性、灵活性等)如何。

2. 管理信息系统的使用效果　主要从管理信息系统提供的信息服务的有效性方面考查系统,包括以下几方面:①用户对所提供的信息的满意程度(哪些有用,哪些无用,引用率);②提供信息的及时性;③提供信息的准确性、完整性。

3. 管理信息系统的性能　管理信息系统的性能主要包括:①计算机资源的利用情况(主机运行时间有效部分的比例;数据传输与处理速度的匹配、外存是否够用,各类外设的利用率);②系统可靠性(平均无故障时间、抵御误操作的能力、故障恢复时间);③系统可扩充性。

4. 管理信息系统的经济效益　管理信息系统的经济效益主要包括以下几方面:①系统费用,包括系统的开发费用和各种运行维护费用;②系统收益,包括有形效益和无形效益,如成本下降,工作效率的提高,劳动费用的减少,管理费用的减少,对正确决策影响的估计等;③投资效益分析。

5. 系统存在的问题及改进意见　至此为止,一个卫生管理信息系统从规划、分析、设计到实施、维护和评价的生命周期基本上介绍完毕了。卫生管理信息系统不是一个封闭的系统,它是一个人机交互系统,系统所能实现的功能和性能只是决定它运行效果的一方面,另一方面则取决于用户的操作以及系统运行的日常管理。卫生部门的组织机构和管理水平将直接影响系统的运行质量和使用寿命。

第三节　案例应用

本节以北京某大型三甲医院 HIS 实施效果评价研究作为案例,将其应用的各部分内容和环节进行介绍。

一、简　介

北京某大型三甲医院在卫生部和财政部的支持下,于 1996 年与卫生部医院管理研究所和 ZBHZ 公司合作,在该医院建设了国内第一个大型医院信息系统。配合该项目的实施,三方合作成立了课题组,研究 HIS 实施的效果,并发表了有关文章。

由于 HIS 实施效益的定量分析十分困难,在课题设计中,采用了定量与定性相结合的方法,能够定量的就定量或半定量,不能够定量的就采用定性分析的方法,有些问题采用定性分析都十分困难,只有采用经验评估的方法。

分析主要从社会效益和经济效益两个方面考虑。对于不同的应用部门,社会效益和经济效益的体现不尽相同。例如：门诊手工处理划价交费速度慢、不准确一直是病人抱怨的主要问题，使用计算机后，重点分析了速度和准确性与手工的差异，采用统计学方法，并对结果进行了统计学处理。病房医嘱处理系统采用了主班护士依照医嘱本输入医嘱的应用模式，应用效果调查主要集中在提高教率和准确性方面，其中，通过使用计算机优化管理流程，严格了费用管理是最明显的效益。但是，这种经济效益很难定量化，只能靠估计。

二、门诊划价收费系统调查结果与分析

（一）收费时间调查

专人持跑表随机选取计价收费窗口，记录上机前划价、收费时间以及上机8个月后划价、收费时间。调查时间均为周一上午9点至11点。调查结果显示：手工划价收费共调查187例，平均一位病人划价收费时间合计是82.73秒；上机后调查了197例，平均一位病人划价收费时间是42.25秒，计算机使平均划价收费时间缩短43.48秒，划价收费速度提高了41.18%。经t检验分析，$t = -10.23$，$P < 0.01$，差异具有统计学意义，说明应用计算机划价收费大大提高了划价收费速度。同时划价、收费合二为一，减少了排队次数和往返时间，方便了病人。

（二）收费准确性调查

随机抽取了168张手工划价的门诊处方，用计算机对其准确性进行核对。结果提示：手工划价错误率达27.3%，经配对t检验分析，$t = -3.12$，$P < 0.01$，差异具有统计学意义。造成手工划价错误的原因是多方面的：一是药品品种多达2000多种，且调价频繁；二是每天划价员劳动强度大，难免出错；三是零钱不好找，划价员常常四舍五入，造成差错。

（三）门诊病人满意度调查

随机选取了200名门诊病人，调查其对计算机划价收费的满意度，经过分析发现：94.1%的病人认为计算机划价收费准确；65.3%的病人认为计算机划价收费快速；82.0%的病人认为计算机划价收费可靠；77.6%的病人认为使用了计算机划价收费方便了他们就医；83.9%的病人表示愿意到有计算机划价收费的医院就诊。以上结果充分说明计算机划价收费得到了广大病人的认可。

三、病房医嘱处理系统的应用效果调查

（一）护理人员工作时间统计

随机选取了十个病房。用跑表对上机前、上机3个月后、上机8个月后护理工作人员的工作时间进行统计。调查内容包括医嘱处理时间、核对医嘱时间、计价时间、药物汇总时间和跑外时间。结果见表7-1。

表7-1　计算机应用前后病房主班护理人员工作效率分析

计算机应用情况	平均医嘱处理时间	平均每天药物汇总时间	平均每天核对时间	平均每天计价时间	平均每天跑外时间	合计
上机前	101.44	15.41	16.58	36.67	56.78	226.88
上机3个月	173.72	7.45	82.08	15.97	70.62	349.84
上机8个月	102.71	9.93	30.44	9.03	45.12	197.23

由以上结果可以看出:计算机应用前后病房护理人员工作效率在上机 3 个月内比上机前有所下降,主要因为护理人员操作尚不熟练,对新的工作方式尚不适应,造成医嘱处理时间增加了 71.25%,核对时间增加了 3.95 倍;但在使用 8 个月后,医嘱处理时间已与上机前没有显著差别,核对时间也仅是上机前的 1.84 倍;而上机 8 个月后总的工作效率比上机前提高了 13.07%。随着护理人员操作熟练程度的提高,相信这五项工作的时间会进一步缩短,工作效率会进一步提高。

(二)护理人员满意度分析

采用问卷方式,对 20 个病房的 87 名护理人员使用 HIS 的病房医嘱处理系统 3 个月后的满意程度进行调查,结果见表 7-2。

表 7-2　护理人员对 HIS 的满意度调查

评价项目	很满意(%)	满意(%)	一般(%)	差(%)
对 HIS 的印象	16.1	33.3	47.1	3.4
HIS 对工作的帮助	3.4	36.8	57.5	2.3
减少跑外时间	12.6	37.9	35.6	13.8
减少医嘱抄写错误	17.2	57.5	21.8	3.4
查询、核对迅速	5.7	40.2	49.4	1.65
减少工作量	1.1	21.8	44.8	32.2
减少搭车开药	34.5	39.1	21.8	4.6

(三)主班护士满意度分析

对可能影响 HIS 满意度评价结果的以下因素进行多因素分析:护理人员的年龄、工作年限、职务、文化程度,班种、是否经过上机培训、培训时间等。结果显示:班种对结果的影响有显著意义,因此我们将调查中的 27 名主班护理人员进行单独分析,结果见表 7-3。

表 7-3　主班护理人员对 HIS 满意程度的调查结果

评价项目	很满意(%)	满意(%)	一般(%)	差(%)
对 HIS 的印象	33.3	33.3	33.3	0
HIS 对工作的帮助	7.4	51.9	40.7	0
减少跑外时间	22.2	40.7	29.6	7.4
减少医嘱抄写错误	22.2	63.0	14.8	0
查询、核对迅速	3.7	44.4	44.4	7.4
减少工作量	0	37.0	33.3	29.6
减少搭车开药	44.4	22.2	33.3	0

从以上结果看出,在应用 HIS 3 个月后,有 49.4% 的主班护理人员对 HIS 的印象感到满意,66.7% 的主班护理人员感到满意。其中护理人员满意程度较高的是 HIS 减少了医嘱抄写错误和搭车开药。满意程度最差的是减少工作量,这主要是由于刚上机操作不熟练造成

医嘱处理时间增加,相应的工作量有所增加。

（四）病房医嘱处理系统的应用效果分析

1. 提高了医院工作效率,减少差错,医疗质量和效益得到改善　病房医嘱处理和发药收费处理系统是整个 HIS 中程序最复杂的部分,主要包括病人入院/出院/转院和收费系统、病房医嘱处理系统和病房药房管理系统,也是整个 HIS 设计和实施中最困难的部分。护理人员的工作繁忙、紧张、时效性强,又不允许出错。以往护士使用手工处理医嘱,由主班护士将医嘱本上医生开的医嘱抄到病历和领药单、治疗单上,还要定期重整医嘱,不仅繁琐,还容易出现抄写差错、书写不规范而容易引起歧义等。在我们的调查中,有 74.7% 的护理人员、85.2% 的主班护理人员认为使用 HIS 系统后,减少了医嘱抄写错误。每天护士需要将领药单送至住院处计价收费后才可到病房药房领药。使用计算机处理之后,医嘱由计算机直接收费,护士直接拿汇总额药单到病房药房领药,提高了工作效率,减少了护理人员计价时间、跑外时间,使总的工作时间减少了 13.07% 。

病房药房在发药前,需要在计算机上确认病房领药单的内容,提高了药单内容的正确性和合法性。住院处可以在计算机上检查医嘱内容,这样可以协助病房提高效率,减少差错。

2. 信息共享　减少医护人员的重复性劳动,医护质量得到进一步保证。医院有许多重复使用的资料。据统计,病人的姓名、年龄、性别,从门诊、入院到出院重复使用 50 到 100 次,有的超过 100 次。实现网络化后,全院信息资源共享,减少了许多重复劳动,也减少了资料在多次转抄和使用过程中出现的差错。同时信息资源共享使病房的护士每天少跑数公里的路。网络实施前,护士在处理医嘱和领药之前首先要去计价处计价,要从十二层楼下至一层楼去计价,然后再回到四层病房药房领药。这样往返后才能取到药,不仅花费的时间长,护士的工作量大;而且计价处上午人员拥挤,工作秩序混乱,计价也容易出错。应用 HIS 联网后,工作程序大大简化,护士在病房将医嘱输入计算机后,计价处就已计价,护士不需再去计价处计价,而直接从药房领药,药房此时已按医生医嘱的要求将药摆好,护士随来随领,大大缩短取药、领药的等待时间,减轻了护理人员的劳动强度。医院如果有二三十个病房,医生每天就要开 500~600 张贵重药处方。使用计算机后,医生就不用开处方了,减少了工作量。这样一来,医护人员将有更多的时间服务于病人,从生理到心理使医护质量得到提高。

同时,信息资源共享方便医护质量监控。医疗质量管理人员可以对全院的医护质量进行全面、实时监管,及时、细致地了解到住院病人的治疗情况,包括诊断、用药、检查、护理及病人费用情况,及时发现情况,及时处理,避免医疗事故的发生,提高整个医院的医疗质量。

3. 堵塞了漏洞,增收节支,加强了医院的经营管理　应用 HIS 联网后,医院的人、财、物的管理进一步加强,管理更加规范,在工作流程环节上堵住了许多漏洞。在手工处理时,医嘱采用贵重药处方记账,普通药医嘱记账的方法。处方记账约占医嘱总量的 20%~30%。医嘱记账涉及人员杂、环节多,病人漏费现象比较严重。如:化验单未贴入病历、做了检查而医嘱未写、关系户少记账、搭便车开药等情况比较常见。计算机联网后,检查、治疗、用药都先记账后执行,堵住了漏费现象。计算机联网使病房和住院处可以及时了解病人费用情况,有助于避免欠费。

通过使用 HIS,药品的管理得到加强,搭车开药、药品的内部消耗和丢失都得到一定程度的控制。在调查中,有 73.6% 的护理人员认为应用 HIS 减少了搭车开药现象。

HIS 的使用也加强了公费医疗的管理。计算机可限量取药,如最大量限取 40 片药,当医生开出大处方超过 40 片时,此药无法划价,也无法收费。在一定程度上限制了乱开大处方的现象,为适应医疗保健制度改革做好了准备。

通过使用 HIS 获取了大量数据,为进一步加强经济管理,实现科室经济核算奠定基础。目前正在开发此类应用系统,充分利用经济杠杆加强医院管理。

正确统计增收节支的数字非常困难。但是使用 HIS 后,在收费准确性提高的基础上,出院病人结算费用均有不同程度的提高,提示以往手工收费中漏费比例大于多收费。

另外,计算机处理可以收取处置费用。粗略估计,建设医院信息系统的费用可以在 2~3 年内全部收回,具有明显的经济效益。

4. 提高医护人员的素质,使医院管理科学化、规范化、标准化　计算机网络系统在医院安装、运行的过程,也是一个计算机知识普及和计算机操作规范化培训的过程。为配合 HIS 在全院的应用,除 HIS 知识的广泛运用外,计算机中心也要举办各种相关软件应用学习班,比如 Windows 98、Word、Excel 等。这些学习班使广大医务人员,特别是青年医师对计算机的应用更加了解。可以通过 Medline 查阅文献,及时掌握国外最新医学知识,了解医学信息的动态发展。计算机知识的普及对于知识更新、开阔思路起了重要作用,使医护人员的素质得到了提高。

计算机网络的实施运用规范了医生、护士的医疗行为,提高了工作的科学性。应用 HIS 联网后,规范了医嘱、护理常规。医嘱如药物的规格、剂量不能再开成几片、几粒,需要写明多少毫克乘以多少数量,计算机才给予执行。因为同一种药品可以有不同剂型与剂量,只有严格按照规范化的方式,计算机才给予执行。药品的用法也要写清楚,是口服、肌注,还是静脉注射,都要求规范化,因为计算机在处理医嘱过程中要按不同给药途径划价。药品要按药典的标准名称开药或用规范化的翻译药名。同时姓名要写清楚,错名计算机不予确认。上述这些要求,使医护人员的医嘱处理工作步入规范化;同时在不断的适应过程中,医护人员增加规范化用药的知识,提高了医护人员的素质。

从病人入院开始,住院登记卡、预交金输入计算机、病历首页整齐规范、床位管理有序、无空床病人无法入机等,限制了某些病人未按规定办理入院手续直接住院的现象,规范了医院的床位管理。

应用 HIS 联网后,医院对人员的管理也得到加强。新分配的人员,如住院医生、进修医生,在上岗前必须到人事科报到,进修医生开的医嘱不能输入计算机,因为网络中没有他的名字,计算机不执行他的医嘱。

四、评价方法分析

人民医院 HIS 实施效果的评价方法定位在用户使用效果分析。使用了典型的用户调查方法,调查内容选择具有比较明显的社会效益和经济效益的项目,根据条件,部分项目使用了对照组方法。能够定量分析的尽量采用定量分析,能够定性分析的选择定性分析方法。否则,只能采用逻辑推理的方法推测效益,如病房药品管理的漏洞分析,大家都知道有很大的漏洞,但没有办法定量分析,间接证据都很难找到,只能采用推断的方法。

通过参与该项目的研究体会到:好的评价方法来源于对评价对象的深入了解。对 HIS 的评价,除了严格按照科学的程序进行外,更重要的是评价参与者对 HIS 的理解、对 HIS 可能产生效益的估计水平。正如医学实验一样,必须有了正确的假设,才能够引导评价进入正确的方向,并产生正向的结果;否则,可能丢失一些重要的结果,或者产生一些错误的结论。只有深入了解门诊、病房的手工流程,理解计算机使用的真正价值,才能够找到比较有价值的比较参数,同时,对其中的人为因素要有清醒的认识,并尽量避免。

（该案例转引自:李包罗. 医院管理学·信息管理分册. 北京:人民卫生出版社,2003. 有所改编）

■■■■ 思 考 题 ■■■■

1. 系统实施有哪些主要工作?
2. 系统测试的目标和原则是什么?
3. 简述系统转换的三种方式,以及各种方式的优缺点。
4. 系统维护的主要内容是什么? 有哪些类型?
5. 结合实例阐述实现信息系统前期评价的内容和步骤。

第八章

电子健康档案系统

第一节　电子健康档案系统概述

一、电子健康档案系统主要内容

健康档案是居民健康管理(疾病防治、健康保护、健康促进等)过程的规范、科学的记录。是以居民个人健康为核心、贯穿整个生命过程、涵盖各种健康相关因素、实现信息多渠道动态收集、满足居民自身需要和健康管理的信息资源(文件记录)。电子健康档案也称为电子健康记录(electronic health records, HER),是人们在健康相关活动中直接形成的具有保存备查价值的电子化历史记录,同时也是关于医疗保健对象健康状况的信息资源库,它是存储于计算机系统之中、面向个人提供服务、具有安全保密性能的终身个人健康档案。电子健康档案(EHR)是以居民个人健康为核心,贯穿整个生命过程,涵盖各种健康相关因素、实现多渠道信息动态收集,满足居民自我保健、健康管理和健康决策需要的信息资源。

二、电子健康档案系统设计思路

根据健康档案的基本概念和系统架构,健康档案的基本内容主要由个人基本信息和主要卫生服务记录两部分组成。

健康档案的主要功能包括:①居民健康档案管理,用于居民健康档案的新增、编辑、删除、居民体检管理、档案调阅、导出和查询履历等功能;②社区档案的管理,对每年度社区辖区内人员健康信息进行编辑;③居民档案迁移管理,包括迁入迁出功能,查询出待迁入或迁出档案列表,可查询出个案具体信息并显示档案来源,审核接收档案,可接收单人或批量接收,不合格档案标明原因可以拒绝接收;④居民档案封档管理,居民迁出、失访、死亡等状况下进行档案注销,注销状态下档案为只读状态,如需要档案再次被管理,可恢复档案成活动状态;⑤家庭档案管理,管理家庭成员基本信息、成员关系和问题;⑥健康档案查重合并,可实现多条重复档案的合并和删除功能等。

电子健康档案的目的是最终实现各区域医疗信息平台数据的共享与管理,推进提高医疗信息化发展水平。

三、技 术 原 理

采用面向服务的思想和架构。首先对业务进行整理和抽象,采取信息资源管理(information resources management,IRM)的理论和方法,不仅可以补充和丰富总体数据规划的理论和方法,同时对于开发利用信息资源具有更为实际的作用。

面向对象的分析与设计,将数据与行为封装到一个独立的对象,让开发者自己定义或选取应用领域的对象,然后把软件系统作为一系列离散的对象结合,集合内的对象间通过发消息而相互作用。

面向对象作为一种先进的设计理念从面向对象的语言发端,渗透到业务描述、需求分析、设计,以及编码实现的整个过程。而 HL7 开发框架(HL7 development frame,HDF)就是面向对象的开发思想在医疗卫生领域的具体应用。

其次对业务进行模型化和组件化,以此来解决各领域及区域业务的共性问题和差异性问题,使电子健康档案系统更加灵活,各功能都能更加完善;同时使各系统与区域之间的通信和协作更加容易和便捷,避免信息孤岛现象。建立模型是帮助人们更好地理解事物、看清问题的一种方式。所谓模型,就是为了理解事物而对事物共同属性作粗的一种抽象,是对事物本质的描述。应用建模方法是面向对象成功的关键。

电子健康档案系统实现分布和集中数据存储相结合的方式进行信息管理,这样既保证系统的响应性能,同时又满足后期对数据的检索、分析和深度挖掘等信息使用需求。

使用工作流技术来处理参与者之间的动态关系,使信息平台能很好地应对业务需求多元化、业务关系的高速变化性,为各系统用户提供以工作流驱动的高效率的工作环境。

综合多种安全技术,采用 CA 认证方案,保证电子签名的真实性与可靠性,从而使居民电子健康档案合法化。

四、主要作用与特点

(一)电子健康档案的作用

电子信息能够更方便、更快速地融入医疗卫生机构的日常诊疗工作中。一方录入、多方使用、各种记录的标准化和数字化等,实现了医疗机构、病人/常人、卫生管理部门之间的信息共享。

电子健康档案系统完全建立后,人们的健康信息将更简单、更快捷、更安全地被计算机管理,减少了物理资源的消耗,扩展了传播途径,提供了更系统的管理方式和查看方式,人们将更好地管理自己的健康。

1. 满足自我保健的需要 居民可以通过身份安全认证、授权管理等权限认证后,查阅自己的健康档案。使居民能够更加系统、完整地了解自己在不同生命阶段的健康状况以及在医疗系统中门诊、住院、体检等医疗信息记录,从而更加直观地了解自己利用这些卫生服务的情况。同时,居民应该接受医疗卫生机构的健康咨询和指导,实现自查,自己了解自己,提高自己的医疗卫生保健意识,以及实现自我主动分辨与识别存在哪些健康危险因素的能力。

2. 满足健康管理的需要 在医疗机构中,持续积累、动态更新的健康档案有助于卫生服务提供者系统及详细地了解和掌握服务对象的整体健康状况,能够使卫生服务提供者更早和及时地发现居民的重要疾病或健康问题、筛选高危人群并实施有针对性的防治措施,提早进行防护,从而达到预防为主和健康促进的目的。基于知情选择的健康档案共享将使居民跨机构、跨地域的就医行为以及医疗保险转移逐步成为现实。实现信息在医疗信息平台的共享,实现系统的互联互通性,避免信息孤岛的发生。

3. 满足健康决策的需要　从卫生事业管理者的角度看,完整的健康档案信息能够及时、有效地提供基于个案的各类卫生统计所需要的相关信息,帮助卫生管理者客观地评价居民健康水平、医疗费用负担以及卫生服务工作的质量和效果,为区域卫生规划、卫生政策制定以及突发公共卫生事件的应急指挥提供科学决策依据。电子健康档案信息平台所提供的信息,让管理者的决策更加客观与有效。

(二)健康档案的特点

1. 以人为本　健康档案是以人的健康为中心,以全体居民(包括病人和非病人)为对象,以满足居民自身需要和健康管理为重点。

2. 内容完整　健康档案记录贯穿人的生命全程,内容不仅涉及疾病的诊断治疗过程,而且关注机体、心理、社会因素对健康的影响。其信息主要来源于居民生命过程中与各类卫生服务机构发生接触所产生的所有卫生服务活动(或干预措施)的客观记录。

3. 重点突出　健康档案记录内容是从日常卫生服务记录中适当抽取的、与居民个人和健康管理、健康决策密切相关的重要信息,详细的卫生服务过程记录仍保留在卫生服务机构中,需要时可通过一定机制进行调阅查询。

4. 动态高效　健康档案的建立和更新与卫生服务机构的日常工作紧密融合,通过提升业务应用系统,实现在卫生服务过程中健康相关信息的数字化采集、整合和动态更新。

5. 标准统一　健康档案的记录内容和数据结构、代码等都严格遵循统一的国家规范与标准。健康档案的标准化是实现不同来源的信息整合、无障碍流动和共享利用、消除信息孤岛的必要保障。

6. 分类指导　在遵循统一的业务规范和信息标准、满足国家基本工作要求的基础上,健康档案在内容的广度和深度上具有灵活性和可扩展性,支持不同地区卫生服务工作的差异化发展。

第二节　电子健康档案要素

一、信 息 来 源

健康档案信息量大、来源广,且具有时效性。其信息收集应融入到医疗卫生机构的日常服务工作中,随时产生、主动推送,一方采集、多方共享,实现日常卫生服务记录与健康档案之间的动态数据交换和共享利用,避免成为"死档",并减轻基层卫生人员的负担。

由于人的主要健康和疾病问题一般是在接受相关卫生服务(如预防、保健、医疗、康复等)过程中被发现和记录,所以健康档案的信息内容主要来源于各类卫生服务记录。主要有三个方面:一是卫生服务过程中的各种服务记录;二是定期或不定期的健康体检记录;三是专题健康或疾病调查记录。

卫生服务记录的主要载体是卫生服务记录表单。卫生服务记录表单是卫生管理部门依据国家法律法规、卫生制度和技术规范的要求,用于记录服务对象的有关基本信息、健康信息以及卫生服务操作过程与结果信息的医学技术文档,具有医学效力和法律效力。

与健康档案内容相关的卫生服务记录表单主要有以下六个部分。

（一）基本信息

1. 个人基本信息　个人基本情况登记表。

（二）儿童保健

2. 出生医学登记　出生医学证明。

3. 新生儿疾病筛查　新生儿疾病筛查记录表。

4. 儿童健康体检　0~6岁儿童健康体检记录表。

5. 体弱儿童管理　体弱儿童管理记录表。

（三）妇女保健

6. 婚前保健服务　婚前医学检查表、婚前医学检查证明。

7. 妇女病普查　妇女健康检查表。

8. 计划生育技术服务　计划生育技术服务记录表。

9. 孕产期保健与高危管理　产前检查记录表、分娩记录表,产后访视记录表、产后42天检查记录表,孕产妇高危管理记录表。

10. 产前筛查与诊断　产前筛查与诊断记录表。

11. 出生缺陷监测　医疗机构出生缺陷儿登记卡。

（四）疾病控制

12. 预防接种记录　个人预防接种记录表。

13. 传染病记录　传染病报告卡。

14. 结核病防治　结核病病人登记管理记录表。

15. 艾滋病防治　艾滋病防治记录表。

16. 血吸虫病管理　血吸虫病病人管理记录表。

17. 慢性丝虫病管理　慢性丝虫病病人随访记录表。

18. 职业病记录　职业病报告卡、尘肺病报告卡、职业性放射性疾病报告卡。

19. 职业性健康监护　职业健康检查表。

20. 伤害监测记录　伤害监测报告卡。

21. 中毒记录　农药中毒报告卡。

22. 行为危险因素记录　行为危险因素监测记录表。

23. 死亡医学登记　居民死亡医学证明书。

（五）疾病管理

24. 高血压病例管理　高血压病人随访表。

25. 糖尿病病例管理　糖尿病病人随访表。

26. 肿瘤病病例管理　肿瘤报告与随访表。

27. 精神分裂症病例管理　精神分裂症病人年检表、随访表。

28. 老年人健康管理　老年人健康管理随访表等。

（六）医疗服务

29. 门诊诊疗记录　门诊病历。

196

30. 住院诊疗记录　住院病历。

31. 住院病案记录　住院病案首页。

32. 成人健康体检　成人健康检查表。

二、电子健康档案的交互应用

随着网络带宽增加及网速提高,数据传输的速度和准确度都达到空前的高度,使电子病历信息的存储和共享的范围逐步扩大。医疗机构的诊疗信息、社区医疗卫生信息、家庭健康档案、疾病的药物研究和生物病理研究等各种医疗信息将紧密结合,能够形成全民健康保障系统,即居民电子健康档案。

其中,区域卫生信息系统就是利用现代信息网络和通信技术,通过使一定区域内各种卫生医疗机构的相关信息系统所产生的大量数据信息,以互联互通的形式来实现各医疗机构间信息资源的交换、存储和共享,以建成能提高医疗卫生工作质量和效率、节省有限资源、更好地服务民众和政府的综合信息工程。

如今,居民电子健康档案促进不同医疗机构、不同卫生服务机构之间(如门诊与医院科室之间、CDC与社区卫生服务中心、社区卫生服务中心与社区卫生服务站)的交流成为许多项目研究的热点。在不同机构之间开展的有效、持续的医疗管理、个人基本资料、居民健康状况及变化、影响健康相关因素和接受卫生保健服务过程进行系统化记录的文件,需要在这些机构间进行病人数据交流、利用更新及交互应用。对于利用电子健康档案,是指社区居民在医院和社区卫生服务中心不同的部门接受到的医疗卫生服务信息和健康信息最终被记录汇总到了健康档案信息系统,实现居民健康档案的多档合一。医院、社区卫生服务中心及各科室之间都可以共同利用居民健康档案的信息,避免信息孤岛,实现数据互联互通。

通过对社区居民整体健康档案的查阅,对其相关的病情发展和健康情况有了更加细致的了解,从而能够更好地为社区居民提供医疗和健康保健服务,同时也提高了健康档案的使用率。区域卫生信息化工程是自上而下的规划和自下而上建设的过程。

社区卫生信息管理是社区卫生服务的重要组成部分;是掌握社区人群身体健康状况,预防妇女、儿童、老年疾病,开展居民健康动态跟踪和社区人群分类健康管理,提供个体化诊疗和干预,研究区域卫生规划,评估社区卫生服务效果,保障人民身体健康的重要依据;是实现区域卫生管理,建立双向转诊、检查结果互认制度的基本保证。因此,大力发展社区卫生信息化建设对社区卫生服务的深入开展有着重要意义。

电子健康档案需要进行及时动态更新。采用适合的方式对社区居民健康档案进行及时更新,以保证居民健康档案的时效性。

1. 通过居民来医院主动就诊进行更新　中心信息系统的居民健康档案模块与和公共卫生、门诊、检验、住院系统紧密关联。病人在接种、门诊、检查或住院时,若就诊病人已建居民健康档案,本次诊疗信息会自动增加到建档档案里,进行健康档案动态更新。

2. 通过条线管理进行更新　中心系统里的居民健康档案模块应和公共卫生其他慢性病管理模块紧密关联,慢性病管理病人的健康访视信息(如高血压病人的访视信息、糖尿病病人并发症情况)会自动对健康档案的健康信息进行更新。

3. 通过访视进行更新　若居民一直未来中心门诊,社区医生将上门更新居民的健康信息。

4. 通过其他方式进行更新 如居民麻疹疫苗紧急接种史、健康体检等也应该在居民健康档案中有所体现。

2009 年 4 月,《党中央、国务院关于深化医药卫生体制改革的意见》正式公布,确立了建立中国特色的医药卫生体制,以及逐步实现人人享有基本医疗卫生服务,提高全民健康水平的医药卫生体制改革目标,并首次将信息化确定为支撑医疗卫生体制改革四梁八柱的支柱之一。要求以建立居民电子健康档案为重点,加快信息标准化和公共服务信息平台建设,逐步建立统一高效、资源整合、互联互通、信息共享、透明公开、使用便捷、实时监管的医药卫生信息系统。基于电子健康档案的区域卫生信息化建设已成为现代化医疗卫生发展的必然趋势,成为推动我国医疗卫生体制改革的技术手段和基础保障。

三、区域卫生信息平台的需求分析

居民健康档案的一般定义是贯穿居民一生的临床数据纵向记录。医疗保健行业认为,临床数据的价值与时间的长短成反比,但居民健康档案却有一个重要价值因素不容被忽视,即提供权威数据的二次使用,比如监控本地或区域研究的疾病预防策划或者公众健康委托计划的执行等。

(一) 社区卫生服务的需求

社区卫生服务是我国城镇医药体制改革的重要内容和主要环节,并成为我国新型城市卫生服务体系的重要组成部分。社区卫生服务的主要内容包括:建立个人健康档案,分析个体健康状况和健康风险因素,针对个体差异采取干预措施,制订保健计划,改进健康日常行为规范,降低患病风险,提供细致的健康服务。

1. 开展"六位一体"业务的需要 社区卫生机构是以全科医生为主要群体,以健康为中心,社区范围内的家庭为单位,妇儿、老年人、慢性病病人、残疾人等为重点,融预防、保健、医疗、健康教育、计划生育技术指导和常见病、多发病、诊断明确的慢性病的治疗和康复服务为一体,即"六位一体"的社区卫生服务。

每个居民都需要建立自己的健康档案册,每个家庭有保健册,对 0 ~ 7 岁儿童和 60 岁以上老人及八种重点管理的慢性非传染性疾病患者,通过健康档案实现六位一体的动态监测和管理。

2. 开展健康干预跟踪服务的需要 通过区域卫生信息平台,实现区域内健康档案信息共享,联动医疗机构间的双向转诊、委托/受托检验及医学影像检查、图像和报告传递,实现个人医疗卫生保健服务的跟踪。

健康干预服务质量是衡量一个区域居民健康水平的重要标志。探索区域内居民在不同医疗机构间从孕产期保健到婴儿出生、儿童保健、终老的健康跟踪服务,利用手机短信预约服务等提供便捷和人性化的服务,可以有效提升健康干预服务质量。

建立具有统一功能体系、统一指标体系和统一操作模式的社区卫生管理信息系统,提高社区卫生管理和业务指导机构的管理效率和质量,向社区居民提供更满意的卫生健康服务。

3. 全科医生扩大和加深临床经验的需要 广大医务界人士普遍认同:一个好的健康档案是良好病人照顾的基础,也是医生扩大和加深临床经验乃至科研的工具。

建立和完善全科医疗健康档案的重要意义和必要性在于以下几点。

（1）系统、完整的健康档案可为全科医生提供病人全面的基础资料，是全科医生全面了解病人个体及其家庭问题、作出正确临床决策的重要基础。

（2）传统的病历记录均是以各器官系统为单元、以疾病为中心的记录，而全科医疗服务是连续性的，是以现代的生物-心理-社会医学模式进行临床思维，以健康问题为中心收集资料并进行诊疗的，因此其健康档案记录的形式和内容与以往病历有所不同。

（3）传统的门诊病历杂乱无章，而全科医疗病历记录是连续而规范的。

（4）完整、系统的健康档案记录是医生本身继续教育的一个重要资料。

（5）全科医疗健康档案记录的内容和形式可克服以往门诊病历过于简单、不规范、医疗及法律效力差等缺点，成为基层全科医疗服务领域内重要的医疗法律文书。

（6）健康档案记录为预防医学的实施提供资料。

（7）健康档案是评价全科医生服务质量和医疗技术水平的工具之一。

（8）通过建立个人、家庭和社区健康档案，能够详细了解和掌握社区居民的健康状况、社区家庭问题和卫生资源。下面举例分析。

例8-1：产后访视

产后访视业务的主要参与者及其需开展的业务如下。

分娩医院医生：记录分娩信息。

辖区医院医生：进行产后28天内访视。

辖区社区医生：进行产后42天内访视；辖区社区进行计划生育措施指导，进行科学育儿知识教育，做儿童计划免疫接种计划，做儿童保健健康计划。

表8-1是对场景的描述，通过对现在使用的流程、使用区域卫生信息平台后的流程进行对比，对有平台后的益处进行分析。

表8-1　产后访视情景描述

场景：一个婴儿在一家医院出生了，产妇出院后，分娩医院进行产后访视

无区域卫生信息平台	使用区域卫生信息平台	使用区域卫生信息平台的益处
分娩医院进行产后访视。 婴儿管辖社区定期从社区或街道了解婴儿出生情况，并到婴儿家庭做随访，将婴儿信息录入计划免疫系统	分娩医院进行产后28天内访视。 平台将该产妇分娩信息和产后28天内访视信息主动推送到辖区社区，社区提醒并开展42天产后访视。 辖区社区进行计划生育措施指导，进行科学育儿知识教育，做儿童计划免疫接种计划，做儿童保健健康计划	辖区医院和辖区社区工作变被动为主动。 减少产后访视遗漏，减少计划免疫遗漏。 为辖区医院和辖区社区提供更完整的信息，提高了快速准确诊断、合适保健的可能性

（二）医疗卫生服务的需求

在医疗保健业务工作中，我们要获取跨越不同系统的健康信息和获取跨越不同区域卫生管理机构与边界的健康信息，在更大的医疗服务机构范围内实现或追踪诊疗预约与转诊。

电子健康档案包括居民从生到死,各个生命时期所有的关于医疗健康保健的信息和资料。电子健康档案的共享就是各医疗卫生机构将各自对居民医疗卫生服务的业务数据采用统一的标准汇总到数据中心形成每个居民完整的健康档案信息,同时各医疗卫生机构又能够共享查询这些资料为居民提供医疗卫生服务。

1. 提高医疗服务质量的需要　健康档案应能够显示潜在病患居民,将及时提醒随访医生关注其健康状况,极大提高居民健康状况的依赖心理,能较大程度地提高医疗服务质量。

2. 节省病人支出,缓解看病贵问题的需要　促进基本公共卫生服务逐步均等化,通过网络的信息技术,为每个人建立一个健康档案,实际上居民个人的健康资料,如儿童出生情况、疫苗接种、中老年人慢性病情况、大医院的就诊记录,以及诊断治疗的重要记录(如 X 线、CT、磁共振影像学的资料)都可以建立在其中。这样,只要在医院就诊,医生便可获取病人病史,避免了重复的检查,为医疗工作提高了效率,同时也为病人节省了时间与金钱的支出。

3. 争抢生命绿色通道"黄金时间"的需要　院前急救是急救医疗服务系统的三大组成部分之一,是抢救病人的前沿。院前急救工作直接关系到病人的生死存亡,具有很强的医疗性和社会性。如果错过了急诊抢救的黄金 6 小时,急症病人大多将面临愈后效果差,甚至失去生命的结果。

通过电子健康档案,医生可以在第一时间了解病人的就诊历史、药物过敏史等情况,进行有针对性的医疗诊治准备,避免无法询问病情而因病史不明确导致救治不力的情况,真正把握急诊抢救的黄金 6 小时。

4. 有效与合理利用医疗资源的需要　在各个机构之间开展的有效、持续的病人服务与医疗管理,加强农村卫生服务体系和城市社区卫生服务体系建设两项基础工作,通过建立居民健康档案,促进城乡医疗卫生事业协调发展,真正解决城乡居民"看病难、看病贵"问题。促进大中型医院与城市社区卫生服务机构之间形成业务联动、优势互补、疾病诊治连续化管理的机制,最终实现小病在社区,大病进医院,康复回社区的就医格局。

实行社区卫生服务机构与大中型医院多种形式的联合与合作,建立分级医疗和双向转诊制度,探索开展社区首诊制试点,由社区卫生服务机构逐步承担大中型医院的一般门诊、康复和护理等服务。实现双向转诊的重要一点就是信息共享与沟通,这有赖于信息化建设。没有电子病历、健康档案等基础信息,信息化支撑转诊可谓无源之水,只有有了基础信息,才能够说得上转诊时各类医疗机构之间共享信息,才能谈以此实现提高质量、降低费用的目的,实现区域医疗资源的合理利用。下面举例分析。

例 8-2:医院与社区双向转诊

医院与社区双向转诊业务的主要参与者及其需开展的业务如下。

社区医生:办理转院申请,接收康复病人,健康跟踪随访。

综合医院医生:接收转入病人,查阅检验结果以及张三既往病史,对张三进行治疗,病情稳定后,办理转社区进行康复的申请。

表 8-2 是对场景的描述,通过对现在使用的流程、使用区域卫生信息平台后的流程进行对比,对有平台后的益处进行分析。

表8-2　医院与社区双向转诊情景描述

场景:李四经常性头晕,病情越来越严重,社区医生怀疑其得了脑部肿瘤。建议到综合医院确诊并治疗		
无区域卫生信息平台	**使用区域卫生信息平台**	**使用区域卫生信息平台的益处**
社区医生建议李四到综合医院确诊并治疗。 　综合医院医生为李四重新全面检查。经过多番检查、治疗、观察,最后确诊为脑部肿瘤,并做手术治疗。 　手术进展较顺利,病情开始基本稳定。由于综合医院病床紧张,建议办理出院	社区医生帮李四办理转诊申请。 　综合医院医生接收李四转入。 　通过区域卫生信息平台,直接获得检查结果。 　综合医院医生查阅检验结果以及李四既往病史发现数年前的情况对当前病情可能产生影响。 　综合医院医生就此和李四回顾情况,以确认一些细节。 　根据这些临床证据和问诊情况,综合医院医生作出诊断,决定手术治疗。 　手术进展较顺利,病情开始基本稳定。由于综合医院病床紧张,转诊到社区医院康复治疗。 　基本治愈后,出院,社区医生定期跟踪随访	节省重复的检查。 　提供完善的资料使得医生能够做出明确的大部分诊断。 　医疗卫生人员不再仅仅依靠病人的无重点的回忆和一些补充信息,而是可以直接获取精确和完善的历史信息。 　提供完整的信息提高了快速准确诊断的可能性。 　提高综合医院资源利用率。 　病人得到更全面的健康服务,康复治疗、健康跟踪随访

(三)公共卫生服务

　　公共卫生体系由国家公共卫生机构、地方公共卫生机构和基层公共卫生组织组成,包括疾病预防控制(卫生防疫)机构、120急救中心、妇幼保健机构、传染病及精神病防治机构等机构与组织。该体系肩负起医疗救治、疾病预防、健康促进、环境卫生、传染病防治、个人卫生教育、早期诊治疾病等公共卫生职责。

　　处理公共卫生事务在各机构产生了大量的数据信息,但以往只应用于机构内病历记录的信息采集、保存和传输,无法实现数据的互联互通。因此,人员表现出强烈的信息共享需求,因为他们都是典型的需要在许多医疗服务提供者之间进行大量信息的管理和交换的复杂案例,这种共享不仅仅是在某个区域卫生管理内的组织机构之间,还经常发生在位于不同的地区和省的健康组织机构之间。

　　1. 公共卫生业务联动工作的需要　居民健康档案建立后,在120急救中心的信息平台上储存有用户的信息资料,系统会在15秒内自动弹开该用户的相关信息(前期建立档案时记录的既往病史,体检时的有关记录、家庭住址、亲属联系方式等),急救中心的工作人员会根据GPS定位(若没有GPS定位,可根据前期登记的家庭住址)通知与呼救用户现场最近的急救车辆前往抢救。同时开通医院生命绿色通道,用户发出的呼救信息不仅反映在120系统平台上,同时也会反映到绿色通道对口医院的平台上。这样,对口医院可以根据病人既往病史,提前做好抢救准备。

　　2. 疾病预防与控制管理的需要　健康档案是指一个人从出生到终老的整个生命过程中,其健康状况的发展变化情况以及所接受的各项卫生服务记录的总和。疾病预防保健专业机构以居民健康档案采集的信息为依据,开展质量控制和管理,能够更好地了解和掌握辖区内居民的基本健康状况及其变化和趋势,有效开展疾病的防治管理工作。

3. 公共卫生服务的需要 在全国建立格式、内容相对统一的信息化居民健康档案,将能够确保居民的健康信息跟人流动,这样在异地工作居住时,依然能够享受到由政府提供的基本公共卫生服务。国家的基本公共卫生服务项目将包括疾病预防、免疫接种、妇幼保健、健康教育、职业卫生、精神疾病管理治疗等内容,由城市的社区卫生服务中心(站)、乡镇卫生院和村级卫生室(所)向辖区内所有居民均等提供。国家还将加强对边远、贫困和流动人口等特殊人群的卫生经费投入和服务,逐步缩小城乡居民基本公共卫生服务差距。

下面从出生医学证明签发和传染病报告两个例子来分析公共卫生服务对居民健康档案提出的需求。

例 8-3:出生医学证明签发

出生医学证明签发后业务的主要参与者及其需开展的业务如下。

医院医生:医学出生证签发。

社区医生:进行产后随访,新生儿随访,为婴儿建立健康档案和做计划免疫计划并进行跟踪。

表 8-3 是对场景的描述,通过对现在使用的流程、使用区域卫生信息平台后的流程进行对比,对有平台后的益处进行分析。

表 8-3 出生医学证明签发及后续服务触发情景描述

场景:一个婴儿在一家人民医院出生了,医院需签发医学出生证明,婴儿所管辖社区需为婴儿做计划免疫计划并进行跟踪		
无区域卫生信息平台	使用区域卫生信息平台	使用区域卫生信息平台的益处
人民医院管理部门需录入婴儿出生信息到医学出生证签发系统,并打印出医学出生证。 婴儿管辖社区定期从社区或街道了解决婴儿出生情况,并到婴儿家庭随访,将婴儿信息录入计划免疫系统。 婴儿所管辖社区为婴儿做计划免疫计划并做跟踪	通过区域卫生信息台,从孕产妇档案、分娩记录获取婴儿出生信息,共享到医学出生证签发系统,并打印出医学出生证。 区域卫生信息台主动提醒社区,其管辖区域内有一婴儿出生了,社区医生根据产妇健康档案主动做随访。并为婴儿建立健康档案。 社区为婴儿做计划免疫计划并做跟踪	减少重复信息录入,提高数据质量。 辖区社区工作被提醒需做随访和计划免疫,而不是定时做调查。节省社区的工作量。 减少产后访视、计划免疫遗漏,提高区域产后访视率和计划免疫覆盖率

例 8-4:结核病防治

结核病防治病例发现医院医生:确诊病人是否为结核病病人,同时上报上级 CDC 和辖区慢病站(或结核病防治所),病情稳定后将病人转诊到辖区社区。

辖区社区医院医生:接收转入的结核病病人,康复治疗,为病人建立结核病防治专项档案,并进行长期随访跟踪。

辖区慢病站(或结核病防治所):根据结核病病人的病情,给出专业的治疗计划和跟踪治疗计划。

辖区疾病控制中心：辖区疾病控制中心了解全区域的结核病疾病情况。

表 8-4 是对场景的描述，通过对现在使用的流程、使用区域卫生信息平台后的流程进行对比，对有平台后的益处进行分析。

表 8-4 结核病防治情景描述

场景：王五在医院确诊为结核病。将病例上报 CDC 和辖区慢病站（或结核病防治所）。基本治愈后转诊到社区医院康复，并进行长期随访跟踪

无区域卫生信息平台	使用区域卫生信息平台	使用区域卫生信息平台的益处
医院医生发现病人是结核病，通过直报系统上报 CDC。手工将病例报辖区慢病站（或结核病防治所）。 辖区慢病站（或结核病防治所）：根据结核病病人的病情，给出纸质的治疗计划和跟踪治疗计划，人工送往医院。 基本治愈，或是病情稳定后，进行转诊到辖区社区。 社区接诊，并手工录入信息建立结核病病人专档。 社区进行康复治疗。 康复后，社区对该病人进行长期专病随访跟踪	医院医生发现病人是结核病，通过区域平台，将病例信息主动推送到 CDC 和辖区慢病站（或结核病防治所）。 辖区慢病站（或结核病防治所）根据结核病病人的病情，制订治疗计划和跟踪治疗计划，通过区域平台发送到医院。 医院根据治疗计划进行诊疗，慢病站（或结核病防治所）通过平台获取实时信息，进行过程监督，提出治疗意见。 基本治愈或是病情稳定后，通过区域卫生平台转诊到社区，并将本次就诊记录自动归入该病人区域健康档案中。 社区通过区域卫生平台进行接诊。 平台自动提醒社区建立结核病病人专档，建档案可从医院就诊信息默认到档案。 社区进行康复治疗。康复后，平台自动提醒社区对该病人进行长期专病随访跟踪。 辖区疾病控制中心了解全区域的结核病疾病情况	节省递送病例、治疗计划和跟踪治疗计划所需的时间和金钱。 慢病站（或结核病防治所）可对病人病情变化进行实时过程监督，随时提出治疗意见，提高诊断效率。 辖区社区建档案更方便。 自动提醒，使辖区社区可减少结核病病人访视遗漏

（四）综合卫生管理的需求

综合卫生管理部门可以利用突发公共卫生事件应急指挥和处理平台，结合社会各方面的资源，加强对突发公共卫生事件的监测和预警。当有突发公共卫生事件发生时，可以按照应急预案及其启动程序要求，应对各种突发公共卫生事件，保证突发公共卫生事件应急处理工作能有力、有效、有序地进行，维护正常的社会秩序和生活秩序。

1. 进一步深化医疗体制改革的需要　目前利用信息化建设进行卫生体制的改革取得了显著的成绩。为了推进更深入的卫生体制改革，需要进一步加强信息化建设广度和深度，实现数据更广泛的共享与交换，充分利用数据实现医疗卫生管理与服务的需求，同时加强系统的运营维护管理，才能推动进一步的医疗卫生服务体制的深化改革。

2. 合理配置医疗卫生资源的需求 区域卫生信息平台建成后,卫生行政部门可以获得宏观管理所需的数据支持,以辅助其决策,高效开展电子政务、疫情监测、应急联动等。通过互联互通的医疗卫生网络体系将使行政管理部门对卫生业务部门的监督和控制更加及时和准确,提高对整体卫生资源的调配力度,加强对疾病与疫情的控制,加强卫生监督,提高行业内的应急指挥处理能力。卫生信息的发布与公示将加强对医疗机构的管理和约束,增强政策的透明度。丰富的医疗卫生信息资源,为政府进行全市的宏观管理、宏观调控和决策支持提供基础数据。

加强宏观管理,优化卫生资源的配置。为城乡居民提供更加便捷的健康服务。保障区内各类人才的健康需求,增强区域竞争能力。可以通过网络全面掌握医疗卫生服务体系、救助体系、保障体系等方面的详细资讯,为制定公共卫生政策提供准确依据。

3. 资源整合,减少重复投资的需求 近年来卫生信息化建设的发展速度较快,但不可忽视的是,不管是硬件的建设,应用系统的开发,数据的采集,还是信息的利用,大多数都是处于一种低水平重复的无序状态。每个单位都建设小而全的网络信息系统,采用不统一的系统软件,使用不规范的应用系统,配备不少的专业计算技术人员,投入不菲的建设与维护资金,结果是财力、物力与人力投入很大,带来的却不是令人满意的效益。各部门、各系统的数据无法交换共享,遇到如 SARS 等突发事件时,连最基本的统计数据都无法自动获取,还要通过手工方式收集、上报、统计,难以发挥卫生信息系统的作用。

4. 实现跨业务、跨系统的数据共享利用的需求 由于卫生信息化建设各自为政,缺乏统一规范和部署,各医疗卫生机构之间的网络物理上不联通,业务标准、数据标准不一致,数据无法交换共享,形成了各单位、各条线的信息孤岛。首先,各单位对基础与公共信息都要重复采集与存储,由此造成人力、物力与财力的重复投资;其次,由于数据的重复采集与存储,导致数据冗余,影响数据的一致性与唯一性;最后,虽然数据被多处采集与存储,但由于标准不一致,数据还是无法交换、共享。

下面从突发公共卫生事件应急指挥、卫生服务绩效评价两个案例来分析区域卫生平台建立后工作模式的改变和效果。

例8-5:突发公共卫生事件应急指挥

概括性地描述开展此业务需要哪些信息,这些信息从哪些机构来。分别描述业务工作现在工作流程和有了平台之后的工作流程,以表8-5显示并进行比较。

突发公共卫生事件应急指挥业务的主要参与者及其需开展的业务如下。

应急指挥人员:人力组织、物资调拨等。

事件控制和救治现场人员:现场流行病学调查、传染源隔离、医疗救护、现场处置、监督检查、监测检验、卫生防护、现场抢救、现场隔离与控制、转运救治、物资调拨、病因调查、保护易感人群、宣传教育等工作。

表8-5是对场景的描述,通过对现在使用的流程、使用区域卫生信息平台后的流程进行对比,对有平台后的益处进行分析。

表8-5　突发公共卫生事件应急指挥情景描述

场景:突发公共卫生事件,各部门都行动起来了。事件控制和救治工作涉及应急队伍组织、现场流行病学调查、传染源隔离、医疗救护、现场处置、监督检查、监测检验、卫生防护、现场抢救、现场隔离与控制、转运救治、物资调拨、病因调查、保护易感人群、宣传教育等综合处理工作,众多部门在统一指挥下,协同采取应对措施

无区域卫生信息平台	使用区域卫生信息平台	使用区域卫生信息平台的益处
区域公共卫生应急物资和人力资源了解不够,对事件危险、自身应急能力不能做出准确的评估,指挥决策困难。 应急队伍组织、现场流行病学调查、传染源隔离、医疗救护、现场处置、监督检查、监测检验、卫生防护、现场抢救、现场隔离与控制、转运救治、物资调拨、病因调查、保护易感人群、宣传教育等综合处理工等工作信息不能共享,很难协同	平时,通过区域卫生信息平台获得区域公共卫生应急物资和人力资源,评估应急能力,做出各应急预案,并建立疫情和突发公共卫生事件监测机制。 战时,基于区域卫生信息平台,利用先进的信息处理技术、科学的危机处理方法和现代的管理手段实现对突发事件相关数据的采集、危机判定、决策分析、命令部署、实时沟通、联动指挥、现场支援等功能。以在最短的时间内对危机事件做出最快的反应,采取合适的措施预案,有效地动员和调度各种资源进行指挥决策。指挥机构可及时、有效地调集各种急需的资源,实施疫情控制和医疗救治工作	区域公共卫生应急物资和人力资源方面的信息收集更全面、更准确。 业务协同更畅顺。 指挥决策更准确。 减轻突发公共卫生事件对人民健康和生命安全造成的威胁,用最有效的控制手段和最优的资源投入,将事件造成的负面影响与损失控制在最小范围内

例8-6:卫生服务绩效评价

卫生服务绩效评价业务的主要参与者及其需开展的业务如下。

卫生服务的提供者:如社区卫生服务中心的工作人员。

卫生服务绩效评价者:区域政府部门,卫生主管部门,以及社区卫生服务中心领导。

表8-6是对场景的描述,通过对现在使用的流程、使用区域卫生信息平台后的流程进行对比,对有平台后的益处进行分析。

表8-6　卫生服务绩效评价情景描述

场景:在开年度财政预算会议上,局长提出了以下几个问题:公共卫生服务经费如何补偿? 补偿多少? 政府应该怎么购买公共产品? 怎么评估工作量? 以什么样的价格购买?

无区域卫生信息平台	使用区域卫生信息平台	使用区域卫生信息平台的益处
无法了解公共卫生服务开展的准确、详细的数量和质量,无法定价。 只能按照"平均主义"发放卫生服务补偿经费	通过区域卫生信息平台,政府实时了解获得公共卫生服务的工作量和工作质量。 必须通过建立完善绩效考核分配机制,通过区域卫生信息平台对公共卫生服务的开展进行过程监督,将社区卫生服务中心绩效分配机制从原来"以收益为基础"调整为"以效率为基础"	规范公共卫生服务经费的使用,提高财政资金的使用效率。 充分体现"按劳取酬"和"优劳优得",激发医疗卫生人员的工作积极性,提高工作效率,提高社区卫生服务能力和水平

从上面的分析可以发现,不管是公共卫生服务、医疗卫生服务、社区卫生服务,还是区域卫生综合管理,其最终目的都是为了满足人们的医疗健康服务。公共卫生服务、医疗卫生服务、社区卫生服务、区域卫生综合管理都离不开居民健康档案信息。区域卫生信息平台的建设必须以健康档案为核心,通过区域卫生信息平台,构建统一的居民电子健康档案,实现健康信息在区域内不同卫生机构间的共享利用,使各机构间业务更加协同,以提高医疗卫生业务质量和效率,提高卫生监管与决策能力,逐步缓解和解决"看病贵、看病难"的民生问题。

第三节 电子健康档案系统结构与功能

一、系 统 架 构

1. 健康档案的系统架构是以人的健康为中心,以生命阶段、健康和疾病问题、卫生服务活动(或干预措施)作为三个维度构建的一个逻辑架构,用于全面、有效、多视角地描述健康档案的组成结构以及复杂信息间的内在联系。通过一定的时序性、层次性和逻辑性,将人一生中面临的健康和疾病问题、针对性的卫生服务活动(或干预措施)以及所记录的相关信息有机地关联起来,并对所记录的海量信息进行科学分类和抽象描述,使之系统化、条理化和结构化。

健康档案的三维系统架构如图8-1所示。

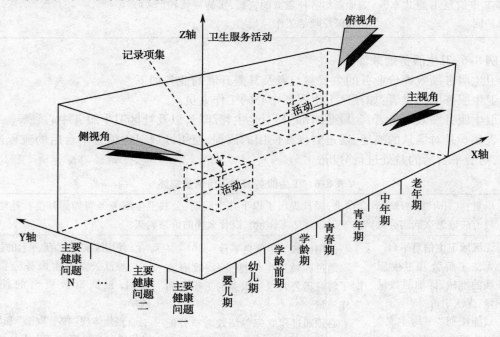

图8-1 健康档案的三维系统模型

(1)第一维为生命阶段:按照不同生理年龄可将人的整个生命进程划分为若干个连续性的生命阶段,如婴儿期(0~1 岁)、幼儿期(1~3 岁)、学龄前期(3~6 岁)、学龄期(6~12 岁)、青春期(12~20 岁)、青年期(21~45 岁)、中年期(46~60 岁)、老年期(60 岁以上)八个生命阶段。也可以根据基层卫生工作实际需要,按服务人群划分为儿童、青少年、育龄妇女、中年和老年人。

(2)第二维为健康和疾病问题:每一个人在不同生命阶段所面临的健康和疾病问题不尽相同。确定不同生命阶段的主要健康和疾病问题及其优先领域,是客观反映居民卫生服务需求、进行健康管理的重要环节。

(3)第三维为卫生服务活动(或干预措施):针对特定的健康和疾病问题,医疗卫生机构开展一系列预防、医疗、保健、康复、健康教育等卫生服务活动(或干预措施),这些活动反映了居民健康需求的满足程度和卫生服务利用情况。

三维坐标轴上的某一区间连线所圈定的空间域,表示个人在特定的生命阶段,因某种健康或疾病问题而发生相应的卫生服务活动所记录的信息数据集。理论上一份完整的健康档案是由人从出生到死亡的整个生命过程中所产生和记录的所有信息数据集构成。

健康档案的内容组成如图8-2。

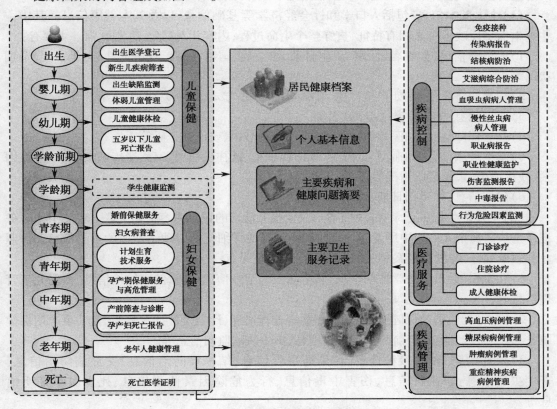

图8-2　健康档案的内容

由于三维空间中的任意一个空间位置都对应着某个特定的健康记录,从而构成了一个完整、立体的健康记录,这些健康记录全面地反映了个人健康档案内容的全貌。

健康档案的三维概念模型为健康档案内容的规划与设计提供了一个科学、合理、灵活的指导框架。由于人的健康状况及健康危险因素很大程度上受到社会经济和环境因素的影响,因此在不同的社会经济发展阶段、不同的地区和环境条件下,所需重点关注的主要健康问题以及所需记录的主要健康信息是存在差异的。在进行健康档案的规划设计时,应因地制宜,在三维概念模型的指导下,根据不同环境条件和关注的重点选取适合本地需求的主要健康问题和记录项集;并可根据实际情况进行灵活的调整(更新、缩减或扩展),使有限的卫生资源得到合理的分配和充分利用。

另一方面,与特定健康问题和卫生服务活动相对应的记录项集的内容,即内部记录项也不是一成不变的。在所关注的健康问题及卫生服务活动的深度和广度不断调整、完善的过程中,健康记录的内容可以随着居民健康管理需求或干预措施的变化与改善而进行适时调整。

由此可见,用于描述健康记录的数据模型必须具备良好的可扩展性,在满足所记录的健康内容不断变化的同时,能够保持数据模型的稳定。

2. 电子健康档案的基本内容 根据健康档案的基本概念和系统架构,健康档案的基本内容主要由个人基本信息和主要卫生服务记录两部分组成。

(1)个人基本信息:包括人口学和社会经济学等基础信息,以及基本健康信息。其中一些基本信息反映了个人固有特征,贯穿整个生命过程,内容相对稳定、客观性强。主要有:

1)人口学信息:如姓名、性别、出生日期、出生地、国籍、民族、身份证件、文化程度、婚姻状况等。

2)社会经济学信息:如户籍性质、联系地址、联系方式、职业类别、工作单位等。

3)亲属信息:如子女数、父母姓名等。

4)社会保障信息:如医疗保险类别、医疗保险号码、残疾证号码等。

5)基本健康信息:如血型、过敏史、预防接种史、既往疾病史、家族遗传病史、健康危险因素、残疾情况、亲属健康情况等。

6)建档信息:如建档日期、档案管理机构等。

(2)主要卫生服务记录:健康档案与卫生服务活动的记录内容密切关联。主要卫生服务记录是从居民个人一生中所发生的重要卫生事件的详细记录中动态抽取的重要信息。按照业务领域划分,与健康档案相关的主要卫生服务记录有:

1)儿童保健:出生医学证明信息、新生儿疾病筛查信息、儿童健康体检信息、体弱儿童管理信息等。

2)妇女保健:婚前保健服务信息、妇女病普查信息、计划生育技术服务信息、孕产期保健服务与高危管理信息、产前筛查与诊断信息、出生缺陷监测信息等。

3)疾病预防:预防接种信息、传染病报告信息、结核病防治信息、艾滋病防治信息、寄生虫病信息、职业病信息、伤害中毒信息、行为危险因素监测信息、死亡医学证明信息等。

4)疾病管理:高血压、糖尿病、肿瘤、重症精神疾病等病例管理信息,老年人健康管理信息等。

5)医疗服务:门诊诊疗信息、住院诊疗信息、住院病案首页信息、成人健康体检信息等。

二、信息架构概述

居民健康档案信息客观上来源于众多医疗卫生服务机构,只有将这些分散在不同地点、以不同形式表示和存储的数据信息通过统一的标准汇集和交换,才能形成统一和完整的居民电子健康档案,实现信息共享。研究制定居民健康档案信息架构,就是为了让区域卫生信息平台建设者依照统一的建模方法和技术路线,把分散的、不一致的信息资源,规范和整合为一个完整的逻辑主体。信息架构是基于健康档案的区域卫生信息平台的核心,在构建信息架构时必须充分考虑到区域中各种卫生及相关业务活动的业务要求。

（一）信息架构的内容

信息架构包括数据模型、数据存储模式与数据管理三个部分。数据模型是对卫生领域各种活动所产生和使用信息和数据的抽象表述,为卫生信息领域中不同应用开发者提供统一的建模工具和方法,保证数据定义和表述的一致性。数据模型进一步细分为:数据概念模型、数据逻辑模型、数据物理模型以及相对应的数据标准。数据存储模式是指数据的存储框架,其所研究和解决的问题是,共享数据资源在空间上如何分布和存储的问题。数据管理主要是制定贯穿健康档案数据生命周期的各项管理制度。信息架构涉及的内容如图8-3所示。

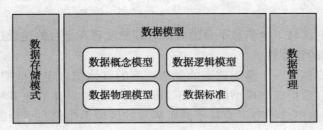

图8-3 信息架构涉及的内容

1. 数据模型 数据模型是平台信息架构规划中最重要的内容,定义良好的数据模型可以反映业务模式的本质,确保信息架构能为业务需求提供全面、一致、完整的高质量共享数据,且为划分应用系统边界、明确数据引用关系、定义应用系统间的集成接口提供开发依据。良好的数据建模与数据标准的制定是实现数据共享及保证信息一致性、完整性与准确性的基础。在这一基础上,区域卫生信息平台才能通过信息系统的应用开发,实现基于数据的管理和决策功能。

数据概念模型是对卫生领域各种数据的最高层抽象,用来描述卫生信息的概念化结构,数据范围以及数据之间的联系等,与具体业务域和技术实现方法无关。数据概念模型的特点是凌驾于个别业务需求之上,满足全局的共性需求。数据逻辑模型是用户对某一业务域内对数据的抽象描述,从具体的一个业务域提出对数据内容和逻辑关系的理解,而与信息技术实现方法无关。数据逻辑模型的特点是技术无关性。数据物理模型是描述数据具体存储实现方式,例如使用什么数据库系统或使用什么存储介质。数据模型是本章描述的重点。关于数据标准部分,可参考相关的国际和国内标准。

2. 数据存储模式 对于基于健康档案的区域卫生信息平台来说,数据存储模式是信息架构要考虑的一项重要内容。对于区域卫生信息的使用者而言,没有必要关心数据的存储模式。比如大家从Internet上查找新闻时,大家并不关心存储这条新闻的服务器放在哪个国家,也不必关心数据存储模式。但是区域卫生信息平台的设计者需要从经济可行性、技术可行性和管理可行性方面去考虑选择不同的数据存储模式。

数据存储模式有以下三种。

（1）集中式：建设一个统一的数据中心，把一个区域内需要共享的数据全部集中存储在数据中心。

（2）分布式：一个区域内没有统一的数据存储中心，数据可以分散在不同的机构和地点。例如，某个病人需要访问上个月做的X光检查资料，区域卫生信息平台会将该病人的访问需求转移到他上个月去的医院的系统，将存储在该医院的数据提供给病人使用。

（3）联邦式：是集中与分布相结合的数据存储模式，对于用户经常访问的数据集中在数据中心，其余分散在不同地点或机构。

如何选择适宜的数据分布存放模式，将在"系统架构"和"技术架构"等章节有进一步的描述。

3. 数据管理　数据管理主要是制定贯穿健康档案数据生命周期的各项管理制度，包括数据模型与数据标准管理、数据存储管理、数据质量管理和数据安全管理等制度。

基于健康档案的区域卫生信息平台的数据管理制度将在平台的建设过程中逐步完善。

（二）数据模型的重要性

数据概念模型提供了一个易于理解的健康档案的整体信息定义框架，是健康档案信息模型的基础架构。在数据概念模型的指导下，可以针对各个具体的业务域建立相应的逻辑数据模型。因此，数据概念模型将为基于健康档案的区域卫生信息平台的开发提供一个整体信息框架和数据应用指南。

数据逻辑模型描述具体的健康档案信息，它与数据概念模型一样独立于任何具体的信息系统。其作用是为健康档案中来源于各种卫生服务活动的所有记录信息，建立一个统一的、标准化的数据表达模式和信息分类框架，并方便对健康档案信息的快速理解和实现健康档案的信息共享。

在基于健康档案的区域卫生信息平台中，数据模型有利于支持多个信息系统的开发，减少重复性工作，降低开发成本，加快系统的开发速度。在同一个数据模型指导下开发的多个系统间具有良好的信息一致性，为系统间的数据交换与共享奠定了基础。

数据分类虽然与数据模型之间有着内在的关系，但数据分类不能代替数据模型。数据分类框架关心的是对数据的分类，确定数据所在的位置，以便用户存放、查找及使用数据，但并不涉及对于主题域、类之间的关联以及类属性的描述。而建立数据模型的目的是为了更全面地理解信息和描述信息。

三、电子健康档案系统主要基础功能简介

电子健康档案主要功能如下。

1. 居民健康档案管理　用于居民健康档案的新增、编辑、删除、居民体检管理、档案调阅、导出和查询履历等功能。

2. 社区档案的管理　对每年度社区辖区内人员健康信息进行编辑；居民档案迁移管理，包括迁入迁出功能，查询出待迁入或迁出档案列表，可查询出个案具体信息并显示档案来源，审核接收档案，可接收单人或批量接收，不合格档案标明原因可以拒绝接收。

3. 居民档案封档管理 居民迁出、失访、死亡等状况下进行档案注销,注销状态下档案为只读状态,如需要档案再次被管理,可恢复档案成活动状态;家庭档案管理管理家庭成员基本信息、成员关系和问题。

4. 健康档案查重合并 可实现多条重复档案的合并和删除功能;快速建档及体检录入,可快速、方便地连续录入纸质档案及体检信息。

5. 在居民健康档案中,居民体检的导入,可同时导入多条体检记录;健康档案默认值设置,可自定义健康档案默认值模板,方便建档;个人体检默认值设置,用户可自定义体检模板,在录入体检记录时可以直接导入模板;健康档案审查评分,根据查询条件,查询出个人的相关审查评分记录;档案编号更改,用户可以修改档案编号。如业务流程图 8-4 所示。

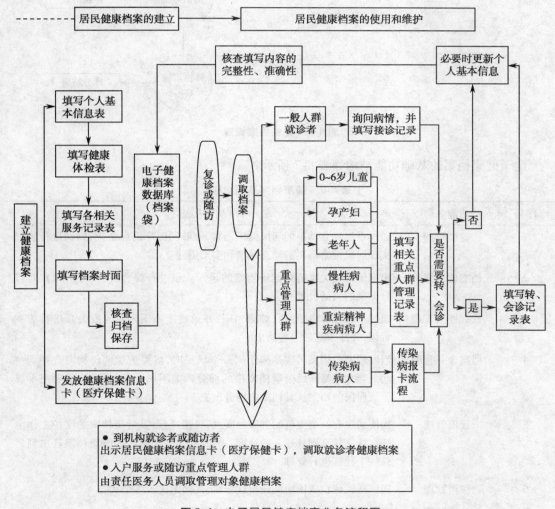

图 8-4 电子居民健康档案业务流程图

电子健康档案数据流如图 8-5 所示。

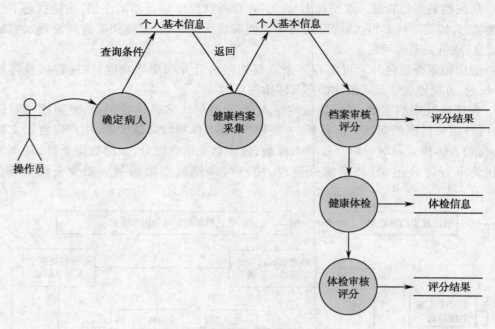

图 8-5　健康档案管理

电子健康档案的基础功能结构如表 8-7 所示。

表 8-7　健康档案基础结构

序号	功能名称	功能描述
1	建档管理	通过系统建立动态的居民健康档案,能够同医疗信息系统,妇幼进行协同实现居民健康档案的动态采集和多渠道建立
2	档案质量评价	根据国家相关规范对健康档案的录入质量进行综合打分,支持用户对打分标准的灵活设置
3	家庭档案管理	通过系统建立电子家庭健康档案,并通过家系图来对家庭关系进行统一管理,关注家庭的遗传病史
4	档案合并管理	当发现两份档案其实是属于同一个居民时,需要把这两份档案合并到一起。当发现某居民健康档案中的部分档案不属于该居民时,需要把不属于该居民的档案从其档案中拆分出去
5	迁出管理	为使居民有一个完整的健康档案,居民搬迁后,其健康档案的维护工作由迁出社区转移到其迁入的社区。将其在前一个社区的健康档案迁出到另外一个社区进行管理
6	注销管理	当该居民死亡或该居民迁出辽宁后,其档案进入终结状态
7	业务协同管理	实现与医院、妇幼、疾控等相关机构的业务协同
8	综合查询	实现健康档案浏览器功能,支持对健康档案信息的综合查询

四、基于电子健康档案系统的区域卫生平台系统架构

（一）平台架构分析

1. 平台系统功能

（1）基础功能：基于健康档案的区域卫生信息平台的使用对象主要是医疗卫生人员，最终的服务对象是居民和病人。医疗卫生人员为了更好地为居民和病人提供可靠的、可及的、连续的医疗卫生服务，需要依赖平台提供的众多服务。在平台提供的这些服务中有些是很基础但又很关键的服务。

（2）基础服务：①个人身份识别服务：为了建立对区域范围内各医疗机构业务联动，实现数据共享或业务协同，对各医疗机构在个人身份上必须具有统一的身份机制，此项工作是作为区域卫生信息平台建设的最为基本性的任务。②健康档案索引服务：健康档案索引服务全面掌握区域卫生信息平台所有关于个人的健康信息事件。③以个人为中心的存储服务：在区域卫生信息平台中，针对个人的数据包括个人注册信息库、临床诊疗信息库、公共卫生信息库、时序档案信息库。④数据交换服务：在区域卫生信息平台中，数据交换服务是一个非常重要的基础功能。平台需要从医疗机构获取各种基础的业务数据，这些数据的获取都是通过平台提供的数据交换服务来完成的。⑤数据调阅服务：区域卫生信息平台从医疗机构中采集数据，并经过一系列的处理后存入数据中心，这些过程只解决了数据怎么来、怎么存的问题，还没有解决怎么用的问题，这就要求平台提供相应的数据利用方式来为医疗卫生人员提供服务。

2. 互联互通性　目前医疗卫生机构中存在大量处理业务的信息系统，例如：医院内的HIS、CIS、LIS、RIS、PACS等系统，社区服务中心内的HIS、LIS、CHIS等系统，公共卫生条线的疾控、妇幼等系统，这些业务系统被统称为基本业务信息系统（point of service，POS）。平台与医疗机构内部信息系统应用的交互能力就是所谓的互联互通性（interoperbility）。平台需要从医疗机构内部信息系统应用中获取数据，平台也向医疗机构内部信息系统应用提供信息共享、协同服务等功能。

互联互通规范主要包含两大类内容，其一为描述医疗机构内部信息系统应用与区域卫生信息平台之间的交互接口，被称为健康档案互联互通规范；其二为描述区域卫生信息平台内部各构件之间的协作行为，被称为平台互联互通规范。

3. 数据来源模式　①孤岛数据：社区卫生服务中心所使用的健康档案管理系统，大多数是为该社区的居民建立个人基本健康档案，一旦建档完成后就保存在本地的服务器上，绝大多数的建档档案数据独立存在于本社区内，既没有被临床诊疗相关的业务系统"激活"，也没有被上级机构所采集共享以实现跨社区的联动。医院信息系统（HIS）数据、LIS数据、PACS数据、医院体检系统数据以及其他医疗机构也存在数据孤岛问题。孤岛数据的存在给医疗卫生从业人员带来的很多的麻烦，如对于每个孤岛系统都需要不断录入人员信息数据，极大地加重了医疗机构从业人员的工作量，导致工作效率低下等问题。②烟囱数据：是指以业务条线为主的业务数据。疾病预防控制业务系统、妇幼保健业务系统中的数据是典型的烟囱数据。从管理上来看，烟囱数据的存在也造成了相关业务条强块弱的局面，为管理层带来了很大挑战。③无信息来源数据：由于区域内各医疗机构信息化水平参差不齐，很多社区卫生服务中心、卫生服务站并没有建成区域信息平台所需的医疗机构内部信息系统，因此

造成基础数据无法采集。

4. 数据存储类型　业务数据的类型主要包括文档数据、操作型数据、辅助决策型数据。操作型数据：从医疗机构内部信息系统采集上来的，不是由操作型数据所在的平台产生的。文档数据：以文档形式存在于平台中的临床和预防保健业务数据。辅助决策数据：存储在数据仓库中，以主题方式组织，是经过二次加工的历史数据。

5. 系统架构类型　区域卫生信息平台涉及与居民健康相关的所有业务，因此其业务数据具有类型多、容量大的特点。根据业务数据的特点，对数据存储的要求也不尽相同。系统架构与数据存储的模式分为集中式、分布式和混合式。

（1）集中式存储方式：集中存储的优点是效率高且方法简单，但扩展性和灵活适应性受到一定局限。

（2）分布式存储方式：分布存储一般说来效率较低，技术实现复杂，但其扩展性和灵活性有很大优势。

（3）混合存储方式（联邦式）：对于其他业务数据，则可以根据实际的业务需求，采用分布式存储＋集中式存储的混合模式。

6. 隐私保护与信息安全　隐私保护及信息安全是区域卫生信息平台所要重点解决的问题。主要体现在如下几个方面。

（1）隐私保护的需求：居民同意；匿名化服务；根据病种、角色等多维度授权；关键信息（字段级、记录级、文件级）加密存储。

（2）数据调阅对安全的需求：身份认证的需求；角色授权的需求；责任认定的需求；电子签名；时间戳。

（3）应用系统对安全的需求：单点登录；统一授权；应用审计。

（二）平台框架

根据对各地区域卫生信息化发展目标和需求的分析，基于健康档案的区域卫生信息平台建设应该是在各地目前各医疗卫生机构信息系统的基础上构建一个基于卫生信息数据中心同于 EHA 数据中心，制定统一的标准，有效整合医疗卫生业务应用系统，形成一个互联互通的医疗卫生业务协作网络。平台总体架构如图 8-6 所示。

系统总体架构分为两个层次：区域卫生管理层和辖区卫生机构层。

区域卫生管理层表示区域卫生信息平台的管理中心，在实际应用中可以是一个地（市）级卫生信息数据中心，也可以是更高一级的数据中心。

辖区卫生机构层是指在所管辖的区域范围内相关医疗卫生机构（包括三级医院、二级医院、社区卫生服务中心、公共卫生机构等）所有业务应用系统。这些系统生成、收集、管理和使用那些可以公布的本区域范围内居民相关的健康数据，包括临床医疗数据、健康档案数据、公共卫生管理数据等。

区域卫生管理层和辖区卫生机构层之间通过区域卫生信息应用访问层来进行信息交互，以实现健康档案的互联互通。

（三）平台构件组成

平台构件组成主要包括如下内容。

1. 注册服务　对个人、医疗卫生人员、医疗卫生机构、医疗卫生术语的注册管理服务，系统对这些实体提供唯一的标识。针对各类实体形成各类注册库（如个人注册库、医疗卫生机构注册库等），每个注册库都具有管理和解决单个实体具有多个标识符问题的能力。

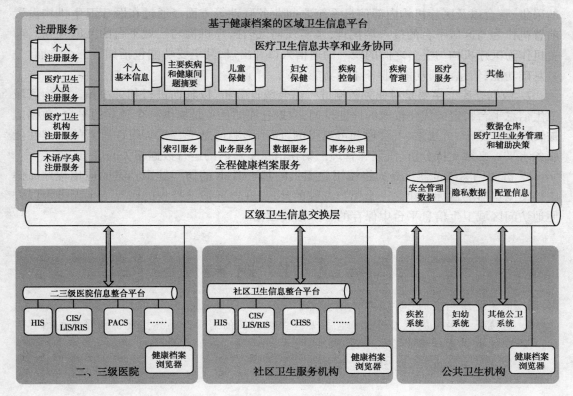

图8-6 区域卫生平台总体架构

2. 健康档案存储服务 是一系列存储库，用于存储健康档案的信息。根据健康档案信息的分类，健康档案存储服务分为七个存储库：个人基本信息存储库、主要疾病和健康问题摘要存储库、儿童保健存储库、妇女保健存储库、疾病控制存储库、疾病管理存储库以及医疗服务存储库。

3. 医疗卫生信息共享和协同服务 基于健康档案存储服务，提供医疗卫生机构之间的信息共享服务和业务协同服务。根据健康档案信息的分类和服务需要，医疗卫生信息共享和协同服务分为七个域：个人基本信息域、主要疾病和健康问题摘要域、儿童保健域、妇女保健域、疾病控制域、疾病管理域以及医疗服务域。

4. 全程健康档案服务 用于处理区域卫生信息平台内与数据定位和管理相关的复杂任务。该服务包括相关的索引信息，这些索引链接不同存储服务所保存的数据到特定的个人、医疗卫生人员、医疗卫生机构或者是可以实时获取这些数据的服务点。全程健康档案服务是区域卫生信息平台的核心。通常，数据更新事务可能需要或不需要使用全程健康档案服务，许多数据更新事务希望能直接分派到特定的注册目录、健康档案存储服务。

5. 信息接口服务 包括通信总线服务和平台公共服务两大类。通信总线服务支持数据存储服务、业务管理、辅助决策以及与基本业务系统和健康档案浏览器之间的底层通信。主要服务组件包括消息服务和协议服务。平台公共服务，主要是指应用软件系统管理所包含的上下文管理、应用审计、安全管理及隐私保护等。

6. 医疗机构内部信息系统数据交换 主要体现在对医疗机构内部信息系统业务数据的采集、整合以及医疗机构内部信息系统之间业务联动等方面。通过在医疗卫生机构设置前置机作为与区域平台的接入端代理,来实现辖区内医疗机构与区域平台的互联互通。前置机作为医疗机构与平台之间的统一的通信入口和出口,其主要功能包括如下三个方面:公共基础功能;信息注册功能;业务相关功能。

7. 数据仓库 主要是对业务数据进行综合统计分析,以辅助进行相关决策。作为区域卫生信息平台特定的优化读取的性能模型,数据仓库的任务是提供一个独立的平台,数据能被转换成可操作、可搜索、可管理和可获得的,而不影响信息平台系统组件所需的关键性能服务水平。必须支持分析、研究和管理汇集在信息平台内的运行数据相关的价值。

8. 健康档案浏览器 是为终端用户提供的基于 Web 的访问健康档案的应用程序。健康档案浏览器的目标是建立一个用户友好的环境,在该环境下授权的医疗卫生人员可以方便地访问区域卫生信息平台中保存的客户相关数据。

■■■■ 思 考 题 ■■■■

1. 电子健康档案的作用与特点有哪些?
2. 区域卫生平台的需求分析都包括哪些主要部门的需求? 简述主要部门需求的内容。
3. 简述电子健康档案系统三维架构。
4. 简述电子健康档案系统的主要功能。

第九章

社区卫生与区域卫生信息系统

第一节　社区卫生服务

一、社区卫生服务的基本概念

（一）社区概念

社区一词最早源于德国社会学家腾尼斯（F Tonnies）的《社区和社会》一书。滕尼斯认为，社区是基于亲族血缘关系而结成的社会联合。20 世纪 30 年代，我国著名的社会学家费孝通将"社区"一词引入我国，将社区定义为若干社会群体（家庭、氏族）或社会组织（机关、团体）聚集在某一地域里所形成的一个生活上相互关联的大集体。1974 年，世界卫生组织集合社区卫生护理界的专家，共同界定适用于社区卫生作用的社区（community）定义："社区是指一固定的地理区域范围内的社会团体，其成员有着共同的兴趣，彼此认识且互相来往，行使社会功能，创造社会规范，形成特有的价值体系和社会福利事业。每个成员均经由家庭、近邻、社区而融入更大的社区。"社区的范围可大可小，在我国，一般农村以乡或较大的自然村为单位，城市以居民区或街道委员会的管辖范围为单位。

（二）社区卫生服务概念

社区卫生服务（community health service, CHS）是一个广义的概念，是指以全科医生和基础卫生机构为主体的，一种面向社区的定向卫生服务。

我国于 2009 年发布了《中共中央国务院关于深化医药卫生体制改革的意见》，明确指出"完善以社区卫生服务为基础的新型城市医疗卫生服务体系。加快建设以社区卫生服务中心为主体的城市社区卫生服务网络，完善服务功能，以维护社区居民健康为中心，提供疾病预防控制等公共卫生服务、一般常见病及多发病的初级诊疗服务、慢性病管理和康复服务。"

社区卫生服务不同于城市大医院的医疗服务，城市医院不限范围地向所有病人提供急危重病和疑难杂病的诊疗，并结合临床开展医学教育和科研工作。但城市医院与社区卫生服务机构间分工协作、联系密切。城市医院通过技术支持和人员培训等方式，带动社区卫生服务持续发展。同时，采取增强服务能力、降低收费标准、提高报销比例等综合措施，引导一般诊疗下沉到基层，逐步实现社区首诊、分级医疗和双向转诊。整合城市卫生资源，充分利用城市现有一、二级医院及国有企事业单位所属医疗机构和社会力量举办的医疗机构等资源,发展和完善社区卫生服务网络。

二、社区卫生服务的对象与内容

（一）服务对象

社区卫生服务面向整个社区,服务对象是社区中的所有居民,包括健康人群、亚健康人群、病人、高危人群和重点保健人群。

1. 健康人群　健康并不仅仅指"无病",而是指一个人在身体、精神和社会等方面都处于良好的状态。世界卫生组织提出"健康不仅是躯体没有疾病,还要具备心理健康、社会适应良好和有道德"。因此,现代人的健康内容除了躯体形态完好、功能正常,还要有稳定的心理素质,具有能正确认识自我、迅速适应环境的能力,在社会中有效地扮演与其身份相称的角色,具备良好的道德修养,行为与社会规范相一致。

2. 亚健康人群　亚健康即指非病非健康状态,世界卫生组织将机体无器质性病变,但是有一些功能改变的状态称为"第三状态",我国称为"亚健康状态"。这是一种介于健康和疾病之间的临界状态。处于亚健康状态的人,虽然没有明显的疾病,但精神活力和适应能力都会不同程度的降低,如果任由这种状态发展下去,非常容易引发心身疾病。

3. 病人　患有各种疾病的人,包括常见病病人、慢性病病人、急诊病人等。

4. 高危人群　高危人群是指那些目前仍然健康,但本身存在某些致病生物因素、不良行为及不良生活习惯的人群,这类人群发生某些疾病的几率高于一般健康人群,而这些疾病的致残、致死率不亚于高血压、糖尿病、冠心病等疾病。

5. 重点保健人群　重点保健人群是指由于各种原因或处于某一特殊生命、生理时期,需要在社区得到系统保健的人群,如儿童、妇女、老年人、疾病康复期病人、残疾人等。

（二）服务内容

社区卫生服务是在政府领导、社区参与、上级卫生机构的指导下,以基层卫生机构为主体,全科医师为骨干,提供集预防、医疗、保健、健康教育、康复、计划生育技术指导"六位一体"的综合性卫生服务。社区卫生服务具有统一性和连续性,贯穿一个居民的一生,使居民终身享有良好的基层医疗保障。

1. 社区预防　社区是预防、防疫工作的第一道防线,社区预防是社区医务工作者的重要责任。主要工作包括传染病疫情报告和监测,预防接种,结核病、艾滋病等重大传染病预防,常见传染病防治,地方病、寄生虫病防治,健康档案管理,爱国卫生指导等。

2. 社区保健　社区保健根据服务对象不同,可分为妇女保健、儿童保健、老年保健等。妇女保健工作包括开展围产期保健、产前保健、产后保健、更年期保健,配合相关卫生机构开展妇女疾病筛查。儿童保健工作包括开展新生儿期保健、婴幼儿期保健、学龄前期保健和学龄期保健,开展儿童各期常见病、多发病及意外伤害的预防指导。老年保健工作包括对辖区常住老年人进行筛查建档,将患有高血压、糖尿病、脑卒中、糖调节受损的老年人纳入管理。对建档老年人定期进行体检(包括一般体格检查和血液流变学,肝、肾功能和血常规,心电图,尿常规等辅助检查),指导老年人进行疾病预防和自我保健,指导意外伤害的预防、自救和他救。

3. 社区医疗　所有社区卫生服务机构必须按照政府规定执行医疗惠民政策,针对低保、低收入人群的医疗救助政策及农村合作医疗等制度。除了提供一般常见病、多发病和诊断明确的慢性病的医疗服务,对上级医院转回的恢复期病人提供跟踪服务外,还开展疑难病症的转诊,急危重症的现场紧急救护及转诊,提供家庭出诊、家庭护理、家庭病床等家庭医疗服务。

4. 社区康复 世界卫生组织医疗康复专家委员会将康复定义为"应用各种有用的措施以减少残疾的影响,使残疾人重返社会"。我国早期对于康复的理解有所不同,一般指患病后健康水平下降,治疗和休息后恢复到病前水平,是"恢复"的同义词,认为任何疾病之后都有康复过程。近年来对康复的认识逐渐接近国际定义,康复不仅仅是现有医学的延伸,而是有独特的治疗对象、目的和方法的独立专业。

社区康复是指社区对所有功能障碍对象采取综合康复治疗和指导的过程。作为整个康复医疗网络的基础终端,社区康复承担了医院、康复中心出院的病人和社区内其他需要康复治疗人员的继续康复治疗和指导工作,主要包括残疾康复、疾病恢复期康复、家庭和社区康复训练指导等。社区康复是病人整个康复过程中的重要组成部分。

5. 社区健康教育 社区健康是社区居民这一特定群体的健康状况及其围绕这一群体健康所创造的综合健康环境状况,是社区发展的一个重要目标和社会综合实力的重要标志。围绕"建设健康社区"这一目标,社区健康教育从整体上对社区居民的卫生行为和生活方式进行干预。

社区健康教育是指以社区为单位,以社区人群为教育对象,以促进社区居民健康为目标,有组织、有计划的健康教育活动。其目的是发动和引导社区人民树立健康意识,关心自身、家庭和社区的健康问题,积极参与社区健康教育与健康促进规划的制订和实施,养成良好的卫生行为和生活方式,以提高自我保健能力和群体健康水平。具体工作内容包括普及卫生保健常识,实施重点人群及重点场所健康教育,帮助居民逐步形成利于维护和增进健康的行为方式。

6. 社区计划生育 对一个国家或一个地区而言,计划生育就是在全国或整个地区范围内,对人口发展进行有计划的调节,使人口的增长同社会和经济的发展相适应。有计划、有节制的生育对于妇女的健康和优生优育都是十分必要的。社区计划生育工作包括计划生育技术服务与咨询指导,发放避孕药具等。

第二节 基层医疗卫生信息系统

一、基层医疗卫生信息系统概述

基层医疗卫生信息系统(primary health information system,PHIS)是以满足城乡居民的基本卫生服务需求为目的,满足城乡居民健康档案管理、基本医疗服务、基本公共卫生服务、基层卫生管理、健康信息服务以及医疗卫生服务协同的要求的信息系统。它的主要服务对象是社区卫生服务中心(站)、乡镇卫生院和村卫生室。基层医疗卫生信息系统利用计算机软硬件技术、网络通信技术等现代化手段,具有易用、高效、安全、可靠等特点,对社区与乡镇卫生服务进行规范化、科学化管理。该信息系统通过对基层医疗卫生服务过程中产生的数据进行采集、存贮、处理、提取、传输、汇总和分析,从而提高基层医疗卫生服务的能力和工作质量,提升基层医疗卫生服务管理水平。

《卫生信息化发展规划(2011—2015 年)》针对基层卫生服务的信息化建设提出了新的发展目标,即到 2015 年,统一标准的涵盖药物供应使用、居民健康管理、基本医疗服务、绩效考核等功能的基层医疗卫生信息系统,基本覆盖乡镇卫生院、社区卫生服务机构和有条件的村卫生室,按照三个步骤层层推进。

1. 第一阶段(2011—2012 年)　开展基层医疗卫生机构管理信息系统建设试点。国家发改委已经安排专项资金在全国范围内选择 10 个省份作为试点。四川省作为试点省份之一,中央分 2011 和 2012 两个年度下达资金 3.8 亿元,用于四川省基层医疗卫生机构管理信息系统建设,项目建设内容包括开发基层医疗卫生机构管理信息系统软件,为 20 个示范县和富顺县建设县级区域 PACS(影像存储与传输系统)集中阅片中心,建设数据中心,为 90 个县(区)乡镇卫生院、社区卫生服务中心(站)根据编制内人数按比例配置终端设备,终端设备包含个人计算机、打印机、读卡器以及为每个乡镇卫生院配置接入 VPN(虚拟专用网络)设备和内部交换机。

2. 第二阶段(2013—2014 年)　在试点基础上,以省为单位,建立涵盖基本药物供应使用、居民健康管理、基本医疗服务、绩效考核等功能的基层医疗卫生信息系统,提高基层医疗卫生服务水平。

3. 第三阶段(2014—2015 年)　为 70% 左右的基层医疗卫生机构建立管理信息系统。并鼓励由非政府组织创办的基层医疗卫生机构应用该系统;在基层医务人员服务过程中为城乡居民建立动态更新的电子健康档案,并与电子病历信息互通共享;实现基层医疗卫生机构信息在区域内互联互通;有条件的地区实现区域内基层医疗卫生机构与县级医院、对口培训和技术帮扶医院的互联互通。为全省范围内和跨省医疗卫生信息互联互通形成基础。

"十二五"期间,卫生信息化建设取得较快发展。但是,由于卫生服务本身固有的特殊性和复杂性,卫生信息化发展整体水平相对落后于其他行业。地区间卫生信息化建设发展不平衡,中西部地区信息化发展滞后于东部地区,农村地区发展滞后于城市地区。不同卫生业务领域间信息化水平差异较大,城乡一体化、乡镇一体化、城乡居民均等享有公共卫生服务资源已经成为卫生事业的发展方向,也是基层医疗机构的重要功能。

为了巩固完善基本药物制度,规范提升基层服务能力,急需加强基层医疗卫生信息化,建设基层医疗卫生信息系统。同时,基层医疗卫生机构是我国医疗服务体系的网底,基层医疗卫生信息系统是居民健康档案的一线数据来源,是构建区域医疗卫生信息化的重要基础。

二、基层医疗卫生信息系统的总体结构

为了规范基层医疗卫生信息系统建设,提高投资效率,我国近年来先后印发了《城乡居民健康档案管理服务规范》(2011 版)、《基层医疗卫生机构管理信息系统建设项目指导意见》、《基层医疗卫生信息系统基本功能规范》等文件,作为信息系统组织和实施工作中参照执行的主要技术规范和标准。

基层医疗卫生服务是整个医药卫生服务网络的网底,为了建设覆盖城乡居民的公共卫生服务体系、医疗服务体系、医疗保障体系、药品供应保障体系,形成四位一体的基本医疗卫生制度的要求,可将基层医疗卫生服务划分为健康档案管理、健康信息服务、基本公共卫生服务、基本医疗服务、运营管理和监管接口六项基本内容。图 9-1(摘自我国《基层医疗卫生

信息系统基本功能规范》)为基层医疗卫生信息系统的功能结构图。

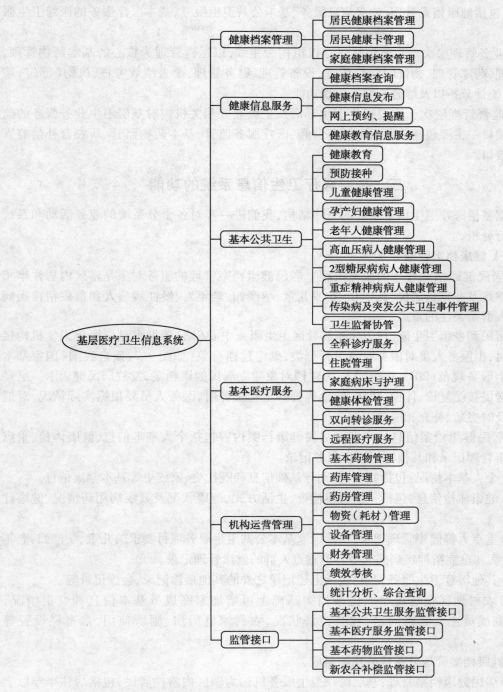

图 9-1 基层医疗卫生信息系统功能结构图

基层医疗卫生信息系统根据应用层次的不同,可将以上业务分为业务服务、业务管理、监督管理三个层次。

1. 业务服务层次 建立以居民个人为主线,以居民的健康信息为核心的健康档案管理;提供包括健康档案管理、健康信息服务、基本公共卫生服务、基本医疗服务的医疗卫生服务功能。

2. 业务管理层次 主要包括建立以机构为主线,以运营管理为核心的基本药物管理、药房管理、药库管理、物资(耗材)管理、设备管理、财务管理、个人绩效考核、机构(部门)绩效考核、统计分析以及综合查询等管理功能。

3. 监督管理层次 主要提供卫生部门及上级业务相关机构对基层卫生业务服务的监督管理接口。主要包括公共卫生服务监管、医疗服务监管、基本药物监管、新农合补偿监管等监管接口。

三、基层医疗卫生信息系统的功能

根据基层医疗卫生信息系统的总体结构,我们进一步对各个分系统的业务活动和系统功能进行分析。

(一)健康档案管理分系统

1. 居民健康档案管理的服务流程 居民健康档案管理的服务对象是辖区内居住半年以上的户籍及非户籍居民,其中0~6岁儿童、孕产妇、老年人、慢性病病人和重症精神疾病病人等人群是关注的重点。

当居民到乡镇卫生院、村卫生室和社区卫生服务中心(站)等城乡基层医疗卫生机构接受服务时,由医务人员对服务对象进行分类,确定建档对象(如图9-2,摘自我国《国家基本公共卫生服务规范(2011年版)》),为建档对象建立居民健康档案,发放居民健康卡。已经建档的居民接受复诊、体检、随访、转诊等公共卫生服务时,医务人员要根据实际情况,对健康档案及时更新、补充相应的内容。

2. 居民健康档案信息的内容 居民健康档案内容包括个人基本信息、健康体检、重点人群健康管理记录和其他医疗卫生服务记录。

(1)个人基本情况:包括姓名、性别等基础信息和既往史、家族史等基本健康信息。

(2)健康体检信息:包括一般健康检查、生活方式、健康状况及其疾病用药情况、健康评价等。

(3)重点人群健康管理记录:包括国家基本公共卫生服务项目要求的儿童、孕产妇、老年人、慢性病和重症精神疾病病人等各类重点人群的健康管理记录。

(4)其他医疗卫生服务记录:包括上述记录之外的其他接诊记录、会诊记录等。

(5)农村地区在居民个人健康档案基础上可增加家庭成员基本信息和变更情况,以及家庭成员主要健康问题,社会经济状况,农村家庭厨房、厕所使用,禽畜栏设置等信息。

3. 健康档案管理分系统的功能组成

(1)居民健康档案管理:基层医疗卫生服务机构为辖区内常住居民,包括居住半年以上的户籍及非户籍居民建立的医疗卫生服务记录。主要的业务服务功能包括:为居民采集个人基本信息,建立、修改、更新个人健康档案。健康档案的建立和维护过程见图9-3(摘自我国《基层医疗卫生信息系统基本功能规范》)。

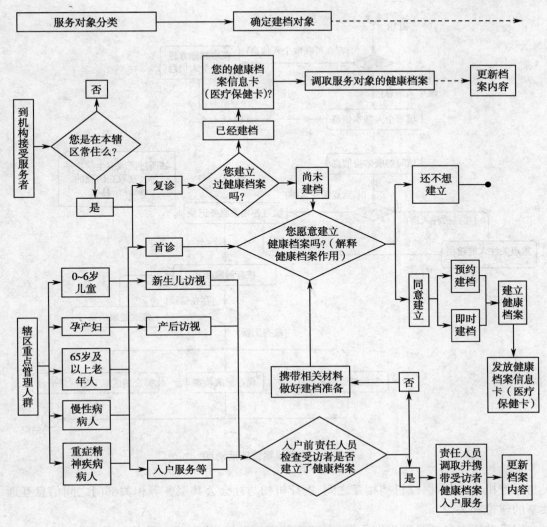

图 9-2 确定建档对象流程图

当居民个人非常住地变更时,系统应提供居民健康档案的迁出和迁入功能;居民健康档案中如果具有相同或高相似度的个人信息,确认为同一个人后可以进行健康档案合并;因为个人死亡或健康档案的重复进行合并后,要对相应的健康档案进行注销;居民健康档案在编辑期间,未进行确认之前可进行任意的删除,在健康档案得到确认以后不允许进行删除操作,所有删除操作将通过注销方式进行。注销方式是仅在健康档案中进行注销标记,并说明注销原因,并不将信息从系统中进行物理删除。但已注销的健康档案不再列入常规的统计数据。

(2)居民健康卡管理:居民健康卡是一种计算机可识别的 CPU 卡,是基层医疗卫生服务机构为建立健康档案的居民提供的电子身份识别卡。居民健康卡作为国家卫生信息化"3521 工程"框架提出的实现医疗卫生服务跨系统、跨机构、跨地域互联互通和信息共享所必须依赖的个人信息基础载体,将集社保卡、新农合一卡通、医疗机构就诊卡于一身,记录一个人从生到死的所有医疗信息。居民可以通过健康卡跨地区、跨机构就医,健康卡是实现居

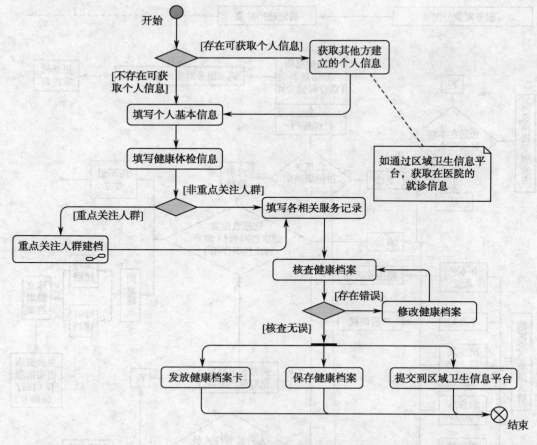

图 9-3 健康档案管理活动图

民与医疗机构之间、医疗机构相互之间、医疗机构与社会公共服务等相关部门之间信息互通共享的纽带和关键。

居民健康卡包括身份识别数据、卡识别数据、基础健康数据以及管理数据四个部分,居民健康卡管理服务是对个人健康记录的动态维护,主要业务服务功能包括:根据健康档案办理并激活居民健康卡;居民健康卡的挂失、恢复、补卡和注销功能;可通过读卡器读入居民健康卡信息,应用于健康信息查询、缴费等业务过程。

(3)家庭健康档案管理:家庭是个人健康和疾病发生、发展的重要背景,家庭通过遗传、环境、情感、社会、经济等方方面面都会对个人的生长、发育及身心健康产生影响。家庭健康档案管理是基层医疗卫生服务机构为辖区内常住居民以家庭为单位建立的基本健康信息记录,主要信息包括家庭住址、人数及每人的基本资料、建档医生和护士姓名、建档日期等(图9-4)。

（二）健康信息服务分系统

健康信息服务分系统由健康档案查询、健康信息发布管理、网上预约与提醒和健康教育信息服务四个主要功能构成。

家庭健康档案
FAMILY HEALTH RECORD

建档日期　　　年　　月　　日　档案号：| | | | | | | | | | | | |

建档单位_____　建档医生_____　建档护士_____　责任医生_____

1. 户主姓名　　　　　　家庭人口数（户口数）　　　　人　现住人口数　　　　　人

2. 家庭平均月收入：（指全家成员年收入总和除以12）_____（元）

3. 住房类型：　□平房　　□楼房（半地下　一层以上）　　住房使用面积　　m²

4. 家庭燃料类型：　□煤气/天然气　□电　□煤炉　□沼气　□其他_____

5. 厕所类型：　□居室内厕所：A.冲水式　B.非冲水式　□居室外厕所　□公共厕所

家庭其他成员信息

序号	姓名	健康档案号	与户主关系	主要健康问题	档案存放地
			户主		

图 9-4　家庭健康档案信息

1. 健康档案查询　居民个人能够通过网上信息门户按时间、按疾病类别、按服务机构等不同的检索方式查询自己的健康档案（图 9-5）。我国许多省市陆续为居民提供健康档案的网上查询服务。2011 年，苏州"智慧医疗"开通网上健康档案查询服务。苏州市民通过登录"智慧医疗·健康苏州"网站后，就可查到个人基本信息、出生证明及每次就诊的病历、报告、处方、诊断医生等信息，享受到卫生信息化带来的高效与便捷。2013 年，集个人健康档案查询、网上预约挂号、网上查询检验检查报告、网上查询就诊信息、用药信息等功能于一体的"上海健康信息服务网"正式开通。通过实名认证的健康信息服务网的注册用户，登录系统后可以查询到自己的健康档案，其中不仅包括医疗服务内容，还有出生登记、计划免疫记录、妇女儿童保健服务等公共卫生服务内容，减少了就医各环节的不便。

2. 健康信息发布管理　健康信息发布管理用于在网站或其他媒体上发布与基层医疗卫生相关的健康信息。

3. 网上预约和提醒　网上预约、提醒功能主要为居民提供基本医疗服务、基本公共卫生服务的预约，以省去排队挂号的麻烦。同时也提醒医护人员在约定时间对预约者提供相应的服务。网上预约提醒功能主要包括诊疗预约、体检预约、健康档案建档预约、预防接种提醒与预约、随访提醒与预约等功能。

4. 健康教育信息服务　健康教育信息服务是通过向居民提供网上健康知识的检索、浏览与健康知识文档的上传、下载等服务，进行健康知识的宣传教育与普及。健康教育活动的安排与管理属于基本公共卫生服务范畴，将在下文中进行介绍。

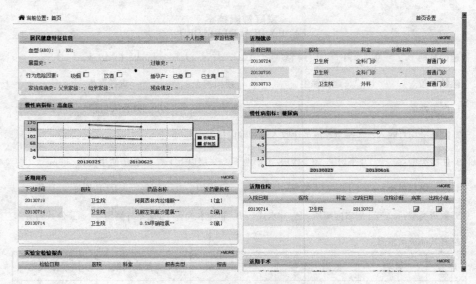

图 9-5　居民健康档案信息

（三）基本公共卫生服务分系统

1. 健康教育服务　健康教育主要是对青少年、妇女、老年人、残疾人、0~6 岁儿童家长、从业人员等人群宣传普及健康的基本知识与技能，促进公民的健康素养。基层医疗卫生服务机构的医务人员首先收集辖区内健康相关信息，明确辖区内的主要健康问题，对健康教育目标人群的健康需求进行评估。之后，制订和实施年度健康教育计划。健康教育工作通常通过以下几种形式开展。

（1）提供健康教育资料，设置健康教育宣传栏：明确辖区内常见病、多发病和季节性高发病等主要健康问题；确定健康教育的核心信息和目标人群；结合实际情况，编写健康手册、健康教育处方等健康教育资料；还可以制作一些关于健康教育的录像带等音像资料，在卫生服务机构的候诊区、观察室等场所播放。宣传栏通常设置在卫生服务机构的户外、候诊室、收费大厅等场所的明显位置，宣传栏的内容要定期更换。

（2）开展公众健康咨询活动：医务人员在确定活动的主题和内容后，准备活动的资料和场地，发放活动通知，并组织目标人群开展健康咨询活动，在活动的过程中要认真填写活动记录。

（3）举办健康知识讲座：定期举办健康知识讲座，引导居民学习、掌握健康知识及必要的健康技能，促进辖区内居民的身心健康。举办讲座前首先要确定讲座的主题，选择授课老师并编写教案，落实讲座使用的场地和设备，向居民发放通知，根据讲座举办的实际情况填写活动记录。

（4）开展个体化健康教育：是有针对性的个体化健康知识和健康技能的教育。首先要对就诊对象的健康问题、健康危险因素进行综合评估，确定健康教育的内容，之后针对性地介绍有关疾病知识、健康知识、合理用药知识和自我保健技能等。

针对上述健康教育的管理活动，健康教育服务要为基层医疗卫生服务机构提供健康教育信息的记录和管理功能（图 9-6），详细的业务服务功能包括健康教育机构（家庭、学校、医院等）及对象（儿童、青少年、妇女、老年人、从业人员、残疾人、病人、亚健康者等）的信息管理，如健康教育资料管理、健康教育计划管理、健康教育认知评价、健康教育评估、健康指导支持等。

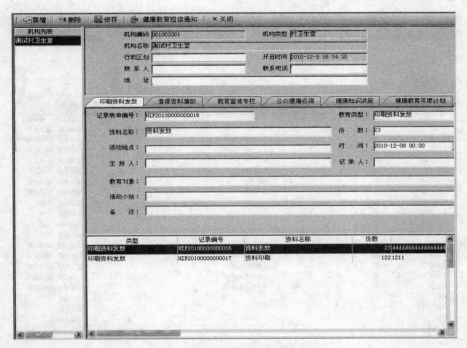

图 9-6 健康教育服务管理

2. 预防接种服务 预防接种是基层医疗卫生服务机构为辖区内所有居住满 3 个月的 0~6 岁儿童进行预防接种管理、提供预防接种服务以及以疑似预防接种反应进行处理。预防接种服务由三个活动构成。

（1）预防接种管理：及时为辖区内所有满足条件的儿童建立预防接种证和预防接种卡等儿童预防接种档案。采取预约、通知单、电话、手机短信、网络、广播通知等适宜方式，通知儿童监护人，告知接种疫苗的种类、时间、地点和相关要求。在交通不便的地区，可采取入户巡回的方式进行预防接种。每半年对责任区内儿童的预防接种卡进行 1 次核查和整理。

（2）预防接种：接种前，查验儿童档案，核对受种者信息；询问健康状况以及是否有接种禁忌等，告知受种者或者其监护人所接种疫苗的品种、作用、禁忌、不良反应以及注意事项；如实记录告知和询问情况。接种时，再次查验核对受种者相关信息，核对无误后严格按照规定予以接种。接种后，告知在接种现场观察 30 分钟，及时在档案中做好记录，预约下次接种疫苗事宜。

（3）疑似预防接种异常反应处理：如发现疑似预防接种异常反应，接种人员应按照《全国疑似预防接种异常反应监测方案》的要求进行处理和报告。

预防接种服务主要的业务服务功能包括：为辖区内所有居住满 3 个月的 0~6 岁儿童建立预防接种证和预防接种卡等儿童预防接种档案（图 9-7）；依据预防接种程序，提醒预防接种对象及接种医生按时进行预防接种；提供预防接种的预约登记；应急及群体性接种登记；疑似异常反应登记、上报等。

3. 儿童健康管理 儿童健康管理是基层医疗卫生服务机构对 0~6 岁儿童进行健康管理并施行保健服务。儿童健康管理的内容包括儿童档案登记、新生儿家庭访视、各年龄段儿童健康检查以及健康问题处理（图 9-8）。

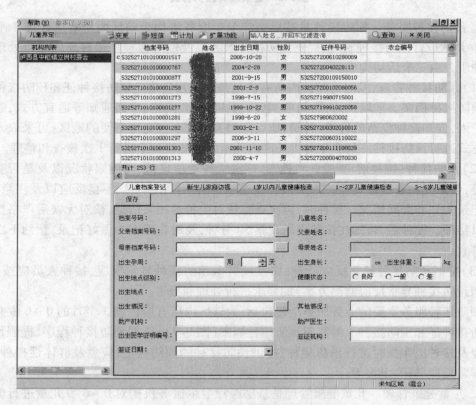

图 9-7 预防接种服务

图 9-8 儿童健康管理

4. 高血压病人健康管理 高血压病人健康管理是基层医疗卫生服务机构对辖区内35岁及以上原发性高血压病人实施的健康管理。服务内容包括高血压筛查管理、高血压健康档案管理、高血压随访与评估、高血压体检评估、高血压诊疗记录以及高血压转诊等。同时依据血压测量结果，能对高血压病人自动进行分期分级管理。

5. 重症精神疾病病人管理 重症精神疾病病人是基层医疗卫生服务机构对辖区内诊断明确、在家居住的重症精神疾病病人实施的健康管理。服务内容包括重症精神病病人健康档案管理、重症精神病病人随访与评估、重症精神病病人分类干预、重症精神病病人健康体检等。

6. 孕产妇健康管理 孕产妇健康管理是基层医疗卫生服务机构协同妇幼保健机构以及妇产医院为孕妇和产妇提供的健康检查、指导与健康干预。基层医疗卫生服务机构的孕产妇健康管理主要包括建立孕产妇健康档案、孕期的一系列健康检查与评估、孕期的随访、产后访视、正常产妇的产后42天检查等(图9-9)。

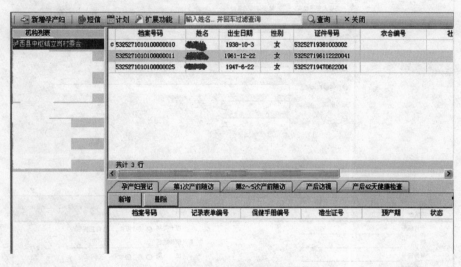

图9-9 孕产妇健康管理

7. 老年人健康管理 老年人健康管理是基层医疗卫生服务机构为辖区内65岁以上的老年人提供的健康管理。主要包括生活方式和健康状况评估、体格检查、辅助检查和健康指导等(图9-10)。

8. 2型糖尿病病人健康管理 2型糖尿病病人健康管理是基层医疗卫生服务机构对辖区内35岁及以上2型糖尿病病人实施的健康管理。服务内容包括2型糖尿病筛查管理、2型糖尿病病人健康档案管理、2型糖尿病病人随访与评估、2型糖尿病病人分类干预、2型糖尿病病人健康体检等。

9. 传染病及突发公共卫生事件管理 传染病及突发公共卫生事件管理是基层卫生疾病预防管理人员针对传染病及突发公共卫生事件进行的一项管理、报告活动。该项服务包括传染病及突发公共卫生事件的风险管理、传染病及突发公共卫生事件的发现与登记、传染病及突发公共卫生事件报告、传染病及突发公共卫生事件处理、传染病及突发公共卫生事件健康教育等过程(图9-11)。

10. 卫生监督协管　卫生监督协管是基层卫生机构协助卫生监督部门开展食品安全监督、职业病防治、饮用水安全监督、学校卫生监督以及非法行医、非法采供血监督活动。基层卫生机构的主要任务包括食品安全信息报告、职业病防治健康指导、饮用水安全巡查、学校卫生巡访、非法行医、非法采供血信息报告。

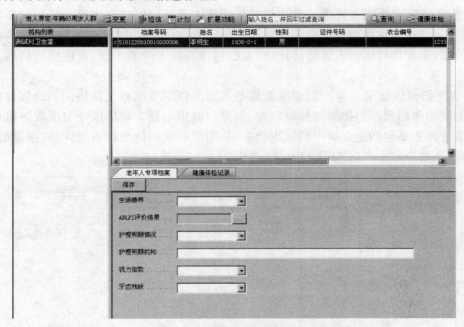

图 9-10　老年人健康管理

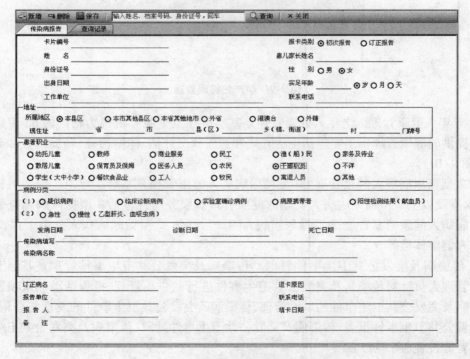

图 9-11　传染病报告和处理

（四）基本医疗服务分系统

1. 全科诊疗服务　　全科诊疗是基层卫生服务机构为居民提供的以病人为中心,以健康问题为导向,以多发病、常见病的诊疗为主导,持续照护的基本医疗服务。主要功能包括:预约、挂号与分诊,病人健康与诊疗信息查阅,全科诊疗服务,转住院、转诊、或进行相关的专项健康管理服务,划价、收费、退费、打印报销凭证、结账、统计等费用管理功能,全科诊疗统计与查询功能。

2. 住院管理服务　　住院管理是为有住院条件的基层医疗卫生服务机构所提供的信息管理服务。主要功能包括:病人及临床诊疗相关信息查阅,临床诊疗与医嘱管理,医嘱执行与打印,护理管理,住院病人管理,住院收费管理和查询统计等。

3. 家庭病床与护理服务　　家庭病床管理与护理是用于基层医疗卫生服务机构对辖区内开展的家庭病床检查、诊疗与护理进行管理的计算机应用。主要功能包括:家庭病床管理(建床、查床、撤床管理),病人管理,家庭病床服务管理(检查、随访、诊疗、护理)及费用管理。

4. 健康体检管理服务　　健康体检管理服务是基层医疗卫生服务机构开展体检业务,对其数据进行收集、整理和统计分析的计算机应用。主要功能包括:登记体检的基本信息,录入或者导入体检项目结果,系统能够根据体检数据进行自动评价,给出评价结果,通过引用健康教育服务功能,获取相关的健康指导支持,开具健康处方等。

5. 双向转诊服务　　双向转诊是基层医疗卫生服务机构对于重病、疑难病病人向定点高级医疗机构转诊,或接收定点医疗机构要求转入社区进行康复治疗的管理过程。主要功能包括:对各类疾病的转诊医疗机构进行管理登记、建立转诊协议;对于从基层医疗卫生服务机构转出的病人,登记转诊信息,并将登记结果向对应的定点医疗机构进行转输,或打印转诊单,基层医疗卫生服务机构接收来自定点机构的转诊回执;对于从定点医疗机构转入请求康复治疗的病人,发送或打印接收回执,转诊信息向相应的康复管理或全科诊疗转移。

6. 远程医疗服务　　通过信息网络获取远程医疗卫生机构或医护人员的健康服务协助。与远程医疗服务中心对接,提供远程会诊、远程健康咨询、远程数据资源共享、远程视频会议、远程监护等功能。

（五）机构运营管理分系统

机构运营管理是为基层医疗卫生机构的运营提供药品、物资、设备、财务以及个人绩效相关的管理,以实现管理的规范化和标准化。机构运营管理分系统由以下功能组成。

1. 基本药物管理功能　　主要实现纳入《国家基本药物目录》的药品管理,各省、市的增补目录管理,基本药物药品规格和商品信息管理。主要功能包括:对药品进行分类,录入基本药品信息,对基本药品进行增补、移除和调价处理,记录基本药物使用情况等。

2. 药房管理功能　　它与全科诊疗电子处方、住院医嘱管理相衔接,是基层卫生机构用于药房药品出入库,以及盘点、药品调价等过程的管理。主要功能包括:①获取处方和医嘱信息,对全科诊疗处方、住院医嘱执行划价功能;②提供对全科诊疗收费的药品明细、住院医嘱执行发药核对确认,消减库存的功能;③提供全科诊疗收费的药品金额、住院医嘱金额和药房的发药金额执行对账功能;④提供药房药品的领药、调换、退药、报损和盘点功能。

3. 药库管理功能　　是基层卫生机构用于管理药品从入库、储存到出库,以及盘点、药品调价等过程的管理。主要功能包括:①录入或自动获取药品名称、规格、批号、价格、生产厂家、药品来源、药品剂型、药品属性、药品类别、医保编码、领药人、开方医生和全科诊疗病人等药品基本信息;可自动生成采购计划及采购单,为采购、调拨、盘盈、获赠等不同方式获取的药品提供入库功能。②为领用、销毁、退药、盘亏等不同原因出库的药品提供出库功能。③提供药品盘点、调价、库存管理和有效期管理功能。④对药库中的低限药品实现低限报警功能。

4. 物资(耗材)管理功能 是基层医疗机构针对各种不列入固定资产管理的低值易耗品的管理。主要功能应包括:物资(耗材)字典管理,采购计划编制,专购品请购,入库,请领,出库,调拨,盘点,物资损益处理以及查询统计等。

5. 设备管理功能 是基层医疗机构针对设备固定资产的管理。主要功能应包括:建立与维护设备分类及设备品名字典,对设备供应商、制造商信息进行管理;编制设备台账管理,设备入库、出库、折旧、销减与增值管理,设备清查和设备状态管理,设备请领、维修管理、检定管理、设备报废管理以及查询统计等。

6. 财务管理功能 是对基层医疗卫生机构中资金的收入、支出以及国有资产进行管理和监督。主要功能应包括:提供收入预算和支出预算管理功能,对医疗卫生收入、财政补助收入、上级补助收入等进行收入管理,对医疗卫生支出、财政基建设备补助支出等进行支出管理,提供收支结余管理、资产管理、负债管理、净资产管理等功能。

7. 个人绩效考核功能 用于基层医疗卫生机构管理人员对机构或部门的综合绩效进行评定。

(六) 监管接口

基层医疗卫生信息系统需要向以下机构提供监督管理接口。

1. 公共卫生管理机构 系统要设置基本公共卫生服务监管接口,用于提供有关健康档案管理服务、儿童健康管理服务、孕产妇健康管理服务、老年人健康管理服务、高血压病人健康管理服务、糖尿病病人服务、重症精神疾病病人服务,以及传染病及突发公共卫生管理业务的监管信息。

2. 医疗卫生管理机构 系统要设置基本医疗服务监管接口,用于提供有关门急诊、住院、双向转诊、家庭病床服务和疾病随访的监管信息。

3. 药品监督机构及卫生行政管理机构 系统要设置基本药物监管接口,用于提供有关药品采购入库、出库、使用、药品库存、基本药物使用统计的监管信息。

4. 新农合监管部门 系统要设置新农合实际补偿信息监管接口,用于提供有关新农合门诊统筹补偿、住院补偿的监管信息,提供新农合管理系统的监管接口。

第三节 区域卫生信息化

一、区域卫生信息化概念

(一) 区域

我国卫生部信息化工作领导小组办公室在 2009 年发布了《基于健康档案的区域卫生信息平台建设指南》,界定了适用于我国区域卫生信息化的区域定义:区域是指具有独立财政支撑,具有完整的医疗卫生体系的行政区划地区。一般说来,区域至少是区、县,也可以是更大的地(市)、直辖市,甚至全国、全球。独立财政支撑指的是独立的税收和财政预算。这里的区域主要指行政区划中的地区(地级市、或副省级城市及直辖市的区)。

根据上述定义,街道和乡镇不属于区域,因为街道不具备独立的财政体系,而乡镇虽有独立的财政体系,但是不具有完整的疾病预防控制、卫生监督和妇幼保健等公共卫生机构。

(二)区域卫生信息化

区域卫生信息化是指:在一定区域内,应用计算机信息技术,为医疗卫生提供方、医疗卫生支付方、医疗卫生管理方及医疗卫生产品供应商提供卫生信息的采集、传输、存储、处理、分析和表达,以支持区域卫生管理,为人民群众提供最佳的医疗卫生服务。

二、区域卫生信息化的发展历史

(一)国外区域卫生信息化发展现状

近年来,为了保证公民的医疗质量和安全性,以提高医疗服务质量、提高医疗服务可及性、降低医疗成本及减少医疗风险,美国、英国、加拿大、澳大利亚等国家先后投入巨资开展了国家级和地方级的区域性卫生信息化建设。

美国医疗卫生行业著名的"医疗卫生信息与管理协会"(Health Information and Management System Society,HIMSS)对区域医疗信息网络做出的定义是:"为了改进和提高医疗卫生服务,使得医疗卫生的决策者之间,包括客户和病人能够共享医疗卫生信息,从而改进和提高医疗卫生服务,改进和提高美国国家卫生信息网规范的一整套技术、标准、法律、政策、项目和实施"。美国已经启动了国家卫生信息网络工程(the National Health Information Network,NHIN),拟定为全国范围内应用的电子健康记录(electronic health record,HER)构建一个信息交互平台,建立跨区域和医院系统的医疗卫生信息通用存取模式,在提高治疗的安全性和医疗系统的整体效率的同时降低医疗费用。为支持NHIN工程,新设立的美国国家卫生信息技术协调官(National Coordinator of Health Information Technology)提出了"区域卫生信息组织"(Regional Health Information Organizations,RHIO)的概念。RHIO可以将特定区域范围内的医院、医生诊所、诊断中心等卫生服务单位统筹管理,协调成员间的卫生信息共享,以提高地区医疗健康水平。

为搭建全国性的卫生信息网基础设施,英国政府在2003年底到2004年,陆续与多家跨国卫生信息化公司达成协议,病人可以通过该网络查阅个人的健康档案,在网上预约医疗服务,医务人员可通过该网络提供电子处方、医学影像共享和远程医疗咨询等服务。目前,英国国家卫生信息网已经取得了阶段性的成就,成为欧洲国家级卫生信息化建设的典型代表。

为了推动国家及各地区域卫生信息网的建设,2000年9月加拿大由联邦政府注资成立了名为Infoway的非营利机构,领导和负责全国范围内电子健康信息、兼容的标准、通信技术的开发和实施。从2002年开始,Infoway投资12亿加元用于推动地方卫生信息化。Infoway设计的区域医疗平台的模式分为五层:第一层是信息基础架构层;第二层是用户、服务提供者的定位和注册,目的是确认病人和医疗服务提供商的身份;第三层是临床应用层,包括药物信息系统、实验室信息系统、影像信息系统、公共卫生系统和远程医疗系统;第四层和第五层分别是互操作性层和创新与应用推广层。

在欧洲启动了"欧洲健康信息网络战略计划"(Strategic Health Information Network for Europe,SHINE)。澳大利亚的区域卫生是在每个州内,打破行政区划,按人口、自然地理条件和经济文化背景划分,并采用信息化手段来实行区域卫生服务管理。在亚洲的日本、新加坡、台湾地区等也都不同程度实行了区域卫生服务的信息化管理,有值得我们借鉴的经验。

（二）我国区域卫生信息化发展现状

我国卫生信息化建设经历了从无到有,从局部到全局,从医院向其他各个业务领域不断渗透的过程。21 世纪前主要是将医院财务管理、收费管理、药品管理等传统业务管理模式计算机化。进入 21 世纪后,依托计算机网络技术加快了业务领域的信息系统建设,如公共卫生、卫生监督、妇幼保健、新型农村合作医疗等的信息系统建设。在医院,信息化建设的重点转移到临床信息系统建设,如逐步推广 HIS、PACS、RIS、LIS 等临床信息系统。但各个机构封闭式的信息化模式使得人民群众的医疗保健行为被割裂为互不相关的各个节段,例如当一个病人从甲医院转诊到乙医院,前者的检查、诊断、治疗信息不能传递到后者,而必须重复进行新一轮的许多相同检查、诊断、治疗。双向转诊和"共享医疗"成为当前卫生信息化的焦点之一。

20 世纪 80 年代中后期,世界卫生组织和世界银行向我国介绍并推荐了"区域卫生规划"这一卫生管理和发展模式。随后卫生部利用世界银行贷款在浙江金华、江西九江和陕西宝鸡等三个地级市进行了"综合性区域卫生发展项目"的试点。1997 和 1998 年卫生部确定青海省湟中县、民和县为世界银行贷款"加强中国农村贫困地区基本卫生服务项目"的试点县,完成了地区卫生资源规划。1997 年我国颁布了《中共中央、国务院关于卫生改革与发展的决定》,1999 年又颁布了《关于区域卫生规划的指导意见》,经过近几年努力,我国各省、直辖市、自治区均制定了"区域卫生资源配置标准",200 多个地级市制订了"区域卫生规划方案"。区域规划的引进、"共享医疗"的需求,促使我国区域卫生信息化开始破冰之旅。探索建立以区域为范畴,包括社区卫生、大中型医院,乃至各种公共卫生服务为一体的共享架构,成为新的课题。

2002 年卫生部制定了《全国卫生信息化发展规划纲要（2003—2010 年）》,提出要围绕国家卫生信息化建设目标选择信息化基础较好的地区,开展以地（市）和县（区）范围为单元的区域卫生信息化建设试点和研究工作,建立区域卫生信息化示范区,总结经验后,逐渐推广。北京、上海、南京、江西和苏州等省市先后开展区域卫生信息化建设。以江苏省金坛市为例,2009 年,江苏省金坛市区域卫生信息项目一期全面启动,2010 年 5 月项目正式运行,全市逐渐形成了包含基层医疗卫生信息系统、新型农村合作医疗信息系统、市级（人民医院、中医院）医院管理信息系统、区域卫生信息平台、综合卫生信息管理平台、居民健康网、居民健康自助式一体机、居民健康档案移动采集等一整套区域卫生信息化体系。

第四节 区域卫生信息系统概述

一、区域卫生信息系统定义

目前,我国医疗卫生机构中存在各种处理业务的信息系统,例如医院使用的医院信息系统、临床信息系统、医生工作站、放射科信息系统、医学影像系统等,社区卫生服务中心和站点、乡镇卫生院和村卫生室等基层医疗卫生机构使用的基层医疗卫生信息系统,公共卫生机构使用的疾病监控系统等。为了实现不同业务信息系统之间的数据交换和共享,促进医疗、医药和医保机构的信息共享和业务协同,迫切需要建立一个区域性的卫生信息系统作为支撑。

我国卫生部颁发的《全国卫生信息化发展规划纲要(2003—2010 年)》中对区域卫生信息系统做了如下定义:"区域化卫生信息系统包括电子政务、医保互通、社区服务、双向转诊、居民健康档案、远程医疗、网络健康教育与咨询,实现预防保健、医疗服务和卫生管理一体化的信息化应用系统。"规划进一步明确"至 2006 年,拟建立 5~8 个区域卫生信息化示范区,实现区域内各个卫生系统信息网上交换、区域内医疗卫生信息集中存储与管理,资源共享的卫生信息化区域,总结经验后逐步推广。"《基于健康档案的区域卫生信息平台建设指南》中对区域卫生信息系统作了进一步的阐述:"区域卫生信息平台,是连接区域内的医疗卫生机构基本业务信息系统的数据交换和共享平台,是不同系统间进行信息整合的基础和载体。"

二、区域卫生信息系统的用户

根据上述定义,实现医疗信息的共享是实现区域卫生信息系统的核心。因此,界定区域卫生信息系统的用户首先要区分医疗信息的提供者和使用者。医院和基层医疗卫生机构等医疗卫生服务提供机构是医疗信息的主要来源,向系统提供居民的诊疗和健康档案等信息,同时也是信息的使用者。居民主要关注如何能获得可及的、优质的卫生服务,希望通过系统获取连续的健康信息、全程的健康管理,是信息的使用者。此外,CDC、卫生监督机构等公共卫生专业机构,卫生局、卫生厅等卫生行政部门,保险、药监等相关部门为了满足不同的需求,也需要使用区域卫生信息系统的信息。因此,区域卫生信息系统的用户由以下几种类型构成。

1. 居民个人　居民可以查询自己在区域内的医疗机构产生的诊疗和健康信息,可以使用全区域统一的标识在各医疗机构就诊,享受便捷的、全方位的专家门诊预约、远程咨询会诊、转诊、转检、疾病诊治、医疗咨询、健康教育、医疗保健等服务,使居民就医更方便,有效缓解"看病难"的状况。居民就诊时,可以查询检验、检查等信息,在不影响治疗效果的情况下,尽量减少在不同医疗机构间或较短时间内的重复检查,从而节省医疗费用,逐步缓解"看病贵"的问题。

2. 医疗卫生服务提供机构　医院的医务人员为了保证服务质量、提高服务效率、提供更合适的治疗方案,希望利用区域卫生信息系统获得更多的病人健康信息,例如可以调阅病人在不同医疗机构的电子处方、检验单、检查报告、医学影像等资料,在为病人诊治时可以获得治疗安全警示、药物过敏警示等提示,有效减少医疗事故发生。社区卫生服务中心等基层医疗卫生机构的医务人员可以调阅到管辖居民的所有诊疗信息及健康档案信息。同时,医疗卫生服务提供机构在为居民服务时,也要向区域卫生信息系统提供必要的信息。

3. 公共卫生专业机构　公共卫生专业机构主要包括 CDC、卫生监督机构、急救中心和突发公共卫生事件处置机构、健康教育中心。CDC 希望通过区域卫生信息系统获取疾病个案信息,用于分析区域群体疫情,对传染病、慢病、精神病等疾病进行实时监控和预警报告。卫生监督机构可以利用区域卫生信息系统中的信息以更好地对医疗卫生各领域进行监管。急救中心通过区域卫生信息系统能实现急救业务的日常受理,派车,医疗救助及应急事件急救的指挥和调度,及时获取病人的既往病史、体检、记录、家庭住址、亲属联系方式等相关信息,使医院提前做好抢救准备。在疫情和突发公共卫生事件等重大危害时期,区域卫生信息系统能辅助相关机构行使医疗资源统一调度、院前急救、医疗救治、过程跟踪与反馈等医疗救治信息服务和管理职能。健康教育中心为了更有效地开展健康教育与健康促进活动,需要获得全面准确的疾病分布情况和居民对健康教育的需求等信息。

4. 卫生行政部门　卫生行政部门主要包括卫生局、卫生厅、卫生部等机构。卫生行政部门利用区域卫生信息系统可以采集到区域全民诊疗信息、预防保健信息、公共卫生信息等全面的卫生数据,可以查阅区内医疗卫生行业各种最新的统计数据,并能全面掌握全区医疗卫生服务体系、救助体系、保障体系等方面的详细资讯。通过对这些海量数据的分析和利用,能辅助卫生行政部门有效的提高卫生服务质量、强化绩效考核、提高监督管理能力、化解疾病风险。

5. 相关部门　区域卫生信息系统的用户还包括药监、保险、民政、计生和公安等部门。这些部门主要关注的是风险管理、业务协同等方面。例如,药监部门可以获得丰富的药品使用数据,可以实时在线监测不良药物事件,提供用药分析服务;社会保险部门可以获取区域内居民的健康数据,通过统计分析,了解医疗整体面貌;计生局可以获取孕产妇保健专项档案信息。同时,区域卫生信息系统还可以从相关机构的信息系统中获取信息,例如,从民政系统获取女性人群的婚姻信息,从民政系统获取残疾人群信息,从公安系统获取出生人口信息、户口迁入人口信息,从计生委系统中获取育龄妇女信息等。

三、区域卫生信息系统的目标

1. 将区域内彼此分割的各个医疗卫生机构及各种卫生信息系统有机地连通为一个整体的卫生信息网,使各机构和系统可以相互交换和共享对方的数据,实现区域内卫生信息服务的整体变革。

2. 满足区域内广大人民群众(包括病患者)对医疗卫生服务不断增长的需求,通过共享医疗,得到转诊方便、质量优良、价格合理的医疗卫生服务。

3. 应对医疗卫生信息、医学知识爆炸性增长的信息,为各级卫生主管部门提供准确、全面的卫生数据,以支持区域性的卫生决策,支持区域卫生规划的制定和评价,支持区域卫生资源的优化配置,支持对区域卫生事业的指导与管理,包括应对 SARS 类的突发公共卫生事件、汶川地震等突发灾难的医疗卫生救护。

四、区域卫生信息系统的设计思路和主要内容

(一)建立区域卫生数据共享与交换的平台

区域卫生数据共享与交换平台最主要的基础是互操作网络。根据美国电气电子工程师学会(IEEE)和国际标准化组织(ISO)的观点,互操作(interoperability)是指"两个或多个系统之间交换数据,并相互使用所交换数据的能力"。互操作主要是在机构或组织之间进行的,需要依靠法律、合同、协调等方式来逐步推进。区域卫生信息平台正是互操作网络的典型应用。

适用于区域卫生数据共享与交换平台的互操作网络的系统架构模型有集中、分散和混合三种,我们将结合区域数据中心建设做进一步介绍。

(二)建立区域卫生数据中心

1. 区域卫生数据中心的定义　区域卫生数据中心是指在一个相对逻辑集中或物理集

中的环境中,构建一个以存储和处理区域居民健康、疾病信息,医疗机构信息,以及面向公众各种卫生服务系统信息的数据中心。这个数据中心是区域卫生数据共享与交换平台的核心,它应满足区域内社会各阶层对卫生信息交流、利用、管理和增值服务的需要。区域数据中心不等同于一个机构或组织内的数据库,它一般包括网络系统、应用服务系统、存储系统、远程容灾系统、网络管理系统等部分组成。

2. 区域卫生数据中心体系架构　区域卫生数据中心的体系架构关系到互操作网络的模型,有以下三种方式。

(1)集中式架构:是在一个区域内建立一个卫生数据管理中心,所有数据完全逻辑集中或物理集中存放在中心内,利用主索引技术(PIX)标识来识别存储的数据记录。它最大限度地保证了数据的安全性和一致性。但系统构造复杂,建设成本高,一旦遇到巨大灾难,则会使各基层应用机构相当被动。

(2)分布式架构:是一种数据物理存储分布、逻辑结构统一的设计方案。即将所有数据存储在数据采集的源头,例如社区或中心医院,而区域数据中心建立记录定位器,描述数据物理位置和内容情况,使用主索引方式标识数据归属,数据安全、认证和授权仍然采用集中控制方式。分布式开发成本低、后期维护、管理容易,但它必须允许数据的使用方能随时直接地访问数据提供方。实际上,因为各机构组织为了自身利益不允许这种直接访问和读取数据,同时系统的安全性,病人的隐私权也是障碍。

(3)混合型架构:是以区域数据中心为核心,以各机构或各专业系统自己的数据分中心为基础的两级数据存储结构。各机构或系统将内部频繁交换的数据部署在分中心,将完整的记录索引和经常使用的信息存储在区域数据中心,并按规则同步处理。该架构的安全存取、认证和授权采用集中控制,并采用主索引技术标识数据的归属。而在分中心安置前置处理机,提供数据缓冲和路由服务功能,保证中心和分中心数据的一致性。

混合式架构充分考虑了卫生行业的特点,并顺应它们的需求,混合式架构具有以下优点:①保护了各机构或系统自己独特的业务流程、保证了它们的经济利益;②保证了医疗数据在本机构(如医院)内部频繁、实时交换,适应治病救人的行业要求;③保护了各个医疗原有信息系统的投资和流程习惯,避免了"推倒重建"的风险。

美国佛罗里达州采用"混合式"架构模型建立的数据中心是成功案例。佛罗里达州卫生局将州下属的医院按地区划分成片,建立数据分中心,直接与各医疗机构的数据连接,使数据源能够提供给全州应用。而在数据中心,仅提供病人的主索引服务和记录定位服务(record location service,RLS)。病人信息通过 Web Services 在系统内传输。

当授权用户需要获取某一病人信息时,他除了在本地搜寻外,同时向数据中心服务器发出请求,中心服务器可立即提供病人的主索引和病人的记录定位服务,从而准确地定位和收集分布在不同分中心或机构服务器中的指定该病人的信息,并通过 Web Services 返回到授权用户(图9-12)。

(三)标准化

1. 为什么要实行标准化　区域卫生信息是海量的,而且类型数以百千计。目前在各机构和组织内部应用的信息系统中,数据大都是非标准化的,甚至是自定义的,在不同系统的内部集成上,往往不是采用数据交换标准,而是采用编写程序的方式。因此,当前实现区域卫生数据共享和交换的主要障碍是缺乏切实可行的标准。

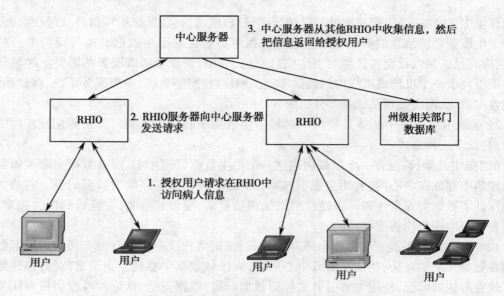

图 9-12 美国区域卫生信息管理系统佛罗里达州混合模式业务流程图

2. 如何实现标准化

（1）根据数据标准化和数据交换标准化的原理,采用国内外经典的各类标准（如 HL7、DISOM）,可以将不同机构和组织的异构数据进行交换和共享。

（2）《国家卫生信息标准基础框架》是我国卫生部主导的关于医学标准化重要课题。由此项研究颁布的《中国公共卫生信息分类与基本数据集》、《医院信息基本数据集》、《社区卫生服务基本数据集》、《妇幼保健基本数据集》以及 2009 年卫生部颁布的《健康档案基本架构与数据标准（试行）》等是区域卫生数据标准化的基础。基本数据集是卫生信息系统应用的最小数据集,是数据表达类标准,是数据元素（data element）的定义,确切定义了数据元素的表达式格式、语义和内涵,是信息交换的基础和必要条件。表 9-1 为数据元标准描述示例。

我国目前几个区域卫生信息化管理示范工程都采用了此类基本数据集,如《佛山市卫生信息数据集》,它在国家基本数据集的基础上进一步补充完善,共有 94 个子数据集,4799 个数据元,其中新增了 2030 个新数据元,有 356 个共享数据元能在 58 个干预措施之间进行数据交换。

（3）面向服务的 Web Services 集成:面向服务的集成（service-oriented integration,SOI）将传统的集成对象与开放的 Web Services 整合在一起。SOI 提供了一个抽象的接口,通过它,卫生信息系统可以进行交互,而无需使用底层的协议和自定义的编程接口来规定两个系统间如何进行通信。卫生信息只需要以服务的形式出现,选择与该服务交互的另一系统,简单发现那些服务,并在运行、应用的时候与这些服务绑定。因此,对于现有异构的卫生信息系统,不管是否符合标准,都可以利用 Web Services 提供统一的接口,能够方便地实现消息的构建、解析和传输,实现系统间的数据交换。

表 9-1 数据元标准描述示例

数据元名称	说明	类型	格式	值域、版本
身份证号(child ID)	接受预防接种儿童的身份证号码	Char	a. 18	公民身份证号码.10
IC 卡号	采用 IC 卡管理时的内部编号			
儿童姓名	接受预防接种儿童的姓名	PN	a. 30	
性别	接受预防接种儿童的社会性别	CE	nl	GB/T2261.1.2003 个人基本信息与分类代码性别代码.10
出生日期(birth date)	接受预防接种儿童的公元纪年日期	TS	yyyymmdd	
监护人姓名(guardian)	接受预防接种儿童的母亲姓名	PN	a. 30	
监护人职业	儿童监护人的职业	PN	a. 30	GB/T 17538—1998(全国干部人事管理信息系统数据结构)
联系地址(contact add)	儿童监护人当前居住的通信地址	AD	An. 100	
联系电话(contact tel)	儿童监护人办公电话	TEL	n. 20	
办公室电话	儿童监护人办公联系电话	TEL	n. 20	
建档日期(register date)	儿童首次建立预防接种档案	TS	yyyymmdd	

（四）健康档案

1. 健康档案的意义 健康档案是居民健康管理（疾病防治、健康保护、健康促进等）过程的规范、科学记录。是以居民个人健康为核心，贯穿整个生命过程，涵盖各种健康相关因素、实现多渠道信息动态收集，满足居民自我保健和健康管理、健康决策需要的信息资源。

健康档案对区域性甚至全国性的卫生信息化建设是举足轻重的。典型例证是 2004 年 4 月 27 日美国总统布什发布第 13335 号行政命令，要求在 10 年内对全美国绝大多数人实现能够使用互操作的电子病历这一目标。实际上，无论在发达国家还是在当前的中国，常将健康档案作为区域卫生信息系统的核心，将共享医疗作为系统的主要目标。科技部"区域协同医疗服务示范工程"，佛山、江门、深圳等区域卫生信息工程均如此。

2. 健康档案的系统架构 详见第八章第三节。

3. 健康档案信息共享 居民的健康档案信息通常分散在医院、基层医疗卫生机构、公共卫生机构等部门。区域卫生信息系统可以为居民在数据中心建立主索引，采集居民在区域内各医疗机构产生的就诊记录、实验室检验报告、医学影像检查报告、住院病案和其他卫生服务信息,形成完整的诊疗信息和健康档案数据,可以解决区域内健康档案信息共享问题。

(五)组织与管理

区域卫生信息管理是一个在政府主导下的庞大工程。第一,需要经过慎重探讨、理论求证、经验总结而制订出整体规划和分步实施计划;第二,必须要有一个强有力的组织机构;第三,要制定一整套运行机制和规范;最后,要进行周密的实施或严格的评价。中国区域卫生信息化可能要经历十年至二十年的发展才能成熟,充分认识其建设的长期性、复杂性,坚定而慎重地推进是必要的。

(六)法规、隐私与安全

区域卫生信息共享和交换促进居民医疗健康,同时也对居民信息的隐私和安全造成了隐患,这是一把"双刃剑",因此必须出台相应的法规。在这方面,我们除了电子病历签名法以外,其他还在探索之中。

第五节 区域卫生信息系统的建设

一、区域卫生信息系统的服务

(一)身份识别服务

我们在基层医疗卫生信息系统一节中提到过居民健康卡,它是基层医疗卫生服务机构为居民提供的电子身份识别卡,集社保卡、新农合一卡通、医疗机构就诊卡于一身,使居民跨地区、跨机构就医。然而,我国基层医疗卫生信息系统还处于建设阶段,目标是到2015年为70%左右的基层医疗卫生结构建立管理信息系统。因此,在居民健康卡普及之前,居民在医疗机构享受诊疗保健服务时,仍会用到多个发卡机构发放的电子凭证。例如,参保人员在定点医院门诊报销时可以使用医保卡;在办理医疗、失业、养老、工伤和生育等社保事务时会用到社会保障卡;同时,那些信息化水平较高的医院为了为病人提供更快捷优质服务,推行了医院内部通用的就诊卡。在区域卫生信息系统中,需要将同一个居民在不同医疗机构各业务条线产生的健康档案进行整合。因此,要调阅某个人完整的健康档案,要解决的首要问题就是将同一个居民在不同信息系统中存储的信息进行关联,解决个人身份识别问题。

区域卫生信息系统通过个人信息注册提供个人身份识别服务。个人信息注册是指为区域内的居民分配唯一的个人健康标识号,将居民的基本信息存储在个人注册库中,这些信息不仅可以提供区域卫生信息系统使用,还可以通过个人的健康标识号跨越多个系统使用。

(二)健康档案存储服务

区域卫生信息系统需要存储个人的健康标识号等个人基本信息,检验报告、医学影像图像检查报告、医学影像图像文件、住院相关病案、就诊病人的就诊日志等临床就诊信息,疾病预防控制、精神卫生、妇幼保健等公共卫生信息。

《基于健康档案的区域卫生信息平台建设指南》根据健康档案信息的分类,将健康档案存储服务分为七个存储库。

1. 个人基本信息存储库 包括个人基本信息。

2. 主要疾病和健康问题摘要存储库 包括血型、过敏史、慢病信息等与个人健康相关基础摘要信息。

3. 儿童保健存储库 包括出生医学证明、新生儿疾病筛查、出生缺陷监测、体弱儿童管理、儿童健康体检、儿童死亡管理等数据。

4. 妇女保健存储库 包括妇女婚前保健、计划生育、妇女病普查、孕产妇保健服务及高危管理、产前筛查与诊断、孕产妇死亡报告等数据。

5. 疾病控制存储库 主要包括免疫接种、传染病报告、结核病防治、艾滋病综合防治、血吸虫病病人管理、职业病报告、职业性健康监护、伤害监测报告、中毒报告、行为危险因素监测、死亡医学登记等数据。

6. 疾病管理存储库 包括高血压病例管理、糖尿病病例管理、肿瘤病例管理、精神分裂症病例管理、老年人健康管理、成人健康体检等数据。

7. 医疗服务存储库 包括诊断、药品处方、临床检验、临床检查和医学影像等数据。

这些存储库中存储的数据涵盖了居民个人从胎儿期、新生儿期、婴幼儿期到青年期、中年期、老年期的各个生命阶段的健康信息，记录了一个人一生的健康状况，形成了一个全程健康档案。卫生医疗机构可以根据全程健康档案为居民提供多维度的健康服务，从疾病预防、治疗、愈后康复等多个角度构建以居民健康为中心的医疗服务体系，实现智能化的、个性化的全程健康档案服务，逐步提高全民健康水平。

（三）数据交换服务

数据交换服务是区域卫生信息系统的一个基本功能。区域卫生信息系统需要从各个医疗机构采集基础的业务数据，各个医疗机构之间也需要信息共享和业务协同，这些都需要通过数据交换来实现。数据交换服务至少要提供如下的一些功能：适配器管理功能、数据封装功能、数据传输功能、数据转换功能、数据路由功能、数据推送功能、数据订阅发布功能和传输监控等。

（四）数据调阅服务

数据调阅是区域卫生信息系统为用户提供的一种重要的数据利用方式，通过计算机网络和信息技术使用户能够安全便捷的访问健康档案。使用数据调阅服务的人群通常有三类：①第一类用户是医务人员。在居民个人授权后，医务人员通过身份认证进入区域卫生信息系统后，可以调阅该居民在区域范围内产生的健康记录和就诊信息。②第二类用户是居民个人。区域卫生信息系统的注册居民，可以使用联网的电脑、手机等网络终端设备登录系统，在一个友好的用户界面查询自己的健康记录和就诊信息。③第三类用户是相关机构的工作人员。例如，公共卫生机构和卫生行政部门的管理者，医保、药监、计生、公安、民政等相关部门业务人员，通过认证授权后，可以调阅与业务相关的数据。

（五）业务协同服务

七个存储库中的信息大部分来自于医院、社区卫生服务中心、妇幼机构、CDC 等机构，通过对这些信息的采集、传递和使用，可以满足医疗卫生机构之间的业务协同服务。例如，孕期妇女在社区卫生服务中心进行产前保健，在产科医院分娩，出院后，再由社区服务中心提供产后访视等产妇保健服务。社区卫生服务中心和产科医院可以通过区域卫生信息系统共享产前保健、妇女产前检查、分娩等数据实现业务协同。

二、区域卫生信息系统的建设内容

区域卫生信息系统建设内容可分为六个关键组成部分。

1. 网络支撑层 提供覆盖区域内所有医疗卫生服务机构及相关部门的内部网络和外部网络。

2. 主机服务器层 构建支撑区域卫生信息系统业务开展所需的各类服务器硬件环境。

3. 存储管理层 构建支撑区域卫生信息系统所需要的存储硬件及相关的管理软件环境。

4. 系统安全管理层 按照《信息安全等级保护管理办法》,建立信息安全保护的整体运行维护环境。

5. 区域卫生信息核心平台层 以技术手段实现标准化、规范化,支撑区域卫生业务应用的开发和部署。该层次又包括业务支撑层、数据层、数据加工层、服务总线和数据交换网关。

6. 业务应用层 应基于区域卫生业务需求,设计良好的业务流程和业务规则。业务流程具有可调整性、可扩展性和延伸性。基于区域卫生信息化平台提供的各类引擎、核心数据库引擎以及其他核心组件,开发部署各类区域卫生信息化核心应用。

三、区域卫生信息系统的技术支持

区域卫生信息系统建设过程应遵循统一规划、统一标准、统一设计,应充分利用、有机整合卫生系统现有的资源,避免重复建设,充分考虑系统的整体性、科学性和可持续发展性,采取充分论证、试点运行、分步实施、全面推广的方法。国内区域卫生信息系统建设涉及的一些关键技术如下。

(一)云计算

"云计算"的概念源于"分布式计算"、"网格计算"、"虚拟化"等概念的融合。2006 年,Google 首席执行官埃里克·施密特首次提出"云计算"(cloud computing)的概念,维基百科将"云计算"定义为一种基于 Internet 的计算方式,通过这种方式,共享的软硬件资源和信息可以按需求提供给计算机和其他设备。云计算具有使用户随时随地用任何网络设备访问通过自助的方式快速访问或部署资源,可在监控下多人共享资源池的特点,这些特点与区域医疗信息共享和业务协同的需求非常吻合。我国对云计算在区域医疗卫生信息化领域应用的研究在不断深入,李包罗在"中国区域医疗卫生信息化和云计算"一文中提出:"云计算技术可以对我国区域卫生信息化的建设在满足需求的层面给予强有力的技术支持,在考虑和设计区域卫生信息化平台的实现架构时,应给予足够的重视,甚至优先考虑。"

(二)数据库

数据库技术是为了实现区域卫生信息系统业务数据的存储,支持各类应用业务的开展,数据库应选择主流的企业级数据库管理引擎。数据库系统应遵循以下原则:①开放性和跨平台原则;②扩展性原则;③标准化原则;④安全性原则;⑤易用性及易管理性原则;⑥海量数据处理原则。

(三)数据仓库

数据仓库是以关系数据库、平行数据处理和分布式等技术为基础提出的,用于解决拥有大量数据,但有用信息贫乏情况的一种解决方案。数据仓库专家 WH Inmon 在《建立数据仓库》一书中对数据仓库给出了如下定义:"数据仓库(data warehouse)是一个面向主题的、集成的、相对稳定的、随时间不断变化的数据集合。"

数据仓库不同于数据库,传统的数据库通常用于在线事务处理,数据仓库的主要目的是利用数据挖掘、多维数据分析等技术对现有数据进行业务统计分析和医疗质量辅助分析,以辅助进行相关决策,数据的使用方式是访问而不是数据更新。数据仓库中的数据是按照主题进行组织的。李兰娟在《区域卫生信息平台建设与利用》一书中,将数据仓库的主题设计为"健康档案主题"、"慢性病主题"、"传染病主题"、"医院资源概况主题"、"住院病人情况主题"、"婴儿出生情况主题"和"预约挂号主题"。数据仓库独立于区域卫生信息系统的其他业务数据库,对数据仓库中的数据进行操作不会影响到区域卫生信息系统的功能使用。

(四)虚拟专用网

虚拟专用网(VPN)是指依靠 ISP(Internet 服务提供商)和其他 NSP(网络服务提供商),在公用网络中建立专用的数据通信网络的技术。在虚拟专用网中,任意两个节点之间的连接,并没有传统专用网所需的端到端的物理链路,而是利用某种公众网的资源动态组成的。VPN 虽然是虚拟的,并不是某个组织专有的或者是租用的封闭线路,但是又具有专线的数据传输功能。VPN 是目前国内大部分区域卫生信息专用网络的组网方式。

(五)B/S 结构的网络应用

B/S(Browser/Server)结构即浏览器和服务器结构。用户工作界面是通过 WWW 浏览器来实现,极少部分事务逻辑在前端实现,但是主要事务逻辑在服务器端实现,形成三层结构。区域卫生信息管理系统中应用业务采用 B/S 结构的网络应用,能实现不同的人员,从不同的地点,以不同的接入方式访问和操作共同的数据库。它能有效地保护数据的一致性和管理访问权限,可解决系统维护工作困难等问题。

(六)基于 XML 的接口标准

XML(extensible markup language,可延伸标示语言)是由全球信息网协会(World Wide Web Consortium,W3C)于 1998 年提出,是一种界定文本的简便标准方法,使用标记来说明描述的概念,而用属性来控制它们的结构。XML 是一种结构化的内容描述语言,它不仅可以描述内容,还可以定义所描述对象的结构。因此 XML 用来制造新的标准的描述语言,可以创造类别文件的格式定义,即在 XML 中创造出很多不同的标示语言,这种自含式的结构描述能力使其成为在网络上进行内容交换的理想描述语言。区域卫生领域内海量的医疗信息是多种多样的,除了一部分可形成结构化数据,还存在大量的描述性语言很难以结构化,例如健康档案,XML 以及相关的工具为解决这些问题提供了一些相应的手段。

(七)中间件技术

中间件(middleware)是一种独立的系统软件或服务程序,分布式应用软件借助这种软件在不同的技术之间共享资源。中间件处于操作系统软件与用户的应用软件中间,总的作用是为处于自己上层的应用软件提供运行与开发的环境,帮助用户灵活、高效地开发和集成复杂的应用软件。

■■■ 思　考　题 ■■■

1. 简述社区卫生信息系统的组成及主要功能。
2. 如何设计区域卫生信息系统的数据共享、交换平台和数据中心？
3. 如何实现区域卫生信息系统的标准化？
4. 试述区域卫生信息系统中健康档案的设计方法。
5. 论述"社区卫生信息系统"与"区域卫生信息系统"的区别与内在联系。

第十章

疾病预防控制信息系统

第一节 疾病预防控制信息系统概述

一、疾病预防控制信息系统定义

疾病预防控制信息系统（diseases prevention and control information system，DPCIS）是实现公共卫生事件的实时监测与预警、疾病的预防和控制的公共卫生信息系统，是国家突发公共卫生事件应急反应机制的重要组成部分。适用于各级疾病预防控制领域的高效、快速、通畅的综合信息平台。系统实现对公共卫生事件的实时监测和预警，为政府部门提供公共卫生决策支持，建立与公众进行公共卫生信息交流的渠道。

（一）系统特点

1. 一个公共卫生异构数据的信息处理平台。

2. 一个支持多种网络传输的公共卫生数据采集中心。

3. 采用地理信息系统（geographic information system，GIS）技术建立公共卫生事件的实时监控信息系统。

4. 在异构数据信息处理平台基础上，形成完整和可靠的公共卫生数据仓库。

（二）系统结构

我国疾病预防控制信息网络建设的目标是：综合应用计算机技术、网络技术和通信技术，构成一个覆盖中央、省、地、县四级疾病预防控制系统的高效、快速通畅的网络系统，提高疾病预防控制信息处理与传输的质量，加强宏观管理、科学决策及重大疫情和突发公共卫生事件的应急应变指挥能力，提高工作效率，保障人们健康。

1. 系统总体结构　总体结构如图 10-1 所示。

2. 疾病预防控制信息系统的功能分析

（1）应急事件管理系统。

（2）公共卫生管理系统：包括食品卫生、环境卫生、学校卫生、放射卫生、职业卫生消杀等检验报告记录，食物中毒的调查与检测结果，数据的查询及卫生统计相关报表的生成。

（3）体检管理系统。

（4）实验室管理系统：包括存储功能，资料录入功能，资料修改功能，查询功能，评价功

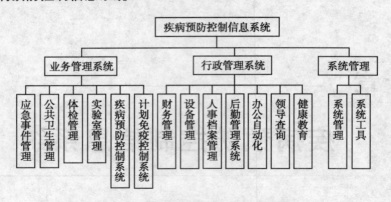

图 10-1 疾病预防控制信息系统总体结构图

能,统计功能,电子地图功能。

（5）疾病预防控制系统:包括死因统计,数理与统计,疫情预测与分析,慢性病与地方病管理,消毒杀虫管理,流行病学管理。

（6）计划免疫控制系统:包括疫苗入库,从业人员基本情况,接种对象、性别、出生年月、接种次数、常规与加强免疫,以及免疫对策。

（7）财务管理系统:包括固定资产和日常收支结算,财务统计报表的管理和生成。

（8）设备管理系统。

（9）人事档案管理系统:干部职工人事档案,职工的学习、培训、技术晋升、卫生专业干部资料,以及相关资料和科研成果全套资料。

（10）后勤管理系统:包括办公和劳保用具的出入库管理。

（11）办公自动化系统:文件的上传、下达、签阅,文字的网络协同,数据的共享及传输,档案的制作和保存,档案管理自动化,办公无纸化。

（12）领导查询。

（13）健康教育系统:健康教育网络的构建。

（14）系统管理。

（15）系统工具。

二、疾病预防控制信息系统建设原则和当前的任务

（一）疾病预防控制信息系统建设原则

1. 统筹规划,统一标准　信息系统建设通过统筹规划理顺关系,规范行为,合理布局,减少不必要的重复建设。信息系统建设是一项长期、复杂、技术性强的系统工程,应在"统一规范、统一接口"的原则下结合实际需要制定建设规划,并按规划要求分步骤、有序进行建设以求获得最大的社会和经济效益。建设的规划水平相对社会发展的需求应适度超前但不盲目追求先进,在信息系统建设的同时应同步建设应用系统,确保卫生信息资源的合理、有效利用。信息系统建设的一个关键问题是标准化和规范化。信息系统建设在标准的使用方面应遵循以下原则:有国家标准的采用国家标准;没有国家标准的采用国际标准或流行标准;没有国家标准和国际标准的可由省、市统一协调制定标准。信息系统建设的规范、代码、字典等各类标准应符合现行的管理和统计要求,具有一定的可操作性。

2. 突出重点，分步实施　信息系统建设作为一项系统工程，必须坚持突出重点、分步实施的原则。根据疾病预防控制工作的实际情况，现阶段应以建设卫生防疫信息系统为重点，同时加快建设行政办公自动化系统和社区卫生服务管理系统，以期最终实现信息系统建设的目标。

3. 加强领导，加强管理　各级领导应大力加强对信息系统建设的领导和管理，负责信息系统建设的决策，参与信息系统建设的过程。坚持信息系统建设和管理并重，建立切合实际的信息系统管理体制和机构。进一步增强网络安全意识，加强管理，提高防范能力。

4. 物尽其用，人尽其才　信息技术日新月异，信息系统建设过程中不要攀比系统和网络的先进性，应注重物尽其用，开发利用应"软硬兼施"，最大程度保护投资。充分发挥卫生防疫系统有限的信息专业人员的聪明才智，创造各种条件提高他们的专业水平和管理水平。继续在卫生防疫系统内普及信息科学技术知识，增强卫技人员和管理人员的信息化意识，操作技能。

（二）疾病预防控制信息系统当前的任务

信息系统的建设是管理者管理思想的具体体现，是疾病预防控制工作的重要技术支撑，也是我们赖以开展疾病预防控制工作的基础。

1. 加强领导，明确职责，统一规划　疾病预防控制信息化建设是对传统卫生防疫管理模式重新规划、定位和标准化、规范化的过程。疾病预防控制信息系统的规划与建设由国家统筹，分级管理。其建设采取分级负责制，各级卫生行政部门负责区域内疾病预防控制监测信息系统的行政领导和建设，各级疾病控制中心负责组织管理与实施。各地在信息化建设中，要以卫生部《全国卫生信息化发展规划纲要》为指导，避免单纯模仿手工作业方式，要充分利用信息技术应用特点，改造和规范疾病预防控制管理流程。降低投入成本，增强管理效率，提升疾病预防控制机构的竞争能力和服务水平。

资金保证是系统建设的基本条件，对于公共服务特征的疾病预防控制信息化建设项目，要纳入政府财政预算，各地卫生事业经费中应规定适当比例投入卫生信息化建设。各地应根据国家公共卫生信息系统建设的基本要求，根据各自需求水准和建设能力和条件，因地制宜地制订本地区、本部门的发展规划和建设方案。

2. 重视疫情报告和管理，完善各级传染病报告管理制度　各级卫生行政部门要进一步规范传染病报告信息的管理，建立并完善各项工作制度。各地应进一步加强传染病信息的分析和利用，建立并不断完善传染病疫情的通报和发布制度。

3. 加强公共卫生基础信息资源管理，整合信息系统建设，强化对信息的分析利用　疾病预防控制机构基本信息是对疾病预防控制工作科学宏观决策不可缺少的重要内容，这些基本资料在确定疾病预防控制的重点、制定疾病预防控制规划、卫生资源分配、处理灾害疫情和突发疾病预防控制事件中起到重要的支持和佐证作用。

4. 全面推进儿童预防接种信息管理系统建设，实现以个案为基础的预防接种信息管理　儿童预防接种信息管理系统能够实现以个案为基础的接种信息管理，及时掌握辖区内儿童预防接种动态；实现流动儿童接种信息的异地共享，为落实流动儿童的预防接种提供基础；促进预防接种服务规范化管理，方便儿童接受预防接种服务。最终实现接种信息个案管理的目标。

进一步做好疾病预防控制信息系统的建设既是机遇又是挑战，我们要充分把握当前的大好时机，通过对疾病预防控制信息化的系统规划，全面整合疾病预防控制信息资源，逐步建设国家集成的公共卫生信息资源管理平台,使疾病预防控制机构能够实现快速、高效、低成本地开展信息资源管理活动。建立疾病预防控制信息系统全局、统一的网络化业务运用;提供高效的信息检索与查询、主题事件数据的获取和信息发布。最终建立覆盖全国的信息互联互通的公共卫生信息网络,满足国家实现综合疾病监测信息管理的需求,最终实现疾病预防控制工作管理的创新。

<h2 style="text-align:center">三、疾病预防控制信息系统建设进展和存在问题</h2>

1. 疾病预防控制信息系统建设进展　信息系统的建设推动了疾病预防控制工作规范、科学管理的进程,为公共卫生管理者提供了决策分析所需的各类业务统计数据,促进了 CDC 业务工作的法治化、规范化、标准化、科学化和信息化进程。

(1)传染病疫情和突发公共卫生事件信息网络直报系统的建立使传染病防治管理产生了质的飞越。

疾病预防控制信息系统的建立和运用是对传染病疫情实时监控、预警、快速反应的重要手段,它可以实时掌握传染病疫情的发展、变化,使疫情信息的传递更加及时、准确。使有关部门能够在第一时间内及时采取应急措施,减少不必要的损失。

我国网络直报信息系统建立后,改变了传统的按月逐级报告传染病统计数据的信息管理模式,实现了由医疗卫生机构直接向中央报告疫情与突发公共卫生事件信息管理模式的创新,解决了疫情及时报告与订正、常规监测与突发事件预警、监测结果的自动预警预报、监测数据空间分布与分析问题和流动人口疫情报告管理等诸多问题。使传染病疫情信息报告上升到个案管理,做到了按日进行传染病疫情报告分析和重大疾病的个案管理,日、周、月、季、年的疫情分析工作已形成规范,为传染病疫情及时发现、及时报告、及时处理提高了基础保障,成为我国公共卫生领域信息管理模式的一次重大革命。实现网络直报后,甲、乙类传染病的报告发病数比系统建立前提高了 30%。2003 年以前,传染病疫情从医疗机构报告到县区疾病预防控制机构平均需要 4.9 天,现在缩短到 0.7 天,报告的及时性提高了 10 倍。疫情及突发公共卫生事件的及时发现和报告,提高了对不明原因疾病的发现和监测能力,显著提高了传染病控制工作水平和预测预警能力。

同时,传染病监测信息系统在信息技术方面的应用也是世界一流的。通过建立虚拟专用网络(virtual private network,VPN)及备份链路,将各级医疗机构连接在一个安全的网络内,确保信息的准确和及时,这在世界是绝无仅有的。这些技术的应用,实现了以天为单位进行疫情信息的分析统计,能够定期形成疫情日报、周报、月报、季报和年度统计分析报告。

(2)监测内容不断拓展,网络覆盖面逐步扩大:在目前的系统平台上,已组织开发了艾滋病、结核、鼠疫等多个专病、单病种监测的应用系统,作为对疫情报告信息的补充来保证信息采集管理的完整性,为最终实现单病种病例信息个案管理和疫情报告个案统一管理、医疗机构报告传染病疫情信息与疾病预防控制机构现场流行病学调查信息,以及实验室检验信息的统一管理奠定了基础。

另外,儿童预防接种信息化管理系统试点工作顺利完成。系统将为每个儿童建立免疫服务电子档案,建立分级管理的儿童预防接种信息管理数据库,实现接种信息动态统计、监测、分析,系统地收集和评价接种情况;逐步实现儿童预防接种资料联网与异地信息共享。

(3)信息管理的科学化与规范化不断加强,传染病与突发公共卫生事件信息发布机制逐步健全:《传染病防治法》专门设立一章,规定了疫情报告、通报和公布制度与要求。为进一步加强全国传染病信息报告管理工作,提高报告质量,预防控制传染病暴发、流行提供及时、准确的信息。同时,为加强我国传染病常规监测工作,卫生部已先后下发了23种重点传染病及病媒生物监测方案,对各病种的监测目的、监测内容及各级监测单位的工作职责作了明确规定。为增强全社会预防疾病的意识,尊重社会公众对传染病发病情况知情权的要求,从2004年1月开始,按照公开、透明、依法、及时原则,卫生部定期(月度、年度)向社会公布全国法定传染病疫情信息,同时向世界卫生组织和港澳卫生署通报。

(4)疾病预防控制工作信息管理模式逐步清晰:要做好传染病暴发流行预测预警,有效应对公共卫生突发事件,实现疾病预防控制决策过程科学化,及时、准确、科学地掌握信息和分析利用信息十分关键,对此各级政府和卫生部门已达成共识。

2. 存在问题 尽管我国疾病预防控制信息化建设取得了一定的成绩,但从系统建设发展的角度,仍存在许多问题。主要表现在以下几个方面。

(1)全国信息化建设及应用水平发展不平衡。

(2)传染病疫情网络直报工作质量仍有待提高。

(3)公共卫生基础信息的建设与管理仍存在空白。

(4)信息资源的利用率低:对监测和报告信息的分析利用不充分。由于疾病预防控制的信息资源多,处理要求较复杂,很难实现真正意义上的信息共享和利用。

(5)标准化程度低,信息系统建设各行其是:管理应用系统的设计、数据定义等没有统一的标准和规范,使得互联互通缺少基础,信息共享与协同工作等成为难题。

(6)统一规划、协调、管理的力度不足:由于缺乏总体的组织协调,系统自成体系,造成人力、物力、资金不能得到有效的使用,无法形成卫生信息化建设健康持续发展的合力和综合优势。

第二节 中国疾病预防控制信息系统

2003年传染性非典型肺炎的暴发,暴露了传染病监测和报告存在的问题。国务院卫生部明确提出建立畅通的疫情信息网络。要利用现代通信手段,在全国建立统一、高效、快速、准确的疫情报告系统,形成纵横贯通的信息报告网络,协助地方完善卫生信息网络与医疗机构信息网络互联互通等工作,制定疫情和突发公共卫生信息发布制度,根据需要向社会及时发布,增强人们的预防意识,督促各地区采取积极的应对措施。

一、中国疾病预防控制信息系统的发展历程

2000年2月,卫生部下发63号文件,在我国启动国家卫生信息网络建设项目,同时发布了《国家卫生防疫信息管理系统管理工作规范》(以下简称《国家规范》),拉开了我国疾病预防控制信息网络建设的序幕。按照"疫报先行"的原则,卫生部开发了"国家疾病报告管理信息系统(NDRS-2001)",于2001年5月起在江苏、安徽、福建、江西、湖北和湖南等九省市试点运行。试点获得成功之后,卫生部发出通知,要求从2002年起正式采用"国家疾病报告信息管理系统"通过网络传送疫情报告数据。

2003年4月26日起,开始非典型肺炎网络直报。2003年12月,卫生部办公厅下发了

《关于实施传染病与突发公共卫生事件网络直报的通知》,功能强大的联网数据库"中国疾病预防控制信息系统"开始启动和运行,为我国疾病预防控制工作提供了最佳的信息平台。我国政府将此项工作列入重点项目加以推广应用,要求各级疾控部门和所有医疗机构认真贯彻实施。从2004年开始,所有法定传染病和其他一些重要传染病疫情全部通过联网数据库"中国疾病预防控制信息系统"进行网络直报。

2003年11月建成国家疾病监测数据中心机房。2004年1月1日正式启动基础疫情报告系统,全国93%县级及以上医院,43%乡镇卫生院从网上报告疫情,平均每日约有5000用户上网直报,全年共有412.4万传染病个案从网上报告,全国每分钟会有3张传染病报告卡通过网络进行直报,每日平均产生1万多监测病例的个案信息。2004年4月26日正式启动医院死因报告系统,共有40万死亡案例经网上报告,估计占全国死亡的8.9%;2005年1月启动的结核病专病报告系统,使结核病的追踪、治疗信息和全国结核病基本发病信息结合,有利于了解结核病感染和控制全貌;2005年3月20日启动艾滋病专病报告系统,使艾滋病追踪、治疗信息和全国艾滋病的基本发病信息结合,有利于了解艾滋病感染和控制全貌。

二、中国疾病预防控制信息系统的总体架构

我国疾病预防控制信息系统为一个覆盖中央、省、地(市)、县(区)四级疾病控制中心和乡镇卫生院以上医疗单位的广域网,连接着全国31个省级疾病控制中心和331个地(市)级疾病控制中心的计算机局域网及其下属2863个县(区)疾病控制机构的计算机网站。各网络中心和站点通过国家公用数据网构成一个疾病预防控制虚拟专用网(VPN)。

1. 国家网和各局域网多采用星型拓扑结构,通过交换机或交换机组连接各工作站(图10-2)。各局域网管理系统软件和数据库平台为 MS Windows 2000 Sever 和 MS SQL Sever。网络通信协议用 TCP/IP 和 SPX/IPX 等,局域网接口为 10M/100M 以太口。

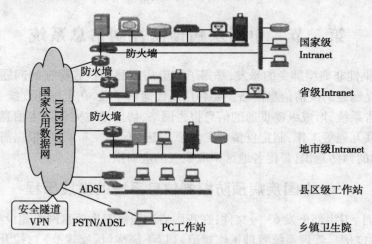

图10-2　中国疾病预防控制信息网络拓扑结构
(卫生部信息化领导小组.国家公共卫生信息系统建设方案)

2. 中国疾病预防控制信息系统为我国正在使用的大型疾病预防控制信息系统,系统平台主要为服务器程序,运行于 Internet 虚拟专用网环境,数据库放于中央一级服务器。系统运行方式为浏览器/服务器(B/S)方式,即系统安装在国家 CDC 的服务器上,用户计算机上

不需要安装本系统和任何特殊的软件,只要具备所要求的硬件和软件环境,通过 IE 浏览器输入指定的网址,就可使用本系统。为达到安全可靠之目的,卫生部规定,全国各级疾病控制机构应用 VPN 客户端软件 VRC 通过隧道访问本系统的中央服务器,医疗单位则通过公网进行信息报告与查询。完全达到安全可靠、实时共享之要求。

中国疾病预防控制信息系统应用系统则采用五层平台架构,包括操作系统平台、系统软件平台、应用系统平台、业务运行平台和业务系统功能。其中操作系统平台是应用软件运行的基础平台。系统软件平台包含 Web 服务器、应用服务器和关系数据库服务器。应用系统平台提供业务通用的服务,支持整个系统平滑扩展,为以后增加数据分析系统和知识管理系统提供基础。业务运行平台则针对突发公共卫生事件监测系统的业务需求,支持监测系统业务运行,并提供与数据采集、分析和统计相关的业务定制功能。业务系统功能则具体实现疫情报告、突发事件报告、专病管理、健康危险危害因素监测、公共卫生基础信息和重点疾病主动监测等业务子系统。

三、中国疾病预防控制信息系统介绍

(一) 中国疾病预防控制信息系统中运行的主要数据库系统

2003 年后,建设成功了以传染病与突发公共卫生事件监测报告信息系统为核心的覆盖全国的中国疾病预防控制信息系统。经过几年来的不断完善,在这个平台上,已经建设了将近 20 个不同的分系统,覆盖了疾病监测报告、突发公共卫生事件报告、症状监测、专病监测报告以及相关环境因素监测等内容。

1. 以个案为基础的疾病监测信息系统　能够满足以个案为基础的疾病监测需要,它主要包括像法定传染病报告信息系统,结核病、艾滋病、鼠疫、霍乱等重点控制的传染病专病或单病种监测信息系统,同时还要针对基于个案报告信息能够及时做出预警的自动预警信息系统。这些都是以个案监测为基础的疾病信息系统范畴。

2. 以事件为基础的监测信息系统　以事件为基础的监测信息系统,其典型代表是突发公共卫生事件报告信息系统和救灾防病报告信息系统。它以事件报告为信息管理对象,从初始报告到中间的若干次的进程报告,直到事件结束的结案报告或总结报告,均以同一起事件为单元进行管理。

3. 健康危害因素的监测信息系统　健康危害因素监测是长期、连续地收集、核对、分析健康危害因素资料,发现致病因素造成疾病暴发、传播等的动态分布信息,并将信息及时上报和反馈,以便及时采取有效干预措施的过程。包括职业危害、食品污染和饮用水等监测。通过健康危害因素指标的监测,可映射出早期预警和预测,为决策部门提供制定新政策或控制策略。

4. 基础公共卫生监测信息系统　基础性的公共卫生信息包括出生、死亡、儿童预防接种和疾病预防控制机构人、财、物的基本信息。出生和死亡是人的一生中最重要的两个生命事件,出生和死亡信息是最基本的公共卫生信息。准确、可靠、系统地收集人群的出生、死亡信息对制定我国的人口和公共卫生政策具有非常重要的意义。疾病预防控制机构基本信息是反映疾病预防控制机构能力的基础性信息。

中国疾病预防控制信息系统是当今世界最大的基于 Internet 的疾病在线直报应用系统,这是我国公共卫生信息化发展道路上的又一个里程碑。它开创了我国公共卫生领域实行"个案、实时、在线"报告的先河,带动了我国公共卫生监测系统报告流程的革命性改变。

(二)中国疾病预防控制系统登录方法

本系统安装在国家 CDC 的服务器上,用户计算机上不需要安装本系统和任何特殊的软件,只要具备以下硬件和软件环境,通过 IE 浏览器输入指定的网址,就可使用本系统。

具体步骤如下:①启动 IE 浏览器,输入网址:http://cdpc.chinacdc.cn;②进入中国疾病预防控制信息系统登录页面,并输入用户编码和密码,点击【登录】按钮即可进入《中国疾病预防控制系统》主页,如图 10-3 所示。

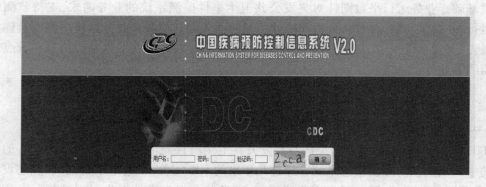

图 10-3　中国疾病预防控制信息系统登录界面

(三)疾病监测信息报告管理系统

中国疾病预防控制信息系统中最主要、最常用的子系统为疾病监测信息报告管理系统(图 10-4),其主要功能模块如下。

1. 报告卡管理　设有新增报告卡(录入完毕后数据提交到服务器保存)、报告卡浏览审核、修改、删除和查重等功能,数据可导出 EXCEL 或直接打印。

2. 统计报表　包括分地区统计表、分年龄统计表、分职业统计表等。

3. 实时统计　包括三间实时统计表。

4. 资料分析　包括根据病种排序、根据地区排序、疾病分类构成、疫情分析报表、高发地区分析、汇总疫情分析等。疫情分析报表和高发地区分析表中包含了多种统计条件,用户可以选择多个条件自由组合进行查询,得到自己想要的数据。

5. 质量统计　包括卡片审核统计、重卡信息统计、报告单位质量统计、直报情况调查、漏报县区统计、及时性统计和质量综合评价等。

6. 监测信息反馈　通过进入不同类别进行查询,可上传、下载文件和相关资料等。

四、中国疾病预防控制信息系统取得的成绩

中国疾病预防控制信息系统的建立实现了将疫情资料的计算机管理拓展到县(区)疾病预防控制机构,使疾病与公共卫生信息纵向到底、横向到边,全面及时的监测、整合与管理,真正实现了数据信息共享和资源共享,提高了疫情报告的及时性与准确性,数据处理的规范化与标准化,改变了疫情资料手工汇总、工作量大、出错率高的局面,给疫情管理人员的工作带来许多方便,大大降低了工作强度,工作效率明显提高,使各级疾

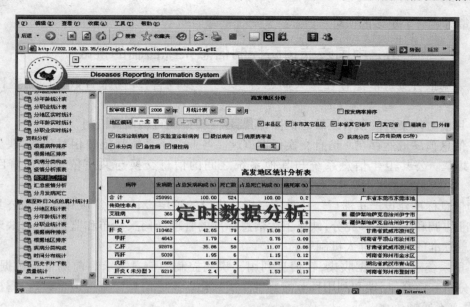

图10-4　疾病监测信息报告管理系统

病预防控制机构和医疗单位的疫情报告工作发生了质的变化,使疾病防治工作进入了崭新的发展阶段。

（一）提高了发现传染病暴发的可能性

1. 通过历史信息的比较,为传染病自动预警的实现提供了可能性。

2. 通过地理信息系统,观察聚集性病例,提示出现传染病暴发的可能性、流行地点和人群。

3. 通过不同来源数据,为实现传染病发病趋势和暴发预测提供了可能性。

4. 利用历史数据判定传染病的变化趋势。

（二）建立了统一的全国网络应用平台

将现有公共卫生信息网络延伸到各级各类医疗卫生机构,触角延伸至基层卫生单位,基本实现了纵向到底、横向到边的信息系统的网络架构。实现了各种应用信息的统一管理、简单维护、高效运行和灵活配置。通过该监测网络系统的建设,国家可根据需要,动态增加报告病种。实现了传染病疫情的按日、周分析报告,并能在此平台基础上随着信息及监测业务领域的发展而扩展其他系统的业务运用。

（三）初步实现了在疾病控制系统内部的信息反馈

实现了传染病个案从基层医疗机构到中央通过网络的实时报告,改善了传染病报告的及时性和准确性。

（四）形成有关疾病预防和控制监测的新观念

首先,改变了监测系统的运作方式,从多个相互隔离的监测系统到"国家综合疾病监测系统"的观念和运作策略逐步形成。其次,传染病预防和控制工作信息公开,政策透明,引导媒体,教育公众。

（五）建立国家综合疾病监测系统,实现数据共享

加强数据利用是监测的关键环节,各级政府部门对利用监测数据,逐步形成以证据为基础的决策方式有了更多的认可。

五、中国疾病预防控制信息系统面临的挑战

1. 数据报告质量依然存在很大问题,需要进一步改善,提高报告数据的完整性和准确性。

2. 目前对传染病的预警还缺乏把握,需要建立传染病自动预警机制。

3. 信息孤岛依然存在 信息交换任重道远。各业务子系统间依然相对独立,缺少协作和数据共享。公共卫生信息系统与其他系统之间的信息交换与共享依然存在着巨大的障碍。

4. 信息标准建设严重滞后 缺乏信息标准建设的顶层设计,跨领域和部门的公共卫生信息标准协调和统一不够充分;缺乏卫生信息标准的管理、研究、发布和监督机制,缺乏公共卫生信息标准的认证和准入机制等。

5. 重系统建设和数据收集,轻信息利用 疾病控制的信息需求目前侧重于数据收集,对数据分析和解释、反馈和利用环节需要进一步强化。缺乏信息交流渠道,信息披露机制不明确,渠道不通畅。

6. 公共卫生信息化建设发展不均衡 虽然国家级公共卫生信息化平台建设已经初具规模,但省、市级基础网络平台建设滞后,发展不平衡。

7. 卫生信息人力缺乏,公共卫生信息化的后劲不足。

8. 信息安全不足 系统在信息安全方面仍存在一定差距,系统应该在身份识别、系统审计、数据完整性、数据保密性等方面进一步进行安全加固。另外,系统中个人基本信息的保护也需加强。

第三节 国家突发公共卫生事件应急指挥信息系统

一、突发公共卫生事件概述

(一)突发公共卫生事件定义

突发公共卫生事件是指突然发生,造成或可能造成社会公众健康严重损害的重大传染病疫情、群体性不明原因疾病、重大食物和职业中毒以及其他严重影响公众健康的事件。

(二)突发公共卫生事件分类

《卫生应急工作手册》将突发公共卫生事件分成:①重大传染病和群体不明原因疾病;②重大食物中毒及职业中毒;③影响公共安全的有毒有害物质、放射性物质的泄露;④自然灾害造成的危害;⑤农药、鼠药、有毒化学品造成的危害;⑥重大医院内和实验室感染;⑦群体性疫苗接种事故;⑧其他严重影响公众健康的突发公共卫生事件。

(三)突发公共卫生事件分级判定标准

按照我国对突发公共卫生事件的分级规定,根据突发公共卫生事件的性质、危害程度和涉及范围,将突发公共卫生事件划分为四个级别。

1. 特别重大(Ⅰ级) 如发生传染性非典型肺炎、人感染高致病性禽流感或者群体性不明原因疾病病例,并有扩散趋势,或者其他特别重大的突发公共卫生事件。

2. 重大（Ⅱ级）　如发生霍乱、腺鼠疫、重大医源性感染事件等。

3. 较大（Ⅲ级）　如食物中毒一次 100 人以上。

4. 一般（Ⅳ级）　如霍乱 1 周内发病 9 例以下，一次食物中毒人数 30～99 例等。

二、国家突发公共卫生事件应急指挥信息系统建设回顾

随着我国改革开放和世界经济一体化进程的发展，国内经济与交流活动迅速增多，人群流动日益频繁。人群流动对社会进步和经济发展产生了积极作用，但也为疾病的暴发与传播创造条件。同时，环境污染、气候变化、自然灾害等问题，都对人民生活产生了威胁，特别是突发公共卫生事件的出现，不仅会影响我国经济发展和居民生活，也对我国原有公共卫生体系和突发公共卫生事件的应对能力提出挑战。2003 年传染性非典型肺炎疫情的暴发与迅速蔓延再次对国内这一体系建设的薄弱敲响了警钟。为加强我国公共卫生体系的建设，国务院提出用三年左右的时间，建立健全国家突发公共卫生事件应急机制、疾病预防控制体系、医疗救治体系和卫生执法监督体系。2003 年 5 月，国家财政投入资金，提出建设"国家突发公共卫生事件应急指挥与决策系统"项目，确立了"实现对突发公共卫生事件的动态监测与预警，面对突发公共卫生事件，能够为指挥首长和参与指挥的人员和专家提供各种通信和信息服务；提供决策依据、分析手段、指挥命令实施部署的工具和监督方法；通过指挥中心使指挥首长能及时下达命令，有效调集各种资源，实施疫情控制和医疗救治工作，减轻突发公共卫生事件对居民健康和生命安全造成威胁，用最有效的控制手段和最优的资源投入，将损失控制在最小范围内"的建设目标。

2003 年 6 月，卫生部下发了《卫生部关于国家公共卫生信息系统建设工作有关问题的通知》（卫办发[2003]212 号文），明确了国家公共卫生信息系统建设目标和建设重点。网络直报系统的建设包括国家公共卫生信息系统基础网络建设和疫情、突发公共卫生事件监测系统建设两大任务。依托国家公用数据网，综合运用计算机技术、网络技术和通信技术，初步建立连接了乡镇、县（区）、地（市）、省、国家五级卫生行政部门、CDC、各级各类医疗卫生机构的多向信息传输网络，形成国家公共卫生信息系统的网络基础，并在中国 CDC 建立了国家级公共卫生信息网络平台。

三、国家突发公共卫生事件应急指挥信息系统建设内容

（一）应急指挥系统包括五个子系统

1. 监测预警子系统　主要是通过国家、省、市、县四级监测网络，全面、快速、准确地收集、分析和报告突发公共卫生事件信息，实现分级预警，使指挥机构对可能发生的突发公共卫生事件有较准确的预先判断。

2. 应急处理子系统　主要是根据预警信息，快速组织疾病控制机构和指定医疗救治机构，调度有关人员和物资，进行现场处置，开展医疗救治，消除突发公共卫生事件的危害。

3. 人力资源子系统　主要是为系统产生相应的专家，现场处置人员，医疗救治人员，以及其他辅助人员提供查询支持。

4. 物资和技术储备子系统　主要是为应急处理提供物资、技术保障，实现动态更新。

5. 信息子系统　主要是支持以上各系统有效运行的信息平台，为决策指挥服务。

（二）突发公共卫生事件应急指挥系统建设方法和指标

1. 明确系统设计的理念和系统所要达到的整体目标和分目标。

2. 对有关疫情报告网络系统的概念进行明确的界定 如突发公共卫生事件、应急、预警、预警分级标准、直报、分级上报、预案等。

3. 制定出应急指挥系统建设应遵循的原则,制定出应急指挥系统建成后应具备的功能。

4. 构建应急指挥网络系统的系统架构,明确各子系统间的关系 制定各子系统的内容,包括各子系统的系统目标、系统功能、系统结构、系统流程、系统实现的技术路线和方法、需解决的关键问题、预期目标等。

5. 制定应急指挥系统运行的具体流程。

6. 制定预警分级与分级预案 制定应急指挥系统正常运行的制度和措施。

（三）突发公共卫生事件应急指挥系统流程

应急指挥系统是一个由众多因素构成的复杂系统,其系统流程为:监测—核实—分析—评估—报警—指挥。各要素之间存在着相互影响、相互依赖的关系。

应急系统运行的过程是:在收集"基本社会信息、监测网点信息和社会举报信息"并经过信息分析处理后,判断为低级别的公共卫生事件时,交由常规处理;如果为突发公共卫生事件,立即进行预警分级,分级信息传至信息平台和应急办公室。信息平台上预警信息传达到各子系统,子系统按照预警分级信息进行准备;应急办公室启动应急指挥部并通知信息中心进行专家定位,组成咨询专家组。由信息平台提供的建议预案到咨询专家组与应急指挥部共同确定应急分级预案,再由应急指挥部分步指令进行人员、物品的资源调配。组成应急工作小组开赴现场进行现场处理。现场处理时将现场的动态状况反馈传递到信息平台,应急指挥部和各子系统进行动态调节(图 10-5)。

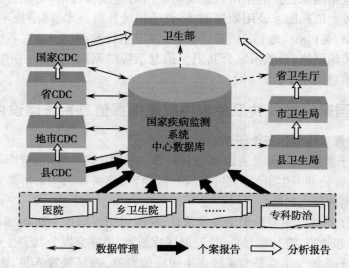

图 10-5 国家疫情与突发公共卫生事件监测系统运作模式
（卫生部信息化领导小组．国家公共卫生信息系统建设方案）

（四）突发公共卫生事件应急指挥系统的组成部分

1. 信息来源 完善的信息系统由不同来源的数据整合而成。其信息来源可有以下几个方面。

(1)以病例为基础的监测(case-based surveillance):监测目标疾病的发病和死亡情况(如我国现有的传染病报告和监测系统)。通常有以下来源:医院门诊、急诊室的疾病、症状监测、公共卫生实验室监测和死亡登记。

(2)以事件为基础的监测(event-based surveillance):包括与人类疾病发生有关的事件和与动物疾病、食物、水和环境污染有关的事件。下列相当一部分监测也叫症状监测,可有以下来源:药品和医疗相关物品的销售监测、中小学生的缺课监测、动物和媒介监测、食品安全监测、环境监测、公共卫生设施、气候监测、水文监测、社会求助热线监测(120、119 等),以及非专业渠道的信息来源。

(3)不同来源信息之间的整合与共享:突发公共卫生事件的突发性决定了只有通过多渠道的信息采集,通过对相互独立并互为补充的数据源提供的整合信息进行比较,从而更加提高系统的灵敏性。一些非常规的并且在多个监测系统中显示一致的变异往往更能提示突发事件的发生。因此要打破目前存在的各部门、各系统的"信息孤岛"现状,将现有的各种监测信息整合在一个信息平台上,根据实际情况不断扩充其他信息来源,使各类信息互补,从而提高信息的利用价值。

另外,突发事件的发生发展与国家和地区自然生态环境、经济社会发展、人口迁移和流动等密切相关。因而还要与气象、水文、地理,统计、公安、人口部门建立信息交换、协调机制,互通信息,资源共享。

2. 预警监测指标体系 优先监测目标事件的选择要从以下几方面考虑:事件的发生是否有很大的危害性(发病率、伤残率、死亡率),事件是否有潜在的较大流行发生,是否是国家或地区疾病预防控制项目中的特异性目标事件,是否可通过早期采取行动来预防控制,充分考虑当地现有的资源。

监测的目标事件和监测指标要有明确的定义并标准化以便于不同来源信息的比较、整合和共享,并要随着具体情况的变化不断进行调整和完善。针对每一个具体的目标事件,要根据事件的特征,遵循敏感性、及时性和可操作性的原则来选择能反映其发生先兆的一系列有内在联系的监测指标,从不同角度,多层次、全方位地早期提示突发事件的发生。

3. 信息收集、分析、反馈与报警系统 针对突发事件的特点可以采取常规监测和哨点监测的方法收集信息。分析信息的第一步是对资料进行质量检查,同时要将信息及时反馈,使所有应该了解公共卫生监测信息的单位和个人都能及时获得,以便能对疫情迅速作出反应,明确工作重点和研究方向。将同一目标事件不同监测指标的信息汇总在统一的平台上,通过对其横向比较、核实,对目标事件的情况进行分析和评价,确认事件发生危险的可能性及严重程度,及时报警。

4. 预警反应启动系统 突发公共卫生事件的早期预警是为了及时采取相应的应急反应,将突发事件的危害降低到最小。有关部门在接到报警信号后,要立即启动相应地应急预案,有效应对各种突发事件。

突发公共卫生事件预警系统要依托现有的国家卫生信息网络,利用已有的人员、资源和设备,将目前存在的传染病监测、食物中毒、职业中毒、环境卫生监测、实验室诊断整合成统一的信息平台,逐步扩大卫生信息网络覆盖面,对监测目标事件的不同来源渠道的信息分析整合后达到早期预测、预警的目的。

四、国家突发公共卫生事件应急指挥信息系统建设成果

1. 管理模式和应用系统平台建设 首先,从业务方面建立了以传染病疫情报告和突发公共卫生事件为核心的基本业务管理模式;涵盖与核心疾病预防控制业务相关的基本公共卫生信息、健康危险危害因素监测、死亡病例报告、重大疾病主动监测和国家重点控制疾病等专病或单病种的监测业务应用。其次,在系统架构方面,根据全国网络应用平台的要求,建立了统一的应用系统平台,实现了各种应用信息的统一管理,简单维护,高效运行和灵活配置;建立了统一的业务运行平台,实现各种业务功能的定制开发和灵活配置管理,以保证系统稳定、高效运行;建立了完善的安全管理体系,保证系统和数据的安全;并适应长期发展变化的业务需求。

2. 信息系统建设 目前,在该应用系统平台上,已构建完成了《传染性非典型肺炎个案专报报信息系统》、《传染病与突发公共卫生事件监测信息系统》、《重点控制传染病监测自动预警信息系统》等应用系统。同时完成了为该系统运转配套的《传染病信息报告工作管理规范》(试行)的起草。从2004年1月在全国范围内开展了37种传染病和突发公共卫生事件网络直报运行,同年4月份后正式启用。

3. 系统应用初见成效

(1)网络直报实现了以传染病病例个案报告为基础的医疗机构网络直报工作,解决了疫情及时报告与订正、常规监测与突发事件预警、监测结果的自动预警预报、监测数据空间分布与分析和流动人口疫情报告管理等诸多问题。实现了传染病疫情的按日、周分析报告,并建立了省级以上卫生行政部门按月向社会公布法定报告传染病疫情的制度。

应该说,我国疫情和突发公共卫生事件网络直报系统无论在规模上还是实际应用效果上,是世界罕见的。系统建成后,包括WHO以及美国、日本、荷兰、越南等国家的卫生组织先后来进行参观和交流,并给予了充分的肯定。网络直报的实施,是我国传染病疫情信息管理工作的一个质的飞跃,它为各级卫生行政部门及时掌握疫情信息,迅速应对和科学决策提供了基础条件。

(2)上海市突发公共卫生应急信息系统正式启动,这是上海市加强公共卫生体系建设三年行动计划中的重点工程建设项目,总投入高达9870万元。此项应急信息系统包括两个网络平台:一是连接全市600余家各级各类医疗卫生机构和市、区两级卫生行政部门,覆盖全市公共卫生体系的网络平台;二是连接市区两级卫生行政部门、CDC、卫生监督所和市属主要医院,全市公共卫生体系核心应急处置单位和主要医疗救援单位的网络平台。这个系统还包括四大数据库,分别为医疗业务数据库、疾病控制数据库、卫生监督数据库和卫生资源数据库;四大应用系统,即突发公共卫生事件应急指挥决策支持系统、公共卫生监测预警系统、突发公共卫生事件报告系统、突发公共卫生事件应急处置系统。

五、突发公共卫生事件应急指挥系统的建设经验

1. 我国突发公共卫生事件预警系统的建立是一个崭新、长期而复杂的系统工程,需要全社会的共同参与,不可能一蹴而就。要在借鉴国外发达国家和发展中国家预警系统建设经验教训的基础上,结合我国的实际情况,有计划、有重点、分步骤地来完成。

2. 建立国际化的疾病监测网络和公共数据库 成功的疾病监测有助于早期预警,医院

是各国疾病监测网的重要终端。发达国家的监测系统往往都有一个非常专业化的信息中转、加工和集散中心，这正是中国的最大不足。国际化和标准化是公共卫生预警监测体系建设的大势所趋，也是中国与国际接轨的必由之路。

3. 国际化、高效的应急反应体系是公共卫生体系的保障　全面监测和及时预警为防范新发、突发传染病提供了可能，高效的应急反应体系才是成功的保证。

第四节　地理信息系统

疾病的空间分布与地理地貌、生态景观、人文环境有密切的关系，研究这些关系对人们正确地认识疾病的空间分布规律具有重要的流行病学意义。以前，处理多维数据的困难性和复杂性限制了这一领域的研究工作，预防医学工作者难以对复杂的空间信息进行有效的处理，尤其是涉及大范围、多因素的动态研究，更缺乏合适的空间数据管理和分析工具。近年来，地理信息系统迅速发展给这些研究带来新的机遇。目前这一技术已在流行病学领域被广泛地研究和应用，这将对疾病的预防和控制工作产生深刻影响。

一、地理信息系统概述

地理信息系统（GIS）的定义通常取决于定义者的学术背景和研究目的，而且也随着信息技术的发展而变化。一般而言，地理信息系统是地球科学与信息技术交叉产生的、为地理研究和决策而建立的计算机技术系统。它以地理空间数据库为基础，具有强大的处理空间数据的能力，如地图数字化、矢量和图像的浏览查询、基于空间数据的分析、三维模拟、虚拟现实和地图输出等。在计算机软、硬件的支持下，运用系统工程的理论方法，对空间相关数据进行采集、管理、操作、分析和模拟，并采用地理模型分析方法适时提供多种地理信息，实现对信息的快速、精确、综合管理分析，完成人力很难完成的任务。

20 世纪 60 年代中期，RF Tomlinson 和他的同事们为了使用计算机技术从事自然资源管理和规划，发展了第一个地理信息系统——加拿大地理信息系统（Canadian GIS，CGIS）。20 世纪 70 年代，GIS 技术的主要进展发生在北美和英国的一些大学与研究机构，商业软件开始提供市场。这时期技术上探索的主要目的在于寻求稳定、可靠的存储和分析地图数据的数据模型和数据结构。拓扑和图论的引入提供了关于二维数据的逻辑一致描述方法，是这一时期的突破。20 世纪 80 年代，计算机技术应用的鲜明特点是个人机与工作站的普及，以及关系型数据库技术的标准化与工业化。与此同时，空间数据结构、索引方式和空间数据库取得长足进度，更加稳定、完善、可操作的 GIS 软件进入市场，并广为政府部门所用。1986年，Peter Burrough 出版了第一本地理信息系统方面的教材。1987 年，国际地理信息系统杂志（*Int J GIS*）开始发行，*Int. S. Geographic system* 和 *Transaction GIS* 也是两个重要的学术刊物。这些出版物加上一系列有关的学术活动，有力地促进了地理信息系统本身的技术发展，使研究者将视野拓展到空间理论及地理信息科学的广泛领域。20 世纪 90 年代后期，以全球信息网络的兴起为基础，地理信息系统进入产业化和社会化阶段，从单用户的桌面系统和专业化的部门系统，转向基于网络的公众参与系统；从单一结构层次和客户机服务器模式二层结构，转向基于技术的三层结构。强调开放型的，即基于 Internet 的、可互操作的、可公众参与的，为社会提供廉价的地理信息和相应的服务。

目前,实际应用方面的研究越来越多样化,面向各种专业用户开发的实用地理信息系统及相关技术的发展非常迅速,已从资源调查、军事决策等专业用户转向商业、科研、交通、旅游、农业和医疗卫生等广泛的用户市场。

我国 GIS 的发展较晚,经历了四个阶段,即起步(1970—1980 年)、准备(1980—1985 年)、发展(1985—1995 年)、产业化(1996 年以后)阶段。我国地理信息系统在理论探索、硬件配制、软件研制等领域经过十年的发展,取得了重大的进展。GIS 已在许多部门和领域得到应用,并引起了政府部门的高度重视。

二、地理信息系统的功能

GIS 是由数据输入系统、数据存储和检索系统、数据处理和分析系统、数据输出系统四个子系统组成(图 10-6)。

作为信息自动处理和分析系统,GIS 的功能涵盖了数据采集、分析和决策的全部过程。尽管目前商用 GIS 软件包的优缺点是不同的,而且它们在实现这些功能所采用的技术也是不一样的,但是大多数商用 GIS 软件包都提供了如下功能:数据的获取(data acquisition)、数据的初步处理(preliminary data processing)、数据的存储及检索(storage and retrieval)、数据的查询与分析(search and analysis)、图形的显示与交互(display and interaction)。数据获取是从现实世界的观测,以及从现存文件、地图中获取数据。有些数据已经是数字化的形式,但是往往需要进行数据预处理,将原始数据转换为结构化的数据,以使其能够被系统查询和分析。查询分析是求取数据的子集或对其进行转换,并交互现实结果。在整个处理过程中,都需要数据存储检索以及交互表现的支持,换言之,这两项功能贯穿了地理信息系统数据处理的始终。

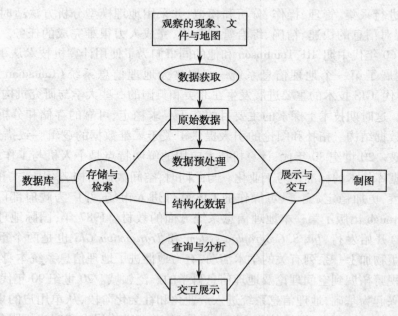

图 10-6　GIS 软件的功能

（一）数据采集、监测与编辑

主要用于获取数据,保证地理信息系统数据库中的数据在内容与空间上的完整性、数值逻辑的一致性与正确性等。一般而论,地理信息系统数据库的建设占整个系统建设投资的70%或更多,并且这种比例在近期内不会有明显的改变。因此,信息共享与自动化数据输入成为地理信息系统研究的重要内容。目前可用于地理信息系统数据采集的方法与技术很多,有些仅用于地理信息系统,如手扶跟踪数字化仪。目前,自动化扫描输入与遥感数据集成最为人们所关注。扫描技术的应用与改进,实现扫描数据的自动化编辑与处理仍是地理信息系统数据获取研究的主要技术关键。

（二）数据处理

初步的数据处理主要包括数据格式化、转换和概括。数据的格式化是指不同数据结构的数据间变换,是一种耗时、易错、需要大量计算量的工作,应尽可能避免。数据转换包括数据格式转化、数据比例尺的变化等。在数据格式的转换方式上,矢量到栅格的转换要比其逆运算快速、简单。数据比例尺的变换涉及数据比例尺缩放、平移、旋转等方面,其中最为重要的是投影变换。制图综合包括数据平滑、特征集结等。目前地理信息系统所提供的数据概括功能极弱,与地图综合的要求还有很大差距,需要进一步发展。

（三）数据存储与组织

这是建立地理信息系统数据库的关键步骤,涉及空间数据和属性数据的组织。栅格模型、矢量模型或栅格/矢量混合模型是常用的空间数据组织方法。空间数据结构的选择在一定程度上决定了系统所能执行的数据与分析的功能;在地理数据组织与管理中,最为关键的是如何将空间数据与属性数据融合为一体。目前大多数系统都是将二者分开存储,通过公共项(一般定义为地物标识码)来连接。这种组织方式的缺点是数据的定义与数据操作相分离,无法有效记录地物在时间域上的变化属性。

（四）空间查询与分析

空间查询是地理信息系统以及许多其他自动化地理数据处理系统应具备的最基本的分析功能。而空间分析是地理信息系统的核心功能,也是地理信息系统与其他计算机系统的根本区别。模型分析是在地理信息系统支持下,分析和解决现实世界中与空间相关的问题,它是地理信息系统应用深化的重要标志。地理信息系统的空间分析可分为三个不同的层次。

1. 空间检索　包括从空间位置检索空间物体及其属性和从属性条件检索空间物体。"空间索引"是空间检索的关键技术,如何有效地从大型的地理信息系统数据库中检索出所需信息,将影响地理信息系统的分析能力;另一方面,空间物体的图形表达也是空间检索的重要部分。

2. 空间拓扑叠加分析　空间拓扑叠加实现了输入要素属性的合并(union)以及要素属性在空间上的连接(join)。空间拓扑叠加本质是空间意义上的布尔运算。

3. 空间模型分析　在空间模型分析方面,目前多数研究工作着重于如何将地理信息系统与空间模型分析相结合。

（五）图形与交互显示

地理信息系统为用户提供了许多用于地理数据表现的工具,其形式既可以是计算机屏幕显示,也可以是诸如报告、表格、地图等硬拷贝图件,尤其要强调的是地理信息系统的地图输出功能。一个好的地理信息系统应能提供一种良好的、交互式的制图环境,以供地理信息系统的使用者能够设计和制作出高质量的地图。

GIS 是一种特殊的信息系统,与其他一般的信息系统相比,GIS 具有空间特性。GIS 在分析和处理问题中都使用空间数据和属性数据,并通过数据库管理系统将两者联系在一起共同管理、分析和应用,从而提供了一种基于地理对象的新思维方法。而管理信息系统(MIS)只有属性数据,即使存在图形,也是以图像的形式存放,不能进行有关空间数据的操作,如空间查询、检索、网络拓扑分析。GIS 强调空间分析,通过空间分析模型来分析空间数据,GIS 的成功应用依赖于空间分析模型的研究和设计。

三、地理信息系统在疾病控制领域的应用

随着 GIS 的迅速发展和广泛使用,目前 GIS 在公共卫生领域为公共卫生从业人员提供了一个有用的研究工具。医学是一个涉及微观结构和宏观系统的多分支学科,大量与宏观系统有关的数据具有空间分布特点。传染病的发生与流行、地方病的分布及病因、许多疾病的地方高发性特点以及医药卫生机构的分布等都与空间信息密切相关,医学数据资料的这种空间相关特点成为 GIS 应用的前提。

从普遍意义上理解,对疾病空间分布规律的研究正是对空间信息进行处理分析的一种具体形式。所以,GIS 在卫生领域的应用前景十分广阔。现在,这一领域的应用研究很活跃,也有很多具体应用的例子。

(一) 地理信息系统在疾病控制预警中的应用

1. **GIS 分析方法应用于虫源性疾病**　GIS 最早是在针对由蜱传播的莱姆病进行的流行病学研究中得到成功应用。Glass 等利用 GIS 对美国马里兰州巴尔的摩(Baltimore)莱姆病进行了研究,这些研究都为预测发生莱姆病的高危地区以及莱姆病的预防和疾病控制提供了科学依据。地理环境因素在疟疾流行病学研究中颇受重视,为制定全国性的疟疾干预措施提供了科学依据。

地方病及传染病控制研究一些自然疫源性的媒介疾病,都与它的宿主、媒介动物、病原体和环境之间的关系十分密切。利用资源卫星的资料,包括气候、水文、动植物分布状况,定期收集一定地域的温度、雨量及各种自然灾害信息,结合当地的疾病报告,利用技术可以编制成各种媒介疾病在不同时期的流行地图,这对疾病的发生预报起到重要的监测作用。目前,许多国家都对疟疾、黑热病、莱姆病、血吸虫病、鼠疫、霍乱、虫媒病毒性脑炎等疾病进行了类似的流行病学研究。还有一些地方病,如氟中毒、砷中毒、地甲病等疾病,其空间分布与一定的地理地貌有关,对这些疾病进行地理流行病学研究也有独到的优点。美国国家航天局与公共卫生大学合作的题为"景观生态与遥感"一文中认为,某些地区新出现的莱姆病与林地分布、鹿群增加和硬蜱滋生地分布有关。这些研究都是地理信息系统与遥感和定位技术结合,应用于流行病学研究的例子。

2. **GIS 应用于环境污染引发的疾病**　在贫穷的发展中国家,有 20% 的婴儿患过腹泻。这个问题与不同地方缺乏饮用水有关。使用 GIS 技术和风险分析评价水源对健康的影响,经统计学分析差异显著,能够估测每一类水源引起腹泻发生的概率和消灭其危害的措施和方法。

3. **GIS 应用于生物原因的自然疫源性传染病**　周方孝、刘振才等建立了吉林省达乌尔

黄鼠鼠疫疫源地的地理信息系统,建立了多个鼠疫预测预报数学模型,为鼠疫的监测预报提供了有力的工具。

(二)GIS 在突发公共卫生事件应急处理中的应用

面对突发公共卫生事件对社会造成的威胁,GIS 可提供准确和可靠的信息,辅助领导进行决策分析,并配有电子地图定位系统,可以将流行病情的发布区域通过地图显示出来,直观而方便。具有信息交流与资源共享的作用,能将一些特殊的传染病记录在系统中,方便其他人员的查询与浏览。促进和提高各工作人员的业务能力及对应急突发病情的解决能力。指挥中心能更直观地了解疫情的发生发展情况,更合理地安排调查工作的展开,使系统具有对重大的疫情指挥、监控和信息的传送功能。

(三)GIS 在医疗保健事业管理中的应用

GIS 帮助人们合理设置医疗保健机构,在确定最佳方案时,除考虑预期病人集中及交通便利外,还考虑现有医疗保健机构的位置,以避免重复建设及设置过疏而使病人就医不方便。确定地区面积的功能还能确定服务的中心点及交叉就医的情况,并清楚地显示病人就医的地理图形。

四、地理信息系统前景展望

随着计算机技术与相关空间技术的迅速发展,未来技术将与遥感、全球定位系统技术结合,将形成所谓的"地球空间信息学"技术,实现地形图与专题图输入输出自动化、地理信息共享与网络化。在预防医学领域的应用将遍布卫生网点,通过 Internet 实现资源与信息共享,这包括疾病监测、分析、防治规划、管理、决策各个过程,形成宏观、中观和微观层次的分布式决策支持系统。对某些疾病的预测,预防医学家会像今天的气象专家一样,对它们的流行程度进行准确的估计,使人们预先客观地对疾病的发生做出反应,从而减少损失,造福人类。因此,地理信息系统技术与疾病控制预警紧密结合的应用前景将非常远大。

■■■ 思 考 题 ■■■

1. 简述疾病预防控制信息系统当前的进展和任务。
2. 试述中国疾病预防控制系统取得的成绩。
3. 突发公共卫生事件分级判定标准是什么?
4. 举例说明地理信息系统在疾病预防控制中的应用。

第十一章

卫生监督信息系统与电子政务系统

第一节 卫生监督信息系统结构与功能

一、发展历史与系统需求

（一）卫生监督信息系统的发展历史

卫生监督信息报告工作是卫生监督信息工作的重要组成部分，其基本任务是依据《中华人民共和国统计法》和国家有关卫生法律、法规、政策的规定和要求，采集与卫生监督工作密切相关的数据，进行统计汇总分析，发布情况通报，为卫生监督工作提供科学依据，为社会公众服务。

多年来，通过国家、省、地（市）、县（区）卫生行政部门和各级卫生监督信息报告工作人员的共同努力，全国已形成了一个比较完善的卫生监督信息报告系统，为加强卫生监督工作发挥了重要作用。

卫生监督信息报告制度自正式实施以来，先后进行了四次重大的调整。

1. 第一次是在 1990 年，主要做了以下工作：①对以前发布的统计报表进行清理和修订，同时制定了一批新的统计报表，经国家统计局批准实施了《中国卫生监督统计报表》（统社字〔1990〕第 246 号），共有 15 类、25 张；②对各专业领域的统计报告组织进行了一些调整，形成了自上而下分工明确的报告渠道；③对以前发布的各专业领域的统计报告管理规定、办法进行了清理，于 1991 年制定下发了《卫生监督统计报告管理规定》（卫监发〔91〕第 25 号），规范卫生监督统计报告工作。规范后的卫生监督统计报表信息量较过去有所增加，覆盖面广，包括了反映公众工作、学习、生活环境及食品安全卫生状况各方面信息，报告组织系统健全，报告工作规范。

2. 第二次是在 1996 年，针对统计报告管理工作中存在的问题和统计报表本身的一些缺陷，同时由于相关公共卫生法律法规的修订，卫生部组织有关部门人员对 1990 年开始执行的《中国卫生监督统计报表》进行了修订，报国家统计局批准实施了新的《中国卫生监督统计报表》（〔96〕国统字第 52 号），共 16 类 23 张，包括 17 张汇总表，1 张调查表和 5 张个案报告卡，增加了食物中毒、放射事故等重大公共卫生事件的报告内容。

3. 第三次是在 2002 年。继 2000 年卫生监督体制改革之后，原有的卫生监督信息报告内容已不能满足卫生监督工作的需要,为适应这种变化,卫生部组织专家对卫生监督统计制度进行了重大调整,报国家统计局批准实施了《卫生监督统计报告卡》(国统函[2002]72号),共12类、25张。主要特点是将汇总表上报改变为个案报告卡方式上报,将现行法规与卫生监督执法任务结合起来,从经常性卫生监督、预防性卫生监督、公共卫生事件和被监督单位四个方面,对卫生监督统计报告工作进行了系统的调整,促进了卫生监督执法的科学化管理。

4. 第四次调整是在2007年。2005年以来,随着卫生监督体制改革的不断深化,根据卫生监督职能的调整以及卫生监督统计报告卡的使用情况,卫生部组织开展了卫生监督报告卡的修订。2007年3月,报国家统计局批准了《全国卫生监督调查制度》(国统制[2007]11号)。本次修订将"卫生监督个案卡"更名为"卫生监督信息卡",去掉了公共卫生事件的内容(保留了食物中毒),新增了传染病、医疗和采供血处罚信息的内容。主要基于以下考虑:①保留原报告卡"个案报告"的思路,避免信息流失和浪费;②适应当前卫生监督机构普遍开展的建设项目卫生审查、卫生行政许可、卫生监督检查和卫生行政处罚等主要业务工作;③为控制填卡工作量,实行"有事报、无事不报"的报告总体要求和"谁监督、谁报告"的数据归口原则;④适应统计分析需要,符合业务工作流程,并较好地融入到日常卫生监督管理工作中,充分满足"简化报告环节、精简报告内容、提高报告质量、提升工作效率"的要求。新的"卫生监督信息卡"共三大类,11个专业,20张卡,突出了"个案报告"的特点,信息卡设置更加合理、内容更加精炼、填报要求更加明确,可操作性大大提高。另外,报告的方式也从手工书面上报逐步向采用信息系统通过计算机网络报告发展。新卫生监督信息报告采用卫生监督信息个案卡形式进行网络报告,使报告信息更加及时、真实、准确和完整。

(二)卫生监督信息系统的系统需求

卫生监督信息系统业务软件包括两大类、三个系统,即卫生监督信息报告系统和卫生监督日常业务系统两大类,包括卫生行政许可审批系统和卫生监督检查和行政处罚系统三个系统(图11-1)。

《卫生监督信息报告系统》是国家级卫生监督信息系统的核心系统,通过网络实现卫生监督信息报告工作的信息化管理,在全国范围内全面收集卫生部规定的的卫生监督信息,建立全国的卫生监督信息数据库。

《卫生监督业务信息系统》是指利用计算机技术和网络通信技术,对在履行卫生监督职责各阶段中产生的数据进行采集、存贮、处理、提取、传输、汇总、加工生成各种信息,从而为卫生监督管理的整体运行提供全面的、信息化的、规范化管理的信息系统。

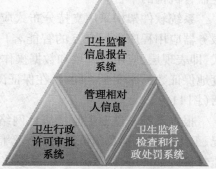

图11-1　卫生监督信息系统结构图

其中《卫生行政许可审批系统》和《卫生监督检查和行政处罚系统》是卫生监督业务信息系统的主要组成部分。

这三个系统将实现卫生监督的日常监督检查、行政处罚和卫生许可的卫生监督主要业务工作的信息化和工作信息的上报,是卫生监督信息业务系统的基本框架,既相对独立,又密切联系。其中卫生监督信息报告系统是核心和主干，是卫生监督信息报告、数据库建设和数据共享的关键，是全面掌握卫生监督信息资源的重要手段；另外两个系统是报告系统的基础和延伸，是实现卫生监督业务工作信息化的真正内涵，对基层各级卫生监督机构来说非常重要，可以有效地改进工作方式，提高卫生监督信息的采集、处理和报告效率。

1. 《卫生监督信息报告系统》的需求分析　建立国家与各级卫生监督机构之间的信息传递渠道，形成全国的卫生监督信息报告网络，实现卫生监督信息报告方式的信息化管理，建立全国的卫生监督信息数据库，是提高卫生监督信息报告的质量与效率，实现全国卫生监督信息资源共享的重要保障。

"卫生监督信息报告系统"信息的采集可以通过手工录入以及由"卫生行政许可审批系统"和"卫生监督检查和行政处罚系统"自动导入两种方式获取。

2. 《卫生监督业务信息系统》的需求分析　卫生行政许可审批系统实现各级卫生监督机构承担的卫生行政许可、审查和备案等业务工作的信息化管理，采集、处理卫生行政许可、审查和备案等管理相对人基本信息，实现动态管理，并可规范卫生行政许可、审查和备案工作程序。"卫生监督与处罚审批系统"实现各级卫生监督机构承担的卫生监督与处罚业务工作的信息化管理。它们是改变行政许可与监督处罚工作方式、提高工作效率的主要途径，也是促进政务公开、加强廉政建设的有效手段。

"卫生行政许可审批系统"、"卫生监督与处罚审批系统"的信息采集可以通过日常行政许可或行政监督和处罚工作来完成，可以为"卫生监督信息报告系统"和"卫生监督检查和行政处罚系统"提供被监督单位的基本信息。

二、卫生监督信息报告系统结构与功能说明

（一）卫生监督信息报告系统结构

国家架设国家级卫生监督信息网络平台，建议省、市及有条件的县分别架设本级的硬件网络平台，对硬件设置和网络环境等条件确实达不到要求的地方，允许其直接利用其上级卫生监督机构的平台。

系统软件架构采用支持分布式应用的 B/S 结构 J2EE 体系结构，本地通过 Web 服务和服务器应用程序进行交互的智能客户端形式。主要以基于 B/S（需支持 C/S）三层结构模式，即表现层、应用逻辑层和数据操作层，外部用户不能直接访问数据库服务器，从而最大限度地保证数据库安全。同时，在保证浏览查询者方便操作的同时确保系统更新简单、维护灵活（图 11-2）。

报告系统通过卫生监督信息网络，将被监督单位基本情况、卫生监督执法行政处罚情况、卫生监督机构及队伍建设情况等信息，逐级记录和审定，个案信息卡网上直报，各级卫生监督机构都可进行汇总产出。系统将全国重要的卫生监督信息收集汇总，为各级卫生行政部门和领导提供卫生监督决策参考和依据（图 11-3）。

卫生监督信息报告方式是国家卫生和计划生育委员会采集全国卫生监督业务信息的一种最基本的方式。2007 年 3 月，原卫生部报国家统计局批准了《全国卫生监督调查制度》（国统制[2007]11 号），确立了"卫生监督信息卡"方式。"卫生监督信息卡"共三大类、11 个专业、20 张卡，突出了"个案报告"的特点，信息卡设置合理、内容精炼、填报要求明确。信息卡的具体使用可参见《中国卫生监督信息报告工作手册》。

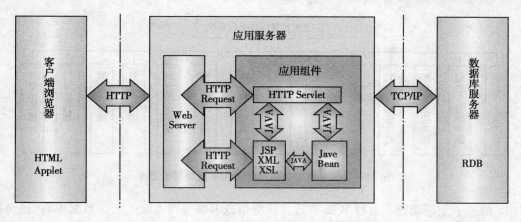

图 11-2 卫生监督信息报告系统软件架构图

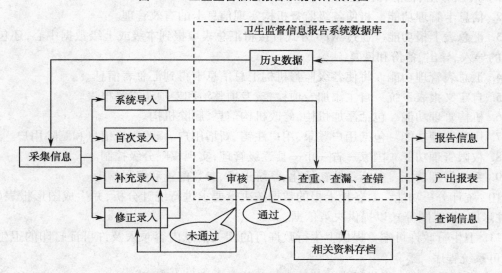

图 11-3 卫生监督信息报告系统流程图

　　系统采用混合式部署(部分集中,部分分布),实现数据的同步更新和交换,县(区)、地(市)将个案报告卡数据填报到上级信息平台,经上级机构审核后信息生效。省级可汇总本地区所有个案数据,产生各省级汇总数据;卫生部卫生监督中心则汇总全国各省上报的个案数据,汇总全国卫生监督统计数据。通过权限管理,实现对各级机构及业务人员的操作控制,各级用户只拥有对本地区数据操作的权限。系统使用范围为全国各级卫生监督机构,项目规模大,系统设计要求高。数据在各级之间交换时,必须保证其完整性和精确性。系统同时能够实现与各地的业务系统的集成,报告卡中的管理相对人信息可以直接从相应的业务系统提取。

　　系统登录网址:http://60.247.48.100/nhis/index.jsp。

(二) 卫生监督信息报告系统主要功能

　　卫生监督信息报告系统的主要功能见图 11-4,其功能说明如下。

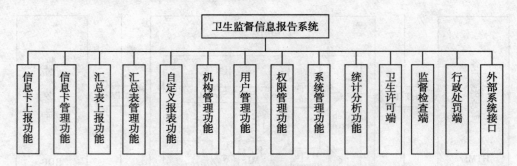

图 11-4 卫生监督信息报告系统主要功能示意图

1. 信息卡上报功能 通过 Web 方式直接将信息卡填报到本级或上级数据中心,还包括数据的导入、导出、备份和恢复。

2. 信息卡管理功能 将使各级监督机构实现信息卡的有效管理。

3. 汇总表上报功能 通过 Web 方式直接将汇总表填报到本级或上级数据中心,还包括数据的导入、导出、备份和恢复。

4. 汇总表管理功能 将使各级监督机构汇总信息卡得到汇总表信息。

5. 自定义报表系统 自主添加专项检查、专项整治和专项调查等报表。

6. 机构管理功能 包括添加机构、修改机构信息、删除机构。

7. 用户管理功能 包括用户登录、用户注销、新增用户、修改用户信息和删除用户。

8. 权限管理功能 国家—省—市—县逐级管理,实现权限分级控制。

9. 系统管理功能 包括系统初始化、系统退出、参数配置和权限管理。

10. 统计分析功能 对各地上报的数据按决策要求进行统计分析,并生成图形报表(饼图、柱形图、折线图等),以提供决策依据。

11. 卫生行政许可端 提供卫生行政许可的相关信息内容录入及许可证打印的卫生行政许可系统程序。

12. 监督检查端 提供日常监督检查相关信息内容录入程序。

13. 行政处罚端 提供行政处罚的相关信息内容录入及执法文书打印的系统程序。

14. 外部系统接口 提供与外部其他系统的接口,随着其他系统的建立(如"卫生行政许可审批系统"、"卫生监督检查和行政处罚系统"等)而取消手工录入,自动完成填报功能。

(三)卫生监督信息报告系统用户范围

系统将直接提供给全国卫生行政部门和卫生监督机构从事卫生监督工作的卫生监督人员和管理人员使用。

卫生行政部门包括卫生部、省级卫生厅局、地(市)、县(区)卫生局等卫生行政部门,他们在本系统中主要职能是对资料信息进行汇总分析、查询统计和信息审核。

卫生部卫生监督中心是本系统的建设者,在国家级层面全面负责系统的设计、运行、管理、标准制定、数据采集及分析等工作。系统主要运行在卫生部卫生监督中心数据中心机房内,负责系统的运行、管理和维护。

省级卫生监督机构管理本省范围内系统数据,负责采集、审核、汇总、上报卫生信息报告数据;根据各自实际条件建设满足国家卫生监督信息标准规范的省级卫生监督系统平台。

地(市)、县(区)级卫生监督机构是卫生监督业务信息采集上报的主要用户群,通过使用系统上报本辖区卫生监督信息数据。

三、卫生行政许可审批系统结构与功能说明

(一) 卫生行政许可审批系统结构

卫生行政许可基本管理流程见图11-5。

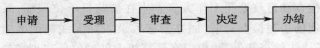

图 11-5　卫生行政许可基本管理流程图

(二) 卫生行政许可审批系统主要功能

1. 业务管理　实现处理许可业务的动态管理功能。主要包括申请登记(备案)、受理、审查步骤。

(1)申请登记:对管理相对人申请的许可(备案)项目的录入功能。

(2)受理:依据管理相对人提供的材料和申请的许可(备案)项目基本信息来认定是否受理该许可业务,并指派至相关卫生监督人员审查。

(3)审查:根据管理相对人提供材料和基本信息审查许可(备案)项目是否符合相关规定,并给出审核意见。

(4)决定:相关业务人员审核通过后由上级领导审查该许可(备案)项目是否符合相关规定,并给出审批意见。

2. 制证与文书管理　实现满足许可业务需要的所有许可文书的打印发放功能。

(1)文书打印:对许可流程中登记、受理、审查、决定步骤相关的卫生行政许可文书的打印功能。

(2)制证:依据审批意见为满足许可条件的管理相对人制作生成并打印卫生许可证。

(3)发证:将制作的卫生许可证发送至管理相对人,并提供送达回执文书。

3. 归档管理　实现许可业务处理结束后对管理相对人统一归档管理的功能。

4. 结果公示　许可项目在受理环节的审核结果、决定环节的审批结论在结果确认后进行公示,以便于申请人及公众的查询,同时提供申请人对申报的许可事项状态查询的功能。

5. 查询管理　实现许可业务根据单个或多个条件对许可(备案)的历史审批意见及基本信息和许可业务当前所在的流程步骤的查询功能,并在数据共享的基础上控制用户只能查看到其可查看的数据范围。

6. 打印和数据导出　支持报表打印和查询结果的打印;可导出全部许可结果数据,也可按查询的结果导出数据;导出许可数据可供分析决策使用。

7. 统计报表管理　可根据查询条件生成报表。

8. 流程管理　提供系统管理员关于行政许可系统的管理功能。主要包括许可事项、许可事项流程定制、许可材料定制等功能。审批流程的五大环节:申请、受理、审查、决定、办结。除申请环节外,其他四项为各许可事项的必须流程。通过流程定义和配置可以在法律允许的范围内根据实际业务需要配置流程步骤。

四、卫生监督检查和行政处罚系统结构与功能说明

（一）卫生监督检查和行政处罚系统结构

包括采集、处理各类日常卫生监督检查、监测以及行政处罚和行政控制措施信息，出具现场执法文书，对日常卫生监督检查工作进行动态管理，规范日常卫生监督检查工作，并实现与卫生行政许可审批管理、卫生监督员管理和卫生监督信息报告系统的衔接。

因为卫生监督检查和行政处罚工作大多发生在被监督单位现场，系统设计的卫生监督检查模式可以支持现场手写检查文书（回办公室后录入）、无线笔记本电脑以及掌上电脑等电子设备，进行现场执法检查和处罚，可以在计算机上处理包括非现场执法部分在内的所有卫生监督档案数据（图11-6）。

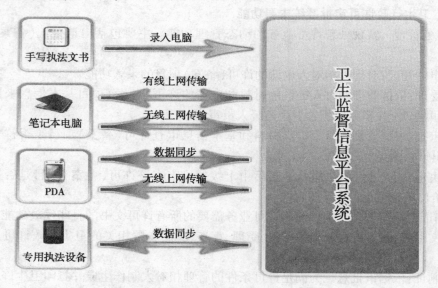

图11-6 卫生监督检查和行政处罚系统信息采集方式示意图

系统支持采用手持执法设备或笔记本电脑和便携打印机进行现场执法。监督员外出执法前只需要下载包括管理相对人基本资料和监督任务到现场执法设备中，根据任务列表对管理相对人实施现场监督检查。监督员到达现场后确认手持设备中记录的管理相对人档案资料和所属的专业，调出现场执法设备中相应的检查表，依据表中每一个检查项目进行现场评定，涉及有违法行为的情况，简易程序可以直接实施现场处罚，执法文书当场打印给管理相对人并签字。现场检查完毕后，监督员回到单位，登录到系统，连接手持设备到计算机，将监督执法结果上传输入系统数据库。涉及一般程序的行政处罚可以在系统中进一步处理。

以上模式的现场监督执法电子系统有以下特点：①执法标准统一、规范，避免检查漏项；②现场执法设备容纳所有专业的法律法规和检查标准，便于开展综合执法，实现各专业的现场日常监督检查和简易程序行政处罚；③自动打印执法文书，省去手写现场检查笔录和卫生监督意见书等执法文书；④通过系统处理一般程序的行政处罚文书，可以减少基本内容的重复书写，大大提高工作效率；⑤现场监督执法结果回传后不可修改，保证执法的严肃性。系统的重点是卫生监督检查标准和行政处罚标准的规范化、模板化的设计工作，通过现场检查

电子表单、行政处罚代码库等手段满足电子化监督执法的需要。

卫生行政处罚基本管理流程图如图 11-7 和图 11-8 所示。

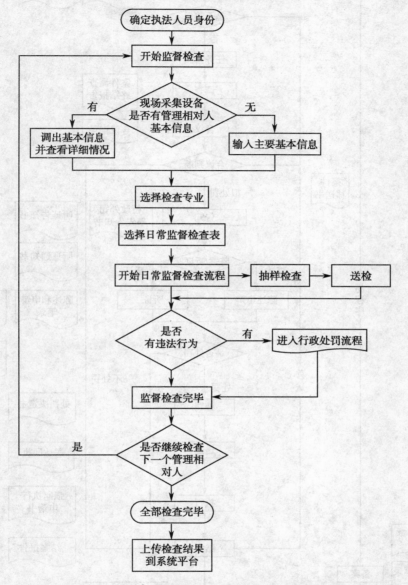

图 11-7 卫生监督检查和行政处罚系统基本业务流程图

（二）卫生监督检查和行政处罚系统主要功能

卫生监督检查和行政处罚系统的主要功能如下（图 11-9）。

1. 管理相对人档案查询 通过对卫生监督管理相对人基本档案数据库的查询，实现卫生监督员在监督工作中对管理相对人档案资料的掌握。提供面向监督频次、应监督单位等指标的查询功能。

2. 执法标准管理 实现卫生监督检查和行政处罚业务执法标准的规范化、模板化管理，通过卫生监督规范用语、监督检查表等手段实现卫生监督执法标准的规范化。支持对监

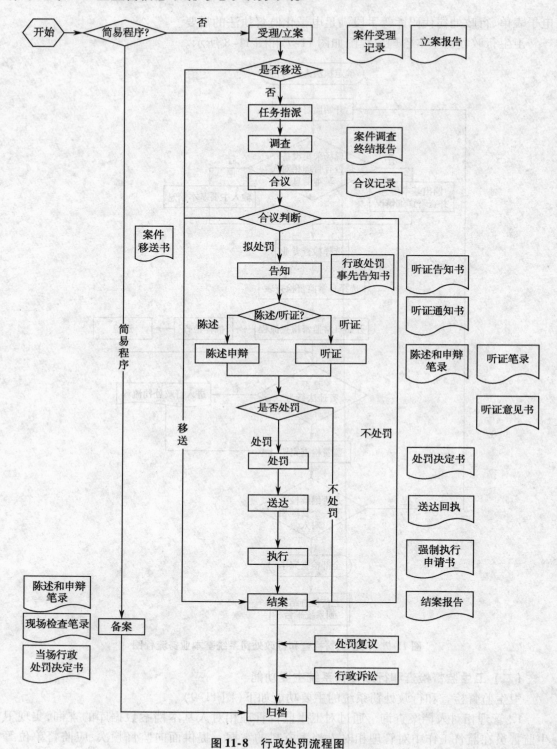

图 11-8 行政处罚流程图

督检查表、规范用语的查询、增加、删除、修改和作废等管理功能。

3. 执法任务下达 支持通过任务下达的方式,实现监督任务的层层下达和分配,任务

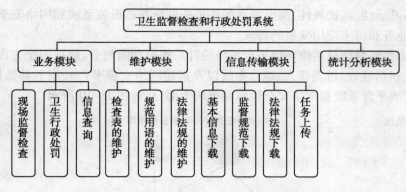

图 11-9　卫生监督检查和行政处罚系统功能示意图

接收人可通过系统获得需执行的任务内容。

4. 现场监督检查　到现场监督检查时，有现场执法设备条件的需要支持通过在线或离线方式按照执法标准规范将监督检查结果输入系统，并可现场打印出监督文书和进行简易程序的处罚。对于不具备现场执法设备使用条件的地区，可将监督结果以日志的形式输入系统。

5. 行政处罚　对于监督检查中发现违法的，进行处罚办理过程中，根据业务办理需要从相关的监督记录中能自动关联并显示管理相对人信息、违法行为信息等功能。需要实现全部卫生行政处罚文书的制作以及简单的审批流程管理，各种文书间同类项目要求系统可以自动生成。行政处罚信息采集项目设置满足国家卫生和计划生育委员会对卫生信息报告个案查处信息卡的要求。

6. 查询统计　根据单个或多个项目组合查询出监督或处罚结果信息。对于统计汇总表采用一览表方式进行显示，如果存在同业务的关联关系需支持与详细业务的关联查询，但同时要考虑控制数据权限。

7. 文书打印　符合《卫生行政执法文书规范》的卫生监督执法文书自动生成，多份文书通用的元素会自动套用。文书生成后可以直接打印或导出，打印输出包括打印整个文书和套打文书两种格式，其中套打文书只打印执法文书中非固定的文字，用于在已经盖章的空白文书上进行打印。

8. 信息卡生成　案件在结案后，能生成相关的卫生监督信息报告卡并实现上报功能。结案后，如果发生行政复议或行政诉讼，在案件归档时，能够将行政复议、行政诉讼信息更新到报告卡，并再次上报。

第二节　国家卫生监督信息网络及卫生监督信息卡

一、国家级卫生监督信息网络平台系统架构

国家级卫生监督信息网络平台的建设主要根据卫生监督信息系统基本功能需要，充分考虑实用性、稳定性、安全和保密等要求，重点考虑数据的处理、存储和备份性能，配置高性能的数据库服务器、磁盘阵列和磁带库，还重点考虑网络信息安全，配置高性能的防火墙、IDS、防病毒网关，考虑 VPN 网络的连接，配置高性能的 VPN 设备。将该平台系统建成为一

个高性能、高灵活性、高扩展性、高可靠性的先进的网络基础设施系统和网络安全保障体系，以适应当前业务和将来应用发展的需求。

国家级卫生监督信息系统环境平台系统设计的按照功能划分，包括四个方面，即网络基础设施系统（机房建设、链路接入、综合布线以及搭建网络交换平台）、服务器数据存储备份系统、应用集成平台系统和网络安全保障系统四个部分，如图11-10所示。

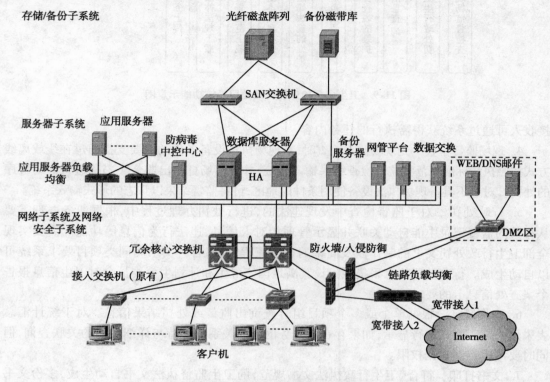

图 11-10　国家级卫生监督信息网络平台系统拓扑结构图

二、卫生监督信息卡的分类和组成介绍

经国家统计局批准使用的卫生监督信息卡分三大类，11个专业，共20张。其中，涉及建设项目信息的1张，即卫统6表；涉及被监督单位信息的9张，即卫统7表、卫统9表、卫统11表、卫统13表、卫统15表、卫统16表、卫统18表、卫统19表、卫统21表；涉及监督处罚个案信息的10张，即卫统8表、卫统10表、卫统12表、卫统14表、卫统17表、卫统20表、卫统22表、卫统23表、卫统24表、卫统25表。20张卫生监督信息卡如下：

建设项目卫生审查信息卡（卫统6表）

食品卫生被监督单位信息卡（卫统7表）

食品卫生监督处罚个案信息卡（卫统8表）

公共场所卫生被监督单位信息卡（卫统9表）

公共场所卫生监督处罚个案信息卡（卫统10表）

生活饮用水卫生被监督单位信息卡（卫统11表）

生活饮用水卫生监督处罚个案信息卡（卫统12表）

化妆品卫生被监督单位信息卡(卫统 13 表)

化妆品卫生监督处罚个案信息卡(卫统 14 表)

消毒产品被监督单位信息卡(卫统 15 表)

学校卫生被监督单位信息卡(卫统 16 表)

学校卫生监督处罚个案信息卡(卫统 17 表)

职业卫生被监督单位信息卡(卫统 18 表)

职业卫生技术机构被监督单位信息卡(卫统 19 表)

职业卫生监督处罚个案信息卡(卫统 20 表)

放射卫生被监督单位信息卡(卫统 21 表)

放射卫生监督处罚个案信息卡(卫统 22 表)

传染病防治监督处罚个案信息卡(卫统 23 表)

医疗卫生监督处罚个案信息卡(卫统 24 表)

采供血卫生监督处罚个案信息卡(卫统 25 表)

涉及医疗卫生机构和人员、传染病、职业病等被监督单位的信息以及突发公共卫生事件的信息,由卫生部相关部门通过相应信息系统收集,故在本次的卫生监督信息卡中未纳入。

20 张卫生监督信息卡中,建设项目卫生审查信息卡和 9 张被监督单位信息卡用于收集合法单位的"合法信息",10 张监督处罚个案信息卡则用于收集合法单位和非法单位的"违法信息"。它们的正常使用将发挥以下四方面的作用。

1. 有利于各级卫生监督机构建立完善的统一系统平台、统一信息标准、统一数据结构、统一业务流程的卫生监督信息数据库,实现卫生监督信息数据的科学利用和智能化、网络化动态管理。

2. 有利于及时、全面地掌握本地区在建设项目卫生审查、卫生行政许可、卫生监督检查、卫生行政处罚等卫生监督主要业务领域的实施和进展情况。

3. 有利于通过卫生监督处罚个案信息卡所反映的信息,掌握相关生产经营单位的不良记录,形成严重违反卫生法律法规的生产经营单位"黑名单",为在今后的卫生监督管理过程中审查这些单位的准入资格提供信息支持。

4. 有利于促进各级卫生行政部门和卫生监督机构进一步规范卫生监督业务工作,强化机构内部的卫生监督业务管理,提高卫生监督信息报告的工作质量和效率。

三、卫生监督信息卡的结构和主体内容

每张卫生监督信息卡均由首部、正文和尾部三个部分构成。

（一）首部

用于记录填报对象的概况,由被监督(被处罚、申请)单位名称、注册地址、地址(即生产经营的实际地址)、行政区划代码、组织机构代码、经济类型代码等六个项目组成。其中,设置"注册地址"和"地址"项的目的在于当统计同一生产经营类别的单位数时,能有效识别经注册的某一单位在不同地址的生产经营情况,避免重复统计单位数。"组织机构代码"项用于表明某一单位的身份证明,类似于某一个人的身份证件号。

（二）正文

用于记录填报对象的相关具体信息,其中建设项目卫生审查信息卡中由建设项目的基

本情况、专业类别、项目性质、监督内容等项目组成;被监督单位信息卡中由被监督单位基本情况、单位类别、本年度生产经营状况、卫生许可情况等项目组成;监督处罚个案信息卡中由被处罚单位基本情况、单位类别、卫生行政处罚情况、其他处理情况等项目组成。

（三）尾部

用于记录填报单位的基本信息,由报告单位、报告单位负责人、报告人、报告日期等项目组成。

第三节　卫生电子政务的基本模式

一、电子政务概述

（一）电子政务概念内涵

联合国经济社会理事会将电子政务(e-government affair)定义为:政府通过信息通信技术手段的密集性和战略性,应用组织公共管理的方式,旨在提高效率、增强政府的透明度、改善财政约束、改进公共政策的质量和决策的科学性,建立良好的政府之间、政府与社会、社区以及政府与公民之间的关系,提高公共服务的质量,赢得广泛的社会参与度。

世界银行则认为电子政务主要关注的是政府机构使用信息技术(比如万维网、Internet和移动计算),赋予政府部门以独特的能力,转变其与公民、企业、政府部门之间的关系。这些技术可以服务于不同的目的:向公民提供更加有效的政府服务、改进政府与企业和产业界的关系、通过利用信息更好地履行公民权,以及增加政府管理效能。因此而产生的收益可以减少腐败、提供透明度、促进政府服务更加便利化、增加政府收益或减少政府运行成本。

电子政务是一个系统工程,应该符合三个基本条件。

第一,电子政务是必须借助于电子信息化硬件系统、数字网络技术和相关软件技术的综合服务系统。硬件部分包括内部局域网、外部 Internet、系统通信系统和专用线路等;软件部分包括大型数据库管理系统、信息传输平台、权限管理平台、文件形成和审批上传系统、新闻发布系统、服务管理系统、政策法规发布系统、用户服务和管理系统、人事及档案管理系统、福利及住房公积金管理系统等数十个系统。

第二,电子政务是处理与政府有关的公开事务、内部事务的综合系统。除了包括政府机关内部的行政事务外,还包括立法、司法部门以及其他一些公共组织的管理事务,如检务、审务和社区事务等。

第三,电子政务是新型的、先进的、革命性的政务管理系统。电子政务并不是简单地将传统的政府管理事务原封不动地搬到 Internet 上,而是要对其进行组织结构的重组和业务流程的再造。因此,电子政务在管理方面与传统政府管理之间有显著的区别。

电子政务作为电子信息技术与管理的有机结合,成为当代信息化的最重要的领域之一。电子政务是政府在其管理和服务职能中运用现代信息和通信技术,实现政府组织结构和工程流程的重组优化,超越时间、空间和部门分割的制约,全方位地向社会提供优质、规范、透明的服务,是政府管理手段的变革。

21 世纪以来,我国电子政务取得了较大进展,市场规模持续扩大。据《2013—2017 年中国电子政务行业发展前景与投资战略规划分析报告》数据显示,2006 年我国的电子政务市场规模为 550 亿元,同比增长 16.4% ,2010 年其市场规模突破 1000 亿元,2012 年其市场规模达到 1390 亿元,同比增长 17.3% 。

(二)电子政务基本理念

建设电子政务必须贯彻全新的管理理念,这些理念具体如下。

1. 民主理念　电子政务可以使政府机关借助现代信息和通信技术建立政府组织间、政府与社会、政府与企业、政府与公民之间的广泛的沟通网络。这种沟通网络打破了行政组织部门、层级的限制,提高了政府内外的沟通效率,及时传达政府的方针、政策,增强公民对政府政策的认同感和支持度,以尽量减少政策执行的阻力。向时,电子政务利用电子公告栏、电子邮件、网上论坛等形式,构建与公民迅速沟通和意见反馈的机制,反映群众呼声,扩大公众的民主参与程度。

2. 科学理念　在信息社会,电子政务使得政府管理大规模采用知识密度大、科技含量高的行政技术,政府行政对技术的依赖程度加深,进一步强化了技术专家的治理地位,使其在政府管理事务中扮演更多的角色。

3. 责任理念　一些地方政府网站建成后,缺乏日常维护,信息不能及时更新,新闻成了旧闻,更多信息总是无法链接。这些现象的产生与相关部门缺乏责任感有很大的关系。

4. 效率理念　以网络为依托的电子政务节约了时间成本和人力成本。在社会效益尺度方面,追求更高的行政效率也是行政管理公共性的重要体现。从行政管理的本质特征来看,它是对国家事务、社会公共事务和行政机关内部事务的管理活动。因而,构建电子政务必须贯彻行政管理的效益原则。

5. 公平理念　在我国,经济发展的不平衡以及地区之间的软硬条件差异,导致一部分人仍然没有能力、没有机会去认识和享受现代科技带来的信息。因此,在电子政务建设中,要防止出现"数字鸿沟",即由于信息利用的不均而导致的社会不公。政府应当创造机会使大多数公众都能够更方便、更快捷和更公开地利用政府网络的信息。

6. 服务理念　从政府治理模式变迁的角度来看,与信息社会相适应的政府治理模式是服务型政府。这就要求电子政务必须实现由权力行政到服务行政的转变,由政府本位转向公民本位。这一转变的关键就在于实现行政理念的超越:方便服务对象是电子政务的最高行为准则。

7. 安全理念　Internet 具有资源共事、服务灵活、支持多种交流模式、费用低廉等功能和优势,使各行各业和人们工作生活对其依赖达到空前程度。然而,这种高度依赖性使社会变得十分"脆弱",一旦网络不能正常工作,将对社会秩序产生重大影响。因此,必须重视电子政务的安全问题。

8. 文化理念　网络文化是高科技时代的一种新生产物,它在创造了平等、共享的理念的同时,也不可避免地带来一系列"文化污染"。网上信息量急剧膨胀,一些粗制滥造、伪劣、过时、淫秽和病毒信息也"粉墨登场"。在世界范围内,人们在接受文化相互影响的同时,也将强化而不是削弱民族文化意识,并将自己的民族文化展示给世界。为此,我们应当坚守网络阵地,通过网络弘扬主旋律,抵制封建迷信和资产阶级腐朽思想的侵袭。

二、电子政务的常见模式

按照行为主体划分,电子政务的应用模式有多种,比如政府对政府的电子政务(G2G)、政府对企业的电子政务(G2B)、政府对公民的电子政务(G2C)。此外,如果更进一步细分,还可以分为政府对公务员的电子政务(G2E)以及政府对社区的电子政务等。其中政府对政府的电子政务(G2G)、政府对企业的电子政务(G2B)、政府对公民的电子政务(G2C)三种应用模式,是由国家标准化管理委员会确认的,其他模式是由这三种衍生出来的。所以,我们在这里将着重研究这三种应用模式。

(一)政府对政府的应用模式

政府对政府的应用模式包括两个大的类型,一是政府内部的应用模式,二是政府之间的应用模式。

1. 政府内部的电子政务　政府内部实行的电子政务内容主要包括内部电子信息、内部电子公文处理、内部电子会议管理、内部电子财务管理、内部电子人事管理和内部电子决策。

内部应用模式是指机关单位用于展示本单位现状和告知内部人员的各种信息。这些信息以其存在的状态分为静态和动态两类。静态信息主要是介绍本单位的职能、机构、工作制度、相关法规政策、工作成果等内容。动态信息主要是本单位新闻、通知、公告等,比如我们常见的用"滚动条"形式发布的动态信息。

内部电子公文处理是指机关内部日常进行的收文、发文、公文整理及归档工作,即公文的签收、登记、分发、拟办、批办、承办、催办、查办、立卷、归档、销毁等全部电子化。

内部电子会议管理是指利用网络技术或视频技术举行的会议。现在比较经常运用的是召开视频会议以及电话会议。这两种会议的召开方式与传统会议方式比较接近,视频会议一般是在主会场外,用视频技术设置分会场,分会场的信号也可以同步传递到主会场。主会场和分会场的距离可近可远,可以在紧邻的房间,也可以相距万里之遥。电话会议是运用现代通信技术,多电话同时连接的异地开会方式。在具备可视电话的条件下,也可以召开可视电话会议。电子会议的管理主要是指要安排和调试所需设备,并保证会议期间设备的正常运行。

内部电子财务管理是指机关内部的收入、支出、拨付款等财务管理工作全部实现电子化,即机关内部的财务状况报告、财务审批、薪酬支付等财务事项的管理,全部通过网络和计算机操作完成。

内部电子人事管理是指通过内部网络传递各项人事信息,办理各项人事工作,也就是把人事管理的全部工作,包括报名、竞岗、培训、晋级、考评、退休、福利、休假等日常管理工作,以及各种人事制度的公布、人事工作报告、政策调研等全部上网,以公开、规范保证公正、廉洁。

内部电子决策是指运用电子政务提供的数据库及各类报表,还有信息反馈作为决策主要依据和方式。除了电子数据库的超大容量和计算机的超强数据处理能力可以为决策提供科学依据外,电子政务的另一个重要功能,就是可以在最短时间内收集到民众的意愿,为决策提供参考。此外,电子决策内容还包括传统决策方式所没有的建立决策模型、筛选决策方案,以及获得决策反馈。

2. 政府间的电子政务　政府间的电子政务是扩展了的办公自动化系统。其内容与政府内部的电子政务大致相同,主要包括电子信息共享和数据交换、电子公文传输和管理、电子办公、电子财务管理、电子档案、电子培训及电子监督评价等。

电子信息共享和数据交换是指政府各部门将本部门的职能、机构、相关法律、规章、政策、相关资料、数据等在门户网站公布,或按照信息内容的密级和设定的权限公开。现在各地在实现"一站式服务"、"一表通式服务"时,这个功能显得特别重要。

电子公文传输和管理是指不同职能、不同层级的部门间的公文传输和公文管理。在联合发文、多部门审批的事务办理中,电子政务的实施使传统的串联审批方式实际转变为并联审批;加之电子签章的使用,大大提高了审批的时效性,而且电子文档的建立和管理,大大提高了公文管理的规范性和科学性。

电子办公是指数据统计、对上请示、对下批复、工作会议等日常工作的电子化。各种例行的报表可以网上下载、网上填写、网上报送、网上核查。现在也经常召开跨系统、多部门的视频会议、电话会议。

电子财务管理是指各部门向上级机关、审计机关、监察机关报告财务状况,各项经费的进出、转换,银行的监控等工作。

电子档案是指建立本部门的专业性电子档案。比如人事管理部门的干部档案、人才库,公安机关建立的指纹档案、某地区的刑事犯罪档案等。建立这样的专业档案,也是为了实现政府部门间的资源共享。

电子培训是指规范化的在线学习、电视教学等培训。一般来说,电子培训教学由于不能进行互动,所以效果不会很好。但这种形式,相对于比较偏远地区、受训人员比较少的时候,电子培训还是一种低成本的培训方式。

电子监督评价主要是指上级机关、纪检机关以及审计机关对政府部门的监督和考评。在这方面,电子政务已经充分显示出其不可替代的优势。现在我国的一些地方政府实施的电子监察,可以实时监控、实时考核,使监督和评价及时、准确、低成本。

(二) 政府对企业的应用模式

政府对企事业单位的管理和服务我们统称为 G2B。按照政府职能分类,这种应用模式主要可以分为市场监管类和公共服务类。

1. 市场监管类 市场监管是政府的主要职能之一,主要内容有网上审批及证照办理、网上办税、电子采购与招标等。

网上审批及证照办理是指让企业通过网络办理各种例行的审批及证照办理事项,以缩短审批及办照时间,减轻企业负担。审批制度是政府管理企业的主要形式之一,传统的审批手续需要企业到政府职能部门的办事窗口办理。比如公司注册需经过城市规划、工商、税务、环保、技术监督或卫生监督,甚至更多部门的审批。传统的窗口办理方式不仅让企业费时费力,还成为滋生腐败的温床。而电子政务实行后,企业的注册申请、受理、审核、发放、年检、登记项目的变更、核销、土地证、房产证、建筑许可证、营业执照、卫生许可证等的办理,都可以在网上实现。在实行了"一站式服务"、"一表通"和"限时办结"制度的地方,企业上政府网站,从一个"窗口"进入,填一份电子表格,就可以在限定的时间里拿到申办的证照。

网上办税是指企业通过税务系统的专网完成政策咨询、税务登记、申报、税款划拨、纳税查询等事务的办理。实行网上办税不仅大大方便了企业,提高了企业纳税的自觉性,也降低了政府的税收成本,显著增加了政府税收。

电子采购与招标是指政府通过网络公布政府采购与招标的信息,同时公布相关政策和工作程序,方便企业,尤其是中小企业参与竞标。在电子采购中,政府采购预算单位、供应商、中介机构等参与的各方都运用电子政务,从采购物资需求计划的录入、询价书编制生成,到询价发布、供应商报价、网上技术交流,以及最后的采购意向生成等全过程,都可以在网上完成。

2. 公共服务类 公共服务是政府的又一主要职能,主要内容有信息咨询服务、为中小企业提供的服务等。

信息咨询服务是指政府网站公布各种有关经济贸易的信息,同时提供各种政策咨询,以服务于企业。政府提供的信息也可以分为静态和动态两类。静态信息包括各级政府提供的相关政策、法规、政府部门职能介绍、政府相关工作流程、经贸类统计数据库等信息。在中国加入世界贸易组织以后,政府网站提供全球经贸资讯,以及一些专家对经济形势的分析、预测等,成为咨询服务的重要内容。动态信息包括实时更新的经贸新闻、股市资讯、外汇牌价,以及经济评论等。另外还包括在线咨询,就是用电子信箱或 BBS 留言方式,随时解答企业的咨询。

为中小企业提供的服务是指政府网站中专门设置的有关商品交易和小商品生产的资讯版块,以解决中小企业信息闭塞、资金技术有限的困难,扶助中小企业发展。现在,许多地方政府还结合本地土特产的加工、销售、运输等环节,制定了专门的扶持政策,通过网络公布并实行。

(三)政府对公民的应用模式

政府对公民的应用模式即 G2C。政府对于公民最主要的职能就是服务,而公民在生活中的需求是多方面的,政府的服务也因而是全方位的。一般 G2C 包括的内容有资讯服务、教育培训、就业及社会保障、办证及办税等。

资讯服务是指为公民提供的各种生活信息资料。这些资讯包括静态的,如国家的法律法规、政府部门的职能及其所在地、电话等,本地的房产政策、公共设施和公用事业的基本信息,数字地图、各行业的统计数据等。动态的资讯包括实时更新的国内外新闻、天气预报,以及铁路、航空、公交、路况等交通信息。另外就是在政府网站上设立"举报信箱"、"市长信箱"、"政策调查"等,直接为公众提供与政府部门和领导沟通的渠道,吸纳民意、处理信访,促进政府民主化进程。

教育培训是指政府出资建设的教育培训类网站。这样的网站包括学历教育类、职业培训类以及终身教育类三种。学历教育类是指国家资助学校建立校园网及多媒体教室,开展远程教育;或由政府出资购买电子教材,培训偏远地区的师资,或为偏远地区学生提供高水平的教育。此外,还可以让偏远地区共享电子图书馆的电子书刊数据库资源。职业培训是指通过网络发布职业培训的信息,建立职业培训课堂。如进行计算机培训、外语培训、会计等各种专门职业培训。终身教育是指建立的网上各种兴趣培训,如老年大学等。

就业及社会保障是指政府开设的网上人才市场或网上劳动力市场,以及为参加社会保险的单位和个人开设的"一条龙服务"。在就业方面,各地政府为解决公民的就业问题,除了开展职业培训,还在网上公布各种就业信息以及就业中介资质查询,而且可以实现网上政策咨询、网上报名、网上就业形势分析、网上就业指导等。在社会保障方面,一些地方政府实现了医疗保险、养老保险、生育保险、工伤保险、失业保险五个险种的联网并库,大大方便了公民办理"五险"的申请、审定、缴费及保金支付等手续。

办证及办税是指政府职能部门,通过公民数据库系统和电子报税系统,为公众提供更加科学、高效的服务。公民在日常生活中必须到政府的职能部门办理各种证件,如出生证、户籍证、身份证、结婚证(离婚证)、死亡证等,此外还有毕业证、学位证、荣誉证等。电子数据库建立后,所有这些信息都可以联网,直接在网上查验。另外,政府税务部门已经完善了网上个人税务申办系统。公民个人可以方便地通过这个系统自助完成相关政策法规查询、申报和办理个人所得税、财产税和房产税等事务。

第四节　卫生电子政务系统的结构与功能

目前,学界并没有对卫生电子政务给出一个规范的定义,但有一定的共识:卫生电子政务就是指卫生系统的电子政务,它除了具有电子政务的共性之外,还具有卫生系统自己的特性,主要体现在行为主体和政务(业务流)上。

原卫生部在2003年12月发布的《全国卫生信息化发展规划纲要(2003—2010)》中定义卫生电子政务为:卫生电子政务是卫生信息化深入发展的先导,运用信息技术推进行政部门办公自动化,在行政机关之间、行政与社会之间,政府与其他卫生机构之间建立网络化信息沟通渠道。适应政府机构改革和发展要求,以转变职能、政务公开、提高效率和服务质量为目的,发展卫生电子政务应用。

卫生电子政务主要内容包括:向社会及其他卫生组织提供卫生信息服务(G2C);卫生行政组织内部的办公自动化(OA);卫生行政组织与其他政府部门之间的网络互联和电子数据交换(G2G);建立卫生行政组织与社会(G2C,C2G)的网上交流平台和交流渠道,实现三者的良性互动。

一、需　求　分　析

由于电子政务是一个复杂的系统工程,因此在构建电子政务系统总体架构时,应按照模块化规划、分层构建的思想加以设计和实现。整体可以归结为四体系,整个逻辑结构由四个中间核心层、四个支持与管理体系两部分构成。

(一) 四个中间核心层

中间四层核心体系自下而上划分为:网络层、数据层、应用层和接入表现层。

1. 网络层　包括政务内网、政务外网及公网(因特网),政务内网和政务外网之间进行物理隔离。

2. 数据层　包括人员信息库、业务信息库等系统数据库,在它们之上由数据中间件构成信息交换与共享平台,并且在其基础上建立数据中心和数据仓库。

3. 应用层　分为应用支撑层和应用系统层,应用软件平台由 JZEE、Domino、CORBA、ASP.NET 等软件平台构成。应用支撑层由业务平台产品和业务中间件构成,如工作流、内容管理、公文交换平台、审批平台等,它们实现对上层应用系统功能的支持,这也是电子政务应用系统的核心平台。应用系统层则由各部门的应用系统组成,这些系统按照类别可以分为:办公自动化系统、垂直业务系统、专网应用系统、信息发布系统、联网审批系统、决策支持系统等。这些系统构成了电子政务应用功能的核心。

4. 接入表现层　是由接入层和表现层所组成。应用系统的表现层通过门户进行集成,门户表现为公众外网门户和政府内网门户。公众外网门户主要用于政务信息向社会发布、网上办事提交和公众监督。内网门户则是卫生系统内部的统一登录入口和内部应用系统界面的整合。接入层是由呼叫中心所构成的系统的统一接入途径,包括无线、网络、电话、视频等方式,即所谓的全媒体接入。

(二) 四个支持与管理体系

在核心层的周围,分别由安全体系、管理体系、服务体系与标准体系构成其支持与管理体系。

　　安全体系从物理环境安全、网络安全、操作系统安全、数据库安全、中间件安全、应用安全、用户安全和接入安全等立体地保障整体系统。

　　管理系统则是针对各层的管理规章制度、管理工具、管理人员。

　　服务体系主要包括安全门户网站、工作流管理、内容管理、可信消息服务及统一后台管理。

　　标准体系是规范电子政务建设必不可少的基础。

　　（三）卫生电子政务基本内容

　　1. 医药行政部门信息发布　各级医药行政部门建立官方网站，企业和公众可以通过网站查询各级政府的部门构成、政策法规、政务公告等。通过网站政府不仅可以向给企业和公众提供信息服务，还可以加强政府、企业和公众的沟通与联系，促进政府职能的转变，更好地服务于社会。

　　2. 政府办公电子化　医药电子政务推动医药行政部门办公自动化、网络化。这不仅可以实现各部门内部局域网直接联通，而且还可以实现上下级部门和同级部门间的相互联通，实现资源共享、信息互通。通过医药电子政务信息安全保障体系，政府政务网上办公同样具有可靠性和保密性。

　　3. 政府与企业双向互动　企业和公众可以通过 Internet 发表自己的看法和意见，参与医药行政部门的有关政策制订，还可以通过政府官方网站直接和相关的医药行政部门的领导进行联系，谏言纳策。医药电子政务的发展将推动民主化的进一步发展，促进人类社会的进步。

二、系统结构

　　网站群结构规划为：主站为卫生局机关网站，子站为卫生监督局网站、疾病控制中心网站、医学会网站、中心血站网站、急救中心网站、卫生人才市场网站以及卫生信息中心网站（图 11-11）。

三、系统功能

　　卫生电子政务系统（图 11-12）包括内部办公网、业务专网、公众网（Internet），三网中的各个应用系统间信息互联互通，使其信息有效整合利用。

　　以广州市卫生电子政务网络为例，该系统在广州市卫生局单位内建立以办文、办事、办会为中心的 OA 系统，实现内部办公网办公自动化及无纸化；建立以信息交换为主体的文件信息交换中心（系统），通过业务专网实现市局与下属单位、区级市局的文件信息的互换；建立以公众服务为主旨的门户网站系统，借助先进的网络技术和信息交换系统，实现公众网（门户网站）与内部 OA 系统的信息互通，提高社会服务能力和机关的公众形象（图 11-13）。

■■■ 思 考 题 ■■■

　　1. 试述卫生监督执法信息系统的结构和功能。

　　2. 举例说明国家卫生监督执法报告系统中高级查询的应用方法。

　　3. 电子政务的基本模式有哪些？卫生电子政务可以从中借鉴哪些内容？

　　4. 试述卫生电子政务系统的结构和功能。

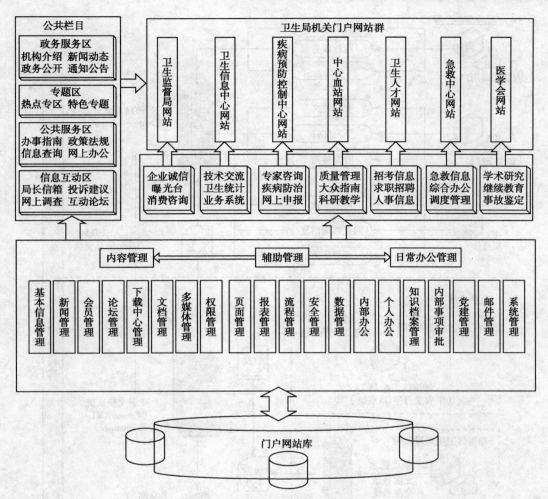

图 11-11　国家级卫生监督信息网络平台系统拓扑结构图

（资料来源：青岛市卫生信息门户网）

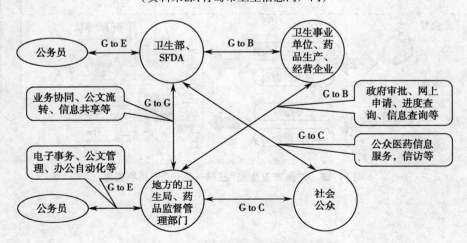

图 11-12　卫生电子政务的基本业务流程图

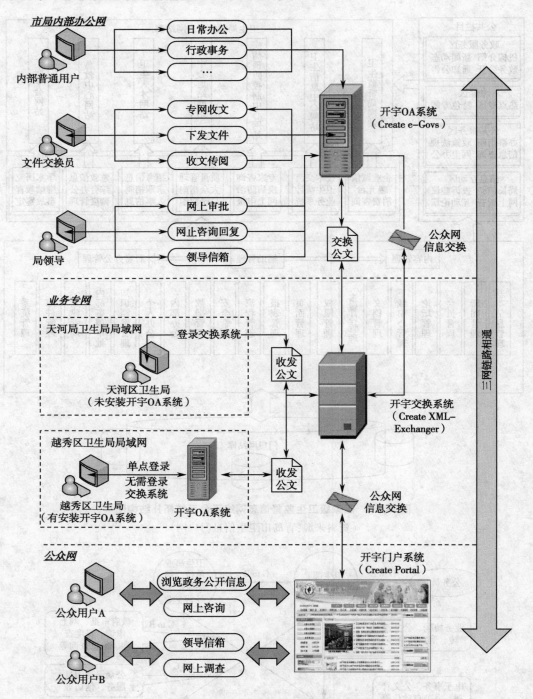

图 11-13　广州市卫生局"三网一体化"应用框架图

第十二章

医院信息系统

医院信息系统(HIS)的定义随着应用的不断丰富,内涵也在逐渐深化。美国著名教授Morris Collen 为医院信息系统做出如下定义:利用电子计算机和通信设备,为医院所属各部门提供病人诊疗信息和行政管理信息的收集、存储、处理、提取和数据交换的能力,并满足所有授权用户的功能需求。

我国卫生部信息化工作领导小组办公室在 2002 年修订的新《医院信息系统基本功能规范》正式定义:医院信息系统是指利用计算机软硬件技术、网络通信技术等现代化手段,对医院及其所属各部门的人流、物流、财流进行综合管理,对在医疗活动各阶段产生的数据进行采集、储存、处理、提取、传输、汇总、加工生成各种信息,从而为医院的整体运行提供全面的、自动化的管理及各种服务的信息系统。是现代化医院建设中不可缺少的基础设施与支撑环境。

第一节 医院信息系统的建立与准备

医院信息系统的建设,首要任务是做好准备,包括技术准备、数据准备和结构准备三个方面。

一、医院信息系统技术准备

医院信息系统是一项复杂的系统工程,涉及面广、流程多样、功能复杂,因此必须采用先进、成熟、标准规范化的技术进行设计与建设。

(一)计算机技术

1. 计算机技术概述 19 世纪 50 年代,英国数学家乔治·布尔创立了逻辑代数,奠定了电子计算机的数学理论基础。1936 年,英国科学家图灵首次提出了逻辑机的模型"图灵机",并建立了算法理论,被誉为计算机之父。两位科学巨匠的研究为计算机的诞生提供了重要的理论依据。1946 年 2 月,世界上第一台电子计算机——电子数字积分计算机诞生于美国宾夕法尼亚大学,它的问世为计算机的发展奠定了技术基础,标志着计算机时代的到来。1946 年 6 月,美籍匈牙利数学家冯·诺依曼在他的"电子计算机装置逻辑结构初探"报告中首次提出了顺序存储程序的通用电子计算机的方案,从而奠定了电子计算机结构的基本框架。

计算机诞生以来历经四代发展,正在向巨型化、微型化、网络化和智能化方向发展。计算机具有运算速度快、运算精度高、存储容量大、自动化程度高、可靠性好、逻辑判断能力严密以及通用性强等优点。目前,计算机的种类很多,根据不同的分类标准,可以将计算机分为不同的类型。按应用特点划分,计算机可分为:通用计算机和专用计算机。按机器规模划分,计算机可分为:巨型计算机、大型通用计算机、小型通用计算机和微型计算机四类。

从目前的发展趋势来看,未来的计算机将是微电子技术、光学技术、超导技术和电子仿生技术相互结合的产物。在不久的将来,超导计算机、神经网络计算机、生物计算机等全新的计算机也会诞生,计算机将发展到一个更高、更先进的水平。

2. 计算机硬件组成及工作原理 一个完整的计算机系统包括计算机硬件系统和软件系统两部分。计算机硬件系统包括组成计算机的所有电子、机械部分。软件系统包括所有在计算机运行或使用的程序及数据。没有软件的计算机称为裸机,只有配备完善而丰富的软件,计算机才能充分发挥其硬件作用。

计算机硬件是组成计算机的物理实体,它提供了计算机工作的物质基础。计算机的组成都遵循冯·诺依曼结构,由控制器、运算器、存储器、输入设备和输出设备五个基本部分组成。控制器是计算机的控制中心,向其他部件发出控制信号,指挥所有部件协调工作;运算器是进行算术运算、逻辑运算的部件;控制器和运算器集成在一块芯片中,称为中央处理器;存储器是用来存放程序和数据的,也称为主存或内存,存储器和中央处理器合称为主机;输入设备用于输入程序和数据,输出设备用于输出结果。

计算机的工作原理是根据用户要求编制计算机运行的程序,将程序和原始数据通过输入设备转换成计算机能识别的二进制代码送入存储器中保存,然后按照用户程序指令顺序由控制器发出相应的控制命令,将已存入存储器中的数据取出送到运算器中进行运算,计算得出的中间结果或最后结果又由运算器送回存储器保存。如果需要显示或打印出结果,由控制器发出控制命令,从存储器中取出结果,经输出设备将计算机内部的二进制数转换成人们习惯的十进制数输出。

3. 计算机软件 计算机软件包括计算机运行或使用的程序和文档。程序是计算机完成指定任务的多条指令的有序集合,文档是程序运行时需要的数据和帮助信息等辅助性文件。计算机软件可分为系统软件、支撑软件和应用软件三类。

(1)系统软件:系统软件是管理、监控和维护计算机硬件资源和软件资源的软件,主要包括操作系统、各种语言的处理程序、数据库管理系统等。操作系统是控制、管理计算机硬件资源和软件资源的大型系统软件,典型的操作系统有 Dos、Unix、Linux、Windows 等;语言处理程序是用户用来编写程序语言的工具,按其发展特征可分为机器语言处理程序、汇编语言处理程序、高级语言处理程序和人工智能高级语言处理程序;数据库管理系统提供对数据库的集中、统一管理,常用的数据库管理系统有 Xbase、SQL Server、Oracle、IBM DB2 等。

(2)系统支撑软件:支持其他软件实施设计、开发和维护的软件称为支撑软件。支撑软件又称软件开发环境,主要包括环境数据库、各种软件接口和工具组等。著名的软件开发环境有 IBM 公司的 Web Sphere、微软公司的 Studio. NET 等。

(3)应用软件:除系统软件和系统支撑软件之外的所有软件都是应用软件。应用软件是针对某一专门目的而开发的软件,包括文字处理软件、图形处理软件、财务管理系统、辅助教学软件、数据统计软件包和某专用设备上的控制程序等。

4. 多媒体技术与多媒体计算机 多媒体技术是建立在计算机硬件技术、软件技术、多媒体外部设备及通信技术基础之上，集多种数字化媒体以及交互方式表示的综合应用技术。

多媒体技术的实现涉及视频/音频数据的压缩和解压缩技术、多媒体数据存储技术、多媒体数据库技术、超文本与超媒体技术、基于内容的多媒体信息检索技术、多媒体通信网络技术、虚拟现实技术和多媒体计算机的软硬件平台等关键技术。多媒体技术以计算机技术为核心，依赖计算机高速处理能力和大容量的存储能力，将现代声像技术和通信技术融为一体，以追求自然、生动、形象、丰富的接口界面为目标，使其应用领域变得十分广泛。它不仅覆盖计算机的绝大部分应用领域，而且还开拓了一些新的应用领域，如多媒体视频回忆、多媒体电子出版物、多媒体教学应用等。

多媒体计算机系统由计算机硬件系统、软件系统和多媒体外部设备三大部分组成。其中，计算机硬件系统在微型计算机的基础上增加了声卡和光驱两个最基本的硬件；计算机软件系统包括多媒体系统软件、多媒体外部设备驱动软件、多媒体素材获取及编辑软件、多媒体创作软件和多媒体播放软件；多媒体外部设备包括各种多媒体输入设备如摄像机、数字相机、麦克风和电子乐器等，以及各种多媒体输出设备如显示器、扬声器、打印机和光存储设备等。

5. 计算机安全与病毒防范 国际标准化组织（ISO）将计算机安全定义为"为数据处理系统建立和采取的技术和管理的安全保护，保护计算机硬件、软件数据不因偶然和恶意的原因而遭到破坏、更改和泄露"。保护计算机及其系统的数据完整性及保密性是安全工作的最终目的。计算机安全问题涉及方方面面，如自然灾害和意外事故、硬软件故障和漏洞、人为的内部泄露和外部窃密等，其中计算机犯罪和计算机病毒的攻击是最为危险和常见的，计算机犯罪是指为某种目的盗窃计算机上的政治、军事和经济信息，破坏计算机系统并制作散播不良信息。计算机病毒是人为制造的能够侵入计算机系统并破坏计算机软件和数据的程序，具有破坏性、传染住、隐蔽性和潜伏性等特点。它能通过"潜伏"或"寄生"在存储介质上，且有自我传播能力，使计算机系统内的信息受到不同程度的破坏，甚至摧毁计算机系统或整个计算机网络。由于它的活动方式与生物学中的病毒相似，故称之为"病毒"。

（二）计算机网络技术

计算机网络技术是通信技术与计算机技术高度融合的一门交叉学科。随着通信与计算机技术的迅猛发展以及人们对信息需求的要求越来越高，网络在社会各个方面都得到广泛的应用，并在资源共享、提高系统性能可靠性、负载均衡、分布式处理、数据传输等方面发挥着重要作用。

1. 计算机网络的体系结构 计算机网络的体系结构是计算机网络的逻辑结构和功能特征，包括网络软件、硬件、分层、协议和层间接口的相互关系。网络体系结构也可以认为是计算机网络的分层及其协议的集合，不同的计算机网络有着不同的体系结构，其分层的数量、各层的名称、内容及功能、各相邻层之间的接口均不相同。

（1）开放式系统互联体系结构：开放式系统互联参考模型（open system interconnection，OSI）的体系结构是为协调计算机系统的互联而建立的一个框架结构标准。该体系结构将整个网络划分为物理层、数据链路层、网络层、传输层、会话层、表示层和应用层七层结构（图12-1）。

七层中,1~4层称为低层,设计为面向通信;5~7层称为高层,设计为面向信息处理。

（2）局域网体系结构:局域网本质上说是一个通信网,其协议包括OSI协议的低层三层,即物理层、数据链路层和网络层,但由于在局域网中没有路由问题,任何两点之间可用一条直接的链路,因此无需单独设置网络层,可将寻址、排序、流控和差错控制等功能放在数据链路层中实现。

（3）Internet体系结构:Internet是由大量不同类型的服务器、用户终端以及路由器、网关、通信线路等连接组成,它的核心协议是TCP/IP协议,包容了各种物理网络技术,主要目的是提供与底层硬件无关的网络之间的互联。TCP/IP协议是一组通信协议的集合,主要包括传输控制协议和互联协议,每个子协议都具有特定的功能完成相应的OSI层的任务。与OSI参考模型相比,TCP/IP协议的体系结构共有四个层次,即应用层、运输层、网络层和链路层（图12-2）。

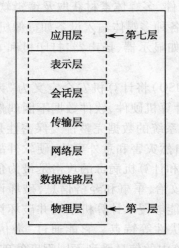

图 12-1　OSI 体系结构参考模型

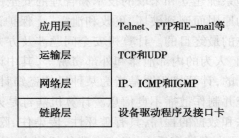

图 12-2　TCP/IP 协议体系结构

2. 数据通信技术　数据通信是指通过某种类型的传输介质把数据从一个地点向另一个地点传送的通信方式。数据通信是一种较为新型的通信方式,它与传统的电话和电报通信相比具有以下特点。

（1）数据通信实现的是机器与机器或人与机器之间的通信。

（2）数据传输的准确性和可靠性要求高。

（3）传输速率高,要求连接和传输响应时间快。

（4）通信持续时间差异较大。

（5）数据通信具有灵活的接口能力以满足各类型计算机和终端间的相互通信。

数据通信网络传输介质可分为有线介质和无线介质两大类,其中有线介质主要包括双绞线、同轴电缆和光纤等;无线介质主要包括微波、激光和红外线等。

双绞线:是由两条相互绝缘的导线按照一定的规格互相缠绕（一般以逆时针缠绕）在一起而制成的一种通用配线。双绞线分为屏蔽双绞线、非屏蔽双绞线两类。双绞线的传输距离最大为100m。常见的双绞线有三类线、五类线和超五类线以及六类线。

同轴电缆:是由不对称的同轴管构成的一种通信回路,其内导体是一铜质芯线,外面包有绝缘层和网状编织物的外导体屏蔽层,最外面是塑料保护层。同轴电缆可分为基带同轴电缆和宽带同轴电缆两类。同轴电缆的优点是可以在相对较长的距离上支持高带宽通信,最大传输距离可达 500m,而在 10Mbps 的以太网中最大传输距离可达 185m。

光纤:由光导纤维、反射覆盖层以及同轴塑料保护层组成。由于光纤的中心轴是由高纯度的光介质构成,所以它能够可靠地长距离传输光信号。光纤是成对使用的,一根传送信号,一根接收信号。光纤分为两类:单模光纤和多模光纤。多模光纤又分为阶跃折射和梯度折射两种。

微波通信:微波通信是以微波频段传送信息的一种通信手段,包括地面视距通信、卫星通信和散射通信等。一般情况下的微波通信则专指地面视距通信,即地面微波。目前微波通信方式在世界各国通信网中占有很大比重,微波通信和卫星通信、光纤通信一起被称为现代通信传输的三大支柱。

通信卫星:通信卫星是用于中继无线电通信信息的人造地球卫星,它能反射或转发无线电信号,实现地球站之间、地球站与航天器之间、航天器与航天器之间的卫星通信,是各类卫星通信系统或卫星广播系统的空间部分。

大气光通信:大气光通信是以激光作为信息载体并利用大气作为传输介质来传递信息的通信方式。在这种光通信方式中,信号传输带宽可达 800MHz 甚至更高,且不需架设光缆,因此非常灵活、简单易行且成本很低。大气光通信方式通常适用于因建筑布局已经固定而无法铺设光缆的繁华地区,如相距不远且中间无任何阻挡的大楼之间的通信,或者是临时需要进行高速通信的场合。

3. 网络操作系统 网络操作系统是计算机网络中用户与网络资源的接口,由一系列软件模块组成,负责控制和管理网络资源。网络操作系统的优劣直接影响到计算机网络功能。网络操作系统是计算机网络的中枢神经,处于网络的核心地位。目前常用的网络操作系统有 Unix/Linux 和 Windows 两大类。

(1)Linux 网络操作系统:Linux 是一个完整的多用户多任务操作系统,它遵循计算机环境可移植性操作系统界面标准。Linux 具有支持多用户访问和多任务编程,支持多种文件系统,支持 TCP/IP、串行线路网际协议和点对点协议,源代码免费开放等特点。

Linux 具有强大的网络功能,可以通过 TCP/IP 协议与网络连接,也可以通过调制解调器使用电话拨号以 PPP 连接上网。Linux 系统中提供了多种应用服务工具,可以方便地使用 WWW、FTP、Mail、Telnet 和 News 等信息资源。Linux 为 Internet 丰富的应用程序提供了应用的平台,用户在完成 Linux 网络功能设置基础后可以在 Linux 上搭建各种 Internet/Intranet 信息服务器。

(2)Windows 网络操作系统:Windows 操作系统是微软公司在 20 世纪 90 年代研制成功的图形化工作界面操作系统,俗称"视窗"。微软公司在 1983 年宣布开始研制,1985 年和 1987 年分别推出 Windows 1.03 版和 Windows 2.0 版,以及随后的 3.1 等版本,但影响甚微。直到 1995 年推出 Windows 95 轰动业界,随后 1998 年 Windows 98 面市,之后经过 Windows 2000、Windows 2003/XP、Windows vista/2008 等到如今的 Windows 7、Windows 8 操作系统。

4. Internet 技术 TCP/IP 协议是 Internet 的核心与技术基础,它可以实现不同操作系统计算机之间的信息交换,可以独立于任何一种操作系统,它的存在对 Internet 的发展有极其深远的影响。IP 地址是网上的通信地址,是计算机、服务器、路由器的端口地址,每一个 IP

地址在全球是唯一的，是运行 TCP/IP 协议的唯一标识。

Internet 具有信息的获取与发布、电子邮件、网上交际、电子商务、网络电话、网上事务处理、网上科研、发布电子广告、电子银行和远程医疗、教学、远程主机登录、远程文件传输等服务功能。随着 Internet 不断发展，它能够给我们提供越来越多的服务。

（1）Intranet 技术：Intranet 是一个企业内部信息管理和交换的基础设施，它基于 Internet 通信标准、Web 技术和设备，是可提供 Web 信息服务以及链接数据库等其他应用服务的自成体系的组织内部网。Intranet 可连接到 Internet 并成为其中的一部分，它除了具有 Internet 所有特点外，还有支持客户机/服务器计算模式、具有分布式处理数据能力、连接性强、通信功能强大、系统更加灵活、具有合作处理、决策支持能力、网络系统管理方便、兼容性强、升级能力以及系统开发与应用成本较低等优点。

Intranet 既可与 Internet 通信实现资源共享，同时在 Internet 上又是一个相对独立的网络。Intranet 的相关技术除了构建一个高效的局域网作为 Intranet 主干网络支持系统以外，还会涉及与 Internet 通信、共享资源的协议集，使 Intranet 能够成为信息资源网的信息发布技术，使 Intranet 可以与 Internet 连接的广域网接入技术和安全技术；使团体内一些远程的办事机构和分散节点安全接入的内联网接入技术，使 Intranet 与 Internet 接入点的"瓶颈问题"尽可能地降低，从而使网络的连续性、高可用性尽可能地提高边界网络缓存技术等。

（2）无线网络技术：无线网络既包括允许用户建立远距离无线连接的全球语音和数据网络，也包括为近距离无线连接进行优化的红外线技术及射频技术。与有线网络的用途十分类似，最大的不同在于传输媒介的不同，利用无线电技术取代网线，可以和有线网络互为备份。无线网络按照其覆盖范围可分为无线广域网、无线城域网、无线局域网和无线个人网四种。与有线网络相比，无线网络具有可移动性、布线容易、组网灵活和成本低廉等优点。另外，无线网络通信范围不受环境条件的限制，室外可以传输几十公里、室内可以传输数十、几百米。在网络数据传输方面也有与有线网络等效的安全加密措施。

现有的无线网主要使用红外线、扩展频谱和窄带微波三种通信技术。红外线通信是利用红外线来传输信号的通信方式。由于红外线能像可见光一样集中成很窄的一束发射出去，因此红外线通信具有不易被人发现、截获和不易受到电气、人为干扰等优点。扩展频谱通信技术是将信号散布到更宽的带宽上以减少发生阻塞和干扰的机会的技术，其扩频方式包括频率跳动扩展频谱和直接序列扩展频谱两种。窄带微波是指使用微波无线电频带进行数据传输，其带宽刚刚能容纳信号。

作为有线网路的无线延伸，无线网络可以广泛应用在社会生活的各方各面，如无线办公网的应用、计算机 Internet 网络的桥接、制造业的无线生产和库存管理应用及无线移动宽带接入 WISP 等。随着无线网络技术的发展，无线网络的应用将越来越广泛。

（三）数据库技术

1963 年，美国 Honeywell 公司的 IDS 系统投入运行，揭开了数据库技术的序幕。20 世纪 70 年代是数据库蓬勃发展的年代，层次数据库系统和网状数据库系统占据了整个数据库商用市场，而关系数据库系统仅处于实验阶段。20 世纪 80 年代，关系数据库系统由于使用简便以及硬件性能的改善，逐步取代层次数据库和网状数据库系统占领了市场。20 世纪 90 年代，关系数据库成为数据库技术的主流。进入 21 世纪，无论是市场的需求还是技术条件的成熟，面向对象数据库技术、网络数据库技术已成为数据库技术发展的趋势。

1. 数据库及相关概念

（1）数据与数据管理：数据是数据库中存储的基本对象，是用于载荷信息的物理符号。围绕数据所做的处理工作均称为数据处理，一般包括数据的采集、组织、加工、变换、存储、检索和传输等。数据处理工作可分为数据管理、数据加工和数据传输三大类。其中，数据管理是数据处理的核心和基础。数据管理工作主要包括组织和储存数据、维护数据和数据查询和数据统计。

（2）数据库：数据库是按一定的组织方式存储在一起的相关数据的集合。数据库具有如下特点：①用综合的方法组织数据，数据冗余度小；②数据共享度高，可供多个用户共享；③高度的物理独立性和一定的逻辑独立性；④能够有效及时地处理数据，并保证数据的一致性和完整性；⑤具有安全控制机制，能够保证数据的安全、可靠，允许并发地使用数据库等。

（3）数据库管理系统：数据库管理系统（database management system，DBMS）是专门用于管理数据库的计算机系统软件。DBMS 为数据库提供数据的定义、建立、维护、查询和统计等操作功能，并进行数据的完整性、安全性控制。DBMS 的主要功能包括数据定义功能、数据操纵功能、数据库的建立和维护功能和数据库的运行管理功能。

（4）数据库系统：数据库系统是由计算机硬件、软件、数据库和相关人员组成的计算机系统。其中，硬件是数据库赖以存在的各种物理设备；软件包括操作系统、数据库管理系统、主语言和应用软件；数据库由外模式、概念模式、内模式三级模式构成，分别对应用户数据库、概念数据库和物理数据库，并通过外模式/模式和模式/内模式二级映象技术进行联系；人员包括数据库管理员、系统分析员、应用程序员及终端用户等。

2. 数据模型　数据模型是客观事物及其联系的数据描述。数据模型所描述的内容包括数据结构、数据操作、数据约束三个部分。按不同的应用层次，数据模型可分成概念数据模型、逻辑数据模型和物理数据模型三种类型。

（1）概念数据模型：概念数据模型简称概念模型，又称信息模型，主要表示数据的逻辑特性，即只在概念上表示数据库中将存储什么信息，而不管这些信息在数据库中如何实现。因此，它是从用户的角度对现实世界建立的数据模型，与具体的 DBMS 无关。概念模型强调比较真实地模拟现实世界，比较容易理解，易于向逻辑数据模型转换。常见的概念模型有实体-关系模型（E-R 模型）及语义对象模型。

（2）逻辑数据模型：逻辑数据模型简称数据模型，侧重于数据库中数据的表示方法和数据库结构的实现方法，是计算机实际支持的数据模型。数据模型与具体的 DBMS 有关，DBMS 常按其所支持的数据模型分类。常见的实施模型有层次模型，网络模型、关系模型和面向对象模型。

（3）物理数据模型：物理数据模型简称物理模型，是面向计算机物理表示的模型，描述了数据在储存介质上的组织结构。物理模型不但与具体的 DBMS 有关，而且还与操作系统和硬件有关，每一种逻辑数据模型在实现时都有着对应的物理数据模型。DBMS 为了保证其独立性与可移植性，大部分物理模型的实现工作由系统自动完成，而设计者只设计索引、聚集等特殊结构。

（四）数据仓库与数据挖掘技术

数据仓库就是面向主题的、集成的、不可更新的、随时间不断变化的数据集合，用以支持经营管理中的决策制定过程。数据仓库具有面向主题、集成性、相对稳定性以及能够反映历史变化的特点。

数据挖掘是指将不同的数据源中的数据,包括结构化的数据、半结构化的数据和非结构化的数据,既可以是数据库,也可以是文件系统或其他任何组织在一起的数据集合,通过一定的工具与方法寻找出有价值的知识的一类深层次的数据分析方法。数据挖掘的主要目的是从大量的数据源中采用有关的理论、方法和工具来提取有用的和使人感兴趣的知识和模式,具有处理的数据规模庞大、可为不能形成精确查询要求的用户寻找其可能感兴趣的东西、对数据的迅速变化能做出快速响应,以提供决策支持信息等特点。

数据仓库技术和数据挖掘技术是两种独立的信息处理技术。数据仓库用于数据的存储和组织;数据挖掘致力于知识的自动发现。它们可以分别应用到信息系统的设计和实现中,以提高相应部分的处理能力。

(五) 信息集成技术

1. 可扩展标记语言 XML 可扩展标记语言 XML 是由万维网联盟定义的一种可扩展的元标记语言。XML 集标准通用标记语言和超文本置标语言 HTML 的优势于一身,其设计目的是为了克服 HTML 语言的缺陷,将网络上传输的文档规范化并赋予标记一定的含义。XML 保留了 HTML 所具有的简捷、适于网络传输和浏览的优点,是结构化文档和数据的通用形式。XML 文件带有 . xml 的扩展名,是由标记及其所标记的内容构成的文本文件。XML 向管理组织、软件开发人员以及最终使用人员等都提供了许多优点,主要体现在以下几个方面。

(1)信息交换与共享:XML 是一种开放的标准,XML 语言不依赖于任何软件,不受任何实体的控制,使用自定义标记存储数据信息,并且存储各种标记之间的关系,较好地描述了数据的结构,有效地分离了数据的结构和用户界面。

(2)信息文件转换:由于 XML 具有较严谨的语法和规则,因此通过各种转换工具或编程可以实现 XML 文件不同格式之间的转换、XML 文件与 Office 和数据库等其他格式文件之间的转换,从而使 XML 文件能够更广泛地应用于各类系统。

(3)跨平台应用开发:由于 XML 不依赖于任何开发语言,而且各种主流开发语言都已实现与 XML 的互通,因此可以实现不同开发语言的应用系统之间进行信息交互。

(4)简单易用:XML 采用简单、柔性的标准化格式,灵活、可扩展,并且能够建立良好的结构和约束机制。编写简单且易于阅读,同时又易于被应用程序处理。

(5)数据集成和处理:XML 提供了直接在数据上工作的通用方法,并且将界面和结构化数据相分离,允许不同来源数据的无缝集成和对同一数据的多种处理。

下面以一个描述病人诊疗信息的 XML 文档示例来说明 XML 的语法结构:

```
< xml version = "1. 0" encoding = ' GB2312" ?  >
<病历 >
<基本信息/ >
<姓名 >张三 </姓名 >
< 身份证号 >8888888888888888 </身份证号 >
< 电话号码 >027-88888888 </电话号码 >
</基本信息 >
```

```
<contents >
<症状 >霍乱 </症状 >
<症状 >伤寒 </症状 >
<时间 >2009 - 03 - 01 </时间 >
</contents >
</病历 >
```

该 XML 文档描述了一个病人的诊疗信息,根元素是病历,下面有 2 个子元素,分别是基本信息和 contents。其中在基本信息中有表示具体数据的 3 个子元素,分别是姓名、身份证号和电话号码。从以上描述中可以看出 XML 结构十分良好,这是 XML 显著的一个特点。

2. Web Service 技术 Web Service 是一种用于分布式应用系统之间通信的接口技术,它构建于通行的 Internet 标准协议栈之上,提供了一种企业对企业应用程序的耦合方式。Web Service 的实现一般都是构建在 XML、简单对象访问协议、网络服务描述语言和网络服务流程语言等技术上。

Web Service 的基本思想是把软件当作一种服务。目前对 Web Service 并没有一种严格的定义,IBM 认为 Web Service 是能够被描述、发布、定位和通过网络调用的自包含的模块化的应用。Microsoft 则认为 Web Service 是一个通过标准协议访问的、可编程的应用逻辑。一般认为,Web Service 是通过 Web 调用的应用逻辑或功能,具有自包含、自描述以及模块化的特点,可以通过 Web 发布、查找和调用。

采用 Web Service 技术进行开发和部署的应用和业务服务具有如下特点。

(1)松散耦合的组件:Web Service 应用由松散耦合的组件构成,容易与其他平台或其他的标准技术进行集成。修改组件的实现不会影响服务中的其他部分,组件的可重用性很高。

(2)自描述与自适应:Web Service 用 XML 描述交换信息内容,因此可以保证信息的自描述性和自适应性。Web Service 在 XML 结构中采用 WSDL 描述语言定义接口、网络连接、服务端节点等。所定义的接口都是业务级接口,而不是底层接口,能够使处理的数据和处理的逻辑过程分离,因而使应用的集成更容易、更清晰。

(3)分布式和位置的无关性:Web Service 采用统一描述、发现和集成注册机制使业务服务的分布与地理位置无关。这样就可以将非核心业务外包给专门的服务提供商,不必担心服务商的所在地,在减少自主开发成本的同时,又保证了产品的自主控制性和自主开发部分的可继承性。

(4)动态性和可扩展性:Web Service 的交换信息采用 XML 进行封装,信息可以动态汇集、动态转换和及时处理。这样使得业务服务具有动态性、易扩展性,不需要对后台的系统进行修改。

(5)基于开放标准:Web Service 的体系结构是基于开放标准技术的,不是专有厂商的自定义技术,例如 XML 技术、SOAP 技术、UDDI 等。因此组件的集成更为容易,解决方案的选择更为多样,即使以后采用新的技术,移植也会非常便利。

总之,以 Web 服务方式提供现有应用程序,可以构建新的更为强大的应用程序。Web Service 在应用程序跨平台和跨网络通信时有重要作用,适用于应用程序集成、B2B 集成、代码和数据重用,以及通过 Web 实现客户端和服务器的通信的场合。

3. 中间件技术 中间件是一种独立的管理计算资源和网络通信的系统软件或服务程

序,分布式应用软件借助中间件在不同的技术之间共享资源。它最早出现于 20 世纪 80 年代,当时是指网络连接的管理软件,一直到 20 世纪 90 年代网络技术取得巨大成功之后才被广泛应用。20 世纪 90 年代初期,中间件主要应用于商业关系数据库,随后逐渐演化为具有多种类型和服务,用于简化分布式应用程序开发的系统平台。

目前,中间件已经被广泛应用于计算机网络,扮演着越来越重要的角色。中间件通过将应用程序从协议处理、数据复制、网络故障、并行机制等问题中独立出来,屏蔽了底层网络环境的复杂性,使应用程序可以专注于功能实现。中间件还进一步屏蔽计算体系结构、操作系统、编程语言、网络技术的异构性,使得分散在不同网络中的计算资源统一起来,让用户和应用程序可以在不同的平台和通信协议下彼此相连,同时也使得不同的应用程序可以无缝地整合在一起,极大方便了系统的整合,以及应用程序的编写、管理和使用。

从宏观上看,中间件可以分为数据类、处理类和分布式构件类三大类。目前,中间件的产品有很多种,其中比较著名的产品有 BEA 公司的 Tuxedo、Weblogic,IBM 公司的 WebSphere 以及 Microsoft 公司的 MOM 等。

中间件产品种类繁杂,分别适用于不同的技术领域,如交易处理、数据通信、安全认证、移动访问、应用整合等。近几年,中间件技术以多种不同的方式渗透到不同的应用环境,其中最具代表性的三个应用领域是信息门户、协同管理以及面向移动的中间件应用。未来中间件的应用领域将以更快的速度向多层面拓展,其主要集中于面向 Internet 的中间件应用以及面向移动的中间件应用两大领域。

4. 条形码与 RFID 技术

(1)条形码与条形码识别系统:条形码是一种可供电子仪器自动识别的标准符号,由一组黑白相间、粗细不同的条、空符号按一定编码规则排列组成的标记。它能够表示一定的信息,目前条形码的种类有 250 多种。条形码符号是图形化的编码符号,对条形码符号的识读需要借助一定的专用设备,将条形码符号中含有的编码信息转换成计算机可识别的数字信息。

条形码识读系统一般由扫描系统、信号整形和译码三部分组成。扫描系统由光学系统及探测器,即由光电转换器件组成,它完成对条形码符号的光学扫描,并通过光电探测器将条形码条空图案的光信号转换成为电信号。信号整形部分由信号放大、滤波、波形整形组成,它的功能是将条形码的光电扫描信号处理成标准电位的矩形波信号,其高低电平的宽度和条形码符号的条空尺寸相对应。译码部分由计算机软、硬件组成,其功能是对得到的条形码矩形波信号进行译码,并将结果输出到条形码应用系统中的数据采集终端。

要将按照一定规则编译出来的条形码转换成有意义的信息,需要经历扫描和译码两个过程。物体的颜色是由其反射光的类型决定的,白色物体能反射各种波长的可见光,黑色物体则吸收各种波长的可见光,所以当条形码扫描器光源发出的光在条形码上反射后,反射光照射到条码扫描器内部的光电转换器上,光电转换器根据强弱不同的反射光信号,转换成相应的电信号。根据原理的差异,扫描器可以分为光笔、电荷耦合器件和激光三种。电信号输出到条形码扫描器的放大电路增强信号后,再送到整形电路将模拟信号转换成数字信号。白条、黑条的宽度不同,相应的电信号持续时间长短也不同。译码器通过测量脉冲数字电信号 0、1 的数目来判别条和空的数目,通过测量 0、1 信号持续的时间来判别条和空的宽度。此时所得到的数据仍然是杂乱无章的,要知道条形码所包含的信息,则需根据对应的编码规则,将条形符号换成相应的数字、字符信息。最后由计算机系统进行数据处理与管理。

条形码技术广泛应用于交通运输业、商业贸易、生产制造业、医疗卫生、仓储业、邮电系统、海关、银行、公共安全、国防、政府管理、图书馆、办公室自动化等各个领域。随着二维条形码技术的兴起,条形码技术迎来了崭新的发展空间。

条形码技术已深入到医院的各部门中,条形码在医院中主要用于物资管理、临床化验室及血库、放射科、病案管理、财务管理、护理工作等方面。条形码技术在医院的应用正逐年增加,今后将以更快速度发展。

(2)二维条形码技术:在水平和垂直方向的二维空间存储信息的条形码称为二维条码,简称二维码。二维码采用某种特定的几何图形按一定规律在平面分布的黑白相间的图形记录数据符号信息,在代码编制上巧妙地利用构成计算机内部逻辑基础的0、1比特流的概念,使用若干个与二进制相对应的几何形体来表示文字数值信息,通过图像输入设备或光电扫描设备自动识读以实现信息自动处理。

二维码是一种高密度、高信息含量的数据文件,是实现证件、卡片及表单等大容量、高可靠性信息自动存储、携带并可用机器自动识读的理想手段。它具有一维条码技术的一些共性:每种码制有其特定的字符集;每个字符占有一定的宽度;具有一定的校验功能等。同时还具有不同于一维条形码的特点:如信息含量比一维条形码高,编码范围广,保密、防伪性能好,译码可靠性高,纠错能力强,容易制作且成本低廉等。

国际组织在二维条形码标准上的努力已有初步成效。目前美国国家标准协会制定的二维条码国际标准包括 PDF417、Maxicode、Datamatrix。其中以 PDF417 应用范围最广,从生产、运货、行销、到存货管理都很适合,所以 PDF417 特别适用于流通业。Maxicode 通常用于邮包的自动分类和追踪,Datamatrix 则特别适用于小零件的标识。

(3)无线射频识别技术:无线射频识别技术(radio frequency identification,RFID)是 20 世纪 90 年代兴起的一种非接触式自动识别技术,它是利用射频方式进行非接触双向通信,以达到自动识别目标对象并获取相关数据。由于 RFID 技术较之传统的条形码技术具有快速扫描、耐久性、穿透性、记忆容量大等优势,因此在医疗领域中得到了广泛的应用。

RFID 可根据不同的分类标准分成不同的类型。根据采用的频率不同,可分为低频系统和高频系统两大类;根据电子标签内是否装有电池为其供电,可分为有源系统和无源系统两大类;根据电子标签内保存信息的注入方式,可分为集成电路固化式、现场有线改写式和现场无线改写式三大类;根据读取电子标签数据的技术实现手段的不同,可分为广播发射式、倍频式和反射调制式三大类。

与传统条形码识别技术相比,RFID 有以下特点。

1)快速扫描:条形码系统一次只能扫描一个条形码,RFID 辨识器可同时辨识读取数个 RFID 标签。

2)体积小型化、形状多样化:RFID 在读取上并不受尺寸大小与形状限制,不需要为了读取精确度而配合纸张的固定尺寸和印刷品质。RFID 标签更倾向小型化与多样化发展形态,以适应不同产品。

3)抗污染能力和耐久性:传统条形码的载体是纸张,容易受到污染。RFID 对水、油和化学药品等物质具有很强的抵抗性。条形码一般是附着于塑料袋或外包装纸箱上,特别容易受到折损。RFID 将数据存在芯片中可免受污损。

4）可重复使用：条形码印刷后无法更改，RFID标签则可重复地新增、修改、删除。

5）穿透性和无屏障阅读：在被覆盖的情况下，RFID能够穿透纸张、木材和塑料等非金属或非透明的材质，并能够进行穿透性通信。而条形码扫描机必须在近距离而且没有物体阻挡的情况下才可辨读条形码。

6）数据的记忆容量大。

7）安全性：RFID承载电子信息，数据内容可进行密码保护，内容不易被伪造及变造。

RFID技术在国内外发展迅速，尤其是国外的应用已呈多元化趋势。根据RFID不同特性，可分为近距离、远距离、可读可写型芯片以及通用性等应用。近距离检测的应用主要是财产管理、零售业、社会安全、注册、自动生产线和生产过程管理、赝品鉴别、动物识别、物流管理等。远距离检测的应用主要是财产管理、零售业中的库存管理、社会安全方面的敏感物资管理和敏感人员管理、快速空间定位应用、缺席检测应用、仓库与运输过程管理等。可读可写型标签的应用主要是财产管理、零售业中的运输和仓库管理、社会安全方面的敏感物资控制和敏感人员控制、防伪鉴别中的钱币以及药品和食品业的完全可跟踪性。通用性方面的应用有敏感物质控制、敏感人员控制等。

RFID在医院的应用主要集中在医院血液管理、供应室RFID管理、母婴RFID管理、医院移动资产RFID管理、病床消毒RFID管理、传染病特殊病区RFID管理和医疗垃圾RFID管理等方面。

二、医院信息系统数据准备

（一）数据准备的作用和意义

医院信息系统的数据准备，即数据字典的初始化，包括公共字典和业务系统专用字典的数据初始化。数据是系统运行的基石，是系统运行质量的保障，数据准备妥当与否直接关系到系统是否能够平稳高效地运行。

1. 数据的内容

（1）数据分类：根据医院信息系统建设的实际情况，可以将系统基础数据划分为以下三种：①标准化的数据：即国家或行业的标准化数据；②系统有严格要求的数据；③用户自定义的数据。

（2）技术原则：由于医疗数据量大，种类繁多，计算机需要处理的数据信息十分复杂。因此，需要对这些信息进行编码，方便地进行医疗信息的分类、合计、检验等操作，从而提高处理速度。

2. 数据的编码的原则　①面向临床需要，严格区分不同业务的基础数据；②结构化与非结构化相结合；③以临床实用为前提；④合理区分完整性和简单性。

3. 主要的基础数据　根据医院的实际需求，基础数据一般分为以下五种：①基本字典（人员、科室等）；②药品字典；③医嘱字典；④费用字典；⑤其他字典。

（二）建立数据字典的方法

1. 人员的组织与分工

（1）人员的组织：基础数据准备小组成员主要包括临床科室、医务科、信息科、药剂科、护理部、财务科、设备处等科室及业务部门指定的核心人员。基础数据准备小组要定期召开会议，通报各科室数据准备的进度任务和所遇到的难点并讨论相应的解决办法。基础数据准备小组的每个成员都需要经过严格的培训才能够开展相关的任务,培训工作由信息系统工程技术人员负责,培训的内容主要包括以下三个部分。

1)对字典的内容和格式要求,如数据来源、命名方式和采集数据的类型等。

2)数据收集整理的方法及各种方法的优缺点,包括手工收集、旧系统数据导入、借鉴和移植其他系统三种。

3)基础数据准备的工具,要求参加培训的人员能够熟练掌握数据准备工具的用法,通过考核后才可以上岗。

(2)人员的分工:建立基础数据字典的分工主要按业务部门进行,各部门任务如下。

1)医务科:医务科在整个数据字典建立的过程中起着总协调员的作用,负责制订进度计划并定期主持召开会议。

2)护理部:协助医务科审核医嘱。

3)信息科:负责总体技术方面,为各个环节提供技术保障。

4)药剂科:负责药品信息的收集、整理和审核。

5)设备科:负责医疗设备及物资信息的收集、整理和审核。

6)财务科:负责医疗收费项目信息的收集、整理和审核。

(3)收集整理基础数据的策略和方法

1)数据收集阶段:根据数据格式和内容的需要印制不同格式的数据收集表格并下发到相应的科室,由各科室的人员完成数据的收集,完成并确认后交由医院指定的数据收集部门。

2)数据整理阶段:主要是对收集上来的数据进行整理和技术规范,并经反复反馈确定后把基础数据整理成手册下发到各科室,经审核后形成初步的基础数据手册。

3)数据录入阶段:对审核确认后的数据手册进行录入并校对。

4)打印输出阶段:将数据手册下发到各科室进行检验、修改及补充后,打印成正式的基础数据规范手册。

2. 基础数据的收集与处理方法　基础数据可通过手工收集、旧系统数据导入、借鉴和移植其他系统的数据三种方式获取。手工收集获取方式工作量比较大、耗时长,旧系统数据导入的获取方式数据真实但内容有可能不完整,借鉴和移植其他系统的数据可以缩短数据准备的时间,但需要充分论证审核其他系统的数据对于本系统的适用性。

无论采用哪种获取方法,都不能缺少收集整理的组织环节,对于收集整理后的数据,可通过 Excel 等工具迁移数据汇总后形成 dbf 等固定格式文件,利用开发工具一次性全部装入系统,也可以通过直接采用系统提供的工具逐条录入数据。在现场组织基础数据的录入工作时,通常采用二者相结合的方法采集基础数据。

3. 测试和审核基础数据　基础数据的测试审核工作包括以下三个步骤。

(1)文字审核技术规范后的基础数据手册,须经专业对口的专家审核,确保能够完全满足临床的需要。

(2)单项测试:采用穷举法通过医院信息系统中的业务功能测试数据,同时也可以通过数据库操作语句对数据字典进行完整性、一致性等方面的测试。

(3)联机测试:建立系统的运行环境供相关业务人员使用系统,检测基础数据的准备是否到位。

基础数据的准备不可能一次性完成,需要在后续系统的运行过程中不断完善和补充。

三、医院信息系统结构准备

医院信息系统总体结构应包括:临床信息系统、管理信息系统、外部接口系统,如图 12-3 所示。

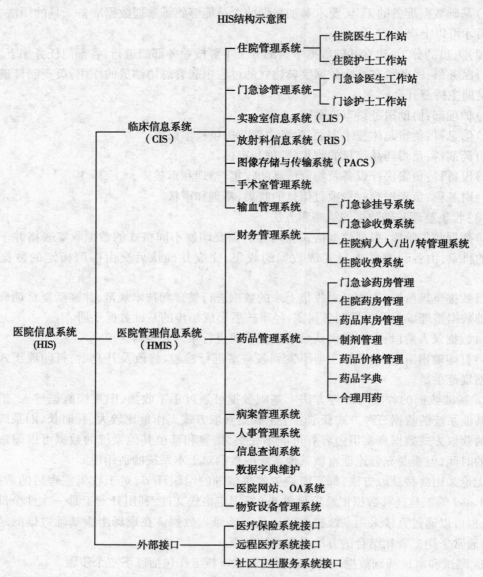

图 12-3　医院信息系统结构示意图

(一) 临床信息系统

临床信息系统(CIS)是医院信息系统的组成部分,其对在医疗活动各阶段产生的数据进行采集、储存、处理、提取、传输、汇总并加工生成各种信息,支持医院医护人员的临床活动,丰富和积累临床医学知识,并提供临床咨询、辅助诊疗、辅助临床决策,以提高医疗质量和工作效率。临床信息系统应该涵盖病人诊疗过程的所有环节,包括电子病历系统、医生工作站、护士工作站、检查检验系统、治疗系统和手术麻醉系统等。

临床信息系统还必须实现与管理信息系统的流程交互及数据共享。围绕着临床信息系统和管理信息系统,还要有相应的网络、硬件、软件、安全、标准等支撑体系平稳运转,达到对内信息资源广泛共享、对外互联互通的目标。

以病人为中心的临床信息系统,业务上要求围绕病人诊疗活动的全过程。临床诊疗业务可归纳为门急诊业务、病区诊疗业务、辅诊检查业务、检验业务、药品与手术麻醉业务等内容的医疗服务业务,并分解各个业务的具体内容,提出对应的需求。

以电子病历为核心的临床信息系统,数据上要求遵循电子病历标准内容框架,根据《电子病历基本架构与数据标准(征求意见稿)》和《个人信息基本数据集(试行)》、《健康档案基本架构与数据标准(试行)》等相关内容,围绕病历概要、门(急)诊病历记录、住院病历记录、健康体检记录、转诊记录、法定医学证明及报告和医疗机构信息七个方面的内容分别提出数据需求。

以临床医师诊疗为基础的临床信息系统,功能上要求围绕电子病历的内容进行规划与设计,确保临床医师能够全面、完整、集成化地获取来自各类子系统的电子病历数据,并在一体化界面上进行操作与处理,在满足信息操作与获取的基本功能基础之上,实现临床业务处理的过程化与实时化,并提供在临床路径、循证医学等功能支持下的临床决策与质量控制。

(二)管理信息系统

医院管理的内容覆盖病人从入院到出院的全过程医院管理活动,包含两大部分核心组成,分为医疗管理和运营管理两部分。

医疗管理是指围绕病人诊疗活动而发生的医院管理活动,"基于电子病历的临床信息系统"概括了医疗事务处理的相关业务组成和业务逻辑,并且以电子病历为核心。医疗管理的主要构成包括门诊管理、急诊管理、住院管理、体检管理、辅诊管理、手术麻醉管理和护理管理等。

医院运营管理是指与医疗管理直接或间接相关的,基于对医院运营业务进行支撑的管理范畴。运营管理的主要构成包括人力资源管理、服务管理、财务管理、物资及供应链管理、预算管理、成本管理、绩效管理、运营决策支持。

现代化医院管理有四个关键维度。

1. 质量管理 包括医疗质量、人员质量、财务质量、资产质量、科研质量等。
2. 效率管理 包括医疗效率、财务效率、供应链效率、人员效率、资产效率等。
3. 效益管理 包括医疗效益、财务效益、组织效益、物资效益等。
4. 安全管理 包括医疗事故、院内感染、手术并发症等。

管理信息系统以支撑医院医疗管理与运营管理为核心,通过对两大业务主线的科学组织,实现医院在医疗和运营两个层面的高效协同、科学决策并持续改进。

(三)外部接口

外部接口实现医院信息系统与其他部门进行信息交换的功能,包括下载、上传和处理病人在医院中发生的各种费用、诊疗信息等内容,并做到及时与其他系统进行通信并协助处理接口的程序,如医保接口、院感监测平台接口等。

第二节 医院信息系统功能与流程

随着我国医药卫生体制改革的深入及医院服务模式的改变,现代医院信息系统已逐渐成为医院现代化的基础。医院信息系统要逐步实现从以经济财务为主线的管理信息系统,向以病人为中心的临床信息系统转变,实现与医保系统的双向交互,并利用远程医疗技术,为病人提供多种形式的医疗服务。

医院信息系统的结构设计和流程再造是对传统医院管理模式重新规划、定位以及标准化和规范化的过程。医院信息系统结构设计和流程再造时,要以卫生部《医院信息系统基本功能规范》为指导,避免单纯模仿手工作业方式,充分利用信息技术,改造和规范医院管理流程以降低医疗成本,增强管理效率,提升医院的竞争能力和服务水平。

下面将逐一对医院信息系统中的主要功能模块进行介绍。

一、门诊挂号收费系统

门诊挂号收费系统是用于医院门急诊挂号工作的功能模块,包括诊疗卡管理、挂号、收费管理、退号管理、门急诊病历管理、财务管理、统计查询管理,以及门急诊预缴金管理等基本功能。门急诊挂号系统直接为门急诊病人服务,通过建立病人标识码,减少病人排队时间,提高挂号、收费工作效率和服务质量。

(一)功能结构

门诊挂号收费系统的主要功能分为五大块:挂号业务、收费业务、查询统计、字典维护和系统维护,其功能结构如图 12-4 所示。

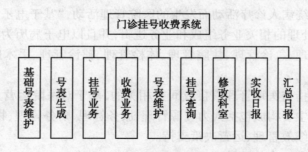

图 12-4　门诊挂号收费系统功能结构图

门诊挂号收费系统主要的功能如下。

1. **基础号表维护**　用于录入和维护基础的号表(即门诊医生的排班表)信息,为以后自动生成后期号表做好准备。

2. **号表生成**　统计基础号表,自动生成下个工作周期的号表。不用重复录入号表信息,减轻挂号管理人员的工作量。

3. **挂号业务**　进行挂号收费、退号退费、废票重打等业务的办理。

4. **收费业务**　包括收费结算、发票作废处理、病人退费处理、操作员收费日报表、门诊收费汇总日报等功能。

5. **号表维护**　维护当前或者本次工作周期内已生成的号表信息,可以进行加号、减号等操作。

6. 挂号查询　可以根据挂号时间、挂号的类型、挂号的类别、所挂的科室和医生、操作员、病人姓名、病人唯一标识号和挂号的状态这些条件灵活地进行查询挂号情况。

7. 修改科室　能够修改已挂出号条的科室信息，以便病人进行灵活的调配。

8. 实收日报　统计个人当天的实收日报信息，并提供结账功能。

9. 汇总日报　门诊挂号管理人员实时统计、监督下属挂号员的实收费用信息。

（二）业务流程

门诊挂号收费系统是医院在使用信息系统时最早接触的子系统。门诊挂号收费系统业务流程如图 12-5 所示。

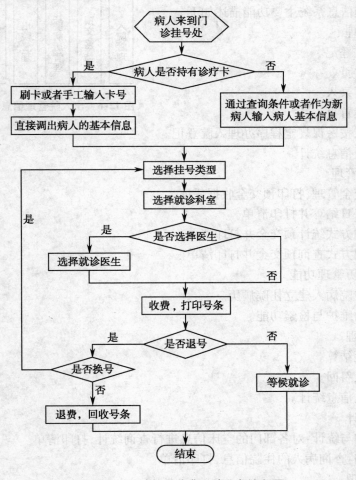

图 12-5　门诊挂号收费系统业务流程图

如果病人已持有诊疗卡，可通过刷卡直接调出病人基本信息，同时系统也支持无卡病人的挂号。提供了输入条件能够查询到病人信息的途径，能快速而准确地获取病人信息；或者按新病人处理，直接输入病人的基本信息；刷卡后选择病人类型、挂号科室、挂号医生即可完成挂号。

二、出入院管理信息系统

出入院管理信息系统是用于医院住院病人入院登记、出院管理的功能模块,能方便病人办理住院、出院手续。严格住院预交金管理制度,支持医保、新农合病人就医。促进医院合理使用床位,提高床位周转率是该系统的主要任务。其主要功能包括入院登记、病历号管理、资料变动、预交金管理、出院管理和床位管理等模块。

1. 功能结构　系统包括入院管理、床位管理、出院管理、查询统计等功能模块,出入院管理信息系统功能结构如图12-6所示。

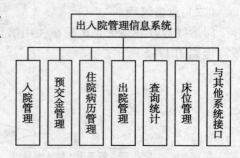

图12-6　出入院管理信息系统功能结构图

出入院管理信息系统主要功能描述如下。

(1)入院管理

1)预约入院登记。

2)建病案首页。

3)病案首页录入。

4)打印病案首页。

5)医保病人按医保规定程序办理入院登记。

6)入院病人信息统计。

(2)预交金管理

1)缴纳预交金管理,打印预交金收据凭证。

2)预交金每日结算并打印清单。

3)按照不同方式统计预交金并打印清单。

4)按照不同方式查询预交金并打印清单。

(3)住院病历管理功能

1)为首次住院病人建立住院病历。

2)病历号的维护与检索功能。

(4)出院管理

1)出院病人结算。

2)出院病人召回。

3)出院病人信息统计。

(5)查询统计

1)空床查询与统计:对各部门的空床信息进行查询统计,打印清单。

2)病人查询:查询病人的住院信息,打印清单。

(6)床位管理

1)具有增加、删除、定义床位属性功能。

2)处理病人选床、转床、转科功能。

3)打印床位日报表。

4)实现与病案、统计、经济核算、医院信息查询等系统的无缝连接,实现与医保、新农合、财务、银行等系统的功能和数据接口。

2. 业务流程　该系统与病区护士站、病区药房、医技系统、手术麻醉系统、财务系统等系统都有接口。这反映了住院收费处与病房、病区药房、医技科室、手术室、麻醉室、财务部门等部门的业务联系。出入院管理信息系统业务流程如图 12-7 所示。

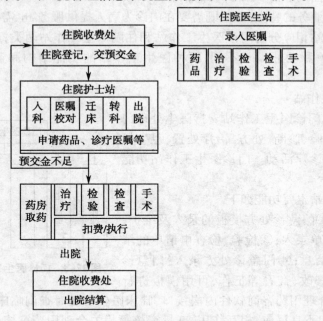

图 12-7 出入院管理信息系统业务流程图

病人持门诊医生开具的住院单在住院收费处,利用出入院管理信息系统办理入院手续,并缴纳预交金。病人持打印的病历首页,到病房分配床位,才算正式入院。当病人预交金余额不足时,病人持催款通知单到住院收费处补缴住院款项。病人康复后持出院通知单等单据在住院收费处,利用出入院管理信息系统办理出院结算等手续,住院收费处定期将住院收入发送到财务部门进行财务核算。

三、医生工作站

医生工作站是协助医生完成日常医疗工作的功能模块。从医院信息化的整体来看,医生工作站处于现代医院信息系统的中心地位,是临床信息系统功能的最集中体现。医疗工作是医院工作的主体,是医院一切活动的中心,而在医疗工作中,医生是各项医疗活动的发起者。医生根据诊断的需要,提出各项辅助检验、检查申请,由检验、检查等辅助科室配合完成;医生根据治疗的要求,下达观察、用药、护理、治疗等各类医嘱,护士根据医生的医嘱执行观察、治疗等操作,而药房、血库、手术室等部门根据医嘱完成各类医疗物品的供应和准备,划价收费部门则依据医生的医嘱进行计价收费。

医院各个部门之间依靠信息的传递而协同工作,医生依靠从病人、辅诊科室收集得到的信息作出诊断。在这样的信息收集处理链条中,医生既是最主要的信息记录和提供者,也是信息的最主要使用者,医生理应成为医院信息系统关注的焦点,医生工作站是临床信息系统乃至整个医院信息系统的出发点和落脚点。

医生工作站是医院信息系统由管理信息系统为中心发展到以临床信息系统为中心的重要标志。在信息系统的建设中强调一个原则,即信息在发生地采集。缺少医生工作站,就缺少了直接的信息源和服务目标,对信息的获取也只能是间接的、片段式的,医生工作站的应用使医院信息管理由"扭曲"回归到"自然"。

根据医院临床业务的特点,医生既需要在门诊为病人提供服务,也需要在病房为病人提供服务。医生工作站相应分为门诊医生工作站和住院医生工作站两类,虽然都是提供临床信息服务,由于对象和功能需求不同,两种医生工作站的功能结构和业务流程有明显的区别。

1. 门诊医生工作站

(1)功能结构:门诊医生工作站支持医生处理门急诊记录、检查、检验、诊断、处方、治疗处置、卫生材料、手术、收入院等诊疗活动。门诊医生工作站功能结构如图12-8所示。

门诊医生工作站主要功能如下。

1)门诊管理:①门急诊处方模板的录入及维护;②门急诊治疗处置单录入;③检验、检查申请单的填报,提交生成收费信息;④门急诊处方录入:门急诊病人的处方录入、修改、查看等工作,可用模板进行

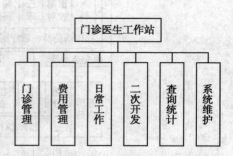

图12-8 门诊医生工作站功能结构图

处方录入,支持与合理用药咨询软件内嵌接口,临床医生可随时查询临床用药信息,可自动进行处方配伍禁忌、不良反应、相互作用、剂量审核等相关合理用药审核;⑤门急诊中、草药处方:门急诊中、草药处方录入、修改、查看;⑥门急诊手术申请:填写手术申请,提交生成收费信息;⑦申请住院:填写病人住院申请单,发送至出入院管理信息系统;⑧就诊管理:医生对病人就诊状态(待诊、就诊、诊后)及就诊范围(医生、科室)等的操作管理;⑨特殊信息报告卡:医生对门诊病人发生的特殊信息,诸如传染病信息、死亡信息等进行报告卡填报。

2)打印处方、申请单、指引单功能:处方打印能自动适应格式匹配(如医保处方、毒麻处方、麻醉处方、精神类处方等)。

3)费用管理:①门诊单据扣费;②门诊退费管理;③会诊开单扣费;④门诊退药开单;⑤门诊费用清单;⑥获取费用信息:如项目名称、规格、价格、医保公费费用类别、数量等;⑦自动生成相关卫生材料的关联费用。

4)日常工作:①医生排班管理;②工作日志:门急诊医生可书写门急诊工作日志。

5)二次开发:接口开发,提供查看报告接口,在医生工作站应能查看相应检验、检查结果及相关图像。

6)查询统计:医生挂号统计、医生收住院统计、医生诊单查询、医生排班查询、病人费用综合查询、病人单据信息查询、病人医疗信息查询、病人手术信息查询、科室手术信息查询、统计报表查询、诊疗与价项打印等。

7)系统维护:参数设置、系统保护、字典分发、字典维护、权限分配、票据定制等。

(2)业务流程:根据门诊医生工作站的结构和业务需求,其工作流程总结如图12-9所示。

2. 住院医生工作站

(1)功能结构:住院医生工作站是能够协助医生完成病房日常医疗工作的功能模块,其主要任务是处理诊断、处方、检查、检验、治疗处置、手术、护理、卫生材料以及会诊、转科、出院等信息。住院医生工作站的功能结构如图12-10所示。

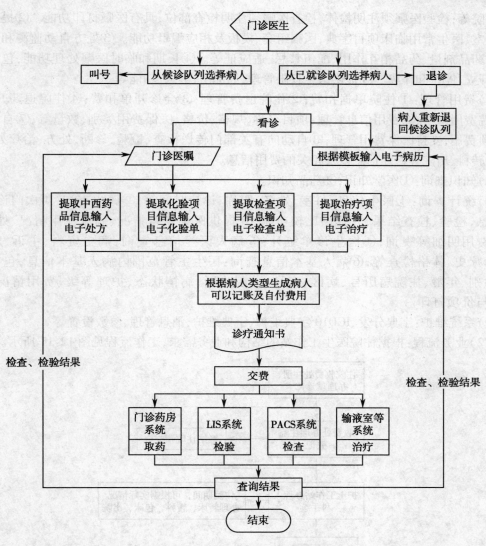

图 12-9 门诊医生工作站业务流程图

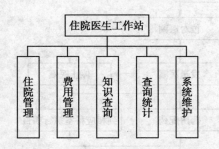

图 12-10 住院医生工作站功能结构图

住院医生工作站主要功能描述如下。

1）住院管理：①医嘱处理：检查、检验、处方、治疗处置、卫生材料、手术、护理、会诊、转

305

科、出院等;检验医嘱须注明检体,检查医嘱须注明检查部位;具有医嘱打印功能。②提供医院、科室、医生常用临床项目字典,医嘱组套、模板及相应编辑功能。③处方自动监测和咨询功能:药品剂量、药品相互作用、配伍禁忌、适应证等。④长期和临时医嘱处理功能,包括医嘱的开立、停止和作废。⑤提供医生权限管理,如部门、等级、功能等。

2)费用管理:①住院单据扣费;②住院退费管理;③会诊开单扣费;④住院退药开单;⑤住院费用清单;⑥费用信息管理:项目名称、规格、价格、医保费用类别、数量等;⑦自动核算各项费用,支持医保费用管理;⑧自动向有关部门传送检查、检验、诊断、处方、治疗处置、手术、转科、出院等诊疗信息以及相关的费用信息。

3)知识查询:①医学知识;②药品知识。

4)统计查询:①医生信息:科室、姓名、职称、诊疗时间等;②医生查询:历次门诊、住院信息,检验、检查结果,并提供比较功能;③提供医嘱执行情况、病床使用情况、处方、病人费用明细等查询;④医生诊单统计;⑤病人医疗信息查询:病史资料、主诉、现病史、诊疗史、体格检查等;⑥病人基本信息查询:医生主管范围内病人基本信息,包括姓名、性别、年龄、住院病历号、病区、床号、入院诊断、病情状态、护理等级、费用情况等;诊疗与价项打印。

5)系统维护:字典分发、ICD10 字典维护、字典维护、消息管理、参数设置等。

(2)业务流程:根据住院医生工作站的结构和业务需求,工作流程见图 12-11 所示。

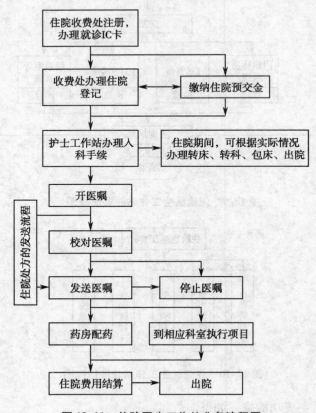

图 12-11　住院医生工作站业务流程图

四、护士工作站

1. 功能结构　护理工作是医院工作的重要组成部分,由于医疗工作与护理工作紧密联系,在病房的工作流程中几乎无法将医疗和护理工作严格的区分开来,因此提高护理质量和服务质量对医疗工作的提高有重要意义。护士工作站功能结构如图 12-12 所示。

护士工作站的主要任务是帮助护士核对并处理医生下达的临时和长期医嘱,对医嘱执行情况进行管理,同时协助护士完成护理及病区床位管理等日常工作。护士工作站基本功能模块包含病人管理、医嘱管理、统计查询和费用管理等。各功能模块详细描述如下。

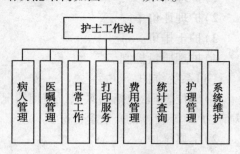

图 12-12　护士工作站功能结构图

(1)病人管理:入科、转床、转科、出院、包床/退床、信息登记等。

(2)医嘱管理

1)医嘱录入。

2)审核医嘱(新开立、停止、作废),查询、打印病区医嘱审核处理情况。

3)记录病人生命体征及相关项目。

4)打印长期及临时医嘱单(具备续打功能),重整长期医嘱。

5)打印、查询病区对药单(领药单),支持对药单分类维护。

6)打印、查询病区长期、临时医嘱治疗单(口服、注射、输液、辅助治疗等),支持治疗单分类维护。

7)打印、查询输液记录卡及瓶签。

8)长期及临时医嘱执行确认。

9)填写药品皮试结果。

10)打印检查化验申请单。

11)打印病案首页。

12)医嘱记录查询。

(3)日常工作:生成药单、生成单据、执行单据、摆药情况、单据查询、医嘱情况、人员排班、护理日志。

(4)打印服务:每日清单、医嘱打印、单据文件、医疗文件、报表打印。

(5)费用管理

1)护士站收费(一次性材料、治疗费等),具备模板功能。

2)停止及作废医嘱,退费申请。

3)病区(病人)退费情况一览表。

4)病区一次性卫生材料消耗量查询。

5)住院费用清单(含每日费用清单)查询打印。

6)卫生材料申请单打印等。

7)查询病区欠费病人清单,打印催缴通知单。

(6)统计查询

1）综合费用查询。

2）病人手术查询。

3）统计报表查询。

（7）护理管理

1）护理计划。

2）护理评价单。

3）护士排班。

4）护理质量控制。

（8）系统维护

1）床位管理：包括病区床位使用情况一览表（显示床号、病历号、姓名、性别、年龄、诊断、病情、护理等级、陪护、饮食情况）。

2）字典维护。

3）消息管理。

4）参数管理。

2. 业务流程 根据护士工作站的结构和业务需求，工作流程如图 12-13 所示。

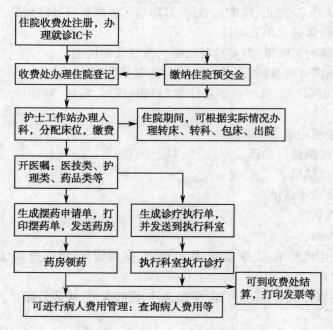

图 12-13 护士工作站业务流程图

五、药品管理系统

药品管理系统需要对分布于医院各个部门的药品的物流和相应的财流进行管理，涉及药库、药房和制剂室等各个部门。该系统主要为药库（房）管理系统。

药库（房）是医院一个重要部门，是保证医院各部门正常用药的基地，药品收入也是医院一大经济来源。通过药库（房）管理系统对全院中、西药库（房）的药品进行管理，建立全院共享的药品字典、目录并将其分发到可能的药房,可以进行药名、药名医学科目、药品管理科目等方面的维护;依据预警数据生成采购计划,提供采购计划管理与采购管理,药品入库,药品出库(门诊药房领药、病区药房领药、科室领药单的自动生成、院内外调拨等),库房灵活盘点,效期药品管理,毒麻贵重药品管理,药品价格调整,库存干预(主要是出入库秩序),药品会计事务处理(冲销账目、账页管理、汇款单管理、账业结存等),并提供药库需要的财务报表等药品相关活动。

1. 功能结构　药库(房)管理系统包括系统维护、入库、出库、调价、库存管理、查询等功能,其系统功能结构如图 12-14 所示。

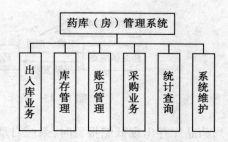

图 12-14　药库(房)管理信息系统功能结构图

(1)出入库业务:药品出入库导航、补填发票号、供应商退费补价、汇款管理。

(2)药品库存管理

1)药品的采购入库、退药入库、盘盈入库、赠送入库、调拨入库、领用出库、报损出库、退货出库、盘亏出库、调拨出库等管理。

2)药品库存的日结、月结、年结功能。

3)库存查询、失效预测、库存预警、库存干预、盘点管理、调进零售价管理、调进货价管理、批量调价管理、库存限量、库存推算等。

4)药品批次管理:可根据参数设置药品"先入先出"或"效期先出"原则。

5)根据物价部门的现行调价文件实现全院统一调价,提供自动调价确认和手动调价确认两种方式,并可记录调价的明细、时间及调价原因,记录调价的盈亏等信息,传送给药品会计和财务会计。

6)批次管理功能:效期和批号可修改。

7)药品通用名、商品名、别名管理。

8)条码化管理。

9)录入出入库单药品信息时,自动获取药品名称、规格、批号、发票号、进货价、零售价、生产厂家、供货商、包装单位、发药单位等药品信息,以及医疗保险信息中的医疗保险类别、处方药标志、中标标志等,并可随时生成各种药品的入库明细、出库明细、盘点明细、调价明细、调拨明细、报损明细、退药明细以及上面各项的汇总数据。

10)药品效期、库存的自动报警。

(3)账页管理

1)账页查询功能。

2)药品零售价格可根据院方公式自动计算。

3)汇款凭证根据供应商的采购入库单自动汇总统计及打印功能。

(4)采购业务

1)根据药品上月耗量或库存限量自动生成采购计划。

2)采购计划的多级审核。

3)采购单的发送及到货确认。

4)采购单维护、登记、查询。

（5）统计查询：药品综合查询、业务综合查询、通用报表查询等。

（6）系统维护：药品字典维护（如品种、价格、单位、计量、特殊标志等）、药名字典维护、药名知识维护、中标药品维护、药品化学名维护、药品属性批量维护、药品医学科目码维护、字典维护。

2. 业务流程　药库（房）管理系统涉及药品的入库、出库、调价、养护、盘点等业务，其业务流程如图 12-15 所示。

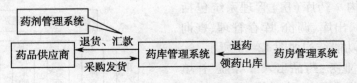

图 12-15　药库（房）管理系统业务流程图

当药品库存出现低储报警时，系统自动编制采购计划，药品管理人员根据临床需求人工修改采购计划，打印出采购计划单供有关部门审批。采购计划经批准后，药品采购员执行采购计划。药品入库单经库房验收和财务验收后进行入库处理，库存发生相应改变。药品出库、调价、养护、盘点后，库存也会发生改变。

六、电子病历系统

电子病历（electronic medical record，EMR）是由医疗机构以电子化方式创建、保存和使用的，重点针对门诊、住院病人（或保健对象）临床诊疗和指导干预信息的数据集成系统，是居民个人在医疗机构历次就诊过程中产生和被记录的完整、详细的临床信息资源，是记录医疗诊治对象医疗服务活动记录的信息资源库。该信息资源库以计算机可处理的形式存在，并且能够安全的存储和传输，医院内授权用户可对其进行访问。

电子病历系统根据使用目的和对象不同可分为医生电子病历和护理电子病历。

1. 医生电子病历　医生电子病历系统涵盖病历编辑与管理、医嘱管理、临床路径管理、检查检验申请单等内容。不仅实现了统一界面操作，统一业务流程协作，还实现了统一数据管理。

（1）病历编辑与管理：覆盖各种医学文档的内容，主要内容包括病案首页、首次病程、病程记录、出院小结、住院记录、医嘱单、申请单、会诊单等。

（2）知识库查询：提供丰富的知识库功能，方便医生查阅相关的医疗知识，也可直接引用到病历。

（3）病历模板：电子病历系统提供模板格式，编辑简单，样式展现丰富，完全满足病历表现复杂的特性。

（4）病历打印输出功能：具有重打、套打及续打等功能，医生可以根据需要打印文档的任意部分，所有的打印提供详尽的打印日志。

（5）医嘱管理及合理用药：医嘱管理功能包括新开医嘱、医嘱模板管理、医嘱查询、停嘱管理等内容，合理用药包括药物相互作用检测、重复用药检测、药物禁忌证检测、药物剂量检测等。

2. 护理电子病历　护理电子病历能够协助护理人员对病人进行病情观察和实施护理

措施的原始记载,包括体温单、生命体征记录单、出入量记录单、入院评估单、日常评估、护理评估、护理措施、护理记录、护理健康宣教表、病区护理交班簿等项目,并能够根据相应记录生成各类图表。

(1)科室交班记录:系统根据当前科室统计信息、病人诊疗信息,自动生成当前时段的科室交班记录。

(2)护理记录单:系统可以方便地填写病人的各类护理单。能根据医院要求,提供各类护理记录模板,包括一般护理记录、入院护理记录、出院护理记录、转入(转出)护理记录、术前(后)护理记录、手术护理记录、观察项目记录、微量血糖测试记录单、危重病人护理记录、抢救补记、输血记录、各种特殊检查护理记录、健康教育、饮食指导等,填写方便,并能够打印存档。

(3)体温单录入:提供表单式体温单数据录入,系统自动根据体征数据生成体温单表。

(4)护理记录录入:系统支持结构化护理记录录入,录入完成后自动排版护理表格,样式可自由定制。

(5)科室通知:系统支持护士输入科室记事,注意事项、病人事件、通知之类的信息都可以在科室通知内发布。系统欢迎界面默认显示科室通知。

3. 电子病历的核心价值

(1)方便病人和增进群体健康:对病人而言,拥有一份完整的个人电子健康档案,再次就诊便无需再提供他们的个人资料,诸如过敏史、药物史、医疗史,尤其是对慢性病和记忆有障碍的人群。对群体健康而言,至少可从疾病预防评估和慢性病管理两个途径增进健康水平。

(2)降低医疗差错率,提高医疗品质:电子化、结构化使电子病历书写更为规范和方便有效,病历信息资源得到充分共享,在规范医疗行为的同时提高了医疗效率和医疗质量,降低医疗风险。

(3)为现代医疗管理提供新手段:改变传统的事后管理模式,实现实时、智能、全过程管理,促进医疗服务流程的优化,实现全病历质控和医疗任务管理,减少医疗缺陷发生。

(4)为政府部门宏观医疗管理提供依据和手段:为相关行政部门和科研机构提供丰富的原始数据,管理部门可从中提取各种分析数据以指导管理政策的制定。建立日常疾病监测系统,实现区域集中病情的监控,提升疾病发展的控制和管理能力。

七、辅助决策支持系统

1. 功能结构　辅助决策支持系统涵盖各部门中心业务的查询,利用直观的表格统计图对门诊、住院、库房的收入与支出情况进行核算与分析,可提供对业务部门营运的评估与业绩的参考。可以加强医院领导对各业务部门费用使用的控制掌握,避免不必要的资源浪费,辅助医院领导决策。辅助决策支持系统功能结构如图12-16 所示。

系统包括院长日报、医疗分析、财务分析、药品分析和市场分析五大模块,各模块详细功能说明如下。

(1)院长日报

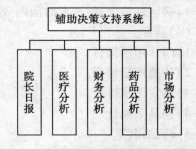

图12-16　辅助决策支持系统功能结构图

1)医疗情况:察看医院的当日信息,包括门诊部分和住院部分。

2)门诊部分:门诊总数、急诊人数、普通门诊、专家门诊、门诊药品收入(分医保和自费)、门诊医疗收入(分医保和自费)。

3)住院部分:包括住院药品收入(当天发生的费用)、住院药品比例(总收入)、住院医保药品收入、住院医保药品比例、住院自费药品收入、住院自费药品比例、住院医疗收入、住院医疗比例、住院医疗医保收入、住院医疗医保比例、住院医疗自费收入、住院医疗自费比例、住院预收款(当日预收款)、住院出院结算款(当日出院病人结算款)、病人欠款(在院病人到现在为止)等。

4)总量控制:查询医保控制目标、医保门诊总数、自费门诊总数的对比情况。

5)库存状态:查询显示各药房、药库的当日库存(库存金额)情况。

6)挂号动态图表:动态显示当日挂号情况,包括挂号人数统计图、挂号金额统计图(按病人类别分类)。

7)门诊超标处方:查询显示门诊超标处方的信息。

(2)医疗分析

1)医疗情况:察看医院的历史阶段信息,包括门诊部分和住院部分。

2)门诊部分:门诊总数、急诊人数、普通门诊、专家门诊、门诊药品收入(分医保和自费)、门诊医疗收入(分医保和自费)。

3)住院部分:包括住院药品收入(当天发生的费用)、住院药品比例(总收入)、住院医保药品收入、住院医保药品比例、住院自费药品收入、住院自费药品比例、住院医疗收入、住院医疗比例、住院医疗医保收入、住院医疗医保比例、住院医疗自费收入、住院医疗自费比例、住院预收款(当日预收款)、住院出院结算款(当日出院病人结算款)和病人欠款(在院病人到现在为止)等。

4)门诊工作量统计:查询一段时间内的各个科室、医生的工作量。

5)手术查询:查询一段时间内的手术安排情况。

6)病人信息查询:住院病人的信息综合查询,包括病人的基本信息和各种费用信息(费用大项和费用明细)。

7)病区综合统计:一段时间内的入出院病人构成情况。

(3)财务分析

1)门诊收入统计:一段时间内分科室、分医生的门诊收入统计(图12-17)。

2)病区收入:一段时间内分病区的收入统计。

3)病区预收款:一段时间内分病区的预收款统计。

4)病区结算金额:一段时间内分病区的结算款统计。

(4)药品分析

1)门诊用量排行。

2)住院用量排行。

3)科室用量排行。

4)药品采购计划。

5)药品跟踪。

6)药品来源对比。

7）积压药品统计。

8）药品库存趋势分析。

（5）市场分析

1）门诊病人分类对比：医保与自费、初诊与复诊、本地与外地门诊情况对比。

2）住院病人分类对比：医保与自费、初诊与复诊、本地与外地住院情况对比。

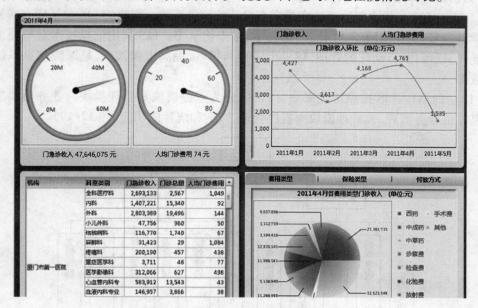

图 12-17　辅助决策支持系统——门急诊收入分析

2. 业务流程　辅助决策支持系统业务流程如图 12-18 所示。

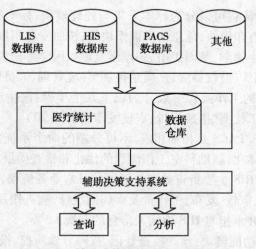

图 12-18　辅助决策支持系统业务流程图

八、医技信息系统

医技信息系统是对各种医疗辅助检验、检查信息系统的统称。根据使用部门和系统功

313

能的不同,可分为:实验室信息系统(LIS),输血信息系统,放射科信息系统(RIS),医院影像存储与传输系统(PACS),超声信息系统,内镜信息系统和心电信息系统等。

虽然不同的医技信息系统在结构和功能上各有不同,但总体上均会完成:接受医生检验/检查申请信息,病人登记,检验/检查,审核发布报告的业务流程。本节以 LIS 和 RIS/PACS 为例进行介绍。

1. LIS　LIS 是指专门为医学实验室而设计的信息系统。完整的 LIS 包括所有实验室研究的学科内容,例如血液学、生化学、免疫学、微生物学等。LIS 利用信息技术对检验流程实现智能化、规范化、自动化的管理,辅助生成检验报告,提高工作效率,是医院信息系统的重要组成部分。

(1)功能结构:LIS 按照功能来划分,可以分为业务模块和管理模块。业务模块实现实验室基本的业务流程,而管理模块则提供管理、查询和统计的功能(图 12-19)。

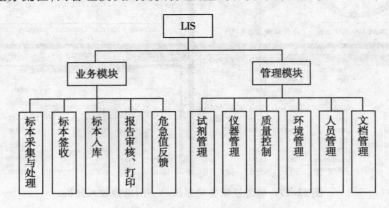

图 12-19　LIS 功能结构图

业务模块按照检验流程可以分为标本采集与处理模块,标本签收模块,标本入库模块,报告生成、审核、发布、打印模块,危急值反馈模块等;按照专业组则可以分为血液学、生物化学、免疫学、体液学、微生物学、基因扩增、病理学及输血医学等模块。

管理模块包括试剂管理、仪器管理、质量控制、环境管理、人员管理和文档管理等。

(2)业务流程:LIS 的工作流程一般分为以下几个步骤:医生申请、标本采集、标本签收及入库、上机检测或手工检测、生成报告、审核发布(图 12-20)。

2. RIS/PACS　RIS/PACS 是相辅相成、不可分割的两个系统,共同应用于放射科,以实现成像、诊断的快速一体化,辅助科室工作流程的优化和检查质量、效率的提高。

(1)RIS 功能结构:RIS 主要负责处理放射科的日常业务流程,实现放射科内病人的预约登记,诊断报告的书写、审核、发布,工作量及疾病的统计,病人跟踪,胶片跟踪,诊断编码,科研教学和管理等功能,并承担与 HIS 中病人信息的交换。

RIS 主要包含四个功能模块:预约检查登记、技师分诊质控、报告书写和统计管理。

预约检查登记模块是 RIS 的起始环节,承担病人基本信息的预约登记工作,或通过与 HIS 的互联,实现从 HIS 数据库中调阅病人的基本信息,并通过检查核实,确认病人的到检情况,再将病人信息发送至检查设备。

技师分诊质控模块是将登记病人进行分诊排队检查,并实现对技师的工作质量控制和

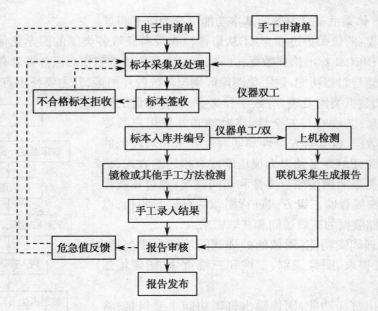

图 12-20　LIS 业务流程图

工作量统计功能。

　　报告书写工作站主要供诊断医生使用,通过调阅 PACS 中的医学影像信息,完成诊断报告的书写、审核、修改和发布工作,并支持医生的相关联报告查询工作和单病种、阳性率统计工作。

　　统计管理模块主要完成对病人信息和疾病谱的统计,对放射科诊断医生和技师的量化考核和对科室的管理。

　　(2)PACS 功能结构:PACS 是利用现代放射技术、数字成像技术、计算机及通信技术,准确、高效地采集、存储、归档、传送、显示和管理医学影像信息与病人人口信息的数字化影像系统。根据美国国家电器制造商协会(National Electrical Manufacturers Association,NEMA)对 PACS 的描述,一个完整的 PACS 必须具备如下功能。

　　1)提供图像的查看功能以进行临床诊断、制作诊断报告和远程会诊。

　　2)在磁存储介质或光存储介质上对医学图像进行短期、长期的归档保存。

　　3)利用局域网、广域网或公用通信设施进行影像的传输通信。

　　4)为用户提供与其他医疗设施和科室信息系统进行集成的接口。

　　PACS 的体系结构主要包括:图像采集、图像传输、图像存储/归档、图像处理显示和数据库管理五个部分(图 12-21)。

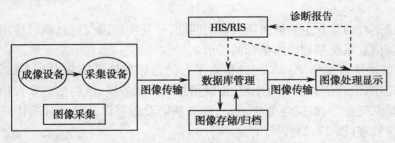

图 12-21　PACS 体系结构图

依据 PACS 体系框架,PACS 的基本功能可分为以下四点。

1）图像采集:图像采集过程为:①从影像检查设备获取各类源的医学影像信息;②将图像信息转换为 DICOM 标准格式数据;③将 DICOM 信息传输到中心服务器和存储模块中。

2）图像存储与归档功能:数字化图像区别与传统胶片图像,其主要特点有:①数据量大、保存时间长;②数据类型复杂,有数字和文字,还有大量的图形和影像等信息;③既有对安全性、实时性和并发用户数要求很高的 HIS 数据,也有对安全性和实时性要求相对较低的文档信息。因此,PACS 必须以无损压缩或有损压缩方式,将采集得来的各类型图像按照重要性和访问频次,通过在线存储-近线存储-离线存储三级方式进行图像的存储与归档,以满足临床对存储数据的高效访问和获取需求。

3）图像处理调阅功能:图像的处理调阅功能主要包括:参数测量、特征提取、图像识别、二维和三维重建、图像增强和灰度变换等。

4）图像输出打印功能:图像输出打印功能主要包括:将 DICOM 标准格式转换成普通的 JPEG、TIF、BMP、AVI 等常用影像格式,也可把普通格式影像转换为 DICOM 格式;将数字图像按需任意组合,形成电子胶片,进行按需打印或自助打印等。

（3）RIS/PACS 业务流程:RIS/PACS 业务工作流程如图 12-22 所示。

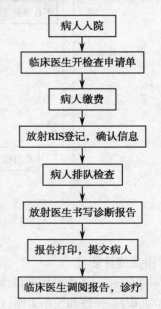

图 12-22　RIS/PACS 业务流程图

九、医院信息平台

如果说上面介绍的每一个业务系统都是支撑医院信息化发展的一根柱石,那么医院信息平台则是连接每根柱石的纽带,它承担起信息交换、信息规范、信息展现的作用,克服了"信息孤岛"的弊病,使得各种医疗信息能有序的围绕病人就诊的全过程进行收集、整理、组合和展现。

基于电子病历的医院信息平台是指以病人电子病历的信息采集、存储和集中管理为基础,连接临床信息系统和管理信息系统的医疗信息共享和业务协作平台,是医院内不同业务系统之间实现统一集成、资源整合和高效运转的基础和载体。医院信息平台也是在区域范围支持实现以病人为中心的跨机构医疗信息共享和业务协同服务的重要环节。

医院信息平台的建立主要解决两方面的问题,一是实现医院信息系统应用整合的需求,二是实现医院信息系统基础设施整合的需求。

1. 医院信息平台总体架构　医院信息平台的总体架构设计分为九个部分,包括:医院信息平台门户层、医院信息平台应用层、医院信息平台服务层、医院信息平台信息资源层、医院信息平台信息交换层、医院业务应用层、信息基础设施层以及信息标准体系、信息安全体系与系统运维管理(图 12-23)。

其中医院信息平台门户层、医院信息平台应用层、医院信息平台服务层、医院信息平台

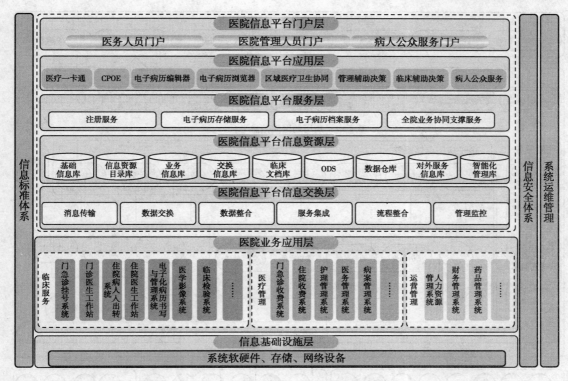

图 12-23 医院信息平台总体架构图

信息资源层、医院信息平台信息交换层是属于医院信息平台的软件部分,主要服务于医院信息系统应用整合的需求;医院业务应用层是目前医院内部的业务应用系统,是医院信息平台的基础;信息基础设施层、信息标准规范体系、信息安全体系与系统运维管理体系服务于医院业务应用系统和医院信息平台,信息基础设施层主要服务于医院信息系统基础设施整合的需求。

2. 医院信息平台的功能实现 医院信息平台软件架构在功能上覆盖总体架构上面的四个层次,即医院信息平台应用层、医院信息平台信息资源层、医院信息平台服务层、医院信息平台信息交换层。软件功能架构见图 12-24。

医院信息平台包括以下功能组件。

(1)注册服务:注册服务包括对病人、医疗卫生服务人员、医疗卫生机构(科室)、医疗卫生术语的注册管理服务,系统对这些实体提供唯一的标识。针对各类实体形成各类注册库(如个人注册库、医疗卫生机构注册库等),每个注册库都具有管理和解决单个实体多个标识符问题的能力。注册库有一个内部非公布的标识符。

(2)电子病历与临床数据中心存储(clinical data repository,CDR):电子病历是由医疗机构以电子化方式创建、保存和使用的,重点针对门诊、住院病人(或保健对象)临床诊疗和指导干预信息的数据集成系统,是居民个人在医疗机构历次就诊过程中产生和被记录的完整、详细的临床信息资源。按照以病人为中心建立的电子病历(EMR)文档的存储带来了临床数据中心存储库 CDR 的形成。

CDR 的存储遵循卫生部印发的《电子病历基本架构与数据标准》的有关数据标准,依照

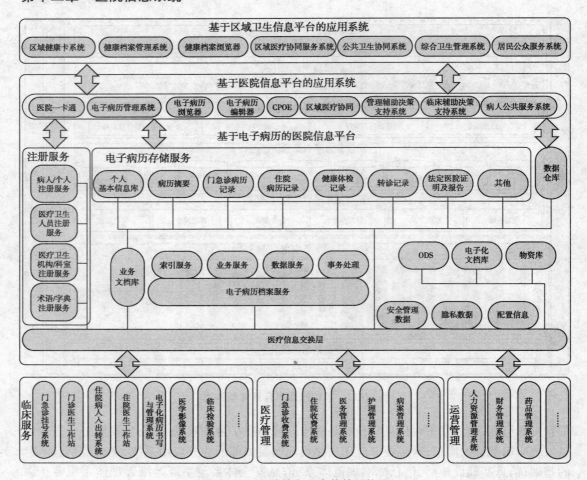

图 12-24　医院信息平台软件架构图

《电子病历系统功能规范(试行)》和《基于电子病历的医院信息平台建设技术方案》中对医院电子病历的功能规范,将医院的临床数据信息,如病历概要、门(急)诊诊疗记录、住院诊疗记录、健康体检记录、转诊(院)记录、法定医学证明及报告、医疗机构信息等按照标准技术格式进行存储。

(3)电子病历浏览器:电子病历浏览器(即 EMR 浏览器)是为终端用户提供的基于 Web 的访问个人电子健康记录的应用程序,提供电子病历的展现。电子病历浏览器的目标是建立一个用户友好的环境,在该环境下被授权的医护专业人员或病人可以方便地访问电子病历中保存的相关数据。电子病历信息主要由临床信息组成,电子病历浏览器可以根据使用者的特定需求提供不同医疗卫生领域的调阅展示服务。

(4)全院业务协同支撑服务:医院信息平台基于 SOA 架构设计,将各种类型的协同工具服务组件化,统一在信息平台上进行注册,提供服务调用适配器接口或 Web Service,以便平台的其他应用程序和组件利用协同组件工作。

(5)医院信息交换层:接入医院业务系统,实现医院信息的统一管理,如病人主索引、电子病历、决策支持数据、业务协同数据、对外服务数据、区域卫生共享和协同数据,实现医院业务系统之间的协同。

医院信息平台的主要作用如下。

(1)接入医院业务系统。

(2)实现医院信息的统一管理:病人主索引、电子病历、决策支持数据、业务协同数据、对外服务数据、区域卫生共享和协同数据。

(3)实现医院业务系统之间的协同。

(4)基于以上三点,开发新型的应用,包括医疗一卡通、电子病历共享、医院管理服务决策支持、临床辅助决策、医院业务协同、对外公众服务、区域卫生共享和协同应用。

第三节 医院远程医疗系统

一、远程医疗概述

1. 远程医疗的定义 远程医疗(telemedicine)起源于20世纪50年代末。随着应用的不断深入,人们对远程医疗的定义也是逐渐清晰和丰富。1992年,勃兰斯敦(Preston)首先对远程医疗做出描述:"远程医疗是利用远程通信技术,以双向传送数据、语音、图像的方式开展的远程医疗活动。"20世纪90年代中期,美国远程医疗学会和美国国防部卫生事务处对远程医疗明确定义:"远程医疗是以计算机技术,卫星通信技术,遥感、遥测和遥控技术,全息摄影技术,电子技术等高新技术为依托,充分发挥大医院或专科医疗中心的医疗技术和设备优势,对医疗条件较差的边缘地区、海岛或舰船上的伤病员进行远距离诊断、治疗或医疗咨询。"1997年,世界卫生组织(WHO)在瑞士日内瓦召开"21世纪远程医疗与全球发展战略会议",将远程健康信息系统明确定义为:"远程健康信息系统是通过医疗信息和通信技术从事远距离健康活动和服务的系统。"

作为一门结合了医学技术、计算机技术、通信技术等多种现代技术的综合性应用学科,远程医疗已被应用于社会多个领域,并在保障人类健康、预防和控制疾病、促进医学教育等方面发挥着重要的作用。

2. 远程医疗系统的功能 根据服务目的和应用对象的不同,远程医疗系统从功能上可分为:远程会诊、远程监护、远程手术及治疗和远程医学教育等多个子功能模块。

远程会诊是指医学专家应用远程医疗软件,调阅病人的病历资料、各种检验检查报告等;利用音视频通信技术,远距离地观察和对话病人,与远端现场医生展开"面对面"的交流,并根据以上信息,远距离地对病人病情进行诊断和排查,指导医疗水平较低的远端医生形成正确、完善的诊断和治疗方案的过程。

远程监护是指利用现代通信技术,对远端服务对象的生理信息和医学信号,如心电、血压、脉搏、体温、呼吸、血氧饱和度等指标进行监测和分析,并提供医学咨询、指导或诊断意见的一种技术手段。

远程手术及治疗是一种可控交互式远程医疗系统。医生利用虚拟现实技术和网络通信技术,控制远端的医疗器械活动,对远端病人进行一定的手术操作。远程手术对许多领域技术提出了更高的要求,是生物医学工程研究的热点之一。

远程医学教育是指由特定的教育组织机构,依托先进的医学资源和医疗技术,利用远程医疗系统为远端医疗水平较低的医护工作者或学生提供教育服务,以帮助和促进医护工作者和学生远程学习和医学水平提高为目的的实践活动。

3. 远程医疗的意义 远程医疗作为一种新型的医疗服务模式,对于优化配置医疗服务资源,加强医疗信息共享,提高医护工作者的诊疗技术水平等方面都有重要意义,同时对于深化医药卫生体制改革,探索新型发展道路也有重要作用。

处于社会主义初级阶段的我国,医疗服务资源的分布和应用相对不平衡:大中型医疗机构拥有丰富的人才资源、技术资源、设备资源和资金资源,导致病人大量集中,"看病难、看病贵"的问题突出;而基层医疗机构严重缺乏医疗服务资源,病人不愿去,冷冷清清,运营困难,这种情况严重影响了我国的卫生事业发展和提高。远程医疗系统的建立和应用,通过合理的宣传和疏导,能有效分流病人,改善医疗机构就诊病人的群体结构,从而提高医疗资源的利用率,减少医疗资源的无规划占用和浪费,对于医疗服务资源的合理化配置有积极的推动作用。

基于电子病历信息共享的远程医疗活动,能够加强中心端与远端医疗机构的病人信息共享,医生能够在远程会诊时参考病人在多家医疗机构的就诊病历资料和各种检验检查报告资料,同时诊断还有医患远距离的直接互动,提高了诊疗活动的质量和准确率。

远程医疗同时还构筑了一种新型的教育渠道,通过在线授课、案例讲解、在线学术交流等方式,能够在教学资源和投入有限的条件下,提高基层医疗机构医护工作者或者学生的医疗水平和整体素质。这对于提高我国整体医疗卫生水平,保障人民群众身心健康有重大意义。

远程医疗的建设与开展,还能够方便病人就诊,免去多次路途奔波和到大医院排长队挂号的劳苦,节省了不必要的时间和费用耗费,直接在当地就可以享受放心的医疗服务。这种方式对于老人、行动不便者、距离医院较远的病人尤为重要。基层医疗机构和中心医疗机构建立固定的远程医疗关系,能够让病人享受到更专业、更全面的医疗服务,从而提高病人对医疗服务的满意度。

二、远程医疗系统支撑技术

远程医疗是利用现代通信技术、医学信息学技术和医疗保健技术而实现的一种新型的医疗服务模式。因此,现代通信技术、医学信息学技术和医疗保健技术就构成了远程医疗系统的三大支撑技术。

1. 现代通信技术 通信网络是开展远程医疗活动的基础平台。现代通信技术的不断发展,为远程医疗的深入应用提供了技术保证和良好平台;而远程医疗的不断深化,也对通信技术提出了更高的要求,促使其更快地发展。

根据通信技术和传输方式的不同,远程医疗系统的发展可分为三个阶段。

(1)基于有线电话的第一代远程医疗系统:它通过固定有线电话线路,传输如心电、血压等常规生理信号,由医生根据生理信号对病人进行疾病的诊断。它所利用到的通信技术主要有:电话通信网、数据通信网、综合业务数字网(integrated service digital network,ISDN)等。

(2)基于微波和卫星通信的第二代远程医疗系统:这个阶段是伴随微波通信和卫星通信的技术成熟及大规模应用而产生的。同上一代系统相比,它采用微波和卫星通信,传输和通信的距离更远,范围更广,从而应用到的领域也更多,它不光应用于医疗机构的疾病诊断,还可用于航空航天、海事救援、洪灾、地震等特殊条件下的医疗问题诊治。同时由于传输有音频信号和视频图像,使得诊断医生有更真实的现场感。它所利用的通信技术包括有线电视网(cable television network,CATV)和卫星通信技术等。

(3)基于 Internet 技术的第三代远程医疗系统:近年来,随着我国以 ATM/IP 为交换方式,以 SDH/WDM/DWDM 为传输方式的光纤骨干网的建成,基于 Internet 技术的第三代远程医疗系统应运而生。它能提供更大的带宽和更高的传输速率,不光能提供音、视频信号,还能传输大数据量的医学诊疗信息和检查检验信息,从而能辅助医生更准确地进行疾病的诊断和治疗。远端用户可以通过 LAN、ADSL、光纤接入、移动通信技术和无线网络技术等联入骨干网。它所利用的通信技术有:FTTB、VPN、3G、WIFI、RFID 无线射频等。

2. 医学信息学技术　主要包括医疗信息的检测、采集、存储、压缩、显示、处理、查询技术,多媒体信息技术,信息安全保障技术,系统集成交互技术和各种数据库技术等。

3. 医疗保健技术　远程医疗中的医疗保健技术是各种疾病诊疗技术和临床监测、检验、检查工程技术的总称。诊疗技术因学科和疾病不同,纷繁多样。工程技术主要包括:对心电、血压、呼吸、脉搏、血氧饱和度等生理指标的监测技术;B 超、内镜、DR、CT、MRI 成像等医学检查技术以及体液的各种免疫、生化指标的医学检验技术等。

三、远 程 会 诊

1. 远程会诊的定义　远程会诊是利用现代通信技术和计算机网络,借助各种现代化通信工具,实现跨地区间的医学信息和服务交流共享,达到远距离为病人实现疾病诊断,并进一步确定治疗方案的一系列医疗活动(图 12-25)。

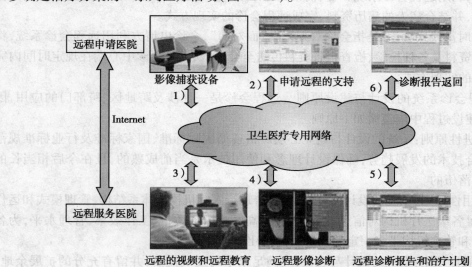

图 12-25　远程会诊示意图

这是一种方便、新型的就诊方式,有力地推动了传统诊疗方式的改革和进步,为医疗走向区域扩大化、服务国际化提供了坚实的基础和有力的条件,也为规范医疗市场、评价医疗质量标准、完善医疗服务体系、交流医疗服务经验提供了新的准则和工具。

2. 远程会诊的分类

（1）根据会诊内容分类

1）临床会诊：是指会诊远端的医疗工作者在疾病诊断和治疗过程中遇到困难时，中心端的临床医学专家基于病人详细的病历资料，结合病人的沟通交流和远端医疗工作者的处理意见，完成疾病诊断，并进一步形成建议治疗方案，最终出具会诊咨询意见的形式。

2）影像会诊：是指医院影像学专家利用会诊软件，调阅远端病人的 CT、MRI、X 光片等医学影像学资料，并结合病人的病历资料和其他检验、检查报告资料等，完成医学影像的诊断工作并出具影像诊断报告的会诊形式。影像会诊又可分为疑难病历模式和服务托管模式。疑难病历模式是指影像会诊远端只有当遇到疑难病历影像时，才申请医学影像专家的支持与会诊。服务托管模式是指由于各种主客观因素，致使会诊远端不具备出具诊断报告的资格或能力时，所有的影像检查均交由中心端出具诊断报告的方式。

（2）根据会诊方式分类

1）普通会诊：是指会诊远端在会诊申请时，对中心端无特殊要求，会诊管理中心在接收到会诊申请后，根据会诊申请目的和病人病情，自行安排会诊医生进行远程会诊的实现方式。

2）点名会诊：是指会诊远端在远程会诊系统的专家库范围内，根据病人病情和申请医院或科室意愿，直接指定一位或多位专家参加会诊的实现方式。点名会诊是远程会诊服务深化和优质化的体现。

（3）根据会诊时限分类

1）实时交互式会诊：是指在会诊管理中心的协调下，会诊双方的医疗工作者在约定的时间同时上线，利用远程会诊系统和音、视频交互系统，进行远距离"面对面"的直接沟通交流和病人互动，并结合病人的病历资料，完成远程会诊的实现方式。

2）非实时离线式会诊：是指会诊双方无需"面对面"，会诊申请方利用远程会诊系统，将病人的病历资料及各种检验、检查报告资料传送至会诊中心端，会诊中心端在规定时间内完成会诊报告的实现方式。

3. 远程会诊系统的设计与建设原则　远程会诊是一种涉及跨地区、跨部门的应用，因此，系统在建设过程中应遵循如下原则。

（1）先进性原则：系统的设计与建立必须严格遵循国际标准、国家标准及行业标准规范要求，应符合技术的发展趋势，确保设计理念和使用技术是当前成熟的，且在今后相当长的时间内是不落伍的。

（2）实用性原则：系统的设计与建设，应符合现行医疗机构的体系结构、管理模式和运作程序，能满足各级医疗机构对信息的要求，能提高医疗服务质量、工作效率、管理水平，为各级医疗机构和管理机构带来一定的经济效益和社会效益。

（3）扩展性原则：系统的设计与建设，应满足未来的发展需要，并留有充分的扩展余地，确保系统能得到持续的技术支持和可靠的服务。

（4）可靠性原则：系统的设计与建设，应对工作环境和实施条件要求较低，可靠性强；系统设备安装操作使用简单明了；系统工作运行稳定，维护便捷。

4. 远程会诊系统的功能　远程会诊系统应涵盖从会诊申请、实施会诊到出具会诊意见的整个过程，因此远程会诊系统的功能可定义为以下五个功能模块。

（1）会诊申请模块：提供全面完整的会诊申请业务的操作和管理功能，主要包括会诊申请、审批、预约排程、专家点名、确认、取消、会诊记录及状态查询等。

（2）会诊管理模块：支持对病人病历资料以及各种检验、检查资料的显示与处理；支持会诊意见的编写、修改、审核、发布与调阅；支持会诊意见模板管理等。

（3）音、视频交互功能模块：音、视频功能是整个远程会诊系统的互动接口和界面，能够突出真实感的"面对面"交流，必须按照通信技术及多媒体技术行业标准和规范，支持文字会话、语音、视频的互动；支持点对点交互和多方交互；支持电子白板服务；支持图像资料和文字报告的同步处理及显示等。

（4）统计查询模块：支持按医疗机构、科室、医生信息、病人、病种、诊断数量等指标进行统计查询分析，支持对会诊意见的分类、统计及查询等。

（5）系统管理模块：支持对基础数据（医疗机构信息、科室信息、角色信息、用户信息等）的维护；支持对用户权限的管理；支持对专家库的维护和管理；支持对系统的安全监控与管理等。

5. 远程会诊系统的业务流程 远程会诊的实施与管理，应在相应部门的牵头负责下，结合各级医疗机构的实际情况加以确定。通行的做法主要包括申请、管理、执行等步骤。远程会诊业务流程见图 12-26。

（1）会诊申请：远程会诊申请方由于疾病诊治需要，在征得病人及家属同意，相关行政管理部门批准后，利用远程会诊系统提交会诊申请。在提交会诊申请时，应完成如下工作：①病人基本信息的填报；②会诊申请目的的陈述说明；③病人目前病情的描述说明；④病人病历资料和各种辅助检查检验资料的准备和上传工作；⑤会诊时间、会诊部门或专家的申报工作。

（2）会诊管理：远程会诊管理中心在接收到远端的会诊申请后，即刻进行会诊的安排管理工作，具体包括：对会诊申请目的、病人资料的审核，是否需要修改或补充；对会诊申请时间和参与会诊人员的确认，并通知会诊双方；对会诊系统、设施设备、通信线路的检查与确认。

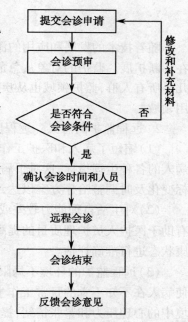

图 12-26 远程会诊业务流程图

（3）远程会诊：会诊双方应在会诊时间前 15 分钟到达会诊现场，进行会诊线路的接通和系统的调试工作。实施会诊时，首先由远程申请方病人的主治医生介绍病情和检查、检验情况及需要会诊所解决的问题；会诊专家通过音、视频交互，与病人展开疾病诊治的互动工作，并通过对病历资料的调阅，与申请方医生进行病情的讨论分析；最后由会诊专家形成关于疾病诊断和建议治疗方案的会诊意见，审核确认后提交系统，会诊申请方可直接通过系统调阅并打印会诊意见。

（4）会诊后的工作：会诊结束后，会诊双方应按照病案管理要求，对有关资料进行收集、整理、登记和存档；注意做好病例的随访和反馈工作。

在远程会诊过程中应注意病人的隐私保护，对重要病人、特殊病种进行远程会诊时，应采取相应的安全保密措施。

远程会诊作为一种新型医疗服务模式，其应用对于优化医疗资源的配置、提高医疗资源的利用率、提高医疗服务人员的诊疗水平、减少病人的就医成本、提高病人满意度都有重要作用,但现阶段的远程会诊同样面临着运营(收费模式和收费标准)、管理(诊疗质量的控制和保障)和政策法律法规(诊疗合法性及安全保障)等方面的问题,需要我们去思考和解决。

四、远程监护

1. 远程监护的定义　远程监护是远程医疗的重要组成部分,它可以定义为利用现代通信技术、网络技术等将远端被监测对象的生理信号和医学信号传送到监护中心,供医护人员分析、诊断和护理的一种服务方式。完整的远程监护系统由远端监护设备、监护中心和联系两者的通信网络构成(图12-27)。

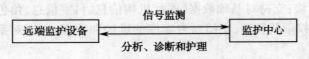

图 12-27　远程监护系统结构图

随着技术的发展和应用的深入,远程监护的实现距离在不断增加,监护的指标和内容也在不断扩展。监护的对象从急危重病人到新生儿、老年人、孕产妇、受灾人员甚至健康人的几乎所有人群,监护领域也从疾病诊疗状态扩展至普通人的日常生活状态,甚至某些特殊应用领域。

2. 远程监护的意义　远程监护的目的和意义如下。

(1)缩短了病人和医护工作者之间的距离。通过远程监护技术,医护人员能够实时监测病人的各种生理指标,这对于病人病情变化时的实时预警,以及医护工作者根据病人监测指标变化及时调整治疗方案以达到最佳治疗都有重要意义。

(2)对生活自理能力较差或缺乏的老年人、残疾人的日常生活状态进行远程监护,不仅有助于医护人员护理质量的提高,还能改善病人的生活质量,并对其独立生活能力和身体健康状态进行准确评估。

(3)远程监护的环境不局限于医疗机构内,也可扩展至家庭等病人熟悉和喜爱的地方,使病人在不知不觉的日常工作生活中即可完成指标的监测工作,克服了病人在专门就诊环境中的心理压力和紧张情绪,提高了监测和诊疗的准确性。

(4)远程监护应用于日常家庭生活,可以发现疾病的早期症状,达到预防保健和疾病早期治疗的目的,帮助提升普通人群的健康状态和生活品质。

3. 远程监护的应用领域

(1)空间研究计划:为了保障宇航员生命健康和科学研究的需要,美国国家航空航天局(NASA)从20世纪70年代开始广泛采用生物遥测技术监测太空飞行中宇航员的重要生理指标。在阿波罗登月计划中,所有宇航员都穿戴有生物传感器的宇航服,将监测数据从太空船及月球表面送往地面接收站,监测参数包括:心率、体温变化、呼吸、两导联心电图、氧气消耗及二氧化碳分压等。地面接收站医生可以根据这些指标参数评价宇航员在飞船发射、外太空活动及月球探险等情况下宇航员的生理状态,还能在宇航员生病时提供实时监护并指导治疗。

(2)急救和边远地区医疗支持:病情的变化有时是突然而迅猛的,远程监护通过对生理指标的监测,能起到实时预警的作用,也为及时的抢救治疗赢得了时间。

在边远地区,由于医疗资源有限,病人在发生疾病时,往往得不到最及时和最正确的治疗。利用远程监护技术,充分调动发达地区丰富的医疗资源,能够提高边远地区的疾病诊断准确率和就诊成功率,还能够缩减医疗费用,减少病人痛苦。

(3)病人日常健康监护:重要生命参数远程监护是病人日常监护的一个重要内容,监测的生理指标包括:心电图、心率、血压、脉搏、呼吸、血气(氧分压和二氧化碳分压)、血氧饱和度、体温、血糖等。日常监护可用于心电图监护、血液透析监护以及婴幼儿和老年人的睡眠监护等多个方面。

4. 远程心电监护实例介绍 远程心电监护是通过导联兼容的数字式全信息记录发射器,连续采集病人各种工作、生活状态下的心电信息,监测心脏电生理变化,利用计算机网络、现代通信技术将病人长时间的心电监测信息发送至监护中心,医护人员利用心电分析软件,检查分析病人的心电生理指标变化,评估病人的健康状况,并最终给出诊断报告和治疗方案。

远程心电监护系统主要由心电采集器、心电记录器、远程心电监护服务器及相应的通信网络组成。心电采集器将采集到的心电信号,通过放大、滤波、数字化后通过无线通信方式传送给心电记录器;心电记录器通过移动通信网络与远程心电监护服务器通信;远程心电监护服务器在接收到病人的心电信号后,保存病人心电图,并通过心电软件动态显示给医护人员以供分析和诊断(图12-28)。

图12-28 远程心电监护系统结构示意图

远程心电监护的应用,方便医护人员及时掌握病人的心电情况,为病人提供救助,提高了诊断的全面性和科学性;还能起到预防和预警的作用,保障着人民群众的生活质量和健康水平。

▸▸▸ 思 考 题 ◂◂◂

1. 请简述医院信息系统的定义及组成。
2. 请简述医院的基础数据包括哪几种。
3. 请简述电子病历的含义及分类。
4. 请简述医院信息平台的功能作用。
5. 请简述远程会诊的分类。

第十三章

卫生信息系统的管理

第一节 管理机构的设置与人员配备

随着医学信息科学的发展,信息已经成为卫生事业的一个主要资源和重要条件,并促使卫生信息管理成为卫生事业管理的一个重要组成部分。卫生信息系统的应用已深入到卫生事务和管理的各个方面,基本已形成与业务和管理工作密不可分的关系。对卫生信息系统进行良好的管理将使信息在卫生事业管理中发挥更大的作用。

一、信息管理部门组织机构的设置

有效地组织好信息系统的管理工作对提高信息系统的运行效率十分重要。信息系统从最初的计算机单项简单应用到大规模系统性的应用,有一个发展的过程。在这个过程中信息管理部门也从小到大地发展起来。目前,我国各组织机构内的信息管理部门一般有隶属形式、平行形式、参谋中心形式,如图13-1所示。

1. 隶属形式 如图13-1(a)所示,信息管理机构设在业务部门内部,进行独立管理。这种形式在信息系统应用早期或信息应用水平较低的组织中比较常见。但是系统内的资源不能为组织中的其他部门共享,信息管理中出现的各种问题仅依靠具体的业务工作部门也无法协调和解决,从而制约了系统整体资源的配置与利用,降低了系统的效率和利用率,所以这种方式不能适应现代组织信息管理的需要。

2. 平行形式 如图13-1(b)所示,信息管理机构独立并与其他部门平行,其特点是信息资源可以为整个组织共享,但信息处理的决策能力较弱,系统运行过程中相关的协调和决策工作将受到影响。

3. 参谋中心形式 如图13-1(c)所示,信息管理机构设置为组织的信息中心,信息中心在最高领导之下,各职能部门之上。信息主管一般由组织中的副总裁兼任。这种组织形式具有相对较强的决策能力,并且便于资源共享和集中管理。

4. 综合形式 如图13-1(d)所示,单独设立"信息化委员会",由信息主管负责牵头召集,组织的最高层领导和其他部门的负责人为委员会成员。在委员会下面再设立与组织中其他业务部门平级的信息管理部门,具体负责信息系统管理工作。信息管理部门可以从各

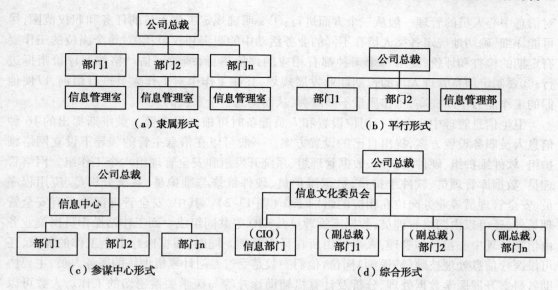

图 13-1　信息管理部门的组织形式

业务、职能部门获取原始数据并进行分析处理,最终的结果又直接为这些部门和领导决策服务。因此,信息部门既独立于其他部门,又与这些部门有充分的联络与沟通渠道;信息主管既有充分的行政权力,同时又与其他部门的负责人有良好的协同配合关系。这种形式不但加强了组织中的信息资源综合管理,还能把组织体制变革与信息资源开发利用紧密结合起来。

二、卫生信息管理机构的设置与人员配备

（一）卫生信息管理部门的组织结构

建成后的卫生信息系统管理着组织中各部门的信息。在我国目前的情势下,卫生信息管理部门可以采用不同的组织形式,但对于大中型医疗卫生机构,特别是三级甲等医院,应设立由最高领导直接领导的"信息系统管理委员会",再设置"卫生信息管理中心"作为卫生信息管理的独立机构,它是信息系统管理委员会下属的技术科室。卫生信息管理中心具有较高的组织结构层次,例如在医院中,医院信息管理中心应与医务处、财务处等具有相同或更高的管理职级。卫生信息系统管理委员会的成员应由组织中分管信息管理的副主管、信息中心主任、各科室负责医疗或管理的一名副主任担任。管理委员会的任务是检查、督促、保证整个医院信息系统的正常运转,为系统的优化及进一步开发制订计划和指标。

信息管理中心主任可实行信息主管(chief information officer, CIO)制度。以 CIO 为首的信息中心的工作责任是在技术上管理好计算机信息系统,保证其正常运转,管理、维护整个组织的计算机设备及医用软件,协助各部门开展计算机应用(医学数据处理、医学统计分析及计算机辅助诊疗),培训卫生工作人员使用计算机,开发医用软件。

（二）卫生信息管理中心岗位设置与人员配备

信息系统是运用先进的技术为管理工作服务,需要具有不同知识水平及技术背景的人员各负其责、互相配合,共同实现系统的功能。因此,人员管理好坏是系统发挥作用的关键,

对信息中心人员的管理一般从三个方面进行：①要明确规定工作人员的任务和职权范围，尽可能详细、确切地规定各类人员在不同的业务活动中的职责和权限；②对每个岗位的工作要有定期的检查和评价，要求每个工种都有相应的评价指标，绩效评估严格按照评价指标进行；③要制定信息管理人员的长期职业发展规划，并在工作中对工作人员进行培训，以使他们的工作能力不断提高，工作质量不断改善，从而提高整个系统的效率。

卫生信息管理中心在进行岗位设置和人员配备时可根据设高登·戴维斯提出的 16 种信息人员职务设置方案，提出自己的设置方案。一般可以在信息主管的领导下设立网络维护组、软件维护组、硬件维护组、数据管理组、系统开发组和安全管理组六个工作组。网络管理员、数据库管理员、软件维护员、数据维护员、硬件维修与维护员、系统分析员、应用程序员、安全管理员等业务岗位在相应的组别工作（图 13-2）。其中，安全管理部除了有安全管理员外，还可以由网络管理员、数据库管理员及 CIO 等共同组成。而工作站操作员岗位业务由信息管理中心指导和管理，人事等由所在科室管理。同时，根据医疗卫生工作的需求，还可设医疗信息处理技师（或医师）岗位，他们一般是受过专门计算机训练的医务人员，主要协助各科室开展医学数据处理、分析及计算机辅助诊疗等与医学关系密切的工作。人数可以根据实际情况确定，大中型卫生组织应配备 10 人以上，才能保障卫生管理信息系统的正常运行。对于计算机应用比较广泛的卫生部门，信息管理中心一般还应设置以下业务管理岗位：①信息管理中心主任 1 名，应由 CIO 担任；②信息管理中心副主任 1~2 名，从业务岗位人员中选拔兼任；③网络管理部、数据管理部、软件维护部、硬件维修与维护部、系统开发部、安全管理部负责人各 1 名，可从各部业务岗位人员中选拔兼任。

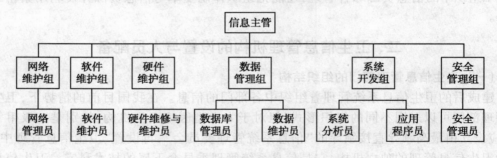

图 13-2　职位设置

第二节　岗位职责与规章制度

一、岗位职责

（一）网络管理员职责

1. 监控和管理组织内网和外网等工作区域，及时安装网络操作系统的各种安全补丁。

2. 监测交换机的数据流量、分析网路的阻塞情况，发现问题及时解决。

3. 统一管理组织中网络所有计算机的 IP 地址资源，防止出现 IP 地址冲突而导致合法用户不能正常享用网络资源的情况。

4. 合理布局网络的拓扑结构，并妥善保存相关文档资料。

5. 严格执行网络巡视制度,进行设备运行状态评估,及时更新状态不佳的设备,并认真填写设备运行日志。

（二）数据库管理员职责

1. 进行数据库级用户管理工作,重要口令定期更改。

2. 定期进行在线数据库清理工作、脱机数据库完全备份、所有服务器病毒扫描工作。

3. 确保任何时刻都有一台运转正常的后备服务器待命。

4. 做好数据库服务器相关资料的归档和管理工作。

（三）数据维护人员职责

1. 进行数据库数据的监测和检验工作,发现问题按有关规定及时上报或及时更正。

2. 负责公共字典库、系统字典库、药品字典库、价表字典库等的维护和管理工作。

3. 保证系统数据的准确性与完整性,数据差错率要小于万分之三。

4. 负责培训和指导工作站操作员的数据录入工作。

（四）软件维护人员职责

1. 负责解决卫生管理信息系统运行过程中的软件故障问题。

2. 核查业务科室提交的维护申请报告,根据维护申请报告的内容编制软件维护报告并提交审批,依照通过审批的软件维护报告进行软件维护工作。

3. 系统重新交付使用前必须严格按照功能要求进行全面调试,并按要求进行软件的备份工作。

4. 负责软件及维护文档的建立和管理工作。

5. 负责软件和敏感数据的安全保密工作。

（五）硬件维修与维护人员职责

1. 负责解决卫生信息系统运行过程中的硬件故障问题。对计算机及辅助设备实行定期、定点、定人巡视,发现问题立即反馈,并进行妥善的处理。

2. 按照组织中设备管理规定执行硬件设备的购买、使用、保管、登记和报废等工作,严格财产管理,定期盘点,做到账、物相符。

3. 保证计算机及辅助设备的完好率在95%以上。

4. 严格维修与维护登记制度,做好维修与维护记录。

（六）系统分析员职责

1. 负责卫生机构信息化建设新项目或原系统项目更新改造的系统分析与设计工作。

2. 严格按照软件工程的技术方法进行系统分析与设计。

3. 系统分析与设计各阶段的文档,并及时归档。

（七）应用程序员职责

1. 严格按照系统设计的结果进行程序编制。

2. 程序编制必须规范,具有较高的可靠性、可读性和可维护性。

3. 程序在交付使用前必须严格按照功能要求进行全面调试。

4. 不断学习新技术、新方法,努力提高程序质量。

（八）安全管理员职责

1. 监督、检查、指导卫生信息系统安全保护工作,防范和消除卫生管理信息系统的安全隐患。

2. 查处危害卫生管理信息系统安全的违规行为,并定期提交安全检查报告。

3. 落实安全工作的多人负责制原则、任期有限原则、职责分离原则和最小权限原则。

4. 进行卫生管理信息系统安全的宣传和教育工作。

二、规 章 制 度

(一)机房安全运行管理制度

1. 规定系统管理员、操作员、录入员、审核员和维护人员等的义务、权限、任务和职责,如正确的操作步骤与方法,各级操作员岗位的责任和工作日程表等;以及出入机房人员的规定。

2. 机房内的各种环境要求要符合规定。例如,机房的温度、湿度、清洁度、安全防火、防雷电等。

3. 机房内各种设备的安全管理和维护制度。

4. 机房内禁止的活动或行为。例如,严格禁止上网玩游戏和与外来盘互相拷贝,防止计算机病毒感染和传染,不得在带电状态下拔、插机器部件和各电线、电缆等。

5. 机房应急方案。

(二)信息系统的运行制度

1. 软件管理制度。

2. 数据管理制度,如输入数据的审核、输出数据备份保管等;系统中的数据是组织极其宝贵的资源,禁止以非正常方式修改系统中的任何数据。

3. 系统的安全保密制度。

4. 信息系统日常运行记录,包括值班日记、系统故障及排除故障日记。运行日记的内容应当包括:①时间;②操作人;③运行情况;④异常情况:发生时间、现象、处理人、处理过程、处理记录文件名、在场人员等;⑤值班人签字;⑥负责人签字。

系统运行日记主要为系统的运行情况提供历史资料,也可为查找系统故障提供线索。因此运行日记应当认真填写、妥善保存。

(三)档案管理制度

信息系统档案包括:①系统开发阶段的可行性分析报告;②系统说明书;③系统设计说明书;④程序清单;⑤测试报告;⑥用户手册;⑦操作说明;⑧评价报告;⑨运行日记;⑩维护日志等。

档案管理制度包括以下几个方面:①档案的借阅必须建立严格的管理制度和必要的控制手段;②硬件、软件手册和使用说明的保管制度;③开发文档的保管制度;④系统维护和二次开发的技术文档资料的规范和管理制度;⑤技术资料的购买、使用和保管制度。

第三节　人 员 培 训

医疗卫生机构的操作人员能使用系统正确操作并完成本职任务是系统能正常运转的基本保障。因此人员培训工作任重而道远。培训工作应根据不同对象展开,采用不同方式,分期、分批培训。培训内容应围绕工作需要进行。

一、培训的对象

培训对象可以分为两类:信息系统专业人员和业务管理人员。首先,对于信息系统工作人员,应注重医院的业务及管理过程培训,了解所在系统的总目标、特点、业务处理方式、业务处理需要等情况。其次,对于业务部门的工作人员,注重信息技术方面的培训,应该逐步了解信息系统的基本构造、原理及使用方法。

二、培训的内容

(一)信息系统专业人员的培训

1. 信息系统整体结构和系统概貌。

2. 系统开发方法、系统分析设计思想和每一步的考虑,以使信息系统人员参与系统的分析与设计。

3. 计算机网络系统的操作与使用。

4. 系统所用主要软件工具的使用,包括编程语言、软件开发工具、数据库。

5. 系统可能出现的故障以及故障的排除。

6. 文档资料的分类以及检索方式。

7. 运行操作注意事项。

(二)业务管理人员的培训

1. 信息系统的基本概念、意义、开发方法与开发过程概要等。

2. 计算机硬件与软件的基本概念,常用管理软件的功能与人机界面的格式,网络与通信的基本概念等。

3. 现代管理方法的基本思想、数据分析与管理决策的基本概念与常用方法。

4. 本组织信息系统的目标、功能及总体描述,各模块功能等。

5. 本组织卫生信息系统的具体业务的操作方法、相关模块的操作方法。

三、培训的方式方法

(一)培训的方式

对信息人员进行培训一般分为个别培训、集体培训两种。个别培训是指不集中所有人员,只选择其中个别人员进行单独培训。在通常情况下,这种方式是针对个别新的、缺乏经验的信息人员进行的,一般采取以老带新的形式。它的优点是针对性强,能较快提高训练对象的业务水平。集体培训是指为解决组织信息工作中的某些普遍性问题,确定一个时间,把部分信息人员集中起来进行培训,多用于对新招收的人员进行信息系统的全面培训。另外,在某些特殊情况下,一些大单位为了造就专业水平较高的信息人员,也可以选择有培养前途的人员送到有关高校或培训中心委托代培。

(二)培训的方法

对信息人员进行培训,不仅应采取适当的培训方式,而且还要运用正确的培训方法才能收到预期效果,培训方法具体有以下几种。

1. 课堂讲授法 邀请既有理论又熟悉卫生信息工作的教师、研究人员或本系统、本组织优秀的信息人员作专题讲座。目的是使接受培训的人员掌握信息工作的基本知识。这种理论联系实际的课堂教学,可以从根本上提高受训人员的业务水平。

2.案例分析法　选择卫生信息工作中一个或几个典型案例,通过这些案例使受训人员得到分析、判断、推理等方面的训练。

3.实地练习法　信息管理中心为受训人员提供合适的实习机会,让他们结合课堂的理论运用于实践工作中,在实际工作中锻炼动手能力、随机应变能力,使之在较短的时间里成熟起来。

四、培训的组织

(一)分组培训,拟定不同的培训计划

分组培训可以使时间和培训设备得到最有效的利用。培训时应注意分组规模,而且单一的培训计划不可能满足所有人的需要,应该针对不同的受训对象,制订不同的培训计划。

(二)选择最有效的地点进行培训

地点的选择对培训的效果具重要影响,通常可以根据不同的培训方式和方法选择培训地点。但除了个别培训需要在组织外委托培养,通常的培训地点都应在组织内。这样的培训可以在系统运行的真实环境中进行,职员可以立即响应突发事件。

(三)多种渠道获得培训资源

获得尽可能多的培训资源可以保证培训的顺利进行。首先,从供应商处获得培训资源。这种方式比较适合于直接购买软件包的卫生组织。其次,从内部获得培训资源。组织中的信息系统专业人员通常对于本组织中的信息系统都有较为深刻和全面的了解,他们可以为组织中的管理人员和终端操作人员提供本系统基本知识的培训。也可以挑选知识丰富的员工来通过非正式手段进行推广培训。最后,从外部获得培训资源,委托独立的培训公司来提供内部软硬件培训。

五、培训的管理

(一)选择好培训教师

教师选聘的好坏直接影响着教学质量,选聘教师的标准应该是:专业知识丰富、责任心强、有较强的语言表达能力、能耐心解答学员的问题等。

(二)建立健全的培训管理制度

为了保证培训的教学质量,有必要建立和制定一些教学管理制度。如教师管理制度、考试制度、上机注意事项等,使学员有一个良好的学习环境,这样有助于教学质量的提高。

第四节　计算机网络的软硬件维护

卫生信息系统特别是医院信息系统要求 7×24 小时不间断运行。因此,对计算机网络进行维护,保证系统可靠稳定运行就显得尤为重要。卫生机构的网络维护有以下几个方面。

一、软件维护

(一)改正性维护

由于系统测试不可能发现系统中的全部错误,因此在系统实际运行中,就有可能暴露出

系统中潜藏的错误问题。改正性维护就是为了诊断和修正系统中遗留的错误。系统中潜藏的错误通常是在系统运行中遇到了从未用过的输入数据组合或是在与其他部分接口处产生的,这些错误可能在系统运行很长一段时间后才出现。

(二) 适应性维护

适应性维护是为了使系统适应外界环境的变化而进行的维护工作。外界环境的变化主要包括两个方面,一方面硬件的更新周期越来越短,新的操作系统的出现和原来操作系统的新版本不断推出,外部设备和其他系统部件经常更新,这就要求信息系统能够适应新的软硬件环境,以提高系统的性能和运行效率。另一方面,信息系统的使用寿命在延长,即应用对象也在不断发生变化,机构的调整、管理体制的改变、数据与信息需求的变更等都将导致系统不能适应新的应用环境。因此有必要对系统进行调整,使之适应应用对象的变化,以满足用户数据处理的需求。

(三) 完善性维护

在系统运行过程中,由于业务需求和管理需要的增加势必需要在系统中增加一些新的处理功能,此外,随着用户对系统操作熟悉程度的增加,会对原有的功能加以改进。

(四) 预防性维护

这是主动性的预防措施。对一些使用寿命较长、目前尚能正常运行、但可能要发生变化的部分进行维护,以适应将来的修改或调整。

二、硬 件 维 护

(一) 工作站的维护

卫生机构计算机各工作站物理位置分散,运行环境不一,对它们的维护是整个网络硬件维护的重点。主要包括对电源、外设、主机的定期检修和保养。其次,计算机操作员要严格遵守的规章制度和操作守则,避免操作不当。

(二) 服务器的维护

对服务器应定期检查和查看日志文件及运行情况,发现问题及时处理,保证其运转正常。

(三) 网络线路的维护

确保线路的畅通、网络设备(包括交换机、集线器、转换器、网卡等)的工作正常,特别是主干线与主网络设备,做好备用交换机管理。

三、网络安全维护

1. 提高工作人员对用户登录密码重要性的认识,做好密码管理工作,严禁共用、共知用户密码,并要求各部门用户要定期更改密码。

2. 严格用户权限管理,做到用户级别与权限协调统一。

3. 建立防火墙体系,安装网络杀毒软件并及时升级。阻止与外界互联的工作站接入局域网,防止病毒入侵。

4. 随机在后台服务器进程管理器中进行各工作站当前进程的抽查,了解各工作站的使用情况及是否有非法程序在运行。

5. 路由器设置控制列表,防火墙进行地址过滤和转换,接入设备启用安全认证。

6. 采用合理化的布线方式,加入交换机来避免数据库服务中断,并对关键部位交换机追加 UPS 供电设备,防止突发断电事件对硬件和网络数据的损害。

四、网络维护工作的重要性

作为计算机网络维护部门,它所创造的效益是间接的,并不直观,致使很多医疗卫生机构不重视该岗位。从事维护工作常常使维护人员感到缺乏成就感,尤其是医院网络的软件维护。要维护某一软件,首先要理解它,而理解别人的程序通常非常困难。这就需要维护人员熟悉医院信息系统流程并不断学习医院应用软件相关知识,与软件开发人员配合,不断提高自己的软件维护能力。硬件维护工作则很琐碎和杂乱,需要高度认真和很高的责任心,定期的维护和保养工作必须做细、做好,防患于未然。计算机技术的发展日新月异,作为计算机维护人员需要不断学习各方面的知识,才能不断提高自己的业务水平。

总之,计算机的维护是一项重要而又细致的工作,因此要正视此岗位,不断提高维护水平及维护质量,从而也能推动卫生信息网络化的进一步发展。

第五节 信息人员的道德与修养

随着信息系统的发展,信息道德越来越受到人们的重视。不仅在我国,世界上许多国家都在研究信息道德问题。信息时代呼唤信息道德,在全社会提出树立信息道德风尚的任务是十分重要和紧迫的。

一、信息道德

信息道德作为信息化社会最基本的伦理道德之一,是指在信息领域中用以规范人们相互关系的思想观念与行为准则。其内容可概括为两个方面、三个层次。所谓两个方面,即主观方面和客观方面。前者指人类个体在信息活动中,以心理活动形式表现出来的道德观念、情感、行为和品质,即个人信息道德;后者指社会信息活动中人与人之间的关系以及反映这种关系的行为准则与规范,即社会信息道德。所谓三个层次,即信息道德意识、信息道德关系、信息道德活动。信息道德意识是信息伦理的第一个层次,包括与信息相关的道德观念、道德情感、道德意志、道德信念、道德理想等,它是信息道德行为的深层心理动因。信息道德关系是信息伦理的第二个层次,包括个人与个人的关系、个人与组织的关系、组织与组织的关系。这种关系是建立在一定的权利和义务的基础上,并以一定信息道德规范的形式表现出来。信息道德活动是信息伦理的第三层次,包括信息道德行为、信息道德评价、信息道德教育和信息道德修养等。

二、信息人员的道德与修养

信息人员的工作具有较大的不确定性和自主寻求解决方案的特点,还涉及很多机密,特别是对于在医疗卫生机构这个特殊单位工作的信息人员,职业道德与修养的要求显得更为重要。因此要加强卫生信息人员的修养和职业道德教育。一般来说卫生信息人员应具有以下素质。

（一）具有多元化、复合型的知识结构

随着科技的发展，医学信息不再是医学文字单一形式的传输者，而是要将医学静态图像、动态图像和声音等同时传输给用户。因此，卫生信息人员不仅要熟悉信息专业知识，而且还要熟悉医疗卫生专业知识，同时通晓医疗卫生以及信息管理和服务等方面的政策法规，保证信息工作能在规范化、法制化的轨道上良性发展。

（二）具有强烈的事业心、责任感和工作能力

卫生信息管理人员在拥有多元化的知识结构基础上，应该具有强烈的事业心和责任心。应对信息管理重任感到自豪，对信息管理工作满腔热情。同时具有相当强的观察能力、思维能力、综合分析能力和组织协调能力，能合作共事，具有团队精神。

（三）具有开拓创新，敬业爱岗，无私奉献的高尚道德

信息科学是一门正在不断发展和成熟的学科，信息管理有关的业务工作也还有待于不断完善和发展。作为新时代的信息管理服务人员，不仅要有广博的知识、技能和强烈的事业心与责任感，还要具有良好的敬业精神和无私的奉献精神，乐于用自己创造性的劳动为社会服务，为组织的发展做出贡献。

（四）具有分析、鉴别、综合信息的能力，能够承担多项工作任务

随着社会的发展，信息冗余、信息污染、信息饥饿必将同时存在。这就要求信息管理人员必须具有敏锐的观察力和正确的分析、判断能力，要能够从随机传输的大量信息中迅速辨别真伪，有效地排除信息污染，精心筛选出高质量、具有利用价值的信息，同时对各种信息加工整理形成对组织实用的咨询意见。

■■■■ 思　考　题 ■■■■

1. 信息系统管理部门的组织结构形式有哪几种？还可以怎样改进？
2. 信息系统管理部门的人员管理应从哪些方面着手？
3. 计算机网络维护要注重哪几个方面？各方面的维护都需要注意哪些问题？

主要参考文献

1. 郝兴伟. 计算机网络技术及应用. 北京:高等教育出版社,2004.
2. 冯博琴. 计算机网络. 第2版. 北京:高等教育出版社,2004.
3. 伍俊良. 数据库原理与系统开发教程. 北京:清华大学出版社,2007.
4. 萨师煊. 数据库系统概论. 第3版. 北京:高等教育出版社,2000.
5. 陈文伟. 数据仓库与数据挖掘. 北京:人民邮电出版社,2004.
6. 黄梯云. 管理信息系统. 第3版. 北京:高等教育出版社,2004.
7. 金新政. 卫生信息管理系统. 北京:人民卫生出版社,2009.
8. 李包罗. 医院管理学——信息分册. 北京:人民卫生出版社,2003.
9. 王世伟. 医学信息系统. 北京:中国铁道出版社,2006.
10. 赵莉丽,吴虎兵,陈劲松. 对医院信息系统规范性需求分析的思考. 医学信息学,2006,19(9):1548-1550.
11. 孙岩. 医院信息系统建设与医院业务流程重组. 中国卫生经济,2003,22(8):60.
12. 张华. 社区卫生服务. 贵阳:贵州科技出版社,2002.
13. 王光荣,龚幼龙. 小康社会社区卫生服务发展策略. 上海:复旦大学出版社,2004.
14. 傅铅生. 信息系统分析与设计. 北京:国防工业出版社,2009.
15. 李兰娟,沈剑峰. 区域卫生信息平台建设与利用. 北京:科学出版社,2012.
16. 饶克勤. 电子健康档案与区域卫生信息平台(上册业务篇,下册技术篇). 北京:人民卫生出版社,2010.
17. 赵军平,任连仲. 区域卫生信息系统设计与应用. 北京:人民军医出版社,2012.
18. 卫生部. 基层医疗卫生信息系统基本功能规范. 2012.
19. 卫生部. 基于健康档案的区域卫生信息平台设指南. 2009.
20. 金新政. 现代医院信息系统. 北京:人民卫生出版社,2009.
21. 卫生部信息化工作领导小组办公室,卫生部统计信息中心. 基于电子病历的医院信息平台建设技术解决方案(1.0版),2011.
22. 赵文龙,李小平,肖凤玲. 医学文献检索. 第3版. 北京:科学出版社,2010.
23. 骆华伟. 远程医疗服务模式及应用. 北京:科学出版社,2012.
24. 孙丽萍. 远程医疗系统使用教程. 北京:中国铁道出版社,2013.